RADIOLOGIA ESQUELÉTICA

Felix S. Chew
RADIOLOGIA ESQUELÉTICA

3ª edição

FELIX S. CHEW, M.D., EdM, M.B.A.
Professor of Radiology
Director of Musculoskeletal Radiology
Vice-Chairman for Radiology Informatics
Department of Radiology
University of Washington
Seattle, Washington

COM A COLABORAÇÃO DE
LIEM T. BUI-MANSFIELD, M.D.
CATHERINE C. ROBERTS, M.D.
MICHAEL L. RICHARDSON. M.D.

Manole

Título original em inglês: *Skeletal Radiology: the bare bones – 3rd edition*
Copyright © 2010 Lippincott Williams & Wilkins/Wolters Kluwer Health Inc., EUA. Todos os direitos reservados.
Publicado mediante acordo com Lippincott Williams & Wilkins/Wolters Kluwer Health Inc., EUA, mas sem sua participação na tradução.

Copyright © 2010 Texto e ilustrações de Felix S. Chew, M.D.
Copyright © 2010 Projeto e direitos de publicação de Lippincott Williams & Wilkins.

Este livro contempla as regras do Novo Acordo Ortográfico da Língua Portuguesa.

Editor gestor: Walter Luiz Coutinho
Editora de traduções: Denise Yumi Chinem
Produção editorial: Priscila Mota e Cláudia Lahr Tetzlaff

Tradução: Fernando Gomes do Nascimento

Revisão científica: Bruno Barcelos da Nóbrega
        Membro Titular do Colégio Brasileiro de Radiologia e Diagnóstico por Imagem
        Especialista em Tomografia e Ressonância Magnética pela Escola Paulista de Medicina da
          Universidade Federal de São Paulo (EPM-Unifesp)
        Médico radiologista da rede hospitalar São Camilo, São Paulo-SP

Revisão de tradução e revisão de prova: Depto. editorial da Editora Manole
Adaptação de projeto gráfico e diagramação: LCT Tecnologia e Serviços Ltda.
Capa: Rubens Lima

Dados Internacionais de Catalogação na Publicação (CIP)
(Câmara Brasileira do Livro, SP, Brasil)

Chew, Felix S.
    Radiologia esquelética / Felix S. Chew ;
tradução Fernando Gomes do Nascimento. --
3. ed. -- Barueri, SP : Manole, 2014.

    Título original: Skeletal radiology : the bare
bones.
    ISBN 978-85-204-3332-4

    1. Ossos - Doenças - Diagnóstico 2. Ossos -
Imagem 3. Radiologia esquelética 4. Sistema musculoesquelético
- Doenças - Diagnóstico
I. Título.

14-04072   CDD-616.710757

Índices para catálogo sistemático:
1. Radiologia esquelética : Medicina
616.710757

Nenhuma parte deste livro poderá ser reproduzida, por qualquer processo, sem a permissão expressa dos editores.
É proibida a reprodução por xerox.
A Editora Manole é filiada à ABDR – Associação Brasileira de Direitos Reprográficos.

Edição brasileira – 2014

Direitos em língua portuguesa adquiridos pela:
Editora Manole Ltda.
Avenida Ceci, 672 – Tamboré
06460-120 – Barueri – SP – Brasil
Fone: (11) 4196-6000 – Fax: (11) 4169-6007
www.manole.com.br
info@manole.com.br

Impresso no Brasil
Printed in Brazil

Nota

Este livro apresenta informações precisas sobre indicações, reações adversas e esquemas de dosagens de medicamentos, mas é possível que esses dados sofram modificações. O leitor deve verificar os dados fornecidos pelos fabricantes nas embalagens dos medicamentos. Os autores, os editores e os distribuidores não são os responsáveis por erros ou omissões nem por quaisquer consequências decorrentes da aplicação das informações presentes nesta obra, e não dão garantia, expressa ou implícita, a respeito do conteúdo da publicação. Os autores, os editores e os distribuidores não assumem nenhuma responsabilidade em relação a quaisquer lesões e/ ou danos a pessoas ou propriedades em decorrência do uso das informações aqui contidas.

*Para a minha família, sem a qual nada seria possível,
valioso ou significativo.*

Sumário

Apresentação viii
Prefácio ix
Agradecimentos x
Lista de abreviaturas e siglas xi
Créditos das figuras xii

PARTE I: Trauma

1	Abordagem do trauma	2
2	Trauma em adultos: membros superiores	17
3	Trauma em adultos: esqueleto axial	42
4	Trauma em adultos: membros inferiores	63
5	Trauma em crianças	87
6	Imagens no tratamento e consolidação das fraturas	106

PARTE II: Tumores

7	Abordagem de lesões ósseas	126
8	Tumores malignos e agressivos	140
9	Lesões benignas	158
10	Tumores metastáticos	181

PARTE III: Doença articular

11	Abordagem da doença articular	196
12	Artrite inflamatória	207
13	Doença articular não inflamatória	225

PARTE IV: Tópicos variados

14	Condições congênitas e de desenvolvimento	250
15	Condições metabólicas e sistêmicas	276
16	Infecção e doença da medula	297
17	Imagem pós-cirúrgica	315

Índice remissivo 355

Apresentação

A publicação de *Radiologia esquelética*, de Felix S. Chew, preencheu a antiga lacuna de uma obra introdutória e concisa acerca do estudo por imagens das doenças musculoesqueléticas. Para isso, nesta terceira edição, o Dr. Chew recebeu a contribuição de três excepcionais radiologistas musculoesqueléticos: os doutores Liem Bui-Mansfield, Catherine Roberts e Michael Richardson. Juntos, esses autores atualizaram minuciosamente a informação disponível em seu novo trabalho, incluindo uma quantidade consideravelmente maior de imagens por RM (ressonância magnética) e TC (tomografia computadorizada). A maior parte das antigas imagens radiográficas foi substituída por imagens radiográficas digitais. O texto foi atualizado, assim como as fontes e sugestões de leitura. Desse modo, a abordagem básica do Dr. Chew foi mantida em toda a obra; a ênfase permanece nas explanações e descrições que devem ser entendidas e aplicadas, em vez da apresentação de listas de fatos comuns, que tendem a ser memorizadas e, logo após, esquecidas.

Os programas de escolas de medicina geralmente não incluem um estudo aprofundado das afecções dos ossos e articulações. Mesmo as condições mais comuns, como trauma, osteoporose, metástases ósseas e doença articular degenerativa recebem uma escassa atenção. Como resultado, a maioria dos residentes de primeiro ano apresenta um conhecimento limitado do sistema musculoesquelético e suas doenças. De tal modo que a introdução da radiologia esquelética pode ser algo assustador. Com essa limitação de conhecimento, eles se deparam com uma vasta gama de processos de doença desconhecidos, uma impressionante quantidade de variantes normais e a complexa anatomia radiológica de várias regiões do corpo. O que se espera que esses novos residentes em radiologia façam?

Felizmente, existe a obra *Radiologia esquelética*. Eles poderão recorrer a esta excelente obra à procura de uma sólida base para a visualização musculoesquelética. O Dr. Chew fornece ao estudante um conhecimento da função da doença esquelética e uma consciência do papel e do valor da imagem na descoberta, análise e confirmação das diversas anormalidades esqueléticas.

Ao desnudar a radiologia esquelética, o Dr. Chew e os coautores expuseram uma quantidade considerável de informações que raramente são simples ou escassas. Todos os tópicos essenciais são abordados. E todos os aspectos críticos das doenças esqueléticas mais comuns são descritos e ilustrados. Os autores sintetizam o conhecimento atual sobre as características clínicas, patológicas e fisiológicas de cada doença e então realçam a abordagem adequada à interpretação de radiografias, de tomografia computadorizada, de imagem por ressonância magnética e cintilografia esquelética. Os aspectos importantes de cada distúrbio são demonstrados por meio de inúmeras imagens, ampliadas conforme necessário, e de ótimos diagramas, e são resumidas de maneira eficaz nas tabelas. Essa abordagem magistral é consistentemente aplicada com resultados notáveis.

O livro é dividido em quatro partes. Os seis capítulos da Parte I são dedicados ao trauma, refletindo apropriadamente a frequência com a qual as lesões esqueléticas são encontradas e a importância predominante da imagem no diagnóstico e no manejo das fraturas e luxações. O primeiro capítulo fornece um excelente embasamento teórico para as condições clínicas e biomecânicas. Os três capítulos seguintes tratam das lesões no membro superior; coluna, caixa torácica e pelve; e membro inferior, respectivamente. O capítulo 5 descreve a natureza distinta do trauma esquelético nas crianças, e o capítulo 6 descreve a imagem do tratamento e a consolidação da fratura.

A Parte II começa com uma discussão dos aspectos clínicos e da abordagem por métodos de imagem das lesões ósseas. Estas lesões são então enumeradas individualmente e descritas em capítulos separados sobre lesões malignas e benignas. O capítulo final é, de maneira justificável, dedicado ao problema clínico frequentemente encontrado de doença metastática no esqueleto, e enfatiza o papel primário das técnicas de visualização na detecção e no tratamento.

A Parte III abrange a doença articular, começando com uma descrição das características clínicas e patológicas básicas. Uma abordagem global da radiologia da artrite é apresentada, seguida pelos capítulos sobre artrite inflamatória e doença articular não inflamatória.

Em capítulos separados, a Parte IV descreve as condições de desenvolvimento e as congênitas; condições metabólicas, endócrinas e nutricionais; e infecções dos ossos, articulações e tecidos moles. Segue-se um capítulo de imagens pós-cirúrgicas que inclui uma discussão pormenorizada do uso da imagem na reposição articular, um tópico de particular interesse ao Dr. Chew.

Está tudo aqui. Recomendo este livro não só a todos os residentes da área de radiologia diagnóstica, como a todos os estudantes de doenças esqueléticas. Os estudantes de medicina com interesse em radiologia diagnóstica, cirurgia ortopédica ou reumatologia certamente se beneficiarão de suas informações. Os radiologistas experientes irão considerá-lo um grande aperfeiçoamento e indubitavelmente irão adquirir novas ideias sobre as doenças musculoesqueléticas e aprender vários pontos úteis sobre o estudo por imagens musculoesqueléticas ao longo da leitura. Os professores verão que as abordagens dinâmicas e as tabelas e figuras de alta qualidade agregam considerável valor na preparação de suas próprias aulas.

As duas primeiras edições de *Radiologia esquelética* do Dr. Chew foram excepcionais. Esta terceira edição é ainda melhor. Se você deseja aperfeiçoar suas habilidades em imagem musculoesquelética, esta é a leitura certa!

Lee F. Rogers, M.D.
Clinical Professor
Department of Radiology
University of Arizona
Tucson, AZ

Prefácio

As abrangências da patologia e da variação individual no esqueleto são extremamente vastas para a memorização e o reconhecimento de padrão completos. O profissional estará bem mais preparado para reconhecer as anormalidades sobre as imagens quando ele entender como os achados radiológicos espelham as condições subjacentes. Para o trauma, isto requer alguma familiaridade com a biomecânica; para a oncologia, um reconhecimento da correlação patológica-radiológica e, para as condições de desenvolvimento, uma compreensão do crescimento, maturação e adaptação funcional esquelética. Nos 20 anos desde a publicação da primeira edição deste livro, a aplicação mais ampla e o refinamento adicional de RM e TC continuaram a reduzir o papel da radiografia na imagem musculoesquelética. O diagnóstico de inferência sobre a base dos sinais radiológicos tem perdido a base para a demonstração deliberada dos aspectos anatômicos específicos e fisiopatológicos da doença. A escolha e o desempenho específico dos exames se tornaram particularmente dependentes do contexto clínico. Não basta apenas reagir a uma imagem com uma lista de diagnósticos diferenciais; ao contrário, deve-se considerar as possibilidades clinicamente relevantes e aconselhar estratégias para distingui-los com certeza.

Radiologia esquelética, terceira edição, é uma obra singular e unificada que ensina os princípios gerais da radiologia esquelética aplicáveis independentemente da modalidade de imagem. Organizada em quatro partes, esta obra apresenta o conhecimento básico sobre a imagem musculoesquelética necessário para um residente em radiologia. A Parte I abrange o trauma musculoesquelético, começando com uma abordagem ao trauma e concluindo com capítulos que descrevem o trauma nos membros superior e inferior em adultos, na coluna vertebral do adulto, trauma em crianças, e consolidação e tratamento da fratura. A Parte II apresenta tumores e lesões que se assemelham ao tumor, começando com uma abordagem das lesões ósseas e concluindo com capítulos sobre tumores malignos e agressivos, lesões benignas e tumores metastáticos. A Parte III trata da doença articular, começando com uma abordagem à doença e concluindo com capítulos sobre artrite inflamatória e doença articular não inflamatória. A Parte IV aborda tópicos variados, incluindo capítulos sobre condições de desenvolvimento e congênitas, condições metabólicas, endócrinas e nutricionais, infecção e doença na medula e imagem musculoesquelética pós-cirúrgica. O capítulo final contempla todos os procedimentos intervencionistas na radiologia musculoesquelética. Embora esta obra seja especificamente direcionada a radiologistas profissionais e em treinamento, ela também é indicada a profissionais e residentes de todas as especialidades que lidam com diagnóstico e manejo de doenças musculoesqueléticas.

Agradecimentos

As imagens deste livro foram selecionadas a partir dos arquivos de ensino e do material de caso clínico das seguintes instituições: Upstaste Medical Center, em Syracuse, New York; Massachusetts General Hospital, em Boston, Massachusetts; Wake Forest University Baptist Medical Center, em Winston-Salem, Carolina do Norte; Keller Army Community Hospital, em West Point, New York; o Cleveland Clinic Foundation, em Cleveland, Ohio; a University of Washington Medical Center e o Harborview Medical Center, em Seattle, Washington; a Mayo Clinic Arizona, em Scottsdale, Arizona; e Brooke Army Medical Center, em San Antonio, Texas. Amigos e colegas que gentilmente forneceram material de casos adicionais, incluindo os doutores Carol Boles, William Enneking, Joel Gross, Martin Gunn, Heather Hardie, Terry Hudson, Linda Hughes, John Hunter, Mitchell Kline, Wendy Jones, Susan Kattapuram, Michelle Kraut, Susan Leffler, Leon Lenchik, Mark Levinsohn, Gwilym Lodwick, Catherine Maldjian, Liem Bui-Mansfield, Henry Mankin, Kevin McEnery, Michael Mulligan, Robert Novelline, William Palmer, Michael Richardson, Catherine Roberts, Lee Rogers, Daniel Rosenthal, Dempsey Springfield e outros que eu possa ter involuntariamente esquecido no momento desta redação. As ilustrações foram feitas por Crisianee Berry.

Lista de abreviaturas e siglas

AIDS	síndrome da imunodeficiência adquirida
ALPSA	lesão por avulsão da margem periosteal labroligamentar anterior
AP	anteroposterior
Articulação CMC	articulação carpometacarpal
Articulação IF	articulação interfalângica
Articulação IFD	articulação interfalângica distal
Articulação IFP	articulação interfalângica proximal
Articulação MCF	articulação metacarpofalângica
Articulação MTF	articulação metatarsofalângica
Articulação SI	articulação sacroilíaca
Articulação TMT	articulação tarsometatarsal
BHAGL	avulsão umeral óssea do ligamento glenoumeral inferior
C1, C2, C3, etc.	primeira vértebra cervical (atlas), segunda vértebra cervical (áxis), etc.
CFCT	complexo de fibrocartilagem triangular
DDA	doença degenerativa articular
DDQ	displasia de desenvolvimento do quadril
DEXA	absorciometria de raios X de dupla energia
DISI	instabilidade do segmento intercalado dorsal (instabilidade de dorsiflexão)
DMO	densidade mineral óssea, densitometria mineral óssea
DOC	defeito osteocondral, osteocondrite dissecante
DPA	absorciometria por duplo fóton
EPF	epifisiólise proximal do fêmur
Fio-K	fio de Kirschner
FR	fator reumatoide
GLAD	ruptura articular glenolabial
HAGL	avulsão umeral do ligamento glenoumeral inferior
Haste IM	haste intramedular
HEID	hiperostose esquelética idiopática difusa
HFM	histiocitoma fibroso maligno
HIV	vírus da imunodeficiência humana
HLA	antígeno de leucócito humano
ISIV	instabilidade do segmento intercalado volar (instabilidade de flexão volar)
L1, L2, L3, etc.	primeira vértebra lombar, segunda vértebra lombar, etc.
LCA	ligamento cruzado anterior
LCL	ligamento colateral lateral (do joelho)
LCM	ligamento colateral medial (do joelho)
LCP	ligamento cruzado posterior
LES	lúpus eritematoso sistêmico
Lesão SLAP	lesão do lábio superior anteroposterior
PA	posteroanterior
PET	tomografia por emissão de pósitron
PFCD	di-hidrato de pirofosfato de cálcio
PMN	leucócitos polimorfonucleares
POLPSA	lesão por avulsão da margem periosteal labroligamentar posterior
RM	ressonância magnética
S1, S2, S3, etc.	primeira vértebra sacral, segunda vértebra sacral, etc.
STIR	recuperação da inversão com T1 curto
SVNP	sinovite vilonodular pigmentada
T1, T2, T3, etc.	primeira vértebra torácica, segunda vértebra torácica, etc.
TC	tomografia computadorizada
UH	unidade Hounsfield (unidade de atenuação de raios X em um exame de TC)

Créditos das figuras

Figura 8.27 A–C: De Ramsdell MG, Chew, FS, Keel SB, Myxoid liposarcoma of the thigh. *AJR,* 1998;170: 1242.

Figura 16.4 A,B: De Chew FS, Schulze ES, Mattia AR. Osteomyelis. *AJR.* 1994:162: 942.

Figura 17.27 A,B: De Chew FS, Ramsdell MG, Keel SB. Metallosis after total knee replacement. *AJR.* 1998;170: 1556.

Figuras 1.1–8, Figuras 8.28–15.41, Figuras 16.2–17.26, e **Figuras 17.28–17.51:** Usadas com permissão proveniente das seguintes fontes: Chew FS. *Skeletal Radiology: The Bare Bones.* Rockville, MD: Aspen Publishers; 1989; Chew FS. *Skeletal Radiology: The Bare Bones Teaching Collection.* St. Paul, MN: Image PSL; 1991; Chew FS. *Skeletal Radiology; The Bare Bones,* 2nd Ed., Baltimore, MD: Williams & Wilkins; 1997; Chew FS. *Skeletal Radiology Interactive.* Baltimore, MD: Williams & Wilkins; 1998; Chew FS, Maldjian C, Leffler SG. *Musculoskeletal Imaging: A Teaching File.* Philadelphia, PA: Lippincott Williams & Wilkins; 1999; Chew FS, Kline MJ, Whitman GJ. Eds, *iRAD: 2.0. Interactive Radiology Review And Assessment.* Philadelphia PA: Lippincott Williams & Wilkins; 2000; Chew FS. *Skeletal Radiology Interactive 2.0.* Winston-Salem, NC: Bubbasoft of North Carolina; 2002; Chew FS. *Skeletal Radiology Interactive 3.0.* Bainbridge Island, WA: Northwest Bubasoft; 2009; Chew FS, Maldjian C. Broken Bones: *The X-Ray Atlas of Fractures.* Seattle, WA: http://www.BareBonesBook.com.; 2009.

PARTE I

Trauma

1 Abordagem do trauma

Epidemiologia	Biomecânica dos tecidos moles	Trauma térmico
Biomecânica óssea	Imagem de lesões dos tecidos moles	Queimaduras
Força e deformação	Fraturas expostas	Lesão por frio
Carga e fraturas	Feridas por arma de fogo	Descrevendo fraturas e luxações
Contusões ósseas	Lesões por estresse	Laudo radiológico
Imagem de fraturas		

O trauma pode causar deformação e fratura à estrutura humana. A radiologia do trauma musculoesquelético é mais que uma busca por ossos quebrados, é uma análise do efeito das forças traumáticas sobre um paciente específico. Ela requer compreensão das maneiras pelas quais várias forças afetam o corpo: como são aplicadas, onde se concentram e como rompem a integridade estrutural. As fraturas são apenas uma das manifestações do trauma; lesões dos tecidos moles e de outros órgãos podem estar presentes.

Epidemiologia

As fraturas não são fenômenos isolados; ao contrário, elas ocorrem no contexto individual de cada paciente. As características que afetam a frequência, a gravidade, a localização e o tipo de fratura incluem idade, gênero, atividade e saúde do sistema musculoesquelético. A incidência de fraturas dos membros tem uma distribuição bimodal com relação à idade. Nos homens, há um primeiro pico, entre 10 e 20 anos de idade, relacionado à imaturidade do esqueleto, e um segundo pico iniciado aproximadamente aos 70 anos de idade, relacionado à osteoporose involutiva. Nas mulheres, há um primeiro pico aos 10 anos de idade, novamente relacionado à imaturidade do esqueleto, e um segundo pico que começa aproximadamente aos 50 anos, relacionado à osteoporose na pós-menopausa. O esqueleto é fraco quando está crescendo, ganha força à medida que amadurece e enfraquece novamente durante o envelhecimento. Abaixo dos 50 anos de idade, as fraturas são mais comuns em homens do que em mulheres por causa da maior exposição ao trauma, mas acima dos 50 anos, as fraturas em mulheres tornam-se mais comuns por causa da osteoporose.

Em adolescentes e adultos jovens, os locais mais comuns de fraturas nas extremidades são as falanges e os metacarpos da mão, o úmero distal, a diáfise da tíbia, a clavícula, o rádio distal e as falanges do pé. Em adultos com mais de 50 anos de idade, os locais mais comuns de fraturas nos membros são o fêmur proximal, o úmero proximal, o rádio distal e a pelve.

Biomecânica óssea

O osso responde ao trauma de maneiras previsíveis. Conhecendo-se o local anatômico envolvido e as forças aplicadas, pode-se, muitas vezes, predizer as fraturas resultantes. Por outro lado, conhecer o local e a morfologia de uma determinada fratura muitas vezes possibilita a dedução das forças que a causaram. Tal identificação tem aplicações práticas para diagnóstico e manejo.

Força e deformação

A aplicação de força externa ao osso é chamada de *carga*. O osso é fisicamente deformado (i. e., sofre lesão) quando é colocado sob uma carga (Fig. 1.1). Nos níveis fisiológicos de carga, o osso sofre deformação elástica à medida que absorve e armazena a energia concedida pela carga. Quando a carga é removida, a energia armazenada é dissipada por recuo elástico, o osso recupera sua forma pré-carga e não sofre nenhum dano. A carga tem uma relação linear com a deformação elástica chamada *rigidez*. Quanto mais rígido o material, menos ele se deforma sob uma determinada carga. Quando a gravidade da carga excede o nível no qual o recuo elástico é possível, o osso sofre deformação plástica (também chamada *flexível*). A energia absorvida da carga é gasta no trabalho de deformar permanentemente o osso. A *flexibilidade* de um material descreve o grau para o qual ele pode sustentar a deformação plástica sem quebrar. Em níveis de carga ainda maiores, o osso falha completamente e a energia concedida é gasta ao fraturar o osso e deslocar os fragmentos. Se a carga continua, outras partes do corpo podem sofrer lesão. A carga excessiva resulta em lesão; em geral, quanto maior a quantidade de carga e quanto mais rápido ela for aplicada, mais grave será a lesão.

A força externa de carga envolve três componentes fundamentais: compressão, tração e cisalhamento. O componente compressivo atua para dentro e esmaga o osso junto; o componente de tração atua para fora e rompe o osso; e o componente de cisalhamento atua em paralelo à direção da força e envia diferentes pontos de tensão sobre o osso, uns sobre os outros. O osso submetido à carga de tração tende a alongar-se; ocorre falha mecânica quando linhas trabeculares se descolam e os osteócitos são rompidos. O osso submetido à carga compressiva tende a encurtar-se; ocorre falha mecânica quando osteócitos individuais sofrem rachaduras oblíquas. O osso submetido à carga de cisalhamento sofre deformidade angular. Tanto as cargas de tração como as compressivas têm cisalhamento como um componente porque a deformidade angular ocorre quando o osso alonga-se ou encurta-se.

O osso é um material difásico composto de uma estrutura cristalina de hidroxiapatita de cálcio rígida, resistente às forças

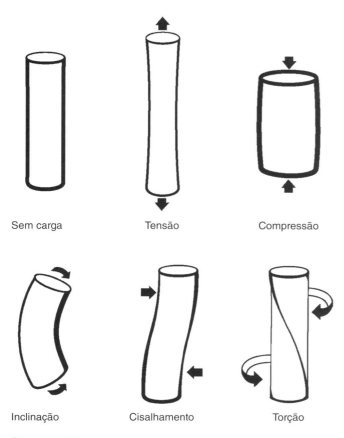

Figura 1.1 Vários tipos de carga.

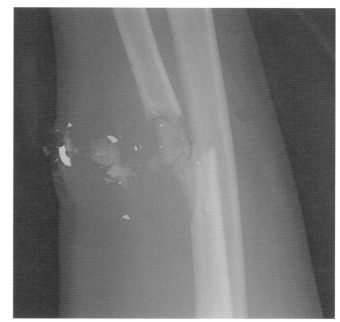

Figura 1.2 Fraturas cominutivas da diáfise ulnar causadas por arma de fogo de baixa velocidade.

compressivas, e de uma matriz de fibrilas colágenas flexíveis e de substância fundamental, resistente às forças de tração. No osso compacto (também chamado de *osso lamelar* ou *osso cortical*), o material do osso é organizado em camadas concêntricas ao redor do suporte neurovascular para formar osteócitos (sistema haversiano). Os osteócitos são a unidade funcional e estrutural básica do osso compacto. No osso esponjoso (osso trabecular), o material do osso é organizado em um sistema tipo treliça tridimensional de placas e colunas (trabéculas), com o suporte neurovascular passando entre as trabéculas. O osso compacto é mais rígido que o osso esponjoso, mas o osso esponjoso é mais flexível. A arquitetura funcional do osso maduro reflete um processo contínuo de remodelagem para acomodar o tipo, a magnitude e a direção da carga fisiológica. Em geral, o osso resiste à compressão melhor que à tensão e à tensão melhor que ao cisalhamento.

Carga e fraturas

A carga pode ser direta ou indireta. A carga direta causa lesões no local atingido. A morfologia de fraturas causadas por carga direta – embora relacionadas ao local, à direção e à quantidade de força aplicada – tende a ser imprevisível. Essas lesões podem ser classificadas como lesões por esmagamento, perfurantes ou por golpe. Uma lesão por esmagamento resulta da aplicação de grande força sobre uma grande área, por exemplo, uma construção que cai sobre um indivíduo. A força de esmagamento causa fraturas cominutivas ou transversas e dano extenso de tecidos moles. Uma lesão perfurante resulta da aplicação de grande força em uma pequena área, por exemplo, um ferimento por arma de fogo. A força perfurante geralmente causa fraturas cominutivas; o grau de cominuição depende da energia do projétil perfurante (Fig. 1.2). Uma lesão por golpe resulta da aplicação de pequena força a uma pequena área, por exemplo, uma pancada no antebraço por um cassetete. A força por golpe causa uma fratura transversa ou estrelada no local do impacto (Fig. 1.3). Ossos sem muita cobertura de tecido mole, tais como a ulna ou a tíbia, são mais vulneráveis ao trauma direto do que ossos como o úmero ou o fêmur.

A carga indireta causa lesões a uma distância iniciada no local de carga. A morfologia das fraturas causadas por carga indireta tende a ser previsível. A carga sob tensão (rompimento), compressão (esmagamento), torção (rotação), angulação (inclinação) e determinadas

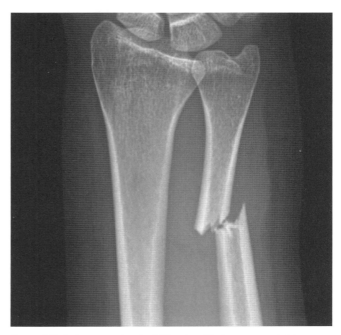

Figura 1.3 Fratura por golpe da diáfise ulnar (*fratura por cassetete*).

combinações desses tipos produzem fraturas com formatos previsíveis que, muitas vezes, ocorrem em locais específicos (Fig. 1.4). Os tecidos moles podem modificar a carga indireta – por exemplo, os músculos podem reduzir as cargas de tração sobre os ossos contraindo-se e fornecendo uma força compressiva oposta.

As fraturas por tração ou por tensão ocorrem como resultado da tração sobre um osso por um tendão ou ligamento. O osso sofre ruptura ou avulsão e a linha de fratura é transversa à direção da força, visto que as fibras ósseas falham sob tensão. Nos dedos, por exemplo, os fragmentos de osso podem sofrer avulsão nas inserções dos tendões ou dos ligamentos (Fig. 1.5). O tamanho do fragmento com avulsão pode variar de grande a pequeno (Fig. 1.6). Um fragmento grande pode abranger um pedaço de osso de espessura total; um fragmento pequeno pode representar uma mera fração do córtex. As fraturas por tensão são mais comuns no osso esponjoso.

Quando um osso longo é angulado, o lado convexo é colocado sob tensão e o lado côncavo é colocado sob compressão. Como o osso falha primeiro sob tensão, uma fratura transversa propaga-se pelo osso a partir do lado convexo. No lado côncavo, o osso pode falhar sob for-

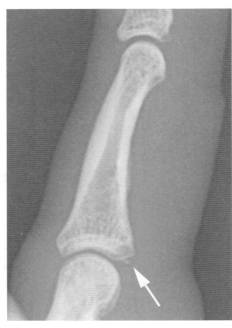

Figura 1.6 Pequeno fragmento por avulsão na inserção da placa volar na falange média (*seta*).

ças compressivas e de cisalhamento e lascar. De forma alternativa, um fragmento triangular pode quebrar-se em um ângulo até a linha de fratura principal. Isso resulta em cominuição, com um fragmento em forma de borboleta sobre o lado côncavo da inclinação (Fig. 1.7).

A carga compressiva longitudinal da diáfise de um osso longo resulta em uma fratura oblíqua causada por osteócitos forçados a passar um pelo outro e se quebrando (Fig. 1.8). A carga compressiva de um osso inteiro muitas vezes resulta em fraturas em forma de T ou de Y à medida que o osso cortical duro da diáfise é empurrado para dentro da metáfise esponjosa mais macia. Tais fraturas

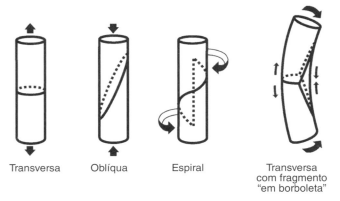

Figura 1.4 Tipos de carga correlacionados com a direção das linhas das fraturas.

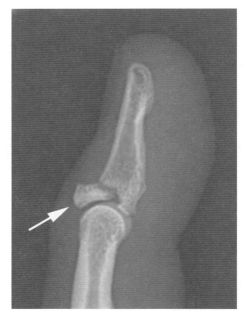

Figura 1.5 Fragmento por avulsão na inserção do extensor na falange distal (*seta*).

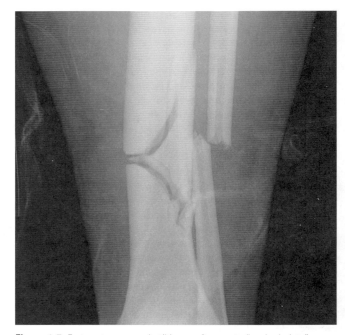

Figura 1.7 Fratura transversa da tíbia com fragmento "em borboleta".

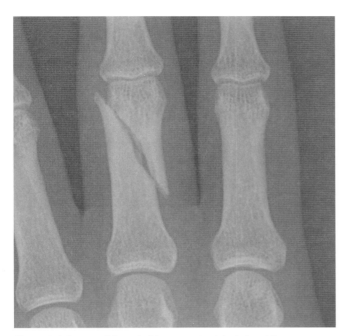

Figura 1.8 Fratura oblíqua da falange proximal do dedo médio.

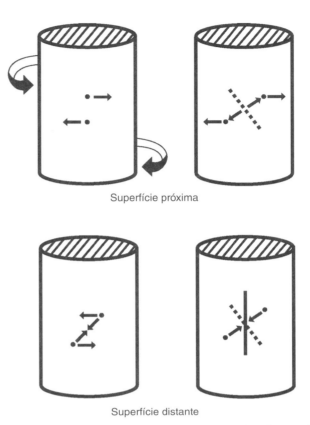

Figura 1.9 Representação diagramática da fratura espiral. No córtex proximal do osso, sob torção, pontos de forças de estresse de cisalhamento horizontais passam um pelo outro. O estresse de tração está presente porque esses pontos são ao mesmo tempo separados, levando a uma fratura por tensão obliquamente orientada ao redor da circunferência do osso. No córtex distal do osso, as forças compressivas estão presentes, levando a uma fratura vertical que se une às linhas da fratura espiral.

são comuns nas extremidades do úmero ou do fêmur e nas mãos e nos dedos dos pés.

A carga rotacional (torção ou rotação) causa cisalhamento horizontal com componentes compressivos e de tração em um ângulo até o eixo da diáfise (Fig. 1.9). Esses estresses levam a uma fratura espiral que se curva ao redor da circunferência do osso, representando uma falha na tensão, à medida que o osso é rompido. A linha de fratura faz uma rotação completa ao redor da circunferência do osso e tem extremidades pontiagudas unidas por um componente vertical (Fig. 1.10). A fratura vertical atua como uma dobradiça, com os fragmentos da fratura separando-se no lado oposto ao longo do componente curvado.

Muitas fraturas são produzidas por uma combinação de forças. A angulação com compressão axial resulta em uma linha de fratura curvada com componentes oblíquos e transversos e às vezes um fragmento em forma de borboleta. A angulação com rotação resulta em uma fratura oblíqua com extremidades curtas, arredondadas.

Contusões ósseas

Contusões ósseas são lesões traumáticas do osso esponjoso, nas quais hemorragia e edema deslocam a medula normal. Essas lesões, que envolvem microfraturas de trabéculas individuais e ruptura de pequenos vasos, são evidentes na RM como regiões de edema localizado, com cartilagem articular sobreposta e osso subcortical intactos. O mecanismo de lesão costuma ser o de compressão, em razão de impacto direto ou de carga indireta, com o impacto transmitido por um osso adjacente. Quando o mecanismo é de impacto direto, a contusão óssea geralmente é isolada. Quando o mecanismo é por impacto transmitido, indireto, lesões significativas adicionais podem estar presentes em outra parte na região anatômica (Fig. 1.11). O padrão de contusões ósseas pode ajudar a identificar lesões associadas e sugerir o mecanismo de lesão. As contusões ósseas tipicamente voltam ao normal na RM de acompanhamento, dentro de alguns meses; tipicamente, a radiografia permanece normal durante todo o episódio.

Imagem de fraturas

Embora algumas fraturas possam ser identificadas em quase todas as modalidades de imagem, a radiografia domina a avaliação por imagem para fraturas agudas. A tomografia computadorizada (TC) tem papel de apoio na classificação de fraturas complexas na preparação para possível cirurgia e, ocasionalmente, na identificação de fraturas quando as radiografias são ambíguas. Na coluna, a TC é utilizada para rastrear fraturas no cenário de politraumatismo. A RM pode ser usada para identificar fraturas, principalmente causadas por esforço e insuficiência, quando as radiografias são negativas ou ambíguas. A RM é mais comumente usada para identificar e classificar lesões nos tecidos moles e nas articulações. A cintilografia óssea pode ser usada para identificar fraturas por esforço. As radiografias são um suplemento diagnóstico para a história e o exame físico; o cuidado do paciente não deve ser secundário à realização do exame radiográfico. Imobilizar um membro lesionado, por exemplo, pode aliviar a dor sem interferir nos exames radiológicos subsequentes.

Nas radiografias, as fraturas de osso cortical são reconhecidas, com segurança, como descontinuidades focais na estrutura do osso, particularmente quando o deslocamento está presente. Fraturas impactadas de osso cortical podem ser reconhecidas como alterações focais no contorno do osso, tipicamente uma mudança abrupta no que deveria ser, por outro lado, um contorno liso. Fraturas por compressão no osso esponjoso mostram descontinuidade no córtex, mudança no formato, região linear de esclerose ou qualquer

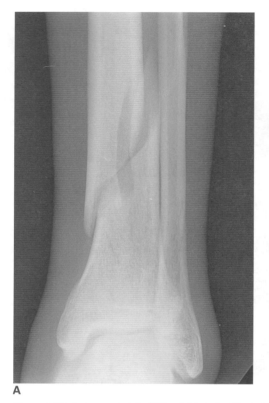 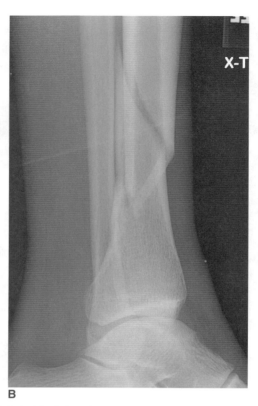

Figura 1.10 Fratura espiral da diáfise tibial. **A:** Incidência AP. **B:** Incidência lateral.

combinação dessas características. As fraturas por avulsão ocorrem quando a tensão sobre a inserção de um tendão, ligamento ou cápsula arranca um fragmento de osso. Essas fraturas podem ser reconhecidas como fragmentos deslocados que podem variar de tamanho desde menos de 1 mm de espessura até vários centímetros.

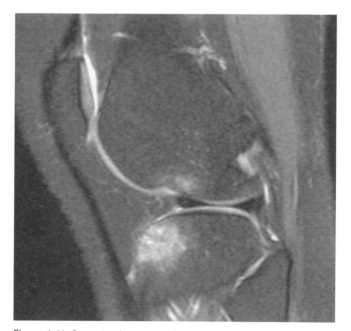

Figura 1.11 Contusões ósseas causadas pela lesão de hiperextensão. A RM ponderada em T2 com supressão de gordura no plano sagital evidencia uma contusão óssea no aspecto anterior do platô tibial lateral e uma fratura por impacto combinada do côndilo femoral lateral.

Nos exames de TC, as características das fraturas são similares àquelas vistas na radiografia, mas a capacidade de mostrar as características é muito intensificada por cortes transversos axiais e reconstruções multiplanares (Fig. 1.12).

Na RM, as linhas de fratura são escuras nas imagens ponderadas em T1, com sinal intermediário adjacente que pode envolver a medula adjacente e os tecidos moles, correspondendo à hemorragia e edema (Fig. 1.13). Nas imagens ponderadas em T2, o edema adjacente e a hemorragia têm intensidade de sinal alta, enquanto a linha de fratura permanece escura. Nas fraturas por compressão de osso esponjoso, a linha de fratura pode estar ausente, mas a mudança no sinal estará presente se a fratura for aguda. Os fragmentos de fratura por avulsão podem ser difíceis de identificar na RM, visto que o próprio fragmento pode ter o mesmo sinal escuro nas imagens ponderadas em T1 e T2 que a estrutura de tecido mole que o arrancou. Edema adjacente e hemorragia devem estar presentes em fraturas agudas. As fraturas causadas por carga compressiva tendem a ter maiores quantidades de edema de medula adjacente que as fraturas causadas por carga de tração.

Nas cintilografias ósseas, as fraturas são evidentes como regiões de acúmulo focal de radioatividade. Contudo, como o acúmulo do traçador radioativo depende de metabolismo ósseo aumentado, as cintilografias ósseas são úteis apenas após o processo de cura ter iniciado e não são usadas na aquisição de imagem de trauma agudo.

Biomecânica dos tecidos moles

Similar ao osso, as estruturas de tecido mole do sistema musculoesquelético deformam-se quando recebem carga. Além de deformação recuperável ou elástica, os tecidos moles também podem sofrer deformação não recuperável ou não elástica. *Deformação* é a deformação contínua sob uma carga aplicada, e *relaxamento de*

Capítulo 1 • Abordagem do trauma 7

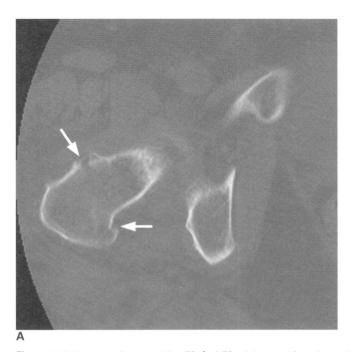
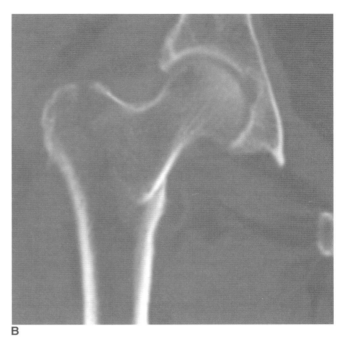

Figura 1.12 Fratura sutil no quadril na TC. **A:** A TC axial mostra tênue descontinuidade no córtex femoral direito anteriormente, com ligeira impactação posteriormente (*setas*), correspondendo a uma fratura minimamente deslocada do trocanter maior. **B:** TC reformatada coronal mostra a extensão da fratura.

estresse é a diminuição na carga interna, com o passar do tempo, em uma deformação constante. Esses *efeitos viscosos* variam com o tempo e a taxa de carga, e a estrutura não recupera instantaneamente seu tamanho e formato originais quando a carga é removida. Quando uma estrutura de tecido mole recebe carga rapidamente, ela se deforma elasticamente e talvez falhe se a carga for grande o suficiente. Se a mesma carga for aplicada mais lentamente, deformação e relaxamento de estresse deformam a estrutura em uma extensão maior, fazendo com que ela absorva mais energia sem falhar. Por essas razões, os ligamentos e os tendões são mais fortes sob carga de tração quando a carga é aplicada lentamente em vez de rapidamente. Nos locais onde os ligamentos e tendões se inserem ao osso, em geral é a taxa de carga e a força dos tecidos moles relativos ao osso que determinam se ocorreu uma lesão de tecido mole ou óssea. De modo geral, taxas de carga rápidas fazem com que o tecido mole falhe, ao passo que taxas de carga mais lentas causam avulsão no osso. Lesões

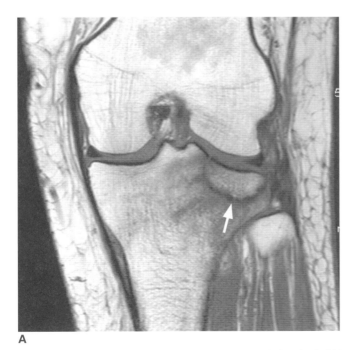
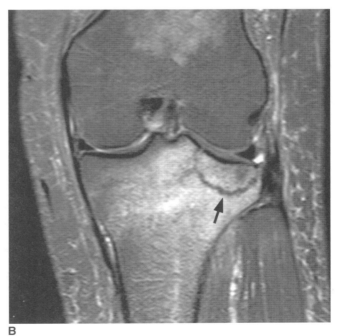

Figura 1.13 Fratura do platô tibial lateral minimamente deslocada. **A:** RM ponderada em T1 coronal mostra linha de fratura hipointensa (*seta*) com edema adjacente. **B:** RM com sequência em recuperação de inversão (IR) no plano coronal mostra linha de fratura escura (*seta*) com edema adjacente.

Tabela 1.1	Classificação das entorses e distensões		
		Sinais clínicos	
Grau	Lesão	Ligamento	Músculo-tendão
1	Falha de algumas fibras	Sem lassidão	Sem fraqueza
2	Falha parcial	Lassidão	Fraqueza
3	Ruptura completa	Instabilidade franca	Sem ação muscular

de tendões ou unidades de músculos e tendões são chamadas de *distensões*; lesões de ligamentos são chamadas de *entorses*. As lesões de quaisquer dessas estruturas também podem ser chamadas de *rupturas*. Distensões e entorses são classificadas por gravidade: grau 1 é uma lesão leve e grau 3 é uma lesão grave, de descontinuidade completa (Tab. 1.1). As lesões de tecidos moles isoladas sem fraturas associadas são comuns e podem ser difíceis de detectar nas radiografias. As imagens das lesões de tecidos moles podem ser adquiridas diretamente por RM e ultrassonografia.

A lesão de tecidos moles colateral sempre acompanha lesão óssea. O dano pode variar desde escoriações superficiais e contusões mínimas no local da lesão até desvitalização maciça envolvendo segmentos maiores dos membros. O trauma direto pode causar escoriação, contusão ou esmagamento de tecidos moles. Avulsão subcutânea da pele, síndrome do compartimento e uma lesão vascular maior podem ser causadas por mecanismos indiretos. Por exemplo, fragmentos deslocados de uma fratura causada por carga indireta de alta energia podem se dividir pelas estruturas neurovasculares adjacentes e dos tecidos moles adjacentes como um moedor de carne. No antebraço e na parte inferior da perna, hemorragia e inflamação aguda de lesões de tecidos moles podem levar a uma síndrome do compartimento, na qual a pressão hidrostática aumentada dentro de um compartimento fascial pode comprometer a circulação e causar necrose isquêmica. Distensões de musculatura adjacente são acompanhamentos comuns das fraturas e fragmentos ósseos pontiagudos podem lacerar músculos adjacentes. As fraturas completas de ossos longos podem resultar em hematomas e coleções estéreis quando a medula óssea transborda para dentro dos tecidos moles adjacentes (Fig. 1.14).

A cartilagem articular que cobre as extremidades dos ossos nas articulações é geralmente carregada em compressão porque o coeficiente de fricção na superfície é muito baixo para gerar forças de cisalhamento significativas. Com carga compressiva, geralmente um impacto cego indireto transferido pelo osso, a estrutura da matriz extracelular pode sofrer dano. Com carga mais grave, os condrócitos podem morrer e a cartilagem pode se quebrar em pedaços e tornar-se fissurada. Estruturas articulares de fibrocartilagem, como os discos articulares, os meniscos e os lábios, podem ser lesionados por uma variedade de mecanismos.

Imagem de lesões dos tecidos moles

Embora a radiografia seja tipicamente o primeiro estudo de imagem usado para a avaliação de lesões dos tecidos moles, ela é realizada principalmente para procurar fraturas. A TC é às vezes usada da mesma maneira, em particular na coluna. A RM é a melhor modalidade de imagem para identificar e caracterizar as lesões de tecidos moles e articulares. A cintilografia óssea não é útil para reconhecer entorses e distensões. A ultrassonografia tipicamente não é usada no cenário agudo.

Nas radiografias, as lesões ligamentares e de cápsulas articulares (entorses) e das unidades músculo-tendão (distensões) podem ser reconhecidas indiretamente, por evidências como inchaço de tecidos moles ou perda de posicionamento anatômico das estruturas ósseas. As incidências de estresse ou observação cinemática sob fluoroscopia podem ser úteis (Fig. 1.15). Por exemplo, quando as estruturas ósseas estabilizadas por um ligamento são deslocadas de suas posições normais, pode ocorrer lesão no ligamento. Inchaço do tecido mole, em particular quando focal, também pode indicar uma entorse ou uma distensão.

Na TC, a identificação das estruturas do tecido mole é mais fácil se comparada às radiografias. Assim como na radiografia, sinais indiretos, como deslocamento das estruturas ósseas ou inchaço do tecido mole, possibilitam a dedução da presença de uma entorse ou distensão.

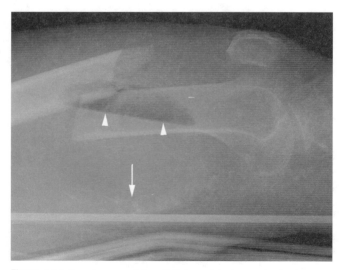

Figura 1.14 Hematoma e coleta estéril da medula óssea estendendo-se aos tecidos moles adjacentes decorrentes de uma fratura da diáfise femoral deslocada. Observe o nível de líquido gorduroso (*pontas de setas*) nesta radiografia com feixe horizontal e a luxação posterior da artéria poplítea calcificada (*seta*) pela coleção.

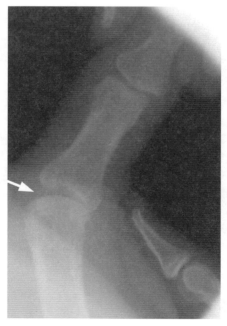

Figura 1.15 Entorse do ligamento colateral ulnar na primeira articulação MCF. A imagem fluoroscópica com estresse mostra o alargamento da articulação na face ulnar (*seta*).

Na RM, as entorses e distensões podem ser diretamente representadas. Rompimentos completos (entorses de grau 3) dos ligamentos podem ser evidentes, como ausência da estrutura, deslocamento da estrutura, descontinuidade da estrutura ou intensidade de sinal anormal. Quando os rompimentos são agudos, o deslocamento e a descontinuidade com hemorragia e edema adjacente possibilitam um diagnóstico definitivo. Rompimentos parciais (entorses de grau 1 ou 2) podem ser evidentes, como sinal focalmente aumentado nas imagens ponderadas em T2 com hemorragia e edema adjacentes; pelo menos algumas porções do ligamento permanecem em continuidade.

Os rompimentos dos tendões completos (distensões de grau 3) são geralmente evidentes, como uma descontinuidade do tendão com retração na direção do ventre muscular. A hemorragia e o edema estão tipicamente presentes na fase aguda, mas podem estar ausentes se a lesão for crônica. Quando os rompimentos são parciais (distensões de grau 1 ou 2), o sinal focalmente aumentado nas imagens ponderadas em T2 está presente, às vezes com edema e hemorragia adjacentes. O sinal intrassubstancial anormal e o inchaço estão geralmente presentes em todos os rompimentos do tendão. O líquido dentro da bainha do tendão também é um achado típico nos rompimentos de tendão parcial e completo. Os rompimentos musculares são evidentes, como sinal alto nas imagens ponderadas em T2, correspondendo ao edema e à hemorragia (Fig. 1.16). O sinal anormal é distribuído junto dos planos fasciais e pode estar interdigitado dentro dos fascículos musculares.

Na ultrassonografia, a aparência dos ligamentos, tendões e músculos normais, estruturalmente organizados junto às linhas de estresse, depende da direção, uma propriedade chamada anisotropia. Os rompimentos completos de tendão podem ser reconhecidos pela descontinuidade do tendão com as duas extremidades separadas pelo sangue hipoecogênico, líquido ou tecido de granulação. Às vezes, a estrutura simplesmente está ausente da localização esperada. Os rompimentos parciais podem ser reconhecidos como defeitos hipoecogênicos locais dentro da substância do tendão ou afinamento focal (Fig. 1.17). Se uma bainha do tendão está presente, o líquido dentro da bainha do tendão ficará interposto entre os fragmentos partidos dos rompimentos parciais ou completos.

Fraturas expostas

As fraturas expostas (também chamadas de fraturas compostas) envolvem uma ruptura da pele. Elas são distintas das fraturas fechadas (também chamadas de fraturas simples), nas quais a pele permanece intacta. A presença de uma ferida na pele, muitas vezes, indica lesão extensa no tecido mole. Os tecidos moles traumatizados, desvitalizados, impõem uma grave ameaça de infecção; o osso exposto não irá se consolidar. Os sinais radiográficos indicativos de uma fratura exposta incluem defeito de tecidos moles, fragmento ósseo saliente além dos tecidos moles, gás nos tecidos moles ou dentro de uma articulação adjacente, presença de corpo estranho e fragmentos ósseos perdidos.

As fraturas expostas podem ser classificadas com base na energia da lesão e a consequente extensão da desvitalização dos tecidos moles. As fraturas expostas do tipo I são feridas de baixa energia,

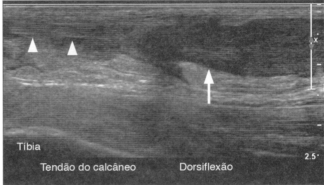

A

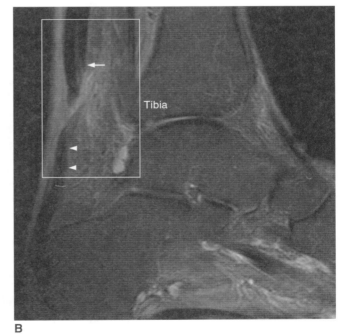

B

Figura 1.17 Ecografia do rompimento do calcâneo. **A:** Plano longitudinal (*pés à esquerda, cabeça à direita*) mostra fibras do tendão distal normal (*pontas de setas*) e tendão proximal acentuadamente espessado e retraído (*seta*), com ecogenicidade heterogênea (tíbia: tíbia posterior). **B:** RM DP no plano sagital do tendão do calcâneo com visão ultrassonográfica indicada pelo retângulo. O tendão distal possui espessura normal (*pontas de setas*) enquanto o tendão proximal retraído está espessado (*seta*).

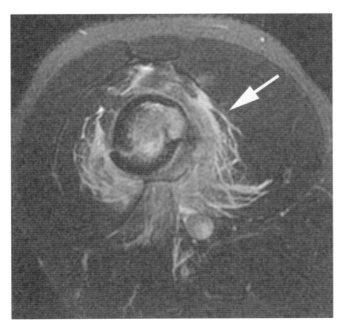

Figura 1.16 Estiramento muscular acompanhando a fratura. A RM da recuperação da inversão axial da coxa mostra sinal alto no músculo vasto intermédio (*seta*) circundando a fratura da diáfise femoral.

com uma ferida na pele que tem tipicamente 1 cm ou menos de comprimento. Um fragmento ósseo pontiagudo perfurando a pele de dentro para fora normalmente causa a ferida na pele, que é geralmente limpa. Os danos musculares e de tecidos moles são mínimos ou ausentes. Essas lesões são geralmente desbridadas e fechadas. O risco de infecção sob o manejo ideal é muito baixo. As fraturas expostas do tipo II geralmente são feridas penetrantes, com fraturas (Fig. 1.18). A extensão da lesão do tecido mole é relativamente localizada, mas a ferida na pele é maior do que 1 cm de comprimento. Essas lesões podem ser desbridadas e fechadas ou deixadas abertas, dependendo da circunstância. O índice de infecção é de cerca de 2%. As fraturas expostas do tipo III são feridas graves, de alta energia, com rompimento acentuado da pele, de tecidos moles e do osso. Há desvitalização muscular extensa e rompimento do tecido mole ou contaminação ampla, e a ferida na pele tem muitas vezes 10 cm ou mais de comprimento. As fraturas associadas são amplamente deslocadas, segmentares ou muito mal cominutivas, da maneira que poderia se esperar com uma lesão de alta energia (Fig. 1.19). As fraturas expostas do tipo III podem ser posteriormente classificadas em tipo III-A, no qual há apenas um desgaste limitado do periósteo e de tecidos moles proveniente do osso; tipo III-B, no qual há perda extensa de tecidos moles e exposição ampla do osso; e tipo III-C, no qual há um rompimento vascular maior. O índice de infecção é de cerca de 18% para as fraturas expostas do tipo III-A, mas é mais de 50% para as fraturas expostas dos tipos III-B e III-C. Paradoxalmente, à medida que as técnicas de manejo cirúrgico melhoraram, o índice de infecção das fraturas aumentou. A explanação se baseia na tentativa de salvar os membros mais gravemente traumatizados que, em outras circunstâncias, teriam sido simplesmente amputados. O espectro dos organismos infecciosos também mudou.

As fraturas expostas que envolvem uma articulação muitas vezes requerem cuidado especial. O gás dentro de uma articulação que está adjacente a uma fratura é uma indicação de que a articulação pode estar contaminada e requer desbridamento e reparo (Fig. 1.20). Se a articulação estiver luxada e aberta ao ambiente, a contaminação pode ser ampla.

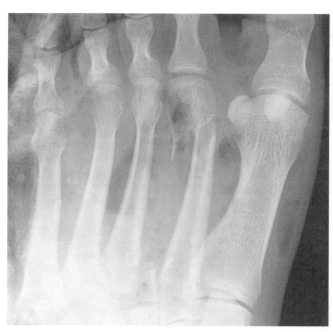

Figura 1.19 Fratura exposta cominutiva do pé proveniente de uma lesão por esmagamento.

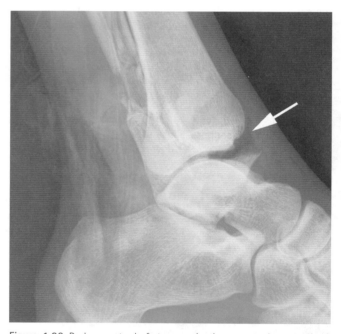

Figura 1.20 Deslocamento de fratura cominutiva exposta do tornozelo. A radiografia lateral mostra fraturas com ar dentro da articulação do tornozelo (*seta*). A articulação foi reduzida na cena da lesão antes do transporte.

Feridas por arma de fogo

Os projéteis produzem feridas abertas; o material contaminado, como roupa e pele, penetra profundamente na ferida. Como o calor gerado durante o disparo e a extensão percorrida é insuficiente, os projéteis não são esterilizados. Um projétil com uma bala revestida não fragmenta no tecido, mas projéteis parcialmente revestidos ou não revestidos tendem a se expandir, deformar e fragmentar, aumentando o volume da lesão. Como estabelecido por uma con-

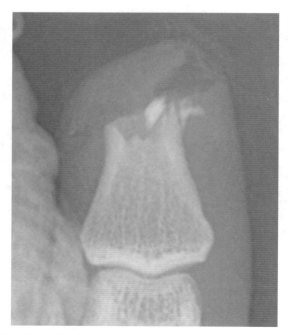

Figura 1.18 Amputação da ponta de um dedo.

venção, armas militares de calibre menor usam munição completamente revestida, mas armas civis de calibre menor podem usar munição parcialmente revestida ou não revestida. Muitos departamentos policiais usam em suas armas projéteis de ponta oca, não revestidos, para reduzir a probabilidade de um projétil atravessar um alvo pretendido e atingir um espectador.

Feridas por armas de fogo de baixa velocidade são causadas por pistolas e muitos rifles civis de pequeno calibre (velocidades de disparo <1.000 pés/segundo ou 305 m/segundo). Os tecidos são lacerados e esmagados quando o projétil atinge o corpo e passa por ele. Toda a energia do projétil é, muitas vezes, absorvida no local do impacto, e a própria bala, em geral, fica no corpo, com sua energia gasta. Feridas por armas de fogo de baixa velocidade que envolvem o osso são geralmente fraturas expostas do tipo II. A extensão da lesão do tecido mole é restrita à trajetória imediata do projétil. A trajetória da bala no corpo pode ser errática, seguindo os planos teciduais, anatômicos e outras trajetórias de baixa resistência, deixando às vezes uma trilha de pequenos fragmentos metálicos. Uma bala que se aloja em uma cavidade do corpo ou lúmen pode migrar ou embolizar. A localização de um projétil nas radiografias depende de seu tamanho real, da projeção radiográfica e do grau de sua magnificação. A TC pode ser útil na localização do projétil.

Feridas por arma de fogo de alta velocidade são causadas por rifles de guerra e rifles de caça de alta potência (velocidades de disparo >2.000 pés/segundo ou 610 m/segundo). Como a energia cinética aumenta com o quadrado da velocidade de um projétil, os projéteis de armas de alta velocidade causam, geralmente, feridas abertas graves do tipo III. No impacto, a energia cinética é rapidamente transferida do míssil para o tecido. À medida que um projétil de alta velocidade passa pelo corpo, ele comprime os tecidos ao longo de sua trajetória, criando uma onda de choques transitória. As ondas de choque podem fazer com que órgãos preenchidos com gás se rompam, mas causam pouco dano, quando causam, ao músculo ou osso. Uma cavidade de vácuo temporária se forma atrás de um projétil em alta velocidade, similar à turbulência que se forma atrás de uma mão que se move rapidamente pela água. A pressão dentro da cavidade temporária é subatmosférica, fazendo com que a sujeira seja sugada para dentro da ferida. A cavidade oscila violenta e rapidamente no impacto, danificando um extenso volume de tecido. Se o projétil atinge o osso, o mesmo se despedaça em projéteis secundários. As estruturas vasculares e neurais podem ser extensamente danificadas, e o volume de tecido que se estende ao redor da trajetória do projétil por vários centímetros pode ser desvitalizado. Mesmo se não for atingido diretamente, o tecido mole pode ficar pulposo, os pequenos vasos sanguíneos rompidos e o osso despedaçado. Os vasos grandes podem ser pressionados para o lado, mas o dano íntimo pode levar à trombose. O projétil pode ter energia suficiente para atravessar completamente o alvo, criando feridas de entrada e de saída de tamanho altamente variável (Fig. 1.21).

Embora as armas de fogo tenham velocidade de disparo baixa, a massa agregada dos projéteis pode ser dez vezes maior do que uma bala simples, resultando em força de ferida proporcionalmente maior, especialmente em amplitude próxima (Fig. 1.22). Os projéteis múltiplos que se espalham sobre uma área contígua podem desvitalizar um grande volume de tecido. As feridas por armas de fogo são consideradas fraturas expostas do tipo III.

Balas de plástico e de borracha de armas de fogo e BB ou pequenas balas de armas de ar comprimido são mísseis de baixa velocidade, imprecisos, que têm o potencial de mutilar ou matar. Munições de festim são cartuchos com pólvora, mas sem projétil; contudo, a força explosiva na munição sem bala pode matar ou lesionar a uma distância bem curta.

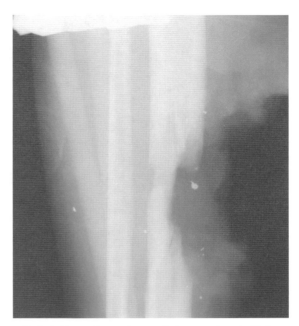

Figura 1.21 Ferida por disparo de arma de fogo em alta velocidade na parte inferior da perna com perda extensa do osso medial e tecido mole. O projétil atravessou por completo.

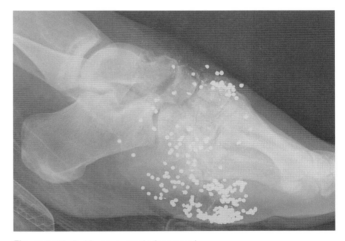

Figura 1.22 Ferida por arma de fogo no pé.

Lesões por estresse

As fraturas por estresse podem ser divididas em *fraturas por fadiga*, nas quais o osso normal se fratura em resposta às cargas anormais repetitivas, e *fraturas por insuficiência*, nas quais o osso anormal fratura em resposta às cargas repetitivas normais. As fraturas originadas de lesões locais, tais como tumores, são chamadas de *fraturas patológicas*.

As fraturas por fadiga ou por estresse no osso normal são resultado de atividade física repetitiva, geralmente ocupacional ou recreacional. As cargas individuais são insuficientes para causar fratura, mas a carga cíclica frequente estimula a remodelagem. A qualidade de localização da remodelagem depende da magnitude e direção da carga (lei de Wolff), e o resultado final é a hipertrofia óssea. Como o osso cortical se remodela por um processo de reabsorção e, então, reposição, há um período vulnerável durante os aumentos na atividade física quando o osso ficou enfraquecido pela reabsorção, mas não ainda fortalecido pela reposição. O nível e a frequência

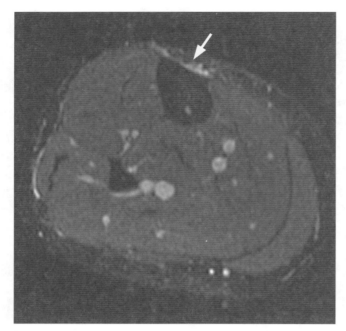

Figura 1.23 Fratura por estresse da tíbia (grau 1) com edema periosteal (*seta*) demonstrado na RM com recuperação de inversão no plano axial. A medula está normal.

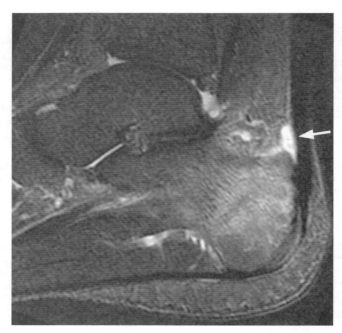

Figura 1.24 Fraturas por estresse do calcâneo (grau 2). A RM com recuperação de inversão no plano sagital mostra edema na medula dentro do osso esponjoso do calcâneo. A bursite retrocalcânea também está presente (*seta*).

da atividade determinam a duração da vulnerabilidade. A fadiga muscular também é considerada causa da geração de fraturas por estresse. Com o exercício repetitivo próximo à exaustão dos músculos, a proteção contra o estresse, diminuída pela ação muscular, pode aumentar as cargas colocadas sobre os ossos. O local de uma fratura por estresse depende do tipo de atividade. Nos corredores, por exemplo, locais comuns incluem as diáfises metatarsais, a diáfise tibial, sesamoides do pé, o córtex femoral medial e o ramo púbico inferior. Estudantes com bolsas de livros pesadas e outras mochilas ocupacionais ou recreacionais podem sustentar fraturas por estresse envolvendo a clavícula ou costelas superiores. As fraturas por estresse são tipicamente identificadas enquanto ainda estão incompletas; com o repouso, o prognóstico para cura é excelente.

Um processo similar de carga cíclica pode causar fraturas por insuficiência, nas quais o osso anormalmente fraco fratura em resposta às cargas normais. Tais fraturas podem ocorrer, por exemplo, em pacientes mais velhos, com osteoporose, que subitamente obtêm mais mobilidade após a cirurgia de reposição articular, ou em pacientes com doença óssea metabólica e força óssea diminuída.

A gravidade de uma lesão por estresse junto ao espectro da remodelagem de estresse acelerada para completar a falha estrutural pode ser classificada com base na imagem. A mudança radiológica mais prematura é edema do periósteo sem edema da medula na RM (Fig. 1.23); o exame ósseo será vago e as radiografias serão normais (grau 1). Uma lesão mais avançada mostrará edema prematuro na medula na RM (apenas a recuperação de inversão) (Fig. 1.24), um exame ósseo

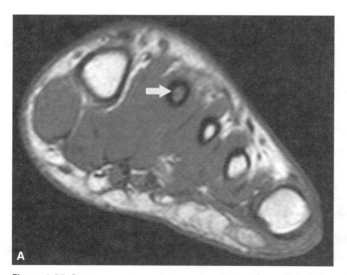
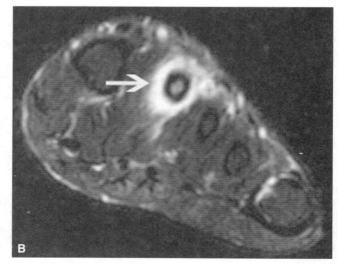

Figura 1.25 Fratura por estresse do segundo metatarso (grau 3). **A:** RM ponderada em T1 axial mostra baixo sinal na medula do segundo metatarso (*seta*). **B:** RM com recuperação de inversão no plano axial mostra edema na medula e edema do tecido mole adjacente (*seta*).

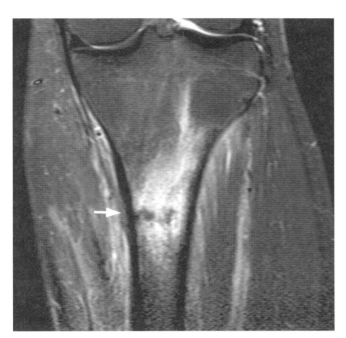

Figura 1.26 Fratura por estresse da diáfise tibial (grau 4). RM ponderada em T2 coronal com supressão de gordura mostra um foco de edema na medula atravessado por uma linha hipointensa de fratura (*seta*). O edema no tecido mole adjacente também está presente.

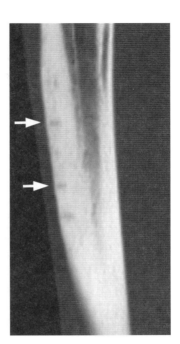

Figura 1.27 Fratura por estresse tibial com córtex "gradeado" anterior em focos múltiplos na reformação de TC sagital. Dois dos focos são indicados por *seta*s.

mais focalmente positivo e radiografias normais (grau 2). A próxima lesão de grau mais alto mostrará edema da medula bem estabelecido na RM (com ambos: recuperação de inversão e T1) (Fig. 1.25), um exame ósseo focalmente positivo e, às vezes, uma linha de fratura envolvendo parte do córtex nas radiografias (grau 3). O grau mais alto terá uma linha de fratura discreta ou anormalidade de sinal cortical na RM com edema adjacente (Fig. 1.26), um exame ósseo intensamente positivo e, às vezes, uma linha de fratura definitiva nas radio-

grafias. A TC pode ser usada para demonstrar fraturas ou cicatrização (grau 3 ou 4). Na ausência de uma fratura discreta, às vezes o córtex envolvido pode parecer menos denso na TC, um achado chamado de córtex acinzentado (Fig. 1.27) e correspondente à remodelagem de estresse (grau 1 ou 2). As fraturas por estresse também podem estar longitudinalmente orientadas, junto com o eixo longo do osso (Fig. 1.28). À medida que as fraturas por estresse se consolidam, observa-se o calo da fratura com remodelagem subsequente (Fig. 1.29).

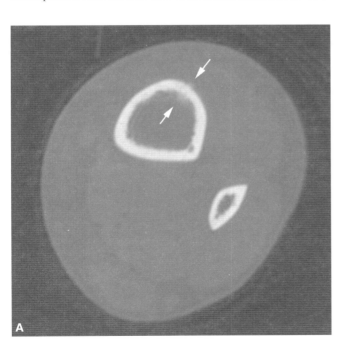
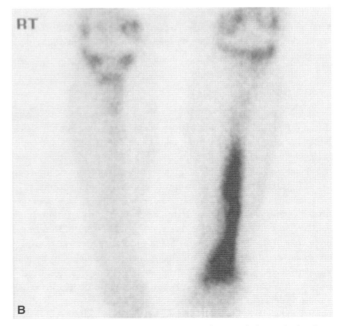

Figura 1.28 Fraturas por estresse longitudinal da diáfise tibial distal. **A:** Exame de TC axial mostra uma linha de fratura vaga no plano sagital através do córtex anterior da tíbia distal, com uma pequena quantidade de calo de fratura em topografia periosteal e endosteal (*setas*). **B:** Cintilografia óssea mostra atividade linear junto à diáfise tibial distal.

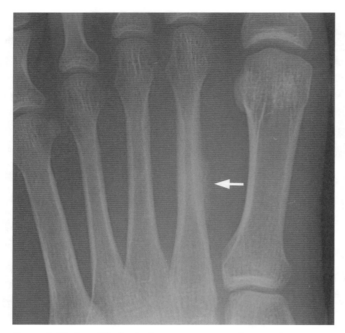

Figura 1.29 Consolidação da fratura por estresse do segundo metatarso (*seta*).

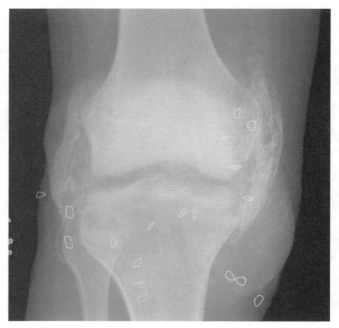

Figura 1.30 Ossificação do tecido mole no joelho após queimaduras graves. O enxerto de pele também foi executado.

Trauma térmico

Queimaduras

As queimaduras causam necrose coagulativa do tecido. A profundidade da lesão está relacionada à intensidade e à exposição à fonte de calor. Inicialmente, pode-se observar perda e edema de tecidos moles. A osteoporose e a periostite podem ocorrer nas semanas seguintes. Excrescências ósseas periarticulares são comuns após queimaduras extensas e podem ser vistas 2 a 3 meses após a lesão (Fig. 1.30). A amplitude de movimento das articulações envolvidas será mecanicamente limitada. A patogênese exata dessas ossificações é desconhecida e parece não se correlacionar com a gravidade da queimadura.

Lesão por frio

Lesões por frio são essencialmente lesões vasculares. Nas geladuras ou pé de imersão, a exposição prolongada a temperaturas baixas, porém não congelantes, causa vasoconstrição e dano hipóxico. O vazamento de líquidos fisiológicos dos pequenos vasos danificados causa dor e edema. Há o desenvolvimento de uma resposta hiperêmica e inflamatória intensa, geralmente indolor e, na maioria das vezes, com duração de dias a semanas. A recuperação final é comum, mas a parte afetada permanece tipicamente mais sensível ao frio do que antes da exposição. O frio úmido tem um efeito maior do que o frio com baixa umidade. Nas lesões congelantes ou geladura – nas quais dedos, nariz e orelhas são os mais vulneráveis –, a formação de cristais de gelo dentro dos tecidos pode causar dano permanente. A autoamputação de tecidos moles e osso pode ser o resultado final. Nas radiografias pode-se observar edema de tecidos moles, osteoporose e periostite. Pode ocorrer perda de tecidos moles e até mesmo de osso, proveniente da reabsorção do tufo nos dedos das mãos e dos pés. O dano à cartilagem pode resultar em doença articular degenerativa secundária.

A avaliação aguda das lesões por frio pode incluir arteriografia ou estudos de perfusão com radionuclídeo. Nas crianças, a geladura pode danificar as placas de crescimento dos dedos das mãos ou dos pés, com deformidade de crescimento subsequente.

Descrevendo fraturas e luxações

O uso preciso da linguagem na descrição de fraturas e luxações é imperativo para o cuidado do paciente. O fato mais importante sobre uma fratura é sua localização no esqueleto. A localização dentro do osso envolvido deve ser precisamente observada. Nos ossos longos, é convencional dividir a diáfise em terços e indicar qual terço está envolvido (proximal, médio ou distal). Um local de fratura também pode estar localizado na junção dos terços proximal e médio ou na junção dos terços médio e distal. Se os marcos anatômicos estão presentes, eles podem ser usados para referência; algumas regiões anatômicas têm terminologia específica.

As fraturas podem ser fechadas ou expostas e completas ou incompletas. A morfologia da fratura deve ser descrita quanto à principal linha de fratura: transversa, espiral ou oblíqua e assim por diante. Fraturas simples têm um plano de fratura e dois fragmentos maiores. Fraturas cominutivas têm dois ou mais planos de fratura e três ou mais fragmentos principais. Exemplos de fraturas cominutivas incluem fraturas transversas com fragmentos em borboleta e fraturas segmentares (fraturas transversas em diferentes níveis de uma diáfise que isolam um segmento do osso) (Fig. 1.31).

O *alinhamento* refere-se ao eixo longo dos fragmentos; a *angulação* é uma mudança do alinhamento normal e se refere especificamente ao ângulo entre os eixos longos dos fragmentos maiores. A direção da angulação de uma fratura reflete a direção da carga. Por convenção, angulação em varo ou medial do fragmento distal é o desvio da parte distal em direção à linha média do corpo; angulação em valgo ou lateral do fragmento distal é o desvio da parte distal para fora da linha média do corpo. A angulação também pode ser anterior ou posterior. Um método alternativo de registrar a angu-

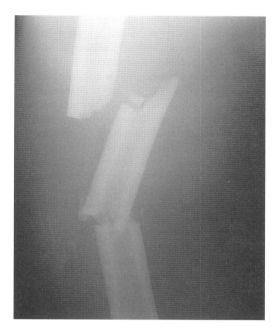

Figura 1.31 Fratura segmentar da diáfise femoral com deslocamento completo.

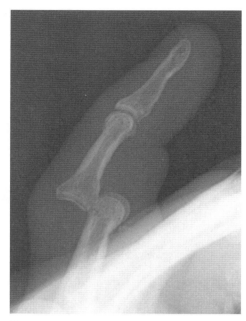

Figura 1.32 Luxação IFP dorsal.

lação da fratura é descrever a direção do ápice do ângulo formado pelos fragmentos maiores. Uma fratura com angulação em valgo (lateral) do fragmento distal seria descrita como ápice medial.

A *posição* refere-se à relação dos fragmentos da fratura com sua localização anatômica normal. A perda de posição é chamada de *deslocamento*. Os fragmentos que são completamente separados um do outro estão completamente deslocados. Os fragmentos que mantêm o contato parcial com sua localização anatômica são parcialmente deslocados; o deslocamento parcial das fraturas corticais é geralmente descrito quanto à proporção da largura da diáfise. Nas fraturas não deslocadas, os fragmentos permanecem em sua localização anatômica normal. No deslocamento rotatório, os fragmentos desviam-se uns dos outros; a documentação do deslocamento rotatório requer um filme simples que inclua ambas as extremidades do osso fraturado. *Encurtamento* é a sobreposição dos fragmentos junto ao eixo do membro e *distração* é a separação dos fragmentos junto ao eixo do membro.

A perda de posição pelos ossos articulados é chamada de *deslocamento* ou *luxação* se não houver nenhum contato remanescente entre os ossos articulados e *subluxação* se o contato parcial tiver sido mantido. Luxações e subluxações devem ser descritas pela localização da parte distal relativa à parte proximal. Por exemplo, na luxação interfalângica proximal dorsal (IFP), a falange média luxou a uma posição que é dorsal à falange proximal (Fig. 1.32).

A aparente posição e alinhamento dos ossos e fragmentos nas radiografias pode variar com o posicionamento da parte relativa ao feixe do raio X. Em geral, duas incidências obtidas 90° uma da outra é o mínimo necessário para determinar a posição relativa e o alinhamento dos fragmentos da fratura em três dimensões. As medidas sequenciais da posição e angulação da fratura nos filmes muitas vezes não são possíveis, a menos que grande cuidado seja empregado para se obter filmes na mesma projeção.

Fraturas intra-articulares são aquelas na extremidade de um osso na qual a linha da fratura se estende para a porção articulada do osso, embora não necessariamente para dentro da própria superfície articular. Fraturas osteocondrais são fraturas intra-articulares que se estendem através do osso e da cartilagem articular. Nas radiografias, a presença do fragmento de cartilagem pode ser inferida a partir do local do doador do fragmento ósseo (Fig. 1.33). As lesões de cartilagem podem ser representadas diretamente pela RM (Fig. 1.34).

As fraturas por avulsão são fraturas de tração provenientes da carga de tração dos tendões ou ligamentos e variam desde fraturas transversas grandes até pequenas manchas no córtex na inserção ou origem do músculo ou tendão envolvido. Essas fraturas indicam rompimento do complexo osso-tendão ou osso-ligamento e têm grande significância clínica. Elas também sugerem que a estrutura de tecido mole – o tendão ou ligamento que tenha sido retirado do fragmento ósseo – ainda permanece intacta.

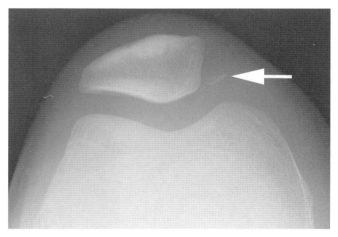

Figura 1.33 Fratura osteocondral da patela. O fragmento da fratura (*seta*) consiste em cartilagem articular com um segmento inserido de osso subcondral.

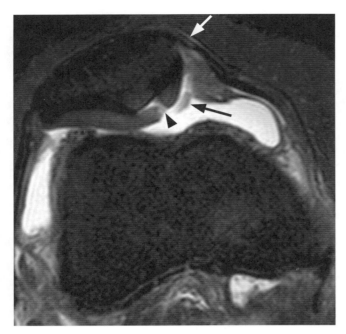

Figura 1.34 RM com supressão de gordura ponderada em T2 axial mostra uma lesão na cartilagem da patela (*ponta de seta*) com fragmento de cartilagem solto (*seta preta*) e entorse do retináculo medial (*seta branca*). Outros fragmentos de cartilagem soltos e contusões ósseas foram demonstrados em outras imagens.

Laudo radiológico

O produto final do trabalho da radiologia diagnóstica é informação para a tomada de decisão clínica. O trabalho não está completo até que a informação seja transferida para aqueles que tratam do paciente. A informação que o radiologista obtém das imagens é documentada no laudo radiológico e deve ser suficiente para satisfazer a imperativa clínica para o exame radiológico. O registro do radiologista torna-se parte do registro médico do paciente. Ele deve ser composto com cuidado e diligência e entregue de modo conveniente. A comunicação direta entre o radiologista e o médico que está atendendo, por telefone ou ao vivo é, muitas vezes, apropriada.

O laudo radiológico de uma fratura deve começar com a data (e a hora) do exame, o tipo de exame (portátil ou não), a data do registro, a identificação da parte do corpo examinada, as projeções obtidas e os instrumentos presentes (p. ex., gessos ou talas). Uma descrição da fratura é o corpo do registro e deve incluir no mínimo a localização, a direção, a posição e o alinhamento da fratura. Observações descritivas e diagnósticas adicionais são incluídas quando apropriado. Nos laudos radiológicos, a menos que especificado de outra maneira, as fraturas podem ser presumidas como agudas, completas, não cominutivas, não luxadas, não anguladas, extra-articulares, não patológicas e fechadas.

Há vários sistemas diferentes de classificação para fraturas na maioria das regiões do corpo, muitas vezes recomendados para diferentes propósitos por profissionais com diferentes interesses. As melhores classificações são aquelas que fornecem uma base conceitual para padrões de compreensão das lesões, facilitam decisões de manejo clínico ou correlacionam-se com o prognóstico. As classificações descritivas e anatômicas são úteis na radiologia e, quando escritores e leitores do laudo radiológico usam as mesmas classificações, a comunicação precisa é possível. Contudo, para sistemas complexos de classificação de fraturas, a variabilidade do observador pode ser muito alta. Em vez de adivinhar o sistema de classificação usado pelo médico referido, o radiologista deve lutar para descrever as lesões (presentes e ausentes) em detalhes suficientes para que qualquer sistema de classificação seja aplicado, com base no laudo radiológico.

Referências bibliográficas e leituras sugeridas

Browner B, Jupiter J, Levine A, Trafton P, Krettek C. *Skeletal Trauma: Fractures, Dislocations, Ligamentous Injuries*. 4th Ed. Philadelphia, PA: Saunders; 2008.

Bucholz RW, Heckman JD, Court-Brown C, Tornetta P. *Rockwood and Green's Fractures in Adults*. 7th Ed. Philadelphia, PA: Lippincott Williams & Wilkins; 2009.

Chew FS, Maldjian C. *Broken Bones: The X-ray Atlas of Fractures*. Seattle: BareBonesBooks.com; 2009.

Einhorn TA, O'Keefe RJ, Buckwalter JA. *Orthopaedic Basic Science: Foundations of Clinical Practice*. 3rd Ed. Rosemont, IL: American Academy of Orthopaedic Surgeons; 2007.

eMedicine. http://emedicine.medscape.com.

Griffin LY. *Essentials of Musculoskeletal Care*. 3rd Ed. Rosemont, IL: American Academy of Orthopedics; 2005.

Helms CA, Major NM, Anderson MW, et al. *Musculoskeletal MRI*. 2nd Ed. Philadelphia, PA: WB Saunders; 2009.

Hoppenfeld S, Zeide MS. *Orthopedic Dictionary*. Philadelphia, PA: Lippincott Williams & Wilkins; 1994

Jacobson JA. *Fundamentals of Musculoskeletal Ultrasound*. Philadelphia, PA: Saunders; 2007.

Nordin M, Frankel VH. *Basic Biomechanics of the Musculoskeletal System*. 3rd Ed. Philadelphia, PA: Lippincott Williams & Wilkins; 2001.

Rogers LF. *Radiology of Skeletal Trauma*. 3rd Ed. New York, NY: Churchill Livingstone; 2002.

Schultz RJ. *The Language of Fractures*. 2nd Ed. Baltimore, MD: Williams & Wilkins; 1990.

Wheeless CR III, ed. *Wheeless' Textbook of Orthopaedics*. http://www.wheelessonline.com.

Wilson AJ. Gunshot Injuries: What Does a Radiologist Need to Know? *Radiographics*. 1999;19:1358–1368.

2 Trauma em adultos: membros superiores

Mão	Lesões perissemilunares	Úmero
Dedos	Complexo da fibrocartilagem	Anatomia da articulação glenoumeral
Polegar	triangular e lesões no lado ulnar	Luxações da articulação glenoumeral
Punho	Instabilidade do carpo	Lesões do manguito rotador
Biomecânica	Rádio distal e antebraço	Lesões do lábio glenoidal e dos
Fraturas do escafoide	Cotovelo	ligamentos glenoumerais
Outras fraturas isoladas do carpo	Ombro e braço	Clavícula

Este capítulo descreve a radiologia de muitas lesões comuns nos membros superiores em adultos.

Mão

As fraturas dos metacarpos e das falanges da mão são aproximadamente três vezes mais comuns em homens que em mulheres. Essas lesões têm um pico de incidência em homens jovens e diminuem a incidência com o avanço da idade.

Dedos

Lesões das falanges por avulsão envolvem falha de tensão das unidades ligamentares ou musculotendíneas. Essas lesões ocorrem quando há carga excessiva enquanto o tendão ou o ligamento já estão sob tensão. A substância de um tendão ou ligamento pode romper, ou pode haver avulsão de sua inserção óssea. Por exemplo, a flexão súbita, forçada da articulação interfalângica distal (IFD) de um dedo estendido, como ocorre quando um dedo estirado é atingido por uma bola de beisebol, pode resultar em falha de tensão do mecanismo extensor da falange distal. A lesão é chamada *dedo de beisebol* e a deformidade clínica resultante é conhecida como *dedo em martelo*, na qual a articulação IFD se mantém flexionada e não pode ser estendida (Fig. 2.1). A fratura por avulsão do corno proximal dorsal da falange distal está presente em 25% dos casos de dedo de beisebol; assim, a maioria dessas lesões é tendínea. Um fragmento de osso que sofreu avulsão pode ser retraído por tração muscular. A lesão oposta ocorre com extensão forçada da articulação IFD de um dedo flexionado ou com hiperextensão forçada da articulação IFD. Nesse caso, a placa volar da falange distal na inserção do tendão do flexor profundo dos dedos pode sofrer avulsão; por outro lado, o tendão pode romper. Lesões similares podem ocorrer na articulação interfalângica proximal (IFP).

Lesões puramente ligamentares e tendíneas são mais comuns que avulsões ósseas nos dedos, portanto as radiografias podem mostrar apenas edema de tecido mole ou deformidades de alinhamento. As fraturas por avulsão na base de uma falange a partir da borda volar indicam ruptura da inserção da placa volar. As avulsões da borda lateral indicam ruptura das inserções dos ligamentos colaterais (Fig. 2.2). As avulsões da borda dorsal indicam ruptura

do tendão extensor. Os fragmentos que sofreram avulsão sempre contêm a inserção tendínea ou ligamentar (entese) e podem variar de tamanho, desde uma lasca minúscula de osso cortical até um fragmento intra-articular grande. Se o fragmento intra-articular envolver um terço ou mais da superfície articular, a articulação pode subluxar e requerer fixação cirúrgica. Pode existir um defeito ósseo onde o fragmento se originou e, embora uma porção do fragmento tenha córtex, outra porção não tem. Em contraste à situação com fragmentos de fratura, os ossículos acessórios e os ossos sesamoides invariavelmente são completamente corticados e nenhuma área exposta deve estar presente. As deformidades de alinhamento refletem a função da unidade lesionada. Em alguns casos, incidências em estresse podem ser necessárias para demonstrar a perda de função.

A luxação mais comum ocorre na articulação IFP. Profissionais que não são da área médica muitas vezes reduzem luxações da articulação IFP, e muitas subluxações por fratura são, na verdade, luxações de fraturas reduzidas. Após a redução, se não houver fratura, pode-se observar apenas edema de tecido mole. As luxações dorsais são comuns, as laterais são menos comuns e as volares são raras. Fraturas que envolvem tufos falângicos são o resultado de traumatismo contuso ou penetrante.

A fratura do metacarpo mais comum é uma fratura impactada do colo do quinto metacarpo com angulação volar (fratura do boxeador). Ela é sustentada por flexão e carga axial quando o punho fechado atinge um objeto (p. ex., uma parede ou um queixo). Em casos graves, o colo do quarto metacarpo também pode ser fraturado.

Polegar

A ruptura ligamentar do ligamento ulnar colateral da articulação metacarpofalângica do polegar, ou polegar do caçador, é sustentada durante o esqui na montanha quando um polo plantado inadequadamente causa um súbito estresse em valgo sobre o polegar. Mecanismos similares de lesão também podem ocorrer em esportes como futebol americano, hóquei, luta e basquetebol. A menos que haja uma avulsão de um fragmento de osso, incidências em estresse podem ser necessárias para mostrar essa lesão nas radiografias (Fig. 2.3). Na RM, a imagem do ligamento ulnar colateral rompido pode ser diretamente obtida. A aponeurose do adutor

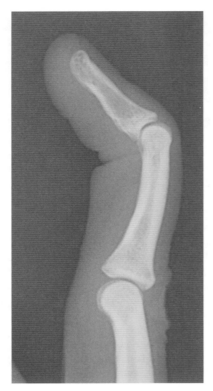

Figura 2.1 Dedo em martelo que ocorre na ruptura do tendão extensor.

do polegar é normalmente superficial ao ligamento ulnar colateral. A interposição da aponeurose do adutor do polegar entre o ligamento ulnar colateral rompido e sua inserção distal é chamada de *lesão de Stener* (Fig. 2.4). Uma lesão de Stener irá impossibilitar a cura do ligamento e resultar em instabilidade crônica.

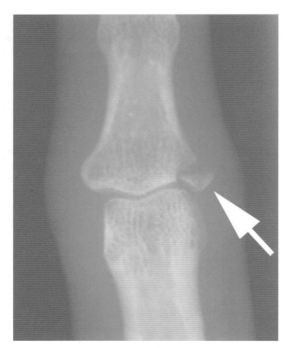

Figura 2.2 Fratura por avulsão na inserção do ligamento colateral da falange média (*seta*). Os tecidos moles estão edemaciados.

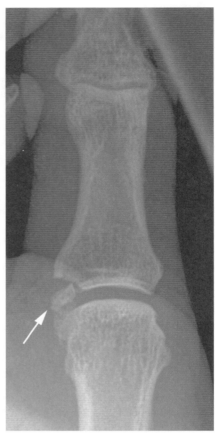

Figura 2.3 Fratura por avulsão (*seta*) na falange proximal do polegar pelo ligamento ulnar colateral (polegar de caçador).

A mobilidade excepcional do polegar em oposição aos outros dedos é possível, em parte, por causa de uma articulação rasa em forma de sela entre o primeiro metacarpo e o trapézio. A carga axial de um primeiro metacarpo parcialmente flexionado pode produzir uma fratura intra-articular simples. Os músculos adutor e abdutor longos do polegar puxam a base e a diáfise do metacarpo proximalmente, mas o lábio anterior permanece preso ao trapézio por seus ligamentos (fratura de Bennett) (Fig. 2.5). Essas fraturas intra-articulares geralmente requerem redução e fixação cirúrgicas. Se uma fratura cominuída em forma de T ou de Y (fratura de Rolando) em vez de uma fratura simples é sustentada, a redução e a fixação anatômicas podem se tornar mais problemáticas (Fig. 2.6). Em contraste com essas lesões, as fraturas extra-articulares da diáfise do primeiro metacarpo apresentam poucos problemas no manejo, porque as origens musculares ao longo da extensão da diáfise previnem o deslocamento.

Punho

Biomecânica

O punho posiciona a mão no espaço, transmite força para a mão a partir dos músculos do antebraço e transmite força mecânica entre a mão e o antebraço. Sua amplitude de movimento é aumentada na flexão e extensão e no desvio radial e ulnar por uma articulação dupla: uma entre o rádio e o semilunar e outra entre o semilunar e o capitato. Com desvio ulnar e radial da mão, a fileira distal do carpo desloca e gira sobre seu eixo. Pode-se esperar que o carpo apresente

Capítulo 2 • Trauma em adultos: membros superiores 19

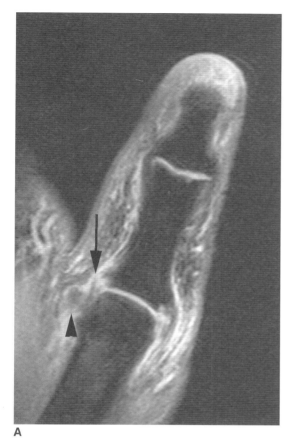
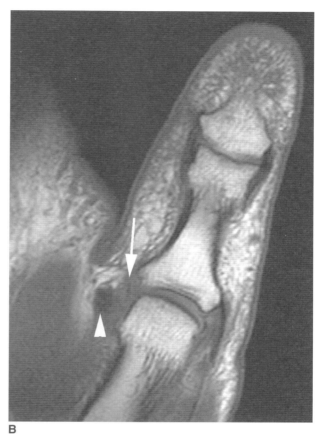

Figura 2.4 Lesão de Stener. Recuperação de inversão (IR) no plano coronal (**A**) e RM ponderada em T1 (**B**) mostram um ligamento colateral ulnar roto com retração proximal (*seta*). A aponeurose do adutor do polegar (*ponta de seta*) está interposta entre o ligamento roto e seu local distal de inserção.

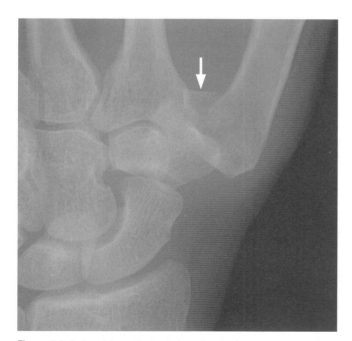

Figura 2.5 Fratura intra-articular da base do primeiro metacarpo com luxação (fratura de Bennett). O pequeno fragmento medial (*seta*) mantém sua inserção à articulação, enquanto o metacarpo se luxou proximalmente.

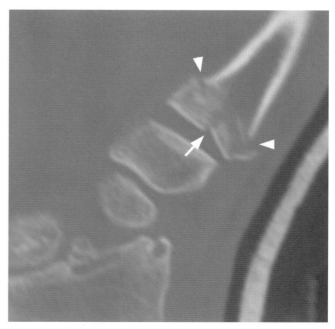

Figura 2.6 Fraturas em forma de T (*seta e pontas de setas*) na base do primeiro metacarpo (fratura de Rolando) mostrada pela TC reformatada coronal.

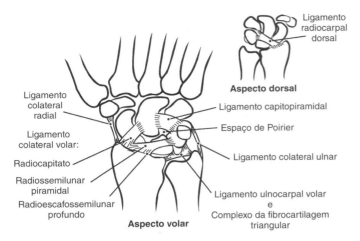

Figura 2.7 Ligamentos do punho. Os fortes ligamentos estão no aspecto volar do punho e formam uma banda que suspende o carpo a partir do antebraço distal. O espaço de Poirier existe porque não há uma forte inserção ligamentar do capitato com o semilunar. Muitas lesões indiretas do carpo envolvem rompimento do *sling* do carpo que se estende para dentro do espaço de Poirier.

uma coluna central que consiste no semilunar e no capitato. A flexão, extensão e transmissão de força mecânica ocorrem por meio da coluna central. O capitato, a fileira distal do carpo e a mão compreendem uma única unidade funcional. O semilunar é um segmento que não tem controle muscular direto (nenhum músculo se insere no semilunar), intercalado entre o capitato e o rádio. O escafoide situa-se em um lado do semilunar e funciona como uma haste de conexão paralela ao capitato e ao semilunar, fornecendo estabilidade durante o movimento. O piramidal age como um pivô para rotação intercarpal por meio de uma articulação helicoidal, inclinada com o hamato.

Os ligamentos do punho limitam o movimento quando se tornam tensos na sua excursão máxima. Os ligamentos volares do carpo são fortes e formam uma banda que afasta o carpo do rádio e do complexo da fibrocartilagem triangular (CFCT) (Fig. 2.7). Os ligamentos dorsais são mais fracos. Os ligamentos interósseos unem os ossos do carpo adjacentes uns com os outros; são os ligamentos escafossemilunar e semilunar-piramidal que possuem importância clínica. O escafoide e o piramidal situam-se em cada lado do semilunar e possuem fortes inserções ligamentares à fileira distal do carpo, bem como inserções ao semilunar e ao antebraço distal. Como nenhum ligamento forte conecta o capitato e o semilunar um ao outro, a estabilidade dessa articulação depende da integridade do escafoide e do piramidal adjacentes e suas inserções ligamentares. O hiato na banda ligamentar volar da articulação semilunar-capitato é chamado de *espaço de Poirier*.

A avaliação radiográfica do punho é baseada principalmente na aparência de cada osso e na sua relação com os outros ossos. Os arcos feitos pelas superfícies articulares proximais da fileira do carpo proximal, as superfícies articulares distais da fileira do carpo proximal e as superfícies articulares proximais da fileira do carpo distal são referências anatômicas úteis. As posições da faixa de gordura do escafoide e do coxim adiposo do pronador quadrado são sinais indiretos, ocasionalmente úteis, de fratura no punho.

Fraturas do escafoide

As fraturas do escafoide são responsáveis por cerca de 85% de todas as fraturas do osso do carpo isoladas. O escafoide faz uma ponte com a articulação semilunar-capitato. Com a dorsiflexão forçada, extrema entre o semilunar e o capitato, e talvez o impacto do escafoide sobre a borda radial dorsal, o escafoide começa a dobrar e a linha de fratura inicia seu aspecto volar sob carga de tensão, propagando-se transversalmente por meio da região mais estreita (a cintura do escafoide). A maioria das fraturas do escafoide não tem cominuição (70% dos casos). As fraturas por meio dos polos proximal (10%) ou distal (20%) são menos comuns. O escafoide também pode fraturar durante lesões perilunares (discutidas mais adiante neste capítulo). Muitas fraturas do escafoide são não deslocadas e difíceis de reconhecer sem as incidências especiais do escafoide (Fig. 2.8). Sinais indiretos de fratura do escafoide são o obscurecimento ou o deslocamento lateral da faixa de gordura do escafoide e edema de tecido mole sobre o dorso do punho. Às vezes, vale a pena o radiologista examinar o paciente diretamente. A RM ou TC pode mostrar fraturas radiograficamente ocultas do escafoide e de outros ossos do carpo (Fig. 2.9). Como o suporte sanguíneo para o

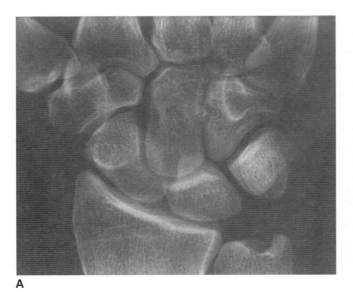
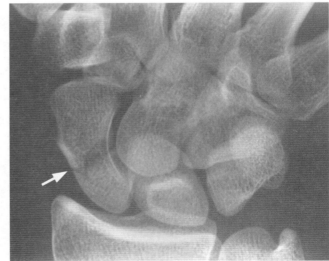

Figura 2.8 Fratura do escafoide. **A:** Fratura não visível na radiografia PA padrão. **B:** Radiografia com incidência específica para escafoide mostra a fratura (*seta*).

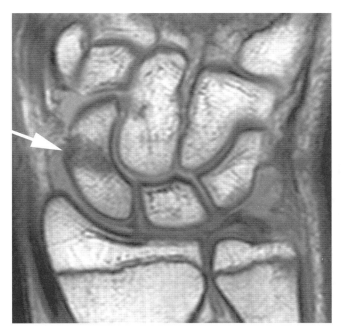

Figura 2.9 Fratura do escafoide radiograficamente oculta (*seta*) demonstrada na RM ponderada em T1.

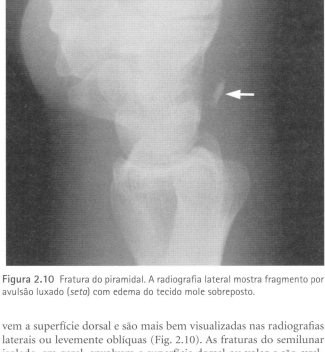

Figura 2.10 Fratura do piramidal. A radiografia lateral mostra fragmento por avulsão luxado (*seta*) com edema do tecido mole sobreposto.

polo proximal do escafoide entra no polo distal e corre proximalmente pelo punho, osteonecrose pós-traumática do polo proximal com pseudartrose é uma complicação comum vista em até 30% dos casos. Pode-se adquirir imagem da osteonecrose do escafoide diretamente com RM. O prognóstico definitivo de fraturas do escafoide complicadas, após intervenção cirúrgica, é favorável. A instabilidade do punho é uma sequela comum da pseudartrose do escafoide.

Outras fraturas isoladas do carpo

Fraturas isoladas dos ossos do carpo que não as do escafoide são relativamente raras. Fraturas piramidais isoladas, em geral, envolvem a superfície dorsal e são mais bem visualizadas nas radiografias laterais ou levemente oblíquas (Fig. 2.10). As fraturas do semilunar isolado, em geral, envolvem a superfície dorsal ou volar e são avulsões ligamentares. Fraturas do pisiforme podem ocorrer com trauma direto e são mais bem visualizadas nas radiografias oblíquas. Fraturas do hamato podem envolver qualquer parte, mas as fraturas do hâmulo do hamato tornam-se deslocadas pela inserção do ligamento do carpo transverso. Essas podem ser decorrentes de quedas ou de trauma direto ao manusear uma raquete ou um taco de golfe ou de beisebol. As complicações incluem pseudartrose, osteonecrose e lesão no nervo ulnar ou mediano e muitas são tratadas cirurgicamente. Fratura-luxação dorsal também podem ocorrer na articulação do hamato com as bases do quarto e quinto metacarpos (Fig. 2.11).

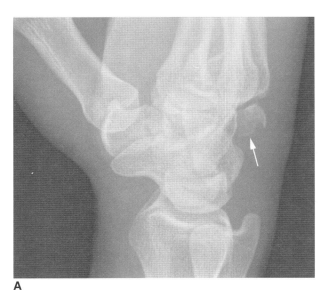

A

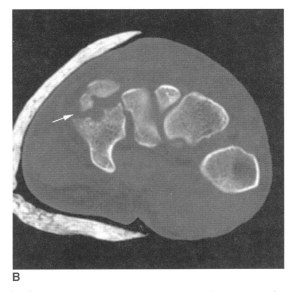

B

Figura 2.11 Fratura-luxação do hamato. **A:** Radiografia mostra fratura-luxação dorsal (*seta*) envolvendo as articulações do quarto e quinto metacarpais com o hamato. **B:** Exame de TC axial mostra a fratura do hamato cominuída, luxada (*seta*).

Lesões perissemilunares

Um padrão consistente de lesões é sustentado ao redor do semilunar quando a mão é estendida para amortecer uma queda para trás. No impacto, a mão e o punho sofrem hiperextensão, desvio ulnar e supinação intercarpal (movimento rotatório entre as fileiras do carpo distal e proximal). A banda ligamentar do carpo está extremamente tensa a partir do lado radial e pode resultar em uma série de lesões (Tab. 2.1). No estágio I, dissociação escafossemilunar ou subluxação rotatória, há ruptura das inserções ligamentares proximais do escafoide, abrindo o espaço de Poirier no lado radial. A separação do escafoide da coluna do meio produz dissociação escafossemilunar. A ruptura dos ligamentos do escafoide permite que ele gire sobre seu eixo curto em uma direção volar (Fig. 2.12). Esse mecanismo de carga também pode fraturar o escafoide. No estágio 2, luxação perissemilunar, o capitato desloca-se dorsalmente a partir do semilunar, levando com ele a mão e o escafoide (Fig. 2.13). O espaço de Poirier abre-se no lado radial, muitas vezes por meio de uma fratura do escafoide entre as inserções ligamentares do capitato e do semilunar, porém os ligamentos piramidais permanecem intactos. No estágio 3, dissociação mesocarpal ou luxação piramidal, sob carga contínua, os ligamentos piramidais falham por ruptura ou avulsão de inserções, separando o piramidal do semilunar. Embora o semilunar permaneça no local, o restante do carpo é deslocado dorsalmente, repousando na superfície dorsal do semilunar. O semilunar é subluxado e inclinado volarmente, mas não é completamente deslocado (Fig. 2.14). A luxação do semilunar (estágio 4) ocorre se houver força suficiente para romper o ligamento radiocarpal dorsal, permitindo ao carpo dorsalmente deslocado expelir o semilunar do rádio volarmente. O capitato irá repousar na superfície articular radial. O semilunar deslocado também gira 90° volarmente, ainda preso ao rádio por seus ligamentos volares (Fig. 2.15). Fraturas por avulsão

Tabela 2.1	Lesões margeando o osso semilunar do punho
Estágio	Lesão
1	Subluxação rotatória do escafoide (dissociação escafossemilunar)
2	Luxação do perissemilunar
3	Dissociação mesocárpica (luxação piramidal)
4	Luxação do semilunar

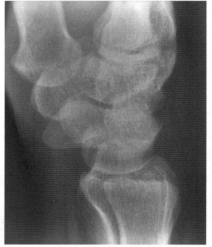

A

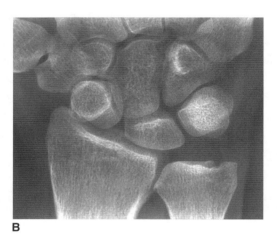

B

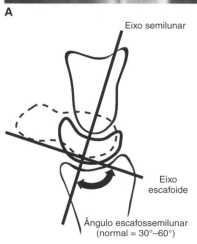

C

Projeção lateral

Figura 2.12 Subluxação de rotação do escafoide. **A:** Radiografia lateral mostra subluxação rotatória volar do escafoide. O ângulo do escafossemilunar é de aproximadamente 90°. **B:** Radiografia em PA mostra a redução das dimensões do escafoide com um sinal de anel cortical sobre seu polo distal. **C:** Medida do ângulo do escafossemilunar. O ângulo escafossemilunar normal é de 30° a 60°.

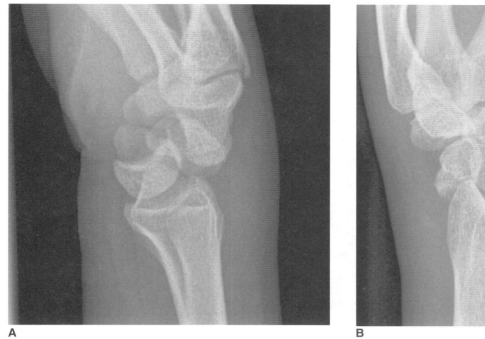
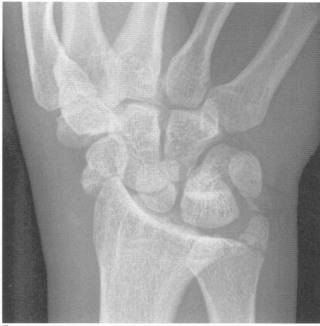

Figura 2.13 Luxação perissemilunar transescafoide. **A:** Radiografia lateral mostra luxação dorsal completa do capitato com localização normal do semilunar. **B:** Radiografia PA mostra a sobreposição do escafoide e do capitato, mas não do piramidal. O escafoide está fraturado.

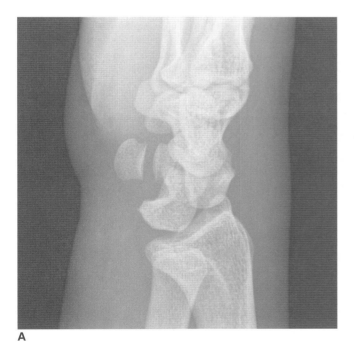
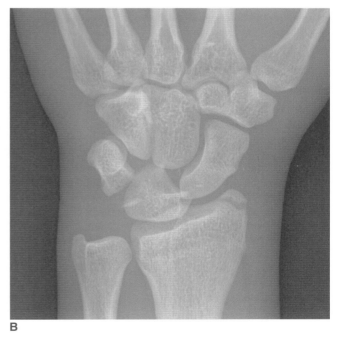

Figura 2.14 Luxação mesocarpal. **A:** Radiografia lateral mostra luxação dorsal completa do capitato e subluxação volar do semilunar. **B:** Radiografia PA mostra separação do escafoide, capitato e piramidal do semilunar. As fraturas por avulsão do piramidal e estiloide distal estão presentes.

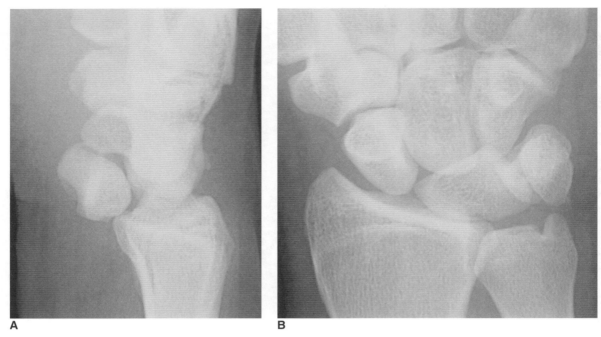

Figura 2.15 Luxação do semilunar. **A:** Radiografia lateral mostra luxação volar do semilunar com 90° de deslocamento rotatório. O capitato ocupa a posição normal do semilunar. **B:** Radiografia em PA mostra o semilunar em uma estrutura triangular de sobreposição.

em vez de rupturas ligamentares podem ocorrer, incluindo fraturas por avulsão e por tensão dos ossos do carpo (especialmente o escafoide), do rádio distal e da ulna. Os sinais radiográficos de lesões perissemilunares reduzidas podem ser sutis, principalmente na ausência de envolvimento ósseo.

Complexo da fibrocartilagem triangular e lesões no lado ulnar

O CFCT é um disco de fibrocartilagem bicôncavo interposto entre a fileira proximal do carpo e a ulna, e suspenso por ligamentos radiulnares volar e dorsal que se estendem do aspecto medial do rádio distal até o processo estiloide ulnar. O CFCT estende a superfície articular do rádio distal pela ulna distal, separando o compartimento radiocarpal do punho e a articulação radiulnar distal. Rupturas do CFCT podem ser traumáticas ou degenerativas. Muitas rupturas ocorrem por meio da porção central do disco, onde ele é mais fino, levando à dor no lado ulnar do punho (Fig. 2.16). As rupturas que envolvem os ligamentos radiulnares podem resultar em instabilidade da articulação radiulnar distal. A ruptura de outros ligamentos do carpo no lado ulnar do punho podem ocorrer com ou sem lesão ao CFCT. O mecanismo e a classificação dessas lesões não estão bem estabelecidos.

Instabilidade do carpo

A gravidade das lesões ligamentares do punho é muitas vezes negligenciada durante a apresentação clínica aguda, principalmente se as fraturas estão ausentes e as luxações foram reduzidas. Quando não tratados, os pacientes com "entorse de punho" muitas vezes retornam com sintomas crônicos e incapacitantes no punho, incluindo instabilidade, dor, força de preensão diminuída, artrite pós-traumática e "estalos" dolorosos. As fraturas do rádio distal podem estar associadas à disfunção mais grave do carpo que se torna aparente, uma vez que as fraturas radiais se consolidam. Quando o punho normal é mantido em posição neutra, os eixos do rádio, do semilunar e do capitato são colineares nas radiografias laterais. Com flexão ou extensão, cerca da metade do movimento ocorre entre o semilunar e o rádio, e metade entre o capitato e o semilunar. Na instabilidade em dorsiflexão (tam-

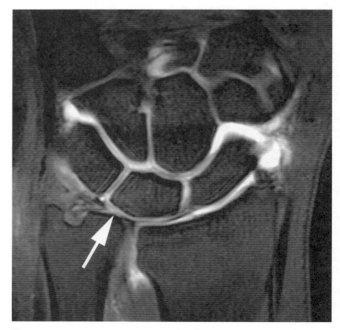

Figura 2.16 Ruptura do CFCT central (*seta*) demonstrada na artro RM com supressão de gordura ponderada em T1.

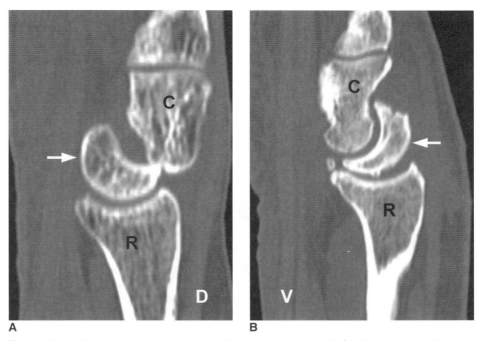

Figura 2.17 Padrões de instabilidade carpais nas reformatações sagitais por TC. (*R*, rádio; *C*, capitato; *D*, aspecto dorsal; *V*, aspecto volar). **A:** DISI com subluxação do capitato. O semilunar está inclinado dorsalmente. **B:** ISIV. O semilunar (*seta*) está inclinado volarmente.

bém chamada de *instabilidade do segmento intercalado dorsal*, ou DISI), os eixos do rádio, do semilunar e do capitato assumem uma configuração em zigue-zague com angulação dorsal do semilunar (relativa ao rádio) e angulação volar do capitato (relativa ao semilunar). A instabilidade em dorsiflexão pode estar associada com a subluxação rotatória do escafoide, mas, muitas vezes, sucede uma fratura de rádio distal impactada. Na instabilidade em flexão volar (também chamada de *instabilidade do segmento intercalado volar*, ou ISIV), o zigue-zague é o inverso, com angulação volar do semilunar (relativa ao rádio) e angulação dorsal do capitato (relativa ao semilunar) (Fig. 2.17). A dissociação escafossemilunar (subluxação rotatória do escafoide) pode ser encontrada após um episódio de trauma ou no caso de artrite. RM, artrografia do punho ou radiografias por estresse podem ser requeridas para documentar a instabilidade do carpo ou as lesões ligamentares subjacentes.

Rádio distal e antebraço

Fraturas do rádio distal geralmente ocorrem por consequência de quedas sobre a mão estendida (FOOSH). Uma fratura de Colles é uma fratura transversa não articular da metáfise radial distal com deslocamento dorsal, angulação dorsal e impacto dorsal (Fig. 2.18). Essa lesão – comum em pessoas mais velhas com osteoporose, principalmente mulheres – ocorre após uma queda para a frente sobre uma mão dorsiflexionada, estendida com a força de impacto alinhada ao longo do eixo do rádio. A fratura resulta de falha de tensão do osso metafisário esponjoso no lado volar e falha compressiva no lado dorsal. A superfície articular radial distal e o carpo são poupados. Em 60% dos casos, o estiloide ulnar sofre avulsão pelo CFCT. Por outro lado, o CFCT pode romper, a articulação radiulnar pode luxar ou a diáfise ulnar distal pode fraturar. Como a fratura radial atravessa o osso esponjoso da metáfise, a consolidação é geralmente imediata com o tratamento fechado, mas fraturas do estiloide ulnar associadas muitas vezes não se unem. A inclinação dorsal pós-traumática residual da superfície articular radial distal pode resultar em instabilidade do punho. Uma fratura metafisária radial transversa que se desloca e angula volarmente é chamada de *fratura de Colles reversa* ou *fratura de Smith*.

Fraturas intra-articulares simples do rádio distal que envolvem sua margem dorsal ou volar são chamadas de *fraturas de Barton*.

Fraturas intra-articulares complexas do rádio distal podem ser causadas por forças de compressão axial de alta energia, transmitidas pelo semilunar para a porção medial da superfície articular radial. A superfície articular geralmente divide-se em três fragmentos principais: o estiloide radial e dois fragmentos mediais, um dorsal e um volar. Os fragmentos mediais podem ser angulados dorsal ou volarmente, dependendo do grau de flexão ou de extensão do punho no momento da lesão. O impacto adicional e a cominuição podem estar presentes, dependendo da magnitude da carga. Muitos pacientes com essas fraturas também têm lesões de tecidos moles intracarpais, incluindo rupturas de ligamentos e lesões do CFCT. A articulação radiulnar distal é rompida e o estiloide ulnar pode ser fraturado. De modo geral, essas lesões são tratadas cirurgicamente.

Fraturas por avulsão isoladas do estiloide radial podem acompanhar avulsões do ligamento colateral radial. Forças compressivas transmitidas por meio do escafoide podem causar fraturas por cisalhamento isoladas do estiloide radial; estas podem estar associadas a fraturas por avulsão do estiloide ulnar. Fraturas intra-articulares simples do rádio distal que envolvam o processo estiloide radial são, às vezes, chamadas *fraturas de Hutchinson* ou *fraturas de chauffeur*.

Luxação ou subluxação da articulação radiulnar distal podem ocorrer em associação com outras fraturas do rádio ou de forma isolada. Como essa lesão é muitas vezes negligenciada e difícil de

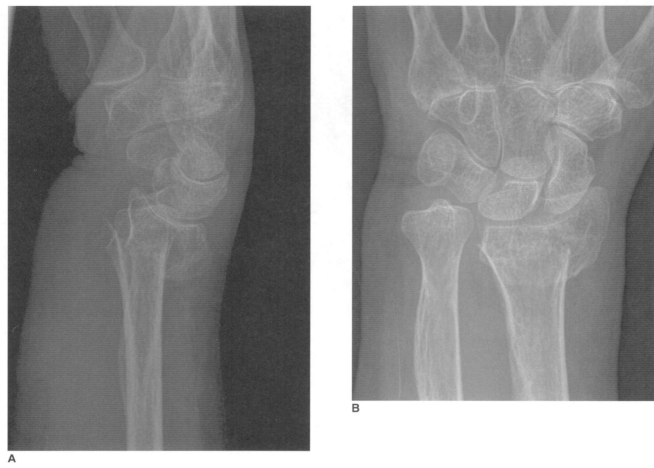

Figura 2.18 Fratura transversa da metáfise radial distal com luxação dorsal e angulação em uma mulher idosa (fratura de Colles). **A:** Radiografia lateral. **B:** Radiografia PA.

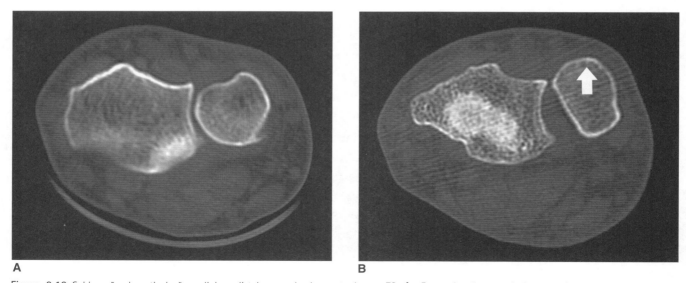

Figura 2.19 Subluxação da articulação radiulnar distal esquerda demonstrada por TC. **A:** Em supinação, a articulação está normalmente localizada. **B:** Em pronação, a ulna está dorsalmente subluxada (*seta*).

se documentar nas radiografias, a TC pode ser requerida para o diagnóstico definitivo (Fig. 2.19). Muitas vezes, uma articulação radiulnar distal instável reduz em posição neutra ou em supinação e subluxa em pronação. Portanto, o exame de TC deve ser realizado em pronação e em supinação. Luxação crônica ou instabilidade da articulação radiulnar distal pode resultar em incapacidade pós--traumática do punho.

Muitas fraturas do antebraço (60%) envolvem o rádio e a ulna. Não tão comuns são as fraturas isoladas da ulna com ou sem luxação radial (25%) e as menos comuns, as fraturas isoladas do rádio com ou sem luxação ulnar (15%). Quanto maior a carga, maior é a probabilidade de os dois ossos fraturarem. Elevar o antebraço para evitar o golpe de um instrumento sem corte, como o de um cassetete, pode resultar em uma fratura pela carga direta da diáfise ulnar.

Uma fratura da diáfise radial com luxação da articulação radiulnar distal é chamada de *fratura de Galeazzi* (Fig. 2.20). Uma fratura impactada ou cominuída da cabeça radial com luxação da articulação radiulnar distal é chamada de *fratura de Essex-Lopresti* (Fig. 2.21). Uma fratura da diáfise ulnar com luxação da cabeça radial é chamada de *fratura de Monteggia* (Fig. 2.22). As fraturas de Monteggia são descritas usando-se a classificação de Bado. O tipo comum de fratura de Monteggia é uma fratura angulada da diáfise ulnar proximal com o ápice anterior junto com luxação anterior da articulação radiocapitelar (Bado do tipo I). Os tipos menos comuns também podem ocorrer, incluindo a angulação do ápice posterior da fratura da diáfise ulnar com luxação posterior da articulação radiocapitelar (Bado do tipo II), a angulação do ápice lateral da fratura da diáfise ulnar com luxação lateral da articulação radiocapitelar (Bado do tipo III) e fraturas das diáfises radial e ulnar proximais com luxação radiocapitelar (Bado do tipo IV).

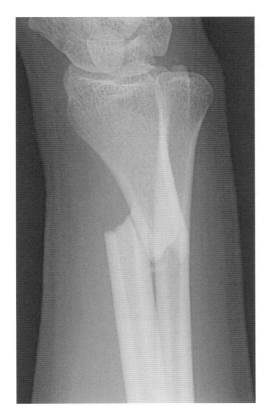

Figura 2.20 Fratura deslocada, angulada da diáfise radial distal na junção dos terços médio e distal com luxação da articulação radiulnar distal (fratura de Galeazzi).

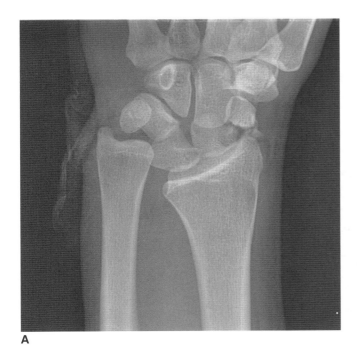

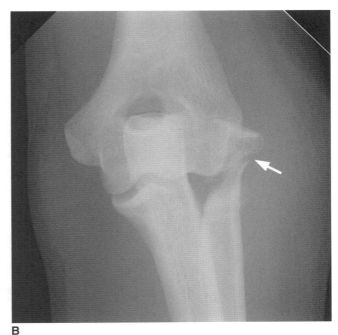

Figura 2.21 Fratura de Essex-Lopresti. A: Incidência em PA do punho mostra luxação da articulação radiulnar distal e uma lesão margeando o semilunar. B: Incidência AP do cotovelo mostra fratura da cabeça radial (*seta*).

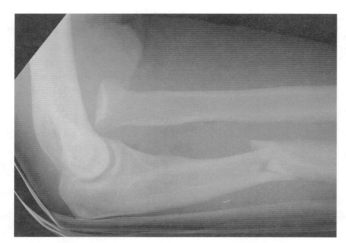

Figura 2.22 Fratura no ápice anterior da diáfise ulnar com luxação anterior da articulação radiocapitular (fratura de Monteggia, Bado tipo I).

Cotovelo

As fraturas de cotovelo mais comuns em adultos envolvem a cabeça ou o colo do rádio. Fraturas da cabeça e do colo do rádio ocorrem durante quedas sobre uma mão estendida, ao causar o impacto da cabeça do rádio contra o capítulo. Em geral, um dos dois tipos de fratura ocorre: uma fratura por cisalhamento linear por meio da cabeça do rádio (Fig. 2.23) ou uma fratura por impacto do colo do rádio (metáfise radial proximal) (Fig. 2.24). Como elas são intra-articulares, muitas vezes um sinal de coxim adiposo está presente. Cerca de metade dessas fraturas são não deslocadas e podem requerer incidências oblíquas para demonstração. Fraturas mais graves têm deslocamento e cominuição e também podem envolver o capítulo.

Uma fratura do processo do olécrano intra-articular pode ser causada por uma queda sobre uma mão estendida com o cotovelo em flexão. A combinação de compressão axial com tensão por contração do tríceps produz fraturas oblíquas ou transversas pela incisura semilunar (Fig. 2.25). As fraturas também podem ser causadas por quedas diretas sobre o cotovelo flexionado.

Muitas luxações agudas do cotovelo resultam de quedas ou de acidentes relacionados a esportes. De modo geral, a ulna desloca-se posteriormente em relação ao úmero, levando o rádio com ela. Em muitos casos, não existem fraturas associadas. Quando há fraturas associadas a luxações de cotovelo, é mais provável que os fragmentos sejam avulsões do processo coronoide da ulna (Fig. 2.26).

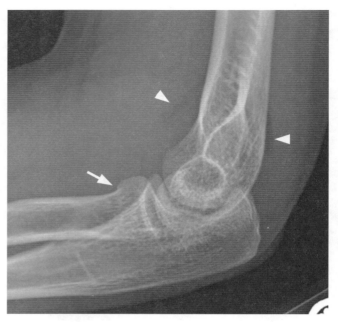

Figura 2.24 Fratura do colo do rádio impactada (*seta*) com sinal dos coxins adiposos anterior e posterior (*pontas de setas*).

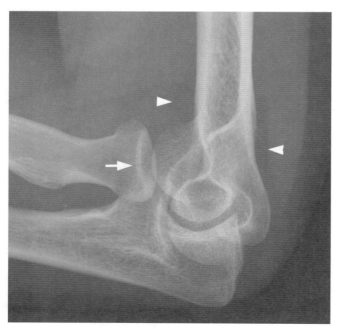

Figura 2.23 Fratura da cabeça do rádio não deslocada (*seta*) com sinal dos coxins adiposos anterior e posterior (*pontas de setas*).

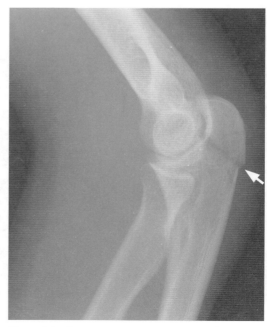

Figura 2.25 Fratura intra-articular do olécrano (*seta*).

Capítulo 2 • Trauma em adultos: membros superiores 29

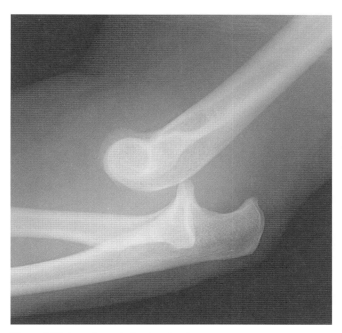

Figura 2.26 Luxação posterior do cotovelo.

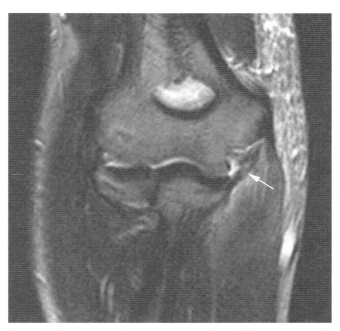

Figura 2.28 Ruptura do ligamento colateral ulnar. A RM ponderada em T2 coronal mostra alto sinal e rompimento do ligamento colateral ulnar (*seta*). Observe que a origem do músculo flexor está intacta.

Embora as luxações posteriores do cotovelo sejam as mais comuns, podem ocorrer luxações em outras direções. As luxações de cotovelo são mais comuns em crianças do que em adultos.

Fraturas intercondilares do úmero distal envolvem o impacto da ulna dentro do sulco troclear, onde ela divide o úmero distal como uma cunha, separando, muitas vezes, os fragmentos mediais e laterais com uma linha de fratura em forma de T ou de Y. Cominuição e deslocamento são comuns. Essas fraturas são tratadas com redução aberta e fixação interna.

Lesões de tecido mole do cotovelo em adultos podem ocorrer nos aspectos lateral (radial), medial (ulnar), anterior ou posterior. A epicondilite lateral é uma lesão por estresse da origem do tendão extensor comum no epicôndilo lateral, que pode ser causada por uma lesão discreta ou por estresse repetitivo. Também chamada de *cotovelo de tenista* por causa de sua associação com o golpe de revés no tênis, a condição pode se manifestar na RM como alto sinal nas imagens ponderadas em T2 e com o aumento da espessura da origem do músculo extensor radial curto do punho (Fig. 2.27). O complexo ligamentar lateral pode ser lesionado aguda ou cronicamente e consiste em rupturas do ligamento colateral radial e da origem do grupo muscular extensor-pronador. No aspecto medial do cotovelo, as rupturas do ligamento colateral ulnar podem acompanhar atividades como arremesso da bola de beisebol. Essas lesões são mais bem demonstradas na RM (Fig. 2.28); a artrografia por RM muitas vezes aumenta a visibilidade da anormalidade. No aspecto anterior do cotovelo podem ocorrer rupturas do tendão do bíceps a partir de sua inserção na tuberosidade bicipital do rádio. Nas radiografias, uma ruptura completa é manifestada por retração proximal do ventre muscular. No exame clínico, a fraqueza na flexão do cotovelo está presente quando a mão é supinada, junto com o abaulamento do ventre muscular do bíceps. A RM mostra rupturas completas, bem como parciais do tendão do bíceps distal (Fig. 2.29). No aspecto posterior do cotovelo podem ocorrer rupturas do tendão do tríceps, mas são relativamente raras se comparadas às lesões de tecido mole nos outros aspectos do cotovelo.

Ombro e braço

Úmero

As fraturas do úmero proximal, em geral, ocorrem por meio da diáfise no colo cirúrgico (Fig. 2.30). O manguito rotador abduz e roda o fragmento proximal. As tuberosidades maiores ou menores também podem fraturar e, em lesões muito graves, a cabeça anatômica pode luxar. Fraturas do colo anatômico são raras e possuem um

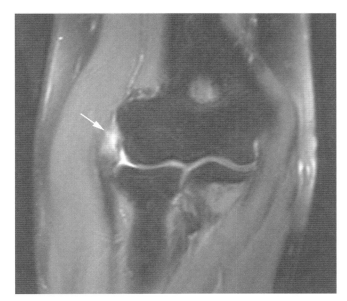

Figura 2.27 Epicondilite lateral. A RM com inversão de recuperação no plano coronal mostra espessamento e alto sinal na origem da musculatura extensora no epicôndilo lateral (*seta*).

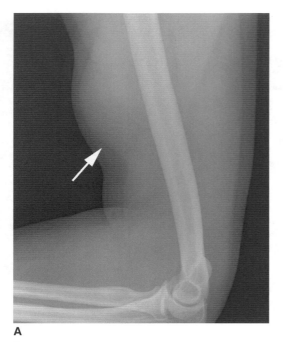 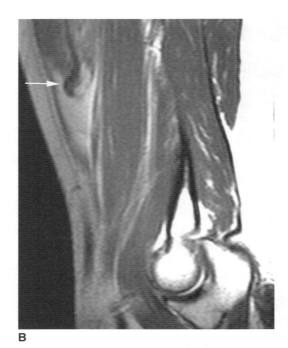

Figura 2.29 Ruptura do tendão do bíceps. **A:** Radiografia lateral do braço mostra uma saliência focal do músculo bíceps (*seta*). **B:** A RM ponderada em T1 sagital mostra o tendão do bíceps retraído (*seta*).

prognóstico insatisfatório porque o suporte sanguíneo para a cabeça do úmero é interrompido. As fraturas da diáfise umeral são anguladas lateral e posteriormente quando a fratura separa as inserções do peitoral maior e do deltoide, permitindo que o peitoral maior aduza o fragmento proximal. Uma fratura abaixo da inserção do deltoide permite que este abduza o fragmento proximal, resultando em angulação medial. Muitas fraturas simples da diáfise do úmero são tratadas de modo fechado; às vezes, parafusos, placas ou hastes são usados.

Fraturas isoladas da tuberosidade maior podem ocorrer em quedas ou outros traumas. Como os tendões do supraespinal e do infraespinal do manguito rotador têm sua inserção na tuberosidade maior, os pacientes podem se apresentar com sinais e sintomas de rupturas do manguito rotador. A RM é o método preferido para identificar fraturas da tuberosidade maior em radiografias ocultas (Fig. 2.31) bem como identificar rupturas do manguito rotador e outras causas de dor no ombro.

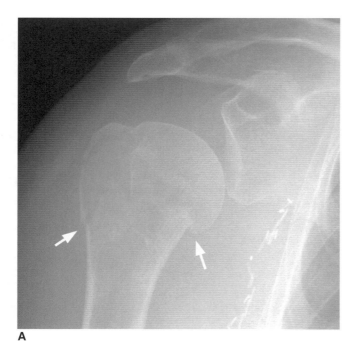 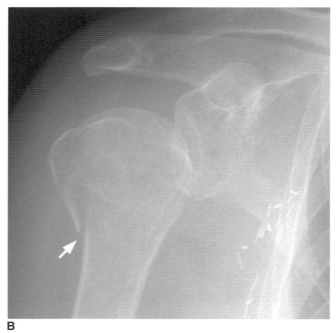

Figura 2.30 Fratura do colo cirúrgico (*seta*) do úmero proximal. **A:** Radiografia em rotação lateral. **B:** Radiografia em rotação medial.

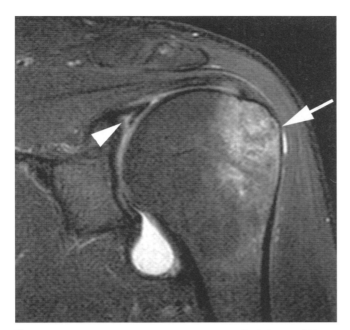

Figura 2.31 Fratura da tuberosidade maior e lesão SLAP. A artro-RM com supressão de gordura ponderada em T2 coronal oblíquo mostra alto sinal na tuberosidade maior (*seta*) com uma linha de fratura não luxada. O líquido que entra no lábio superior indica uma lesão SLAP (*ponta de seta*). O manguito rotador está intacto.

Anatomia da articulação glenoumeral

A articulação glenoumeral é altamente móvel e é o local mais comum de subluxação ou luxação. A cavidade glenoidal é a depressão rasa na superfície articular do processo glenoide, que se torna mais profunda e maior por uma borda circular de fibrocartilagem, o lábio glenoidal. Os tendões do manguito rotador circundam a articulação glenoumeral e representam os estabilizadores dinâmicos maiores da articulação. Os tendões do supraespinal e do infraespinal cobrem o aspecto superior da articulação e se inserem ao longo da tuberosidade maior do úmero. O tendão subescapular cobre o aspecto anterior da articulação e se insere na tuberosidade menor do úmero. O tendão do redondo menor cobre o aspecto posterior. O intervalo do manguito rotador é um hiato entre os tendões do supraespinal e do subescapular, pelo qual a cabeça longa do tendão do bíceps passa para inserir-se ao longo do aspecto superior do lábio glenoidal. Os ligamentos glenoumeral superior e glenoumeral médio estendem-se do úmero até os aspectos superior e anterior do lábio glenoidal, respectivamente. O ligamento glenoumeral inferior, um estabilizador estático primário da articulação do ombro, passa pelo aspecto medial da diáfise umeral proximal nas faixas anterior e posterior até inserir-se no lábio glenoidal inferior, anterior e posteriormente. A presença, o tamanho e as inserções dos ligamentos glenoumerais variam de paciente para paciente. O ombro tem uma cápsula articular forte. No cenário agudo, radiografias e TC são os meios de imagem primários do ombro; nos cenários subagudo e crônico, a RM (com ou sem artrografia) é o meio primário. Como a superfície articular da glenoide é orientada obliquamente, o exame radiográfico deve sempre incluir uma incidência lateral (axilar, transescapular, ou transtorácica) quando há suspeita de luxação do ombro.

Luxações da articulação glenoumeral

Em cerca de 95% dos casos de luxação glenoumeral, a cabeça do úmero desloca-se anteriormente e termina anterior, inferior e medial ao processo glenoide em uma localização subcoracoide (Figs. 2.32 e 2.33). A abdução e a rotação lateral do braço fazem com que o acrômio entre em contato com o colo cirúrgico do úmero e a cabeça do úmero pode ser erguida para fora da cavidade glenoidal.

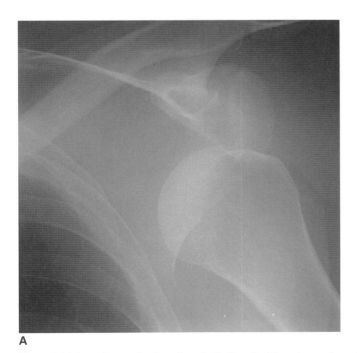
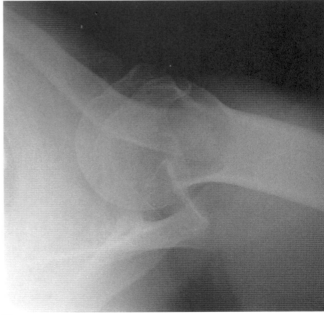

Figura 2.32 Luxação anterior do ombro. **A:** Radiografia AP mostra a cabeça do úmero luxada medialmente e inferiormente. **B:** Radiografia axilar mostra a cabeça do úmero luxada anteriormente.

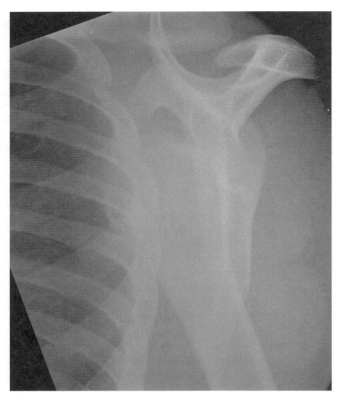

Figura 2.33 Luxação anterior do ombro demonstrada na radiografia transescapular ("incidência em Y").

Um golpe direto na parte posterior do ombro pode ejetar a cabeça do úmero e a tração sobre o membro pode arrancá-la. O impacto da superfície anteroinferior do lábio glenoidal no aspecto posterolateral da cabeça do úmero após ela se deslocar pode causar uma fratura deprimida da cabeça do úmero chamada de *lesão de Hill-Sachs* (Fig. 2.34). Menos dramática, mas talvez mais importante que a própria luxação, é a separação do lábio e da cápsula a partir do processo glenoide anterior (lesão de Bankart), às vezes associada com uma fratura por avulsão (Fig. 2.35). Essas lesões, muitas vezes, resultam em instabilidade pós-traumática do ombro anterior ou luxações recorrentes. Em cerca de 5% das luxações de ombro, a cabeça do úmero repousa posteriormente ao processo glenoide e a luxação pode ser difícil de reconhecer nas incidências AP padrão (Fig. 2.36). Uma fratura por impacto do aspecto anterior da cabeça do úmero pode estar presente, a *lesão de Hill-Sachs reversa* (Fig. 2.37). Luxações da região posterior do ombro podem ocorrer no cenário de convulsões tônico-clônicas. Outros tipos de luxações de ombro são raros. As luxações agudas são tratadas com redução fechada; lesões de tecido mole ou da borda glenoidal associadas podem requerer reparo cirúrgico.

Lesões do manguito rotador

Os tendões do manguito rotador podem se romper como resultado de trauma agudo ou repetitivo, impacto mecânico, degeneração, isquemia focal ou uma combinação destes. As rupturas do manguito rotador também podem ser associadas com artrite reumatoide. Mais de 90% das rupturas do manguito rotador apresentam-se com fraqueza crônica e dor. Uma minoria de rupturas do manguito rotador

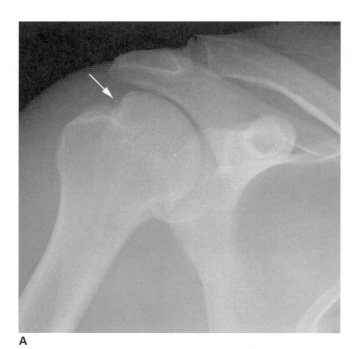

A

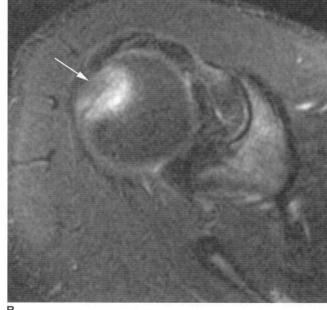

B

Figura 2.34 Lesão de Hill-Sachs. A: Radiografia AP com rotação medial do ombro mostra que a fratura impactada (*seta*) da cabeça do úmero foi ocasionada durante a luxação anterior prévia. B: A RM com supressão de gordura ponderada em T2 mostra alto sinal (*seta*) no local da impactação.

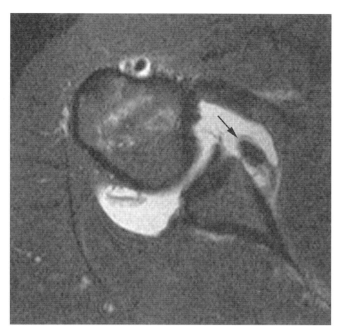

Figura 2.35 Fratura por avulsão da borda glenoidal (lesão de Bankart óssea) após uma luxação anterior do ombro. A RM com supressão de gordura ponderada em T2 mostra um fragmento deslocado de osso (*seta*) do processo glenoide anterior com lábio e cápsula inseridos.

lar envolvido pode retrair-se. Rupturas de espessura parcial podem envolver as superfícies inferior ou superior do manguito, ou podem estar inteiramente dentro da substância dos tendões. A ruptura mais comum do manguito rotador é uma ruptura isolada do tendão do supraespinal na sua inserção na tuberosidade maior (Fig. 2.38). Quando o tendão do infraespinal é rompido, geralmente em combinação com uma ruptura do tendão do supraespinal, permitindo à cabeça do úmero subluxar superiormente, abaixo do processo do acrômio (Fig. 2.39). Rupturas de espessura parcial são mais comuns que as rupturas de espessura total e as rupturas de espessura parcial que envolvem a superfície articular do manguito são mais comuns que aquelas que envolvem o lado bursal. As rupturas do manguito rotador são muito mais comuns entre pacientes mais velhos.

Nas radiografias, a subluxação superior da cabeça do úmero com perda do espaço radiográfico normal entre o aspecto inferior do processo do acrômio e o aspecto superior da cabeça do úmero indica ruptura ou atrofia do manguito rotador. Quando a superfície inferior do acrômio se remodelou para acomodar a cabeça do úmero, é uma indicação de que os tendões do supraespinal e do infraespinal são maciçamente rompidos e retraídos. Esses achados são muitas vezes feitos incidentalmente nas radiografias torácicas de pacientes idosos.

Na artrografia, meio de contraste ou meio de contraste e ar são injetados na cápsula do ombro. Uma ruptura do manguito rotador de espessura total é indicada por vazamento de meio de contraste ou de ar pela ruptura na bolsa subdeltoide-subacromial. O tamanho da ruptura é muitas vezes difícil de se estabelecer usando essa técnica. Rupturas parciais envolvendo a superfície articular podem às vezes ser demonstradas na artrografia com contraste de ar, mas geralmente não com artrografia de contraste simples. A artrografia pode ser combinada com TC ou RM para maior acurácia.

Na RM, o ombro deve ser examinado nos planos axial, coronal oblíquo e sagital oblíquo. Os tendões do manguito rotador normal

apresenta-se após um episódio discreto de trauma; contudo, muitos pacientes com apresentações crônicas têm uma história de luxação glenoumeral ou outro trauma de ombro. Rupturas do manguito rotador de espessura total resultam em uma descontinuidade que pode encher de líquido ou tecido de granulação; o ventre muscu-

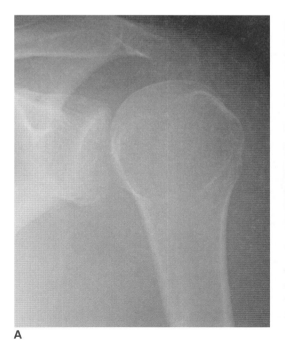
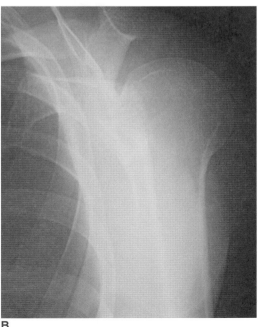

A   **B**

Figura 2.36 Luxação posterior do ombro. **A:** A radiografia AP mostra a rotação medial da cabeça do úmero. **B:** A incidência Y mostra a posição posterior da cabeça do úmero em relação à cavidade glenoidal.

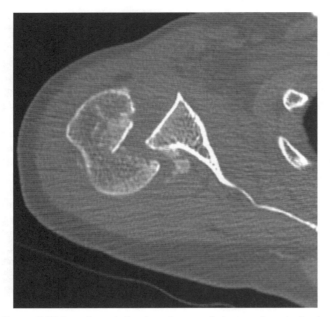

Figura 2.37 Luxação posterior do ombro com fratura por impactação da cabeça do úmero anterior (lesão de Hill-Sachs reversa).

geralmente têm sinal baixo em todas as sequências, similar ao dos tendões de outras partes do corpo. Muitos tendões do supraespinal normal possuem zonas cinza dentro da substância do tendão que podem refletir o artefato de imagem (fenômeno do ângulo mágico) ou variação anatômica. As rupturas do manguito rotador na RM podem ser reconhecidas com segurança se houver uma descontinuidade do tendão, retração do ventre muscular envolvido e líquido interposto entre os fragmentos do tendão. Se uma ruptura de espessura total não envolver todo o tendão e o hiato for preenchido com tecido de granulação em vez de líquido, pode-se ver apenas sinal aumentado no tendão sem retração do ventre muscular. Sinais secundários de rupturas do manguito rotador incluem líquido na bolsa subdeltoide-subacromial, líquido na bolsa subcoracoide, líquido na articulação glenoumeral, perda do plano de gordura peribursal ao redor da bolsa subdeltoide-subacromial e atrofia muscular. Nenhum dos sinais secundários é diagnóstico de uma ruptura, quando ocorrem de forma isolada.

As rupturas de espessura parcial do manguito rotador são evidentes como regiões focais de sinal alto nas imagens ponderadas em T2. Sinais secundários de ruptura do manguito rotador podem estar presentes. A RM é menos precisa em identificar rupturas de espessura parcial do manguito rotador que rupturas de espessura total.

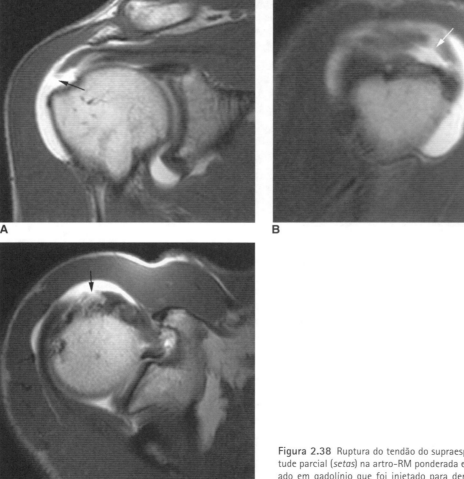

Figura 2.38 Ruptura do tendão do supraespinal de espessura total e amplitude parcial (*setas*) na artro-RM ponderada em T1. O meio de contraste baseado em gadolínio que foi injetado para dentro da articulação glenoumeral fluiu através da fissura para a bolsa subdeltoide-subacromial. **A:** Coronal oblíqua. **B:** Sagital oblíqua. **C:** Axial.

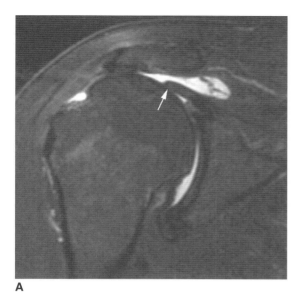 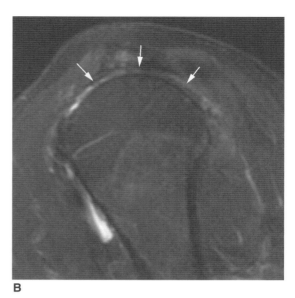

Figura 2.39 Rupturas de espessura total dos tendões do supraespinal e infraespinal. **A:** A RM com supressão de gordura ponderada em T2 coronal oblíqua mostra retração do tendão do supraespinal (*seta*) e subluxação posterior da cabeça do úmero. **B:** A RM com supressão de gordura ponderada em T2 sagital oblíqua mostra ausência dos tendões do supraespinal e infraespinal (*setas*) por causa da retração.

A tendinopatia do manguito rotador é evidente na RM como espessamento do tendão com sinal aumentado nas imagens ponderadas em T2. É comum a tendinopatia ser encontrada no tendão do supraespinal (Fig. 2.40) e ela pode progredir para uma ruptura parcial ou completa.

As rupturas do tendão do subescapular são raras e as rupturas do tendão do redondo menor são ainda menos comuns. Rupturas isoladas do tendão do subescapular podem ocorrer com luxação anterior. As luxações da cabeça longa do tendão do bíceps a partir do sulco bicipital do úmero proximal podem acompanhar uma ruptura do tendão subescapular e, às vezes, a cabeça longa do tendão do bíceps pode deslocar-se para a articulação glenoumeral.

As rupturas do manguito rotador são reparadas cirurgicamente se métodos conservadores não melhorarem os sintomas. A aquisição de imagem após um reparo cirúrgico pode ser difícil por causa dos artefatos de imagem da cirurgia e da correlação variável entre achados de imagem de ruptura recorrente e sintomas do paciente.

Lesões do lábio glenoidal e dos ligamentos glenoumerais

As lesões do lábio e estruturas capsulares associadas estão muitas vezes relacionadas a atividades esportivas. Muitas ocorrem em um dos dois locais: o lábio anteroinferior ou o lábio superior (Tab. 2.2). Uma separação do lábio anteroinferior durante avulsão do ligamento glenoumeral inferior resulta em instabilidade da região anterior do ombro. A ruptura anterior para posterior do lábio superior, na qual o complexo do tendão labial-capsular-bicipital é separado do aspecto superior do processo glenoide por tração na cabeça longa do tendão do bíceps durante abdução súbita do braço, não resulta em instabilidade (Fig. 2.31). Os sinais de ruptura SLAP na RM incluem o "sinal de Cheerio", o "sinal do biscoito recheado Oreo", hipersinal linear na metade posterior do lábio superior curvando-se lateralmente para longe da glenoide, o que resulta em uma aparência de "V" ou "Y" do lábio superior, aumento da largura do hipersinal entre o lábio superior e a glenoide e a presença de cisto paralabial. Uma separação do lábio anteroinferior por tensão no ligamento glenoumeral inferior é uma lesão de Bankart, com suas variantes sendo a lesão de Perthes e a lesão ALPSA (lesão por avulsão da margem periosteal labroligamentar anterior) (Fig. 2.41). Lesões labiais e capsulares são mais bem visualizadas pela artrografia por RM ou artrografia por TC. As variantes normais no aspecto anterossuperior do glenoide podem imitar patologia labial (Tab. 2.3). Essas variantes incluem o sulco sublabral (Fig. 2.42), o forame sublabral (Fig. 2.43) e o complexo de Buford (Fig. 2.44).

Figura 2.40 Tendinopatia do manguito rotador. A RM ponderada em T2 coronal oblíqua mostra hipersinal (*seta*) e espessamento do tendão do supraespinal, sem descontinuidade.

Tabela 2.2 Lesões do lábio glenoidal	
Nome da lesão	Característica dominante
SLAP	Lesão do lábio superior anteroposterior
Bankart	Separação do lábio anteroinferior e ligamento glenoumeral inferior do processo glenoide. O rompimento se encontra entre o lábio e o osso
Perthes	Avulsão incompleta do lábio anteroinferior com periósteo escapular intacto. O lábio é luxado minimamente ou não é luxado
ALPSA	Avulsão anterior lábio-periosteal. O rompimento do lábio anteroinferior se encontra entre o osso e o periósteo
POLPSA	Avulsão posterior lábio-periosteal. O rompimento do lábio posterior se encontra entre o osso e o periósteo
GLAD	Ruptura articular glenolabial
DOC	Osteocondrite dissecante ou defeito osteocondral da glenoide possui uma grande incidência de rompimento labial associado
GLOM	Massa ovoide do lábio glenoidal relacionado a rotura labial
Bennett	Ossificação posterior extra-articular associada com lesão labial posterior e dano à face inferior do manguito rotador
HAGL	Avulsão umeral do ligamento glenoumeral inferior
BHAGL	Avulsão umeral óssea do ligamento glenoumeral inferior
FAIGHL	Ligamento glenoumeral anteroinferior flutuante. Lesão HAGL anterior com um rompimento labial associado
FPIGHL	Ligamento glenoumeral posteroinferior flutuante. Lesão HAGL posterior com um rompimento labial associado

As rupturas labiais posteriores na inserção do cordão posterior do ligamento glenoumeral inferior podem resultar na lesão POLPSA (lesão por avulsão da margem periosteal labroligamentar posterior) (Fig. 2.45), que pode ser associada com cistos paralabrais. Esses cistos surgem do vazamento crônico de líquido sinovial por meio da ruptura na parte de dentro dos tecidos moles periarticulares, talvez com efeito de válvula de uma via. A presença desses cistos está associada, na maioria dos casos, a uma ruptura labial posterior (Fig. 2.46), embora uma comunicação real entre o cisto e a articulação seja, muitas vezes, difícil de demonstrar. Quando grandes, esses cistos podem causar neuropatia por compressão do nervo subescapular na incisura supraescapular ou na incisura espinoglenoide, resultando em alterações de atrofia por denervação no músculo supraespinal, nos músculos supraespinal e infraespinal ou no músculo infraespinal, respectivamente. A denervação precoce pode ser reconhecida na RM como um leve aumento no sinal do músculo nas imagens ponderadas em T2; a denervação tardia pode ser reconhecida por perda de volume e a presença de gordura intramuscular nas imagens ponderadas em T1. Os cistos, em geral, não são associados a rupturas labiais em outros locais, porque é apenas posteriormente, quando a cápsula articular é imediatamente justaposta ao lábio. Rupturas labiais posteriores são comumente encontradas em associação com ossificação adjacente ao aspecto posteroinferior da borda glenoidal (lesão de Bennett). As lesões de Bennett são encontradas com frequência em atletas de arremesso e muitas vezes têm dano associado ao manguito rotador na face inferior posterior.

As lesões do ligamento glenoumeral inferior incluem rupturas por intermédio da substância média bem como avulsões a partir

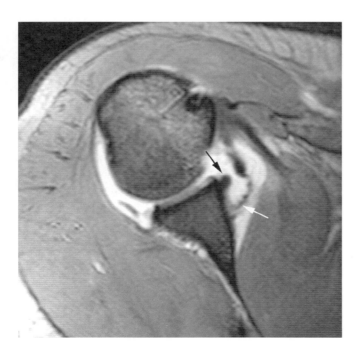

Figura 2.41 Lesão ALPSA. A RM GRE axial mostra luxação do lábio anterior (*seta preta*) e destacamento do periósteo anteriormente (*seta branca*).

Tabela 2.3 Variantes labiais anterossuperiores do ombro
Recesso ou sulco sublabral: espaço ou recesso potencial entre o lábio superior e a glenoide
Forame ou orifício sublabral: orifício localizado anterior à glenoide fornecendo comunicação da articulação glenoumeral com o recesso subescapular
Complexo de Buford: ligamento glenoumeral médio espessado com lábio anterossuperior ausente ou hipoplásico

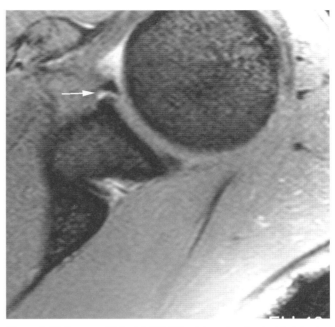

de sua inserção no úmero. As rupturas da substância média são mais bem demonstradas pela artrografia por RM e são associadas a rupturas da cápsula do ombro e consequente vazamento de contraste (Fig. 2.47). As lesões *HAGL* (avulsão umeral do ligamento glenoumeral inferior) ocorrem quando o ligamento é rompido de sua inserção umeral (Fig. 2.48), e as lesões BHAGL (avulsão umeral óssea do ligamento glenoumeral inferior) ocorrem quando há um fragmento associado a partir do úmero (Fig. 2.49). As lesões HAGL podem envolver a faixa anterior ou posterior (Fig. 2.50), com ou sem avulsão óssea e com ou sem ruptura labial associada. Quando há uma ruptura labial associada com uma HAGL, a lesão é chamada de *anterior flutuante* (Fig. 2.51) ou de *ligamento glenoumeral posteroinferior*. A maioria dos pacientes com lesões HAGL tem lesões associadas. As lesões mais comumente associadas são rupturas labiais, lesões de Sachs-Hill e rupturas do manguito rotador.

GLAD (ruptura articular glenolabial) é uma ruptura labial anteroinferior superficial não deslocada, associada com uma lesão condral adjacente (Fig. 2.52). Esse mecanismo de lesão é adução forçada ao ombro a partir de uma posição de abdução ou de rotação lateral. Ela tem muitas semelhanças com as lesões osteocondrais da cavidade glenoidal (Fig. 2.53). Histórias de luxação, instabilidade no exame físico, mecanismo de lesão e achados radiológicos distinguem a lesão osteocondral da glenoide da lesão GLAD.

Figura 2.43 Forame sublabral. A RM GRE axial mostra alto sinal (*seta*) entre o lábio anterossuperior e a glenoide.

Clavícula

As fraturas da clavícula ocorrem, em geral, no terço médio, medial aos ligamentos coracoclaviculares. O músculo esternocleidomastóideo desloca o fragmento proximal superiormente e o ombro, agindo através do ligamento coracoclavicular, desloca o fragmento distal inferiormente. Com imobilização, a consolidação é geralmente imediata. As fraturas claviculares distais aos ligamentos

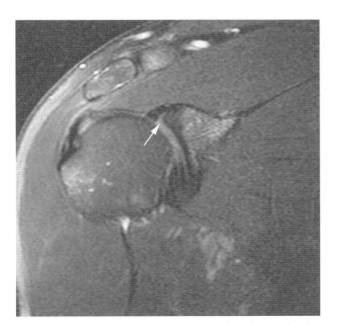

Figura 2.42 Sulco sublabral. A RM com supressão de gordura ponderada em T2 coronal oblíqua mostra alto sinal (*seta*) entre o lábio superior e a glenoide se curvando medialmente em direção da glenoide.

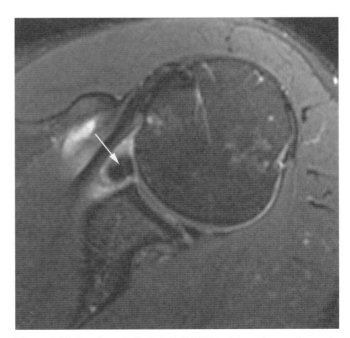

Figura 2.44 Complexo de Buford. A RM GRE axial mostra um ligamento glenoumeral médio espesso (*seta*) e um lábio anterossuperior ausente.

38   Parte I • Trauma

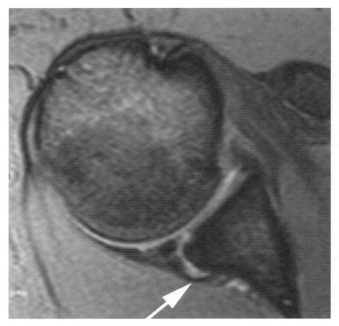

Figura 2.45 Lesão POLPSA. A RM GRE axial mostra deslocamento do lábio posterior e destacamento do periósteo posteriormente (*seta*).

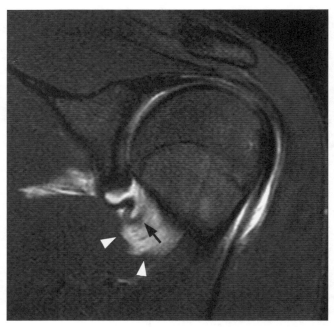

Figura 2.47 Rotura da banda anterior do ligamento glenoumeral inferior (*seta*) com extravasamento do contraste (*pontas de setas*) mostrado na artro--RM com supressão de gordura ponderada em T1.

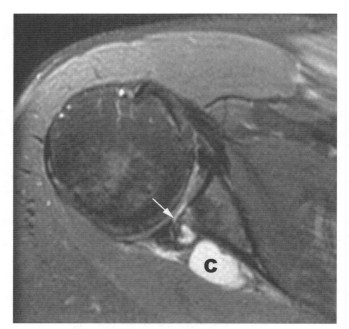

Figura 2.46 Rotura labial posterior com cisto labral. A RM GRE axial mostra um cisto paralabral (C) associado com uma ruptura labial posterior (*seta*).

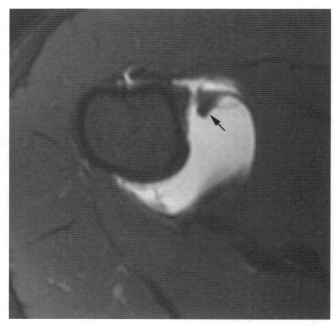

Figura 2.48 Lesão HAGL. A RM GRE axial mostra separação da banda anterior do ligamento glenoumeral inferior (*seta*) com extravasamento de líquido articular por meio de sua inserção umeral rota.

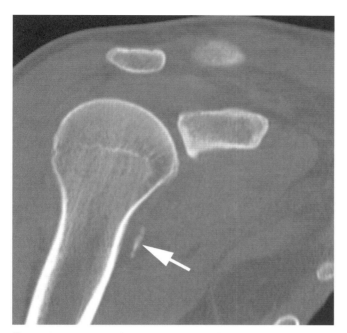

Figura 2.49 Lesão BHAGL. A reformação de TC coronal do ombro direito mostra um fragmento ósseo linear (*seta*) medial ao úmero proximal.

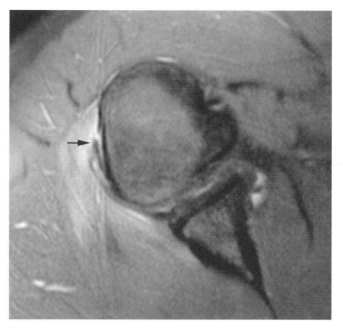

Figura 2.50 Lesão HAGL posterior. A RM com supressão de gordura DP axial mostra que a banda posterior do ligamento glenoumeral inferior (*seta*) sofreu avulsão a partir do úmero proximal com extravasamento do líquido articular sobre a inserção umeral rompida.

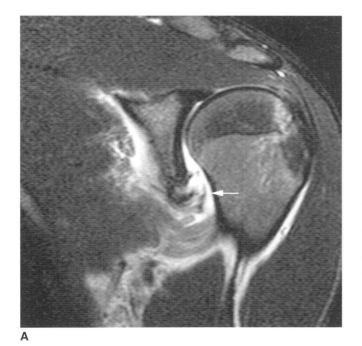

A

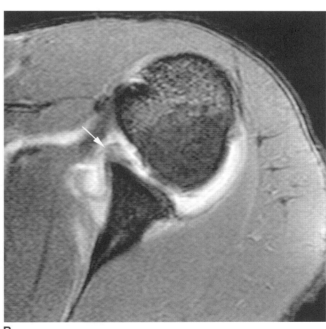

B

Figura 2.51 Ligamento glenoumeral inferior flutuante. **A:** A RM com supressão de gordura ponderada em T2 coronal oblíqua mostra a banda anterior em formato de J do ligamento glenoumeral inferior com extravasamento do líquido articular sobre a inserção umeral rota (*seta*). **B:** A RM GRE axial mostra uma massa ovoide no lábio glenoidal (*seta*) consistente com a rotura labral anterior.

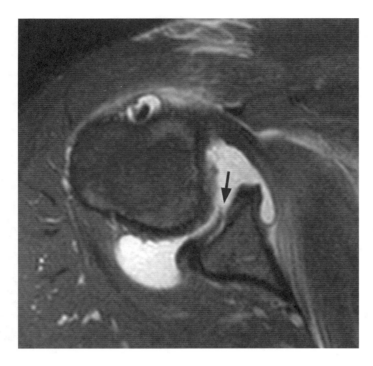

Figura 2.52 Lesão GLAD. A artro-RM com supressão de gordura ponderada em T2 axial mostra uma rotura do retalho condral (seta) da glenoide.

coracoclaviculares podem ser complicadas por rupturas dos ligamentos coracoclaviculares ou avulsão do processo coracoide.

As lesões acromioclaviculares envolvem a ruptura dos ligamentos acromioclaviculares e coracoclaviculares (separação do ombro). As superfícies inferiores do acrômio e a clavícula distal são normalmente no mesmo nível das radiografias AP. Em uma lesão do tipo I, os ligamentos acromioclaviculares são alongados, mas não rompidos, e as radiografias são normais ou mostram um leve aumento no espaço articular. Quando os ligamentos acromioclaviculares são completamente rompidos (tipo II), a clavícula distal subluxa superiormente. Se os ligamentos coracoclaviculares também forem rompidos (tipo III), a clavícula desloca-se e o espaço entre a clavícula e o processo coracoide aumenta (Fig. 2.54). Outros tipos de lesões acromioclaviculares são raras.

As luxações da articulação esternoclavicular são geralmente sustentadas em colisões de automóveis em alta velocidade. Embora as radiografias possam demonstrar luxação superior (Fig. 2.55), a TC pode ser requerida para demonstrar uma luxação posterior. Luxações anteriores da articulação esternoclavicular são mais comuns que as luxações posteriores, mas as últimas têm complicações mais graves.

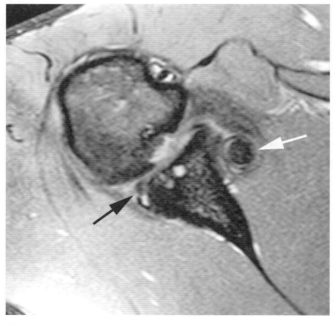

Figura 2.53 Lesão osteocondral da glenoide. A RM GRE axial mostra um cisto multiloculado (seta preta) no aspecto posterior da glenoide e um corpo livre (seta branca) anterior à glenoide.

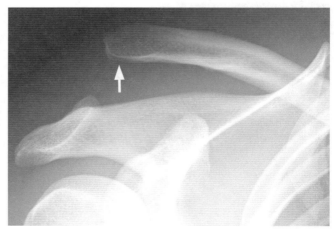

Figura 2.54 Separação acromioclavicular (tipo III) (seta).

Capítulo 2 • Trauma em adultos: membros superiores

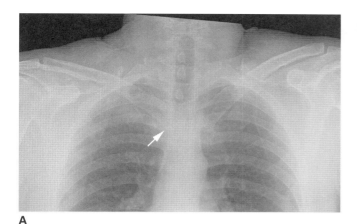

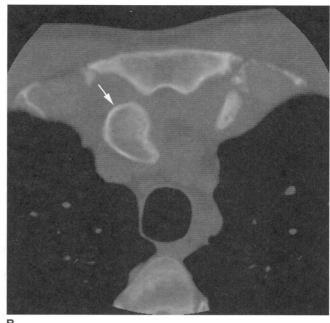

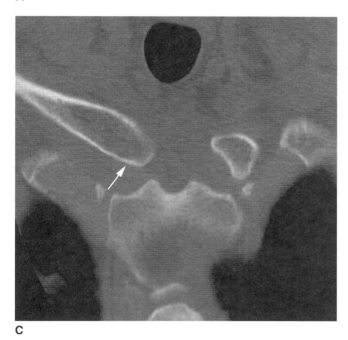

Figura 2.55 Luxação posterossuperior da articulação esternoclavicular direita. **A:** A radiografia mostra a posição medial da cabeça clavicular direita (*seta*). **B:** O exame de TC axial mostra luxação posterior (*seta*). **C:** Reformação de TC coronal mostra luxação superior (*seta*).

Referências bibliográficas e leituras sugeridas

Berquist TH. *MRI of the Musculoskeletal System.* 5th Ed. Philadelphia, PA: Lippincott Williams & Wilkins; 2005.

Browner B, Jupiter J, Levine A, Trafton P, Krettek C. *Skeletal Trauma: Fractures, Dislocations, Ligamentous Injuries.* 4th Ed. Philadelphia, PA: Saunders; 2008.

Bucholz RW, Heckman JD, Court-Brown C, Tornetta P. *Rockwood and Green's Fractures in Adults.* 7th Ed. Philadelphia, PA: Lippincott Williams & Wilkins; 2009.

Chew FS, Maldjian C. *Broken Bones: The X-ray Atlas of Fractures.* Seattle, WA: BareBonesBooks.com; 2009

eMedicine. http://emedicine.medscape.com.

Gilula LA, ed. *The Traumatized Hand and Wrist: Radiographic and Anatomic Correlation.* Philadelphia, PA: WB Saunders; 1998.

Griffin LY. *Essentials of Musculoskeletal Care.* 3rd Ed. Rosemont, IL: American Academy of Orthopedics; 2005.

Helms CA, Major NM, Anderson MW, et al. *Musculoskeletal MRI.* 2nd Ed. Philadelphia, PA: WB Saunders; 2009.

Hilbrook TL, Grazier K, Kelsey JL, et al. *The Frequency of Occurrence, Impact, and Cost of Selected Musculoskeletal Conditions in the United States.* Chicago, IL: American Academy of Orthopedic Surgeons; 1984.

Lichtman DM, Alexander AH. *The Wrist and its Disorders.* 2nd Ed. Philadelphia, PA: WB Saunders; 1997.

Mayfield JK. Patterns of injury to carpal ligaments. A spectrum. *Clin Orthop.* 1984;187:36–42.

Pedowitz R, Resnick D, Chung CB. *Magnetic Resonance Imaging in Orthopedic Sports Medicine.* Berlin: Springer; 2008.

Rockwood CA Jr, Matsen FA, Wirth M. *The Shoulder.* 3rd Ed. Philadelphia, PA: WB Saunders; 2004.

Rogers LF. *Radiology of Skeletal Trauma.* 3rd Ed. New York, NY: Churchill-Livingstone; 2002.

Steinbach LS, Chung CB. *MRI of Upper Extremity: Shoulder, Elbow, Wrist, and Hand.* Philadelphia, PA: Lippincott Williams & Wilkins; 2009.

Stoller DW. *Magnetic Resonance Imaging in Orthopaedics and Sports Medicine.* 3rd Ed. Philadelphia, PA: Lippincott Williams & Wilkins; 2006.

Wheeless CR III, ed. *Wheeless' Textbook of Orthopaedics.* http://www.wheelessonline.com.

3 Trauma em adultos: esqueleto axial

Princípios gerais	Região toracolombar (T11-L5)	Acetábulo
Coluna cervical superior (occipício-C1-2)	Caixa torácica	Fraturas acetabulares
Coluna cervical inferior (C3-T1)	Anel pélvico	Luxação do quadril
Região torácica (T2-10)	Fraturas estáveis	Lábio do acetábulo
	Lesões instáveis	

Este capítulo descreve a radiologia de lesões comuns à coluna, à caixa torácica e à pelve em adultos.

Princípios gerais

As lesões na coluna muitas vezes ocorrem no cenário de trauma grave. Cerca de 45% das lesões na coluna são decorrentes de colisões de veículos motores, 20% de quedas, 15% de acidentes relacionados a esportes ou a lazer, 15% de atos de violência intencionais e 5% de outras causas. Há uma predominância masculina de 4:1. Embora lesões na medula espinal muitas vezes acompanhem trauma na coluna vertebral, o dano neurológico não é um concomitante invariável (Tab. 3.1). Precauções contra situações que causem ou piorem uma lesão neurológica devem ser meticulosamente observadas em todos os níveis de cuidado. Existem critérios clínicos para predizer se uma lesão está presente ou não; os mais simples são os critérios NEXUS (Tab. 3.2). De modo geral, não é o papel do radiologista determinar se a tomografia é indicada ou não, mas sim fornecer o cuidado radiológico necessário para a situação clínica. No cenário de suspeita de trauma na coluna, se a tomografia for considerada necessária, TC com reformações multiplanares deve ser obtida. Uma radiografia lateral simples também é tipicamente obtida como parte da investigação inicial em pacientes com trauma múltiplo. Imagens de anormalidades dos tecidos moles ou da medula espinal podem ser obtidas por RM.

Os corpos vertebrais e os discos intervertebrais em geral sustentam cargas compressivas, e os elementos posteriores e ligamentos associados normalmente sustentam cargas distrativas (de tensão).

Tabela 3.1 Dano neurológico no trauma da coluna vertebral

Nível da lesão	Porcentagem com dano neurológico
Coluna cervical	39
Coluna torácica	10
Junção toracolombar (T11-L1)	4
Coluna lombar	3
Geral	14

Fonte: Riggins RS, Kraus JF. The risk of neurologic damage with fractures of the vertebrae. *J Trauma* 1977; 17:126-133.

Tabela 3.2 Critérios NEXUS que indicam baixo risco de lesão da coluna vertebral (todos os critérios devem ser atendidos)

Ausência de sensibilidade cervical na linha mediana
Ausência de déficits neurológicos focais
Ausência de intoxicação ou indicação de lesão cerebral
Ausência de lesões dolorosas por distração
Estado de alerta normal

Fonte: Hoffman JR, Mower WR, Wolfson AB, Todd KH, Zucker MI. Validity of a set of clinical criteria to rule out injury to the cervical spine in patients with blunt trauma. National Emergency X-Radiography Utilization Study Group. *N Engl J Med* 2000; 343: 94-99.

O conceito de três colunas é usado amplamente para avaliar a estabilidade das fraturas (Fig. 3.1). A coluna anterior consiste na parte anterior dos corpos vertebrais, na parte anterior dos discos intervertebrais e no ligamento longitudinal anterior. A coluna média consiste no ânulo posterior do disco intervertebral, na parede posterior do corpo vertebral e no ligamento longitudinal posterior. A coluna posterior consiste nos elementos posteriores, nas articulações facetárias e no complexo do ligamento posterior. Uma lesão que rompe a coluna média e pelo menos outra coluna é considerada instável. Muitas lesões podem ser descritas pelos mecanismos de flexão, extensão, cisalhamento e rotação (Tab. 3.3 e Fig. 3.2). Esses mecanismos podem ser combinados com compressão axial ou distração axial (tensão). A flexão é de longe o mecanismo mais comum de lesão e pode ocorrer em toda a coluna. As lesões em flexão resultam em compressão da coluna anterior e distração da coluna posterior. Elas têm as características radiológicas de fraturas dos corpos vertebrais e estreitamento do espaço do disco anteriormente e aumento do espaço interespinal posteriormente. Lesões graves podem romper a coluna média, resultando em anterolistese e facetas luxadas. As lesões em extensão são comuns apenas na região cervical. Elas resultam da distração da coluna anterior e compressão da coluna posterior. Elas têm as características radiológicas de fraturas por avulsão do aspecto anterior da placa terminal vertebral e aumento do espaço do disco anteriormente e fraturas do arco neural posteriormente. As lesões graves podem romper a coluna média, resultando em retrolistese. As lesões por cisalhamento são comuns nas regiões torácica e lombar e resultam de ruptura dos

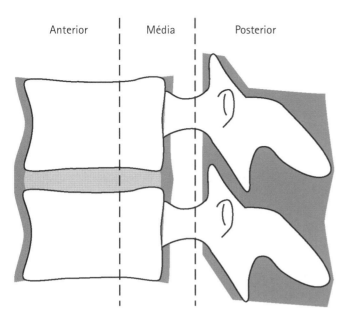

Figura 3.1 Diagrama do conceito de três colunas.

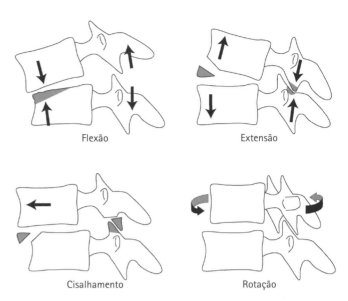

Figura 3.2 Mecanismos de lesão da coluna vertebral.

ligamentos. Distração lateral, luxação lateral, fraturas por avulsão das placas terminais vertebrais e fraturas do processo transverso podem ser encontradas. As lesões rotacionais podem ocorrer em toda a coluna e podem ser evidentes por mau alinhamento, luxação, fraturas por avulsão das placas terminais vertebrais e fraturas facetárias e dos pilares. A compressão axial pode resultar em lesões por compressão nas três colunas, ao passo que a distração axial pode resultar em lesões por tensão.

O alinhamento normal da coluna é lordótico na região cervical, cifótico na região torácica e lordótico na região lombar. Os arcos delineados ao longo de qualquer margem óssea das vértebras em qualquer incidência devem ser retos ou devem se curvar levemente. As várias articulações por toda a coluna devem ser congruentes. Os tecidos moles paraespinais podem ser vistos na região cervical anteriormente e na região torácica lateralmente. Como uma orientação geral, acima do esôfago, os tecidos moles pré-vertebrais devem medir 5 mm ou menos; no nível do esôfago superior, geralmente C6, eles devem medir 22 mm ou menos. Na região torácica, os tecidos moles laterais devem acompanhar as margens ósseas proximamente; eles são mais proeminentes na presença de osteófitos. A assimetria dos tecidos moles pode indicar lesão. A descontinuidade de qualquer margem cortical pode indicar uma fratura. Algumas lesões difíceis de identificar no plano axial são muitas vezes mais bem visualizadas nos planos sagital ou coronal.

Em razão das diferenças na anatomia, na biomecânica e na exposição à carga, o trauma na coluna é considerado em quatro regiões: cervical superior (occipício-C1-2), cervical inferior (C3-T1), torácica superior (T2-10) e toracolombar (T11-L5). As lesões na coluna vertebral são mais comuns na coluna cervical inferior e na região toracolombar. Uma minoria significativa de pacientes tem fraturas em múltiplos níveis não contíguos. A mais perigosa dessas situações é uma fratura em C2 combinada com uma lesão em C7-T1.

Coluna cervical superior (occipício-C1-2)

A coluna cervical ocupa uma posição vulnerável como a ligação móvel entre a cabeça e o tórax. Os estresses internos sobre a coluna e as lesões resultantes dependem primariamente das posições da cabeça, da coluna e do corpo no momento da lesão e da sequência, da direção, da magnitude e da taxa de carga. Quando ocorre falha estrutural, ela é muitas vezes restrita a um único nível intervertebral ou vertebral, mas até 10% dos pacientes com lesões na coluna cervical superior também têm lesões na coluna cervical inferior. Na prática clínica, dois tipos de eventos são responsáveis pela maioria das lesões na coluna cervical: (a) carga axial sobre a cabeça que é transmitida para a coluna e (b) aceleração ou desaceleração da cabeça e do corpo, um em relação ao outro. A carga axial ocorre quando a cabeça em movimento atinge um objeto estacionário, e pode ser combinada com carga em flexão ou extensão. Carga de aceleração

Tabela 3.3	Características radiológicas das lesões vertebrais
Mecanismo	Principais características radiológicas
Flexão	Fratura do corpo vertebral Estreitamento do espaço discal Alargamento do espaço interespinal Luxação das facetas Anterolistese
Extensão	Fratura por avulsão da placa terminal Alargamento do espaço discal Fratura do arco neural Retrolistese
Cisalhamento	Distração lateral Luxação lateral Fratura por avulsão da placa terminal Fratura do processo transverso
Rotacional	Desalinhamento rotacional Luxação Fratura por avulsão da placa terminal Fratura das facetas ou do pilar

Fonte: Adaptado de Daffner RH, Deeb ZL, Rothfus WE. "Fingerprints" of vertebral trauma – a unifying concept based on mechanisms. *Skeletal Radiol* 1986; 15: 518-525.

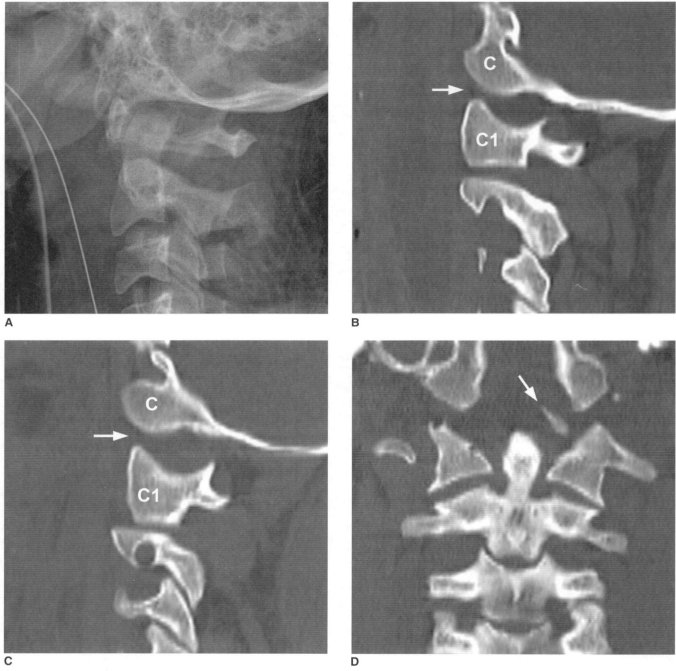

Figura 3.3 Lesão da junção craniocervical. **A:** A radiografia lateral revela edema dos tecidos moles pré-vertebrais, entre o tubo endotraqueal e a coluna vertebral. **B, C:** A reformatação sagital de TC mostra subluxação anterior (*setas*) dos côndilos (C) occipitais esquerdo e direito em relação à C1. **D:** A reformatação coronal de TC revela um fragmento deslocado por avulsão, proveniente do côndilo occipital esquerdo (*seta*).

e desaceleração pode ocorrer por causa da diferença substancial na massa entre a cabeça e o corpo. A translação da cabeça para a frente e para trás em relação ao corpo durante a aceleração ou desaceleração resulta em forças complexas e variáveis sobre a coluna cervical. Além da carga em hiperflexão ou hiperextensão que ocorre quando a coluna cervical alcança seu limite de mobilidade, há forças de distração adicionais na direção axial. O modo de carga predominante é de tensão em flexão ou em extensão. As lesões que ocorrem dependem de como a coluna é carregada, bem como de variações individuais na mecânica e na anatomia.

Alta energia é requerida para lesionar a junção craniocervical, tipicamente por meio de forças de distração em hiperflexão ou em hiperextensão com ou sem rotação associada. Muitas lesões sobreviventes são subluxações da articulação atlantoccipital ou fraturas dos côndilos occipitais. Em geral, as subluxações são tipicamente-subluxações anteriores dos côndilos occipitais sobre C1, mais bem visualizadas na TC reformatada sagital ou na RM sagital. As fraturas dos côndilos podem ser impactações, extensões de fraturas da base do crânio, ou avulsões (Fig. 3.3). Os pacientes ocasionalmente apresentam luxação atlantoccipital.

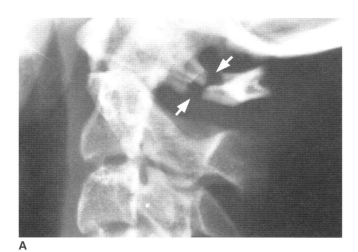
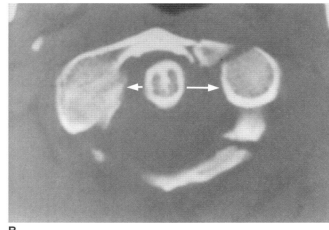

Figura 3.4 Fratura de C1 por compressão axial sofrida em um acidente de mergulho. **A:** A radiografia lateral revela edema de tecido mole e fraturas deslocadas do arco posterior (*seta*). **B:** A imagem de TC mostra fraturas cominutivas envolvendo as porções lateral esquerda e posterior do anel de C1. Os fragmentos foram deslocados do processo odontoide de forma assimétrica (*setas*).

As fraturas do anel de C1 são sustentadas durante a carga axial. Uma carga axial aplicada ao topo da cabeça com a coluna cervical em posição neutra separa o anel de C1 entre as superfícies articulares inclinadas do occipício e C2. Isso resulta em fraturas múltiplas e deslocadas de C1 (fratura de Jefferson). De modo geral, a carga axial é aplicada obliquamente, caso contrário a coluna cervical não permanece reta, e as fraturas do anel de C1 são mais posteriores ou laterais (Fig. 3.4). Na maior parte das vezes não há dano neurológico, porque o canal vertebral é relativamente amplo nesse nível, e os fragmentos são deslocados para longe da medula.

Na espondilolistese traumática de C2 (fratura do enforcado), existem fraturas bilaterais da parte interarticular com subluxação anterior de C2 sobre C3. A *parte interarticular* é a ponte de osso que ocupa a posição na massa articular entre as facetas articulares superiores e inferiores. Um indivíduo submetido ao enforcamento judicial deixa cair os pés primeiro através de um alçapão com uma corda presa ao redor do pescoço e o nó da forca localizado sob o queixo. Quando o indivíduo alcança o final da corda, a coluna cervical superior é puxada violentamente em hiperextensão e, ao mesmo tempo, submetida a forças de distração maciças a partir da inércia do corpo. Os ligamentos da coluna anterior rompem no nível C2-3, e os elementos posteriores são fraturados na parte interarticular. Fraturas semelhantes dos elementos posteriores de C2 também podem ocorrer quando uma carga axial (compressiva em vez de distrativa) é aplicada com o pescoço hiperestendido (Figs. 3.5 e 3.6). Isso pode ocorrer em uma colisão de automóvel na qual o passageiro desliza para a frente e bate a testa, forçando o pescoço em hiperextensão.

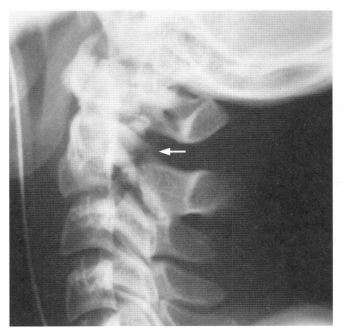

Figura 3.5 Espondilolistese traumática (fratura do enforcado) em uma vítima de acidente de trânsito. Fraturas horizontais através da porção interarticular (*seta*).

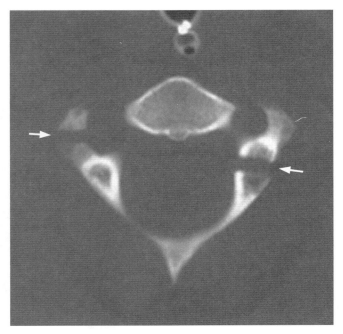

Figura 3.6 Imagem de TC de uma fratura do enforcado no nível de C2 (*setas*).

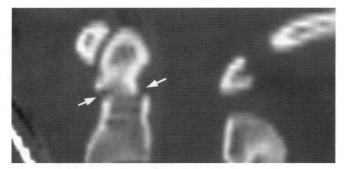

Figura 3.7 Fratura do odontoide (tipo II) mostrada em reformatação sagital de TC (*setas*).

Em adultos jovens, muitas fraturas do processo odontoide de C2 (dente) ocorrem transversalmente através da base, e é provável que isso seja um resultado de hiperextensão ou hiperflexão. A fratura é acompanhada por rupturas de ligamento no mesmo nível separando o processo odontoide e C1 a partir do restante de C2 como uma unidade simples, mecanicamente instável (Fig. 3.7). O odontoide é composto sobretudo de osso cortical, portanto uma fratura do odontoide se consolida menos que as fraturas através de porções das vértebras que são principalmente esponjosas.

Em adultos mais velhos, a fratura do odontoide mais comum é através da base do dente com extensão para dentro do corpo de C2 (Fig. 3.8). Quando a fratura é causada por flexão, uma fratura por tensão começa na base posterior do dente e se propaga anterior e inferiormente para dentro do corpo de C2 onde ocorre compressão e impactação, resultando em um dente anteriormente angulado.

Quando a fratura é causada por extensão, uma fratura por tensão começa na base anterior do dente e se propaga posteriormente quando ocorre compressão e impactação, resultando em um dente angulado posteriormente.

As fraturas do dente podem ser classificadas de acordo com Anderson e D'Alonzo. Uma fratura do tipo 1 envolve a ponta do dente e é rara. Uma fratura do tipo II estende-se transversalmente através da base do dente e é o tipo mais comum. Uma fratura do tipo III envolve o corpo de C2. Uma fratura da base do processo odontoide, através da substância do corpo de C2 e não através do próprio processo odontoide, também representa uma fratura mecanicamente instável. Como a fratura é através do osso esponjoso, a consolidação costuma ser imediata, e é improvável que ocorra pseudartrose. Essas fraturas são muito menos comuns que as fraturas através do processo odontoide. As fraturas do odontoide são as fraturas mais comuns da coluna cervical em pacientes com mais de 70 anos de idade.

Fraturas isoladas da margem anteroinferior do corpo de C2 são o tipo mais comum de fratura tipo gota de lágrima por hiperextensão (Fig. 3.9), assim chamada porque o mecanismo de lesão é hiperextensão e o fragmento de fratura lembra uma gota de lágrima. A fratura tipo gota de lágrima por hiperextensão representa uma fratura por avulsão com tensão mediada através do ligamento longitudinal anterior. A fratura tipo gota de lágrima por hiperextensão é menos comum em C3 – e ainda menos comum em outros níveis – mas pode estar associada com uma fratura do enforcado.

Luxações de C1 sobre C2 requerem ruptura ligamentosa grave, são raras e, em geral, fatais. A subluxação no nível de C1-2 tipicamente requer ruptura do ligamento transverso de C1 que mantém a posição anatômica normal do processo odontoide. A lassidão não traumática do ligamento transverso está associada com síndrome de Down, artrite reumatoide e mucopolissacaridose.

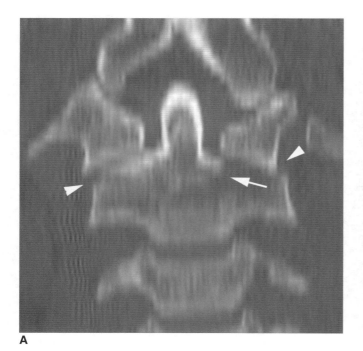

A

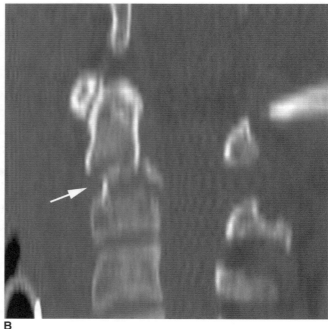

B

Figura 3.8 Fratura do odontoide (tipo III) (*setas*) mostrada em reconstruções coronal (**A**) e sagital (**B**) de TC. Observe a subluxação de C1 em relação a C2 (*pontas de seta*).

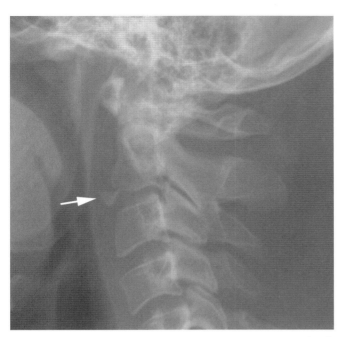

Figura 3.9 Fratura do tipo "gota de lágrima" por hiperextensão de C2 (*seta*).

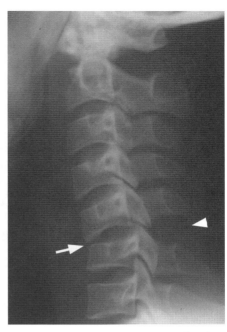

Figura 3.10 Ruptura do ligamento posterior entre C5 e C6 sem fratura (entorse em hiperflexão). O espaço do disco anterior aparece estreitado (*seta*), ao passo que os elementos posteriores mostram-se afastados (*ponta de seta*).

Coluna cervical inferior (C3-T1)

Carga axial da cabeça ocorre em eventos como uma queda de uma altura na qual o indivíduo cai de cabeça ou uma colisão de automóvel na qual ele é arremessado para a frente e bate a cabeça. A atitude da coluna cervical e a localização e a direção do impacto em relação à coluna determina os estresses resultantes. Carga axial moderadamente grave com a coluna cervical na posição neutra causa falha do corpo vertebral com depressão central da placa terminal superior subjacente, muitas vezes em C5. Com cargas axiais maciças, a herniação do disco intervertebral ocorre através da placa terminal do corpo vertebral subjacente e faz com que o corpo exploda, dispersando os fragmentos (fratura por explosão). Os fragmentos retropulsados com frequência danificam a medula espinal. Se o pescoço for flexionado ou se a localização e a direção do impacto forçarem o pescoço em flexão, a coluna cervical é distracionada posteriormente e comprimida anteriormente. Se as forças forem relativamente pequenas, a lesão pode consistir em uma entorse do ligamento posterior (entorse em hiperflexão) e possivelmente uma fratura por compressão do corpo vertebral. A ruptura do complexo do ligamento posterior pode ser evidente nas radiografias como uma cifose focal localizada no nível da entorse, muitas vezes com subluxação das articulações facetárias e abertura em leque dos processos espinais (Figs. 3.10 e 3.11). As anormalidades são acentuadas com flexão e reduzidas com extensão. A fratura por compressão anterior pode ser evidente como perda de altura, arqueamento do córtex anterior, ruptura da placa terminal e formação de cunha do espaço do disco. Como a coluna média está intacta, essa lesão tende a ser estável. O edema de tecido mole pré-vertebral tende a ser mínimo e focal, refletindo a integridade do ligamento longitudinal anterior. Se a direção de força for levemente para um lado, as lesões podem ser excêntricas. A cura retardada ou insatisfatória do ligamento é uma complicação comum.

Se a compressão axial com hiperflexão for causada por forças grandes, pode resultar em uma luxação de fratura (lesão tipo gota de lágrima em hiperflexão). Essa lesão grave geralmente é acompanhada por quadriplegia a partir de contusão da porção anterior da medula espinal. Forças distrativas posteriores maciças rompem o complexo do ligamento posterior e deslocam as articulações facetárias. As colunas anterior e média são rompidas com rupturas dos ligamentos longitudinais e do disco intervertebral. Um fragmento triangular (fragmento tipo gota de lágrima) é cortado do canto ante-

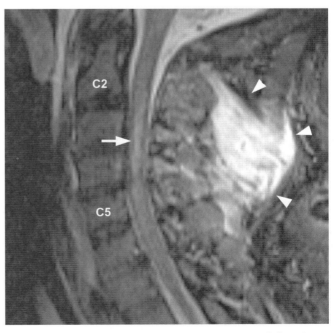

Figura 3.11 Entorse em hiperflexão. A RM com recuperação de inversão sagital revela edema no interior da medula espinal (*seta*) e ligamentos interespinais (*pontas de seta*).

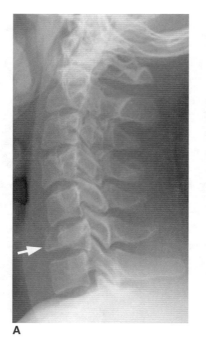
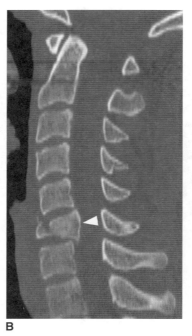

Figura 3.12 Fratura do tipo "gota de lágrima" por hiperflexão. **A:** A radiografia lateral mostra fraturas de C6 (*seta*) com edema de tecido mole anterior. **B:** A reformatação sagital de TC na linha mediana revela retropulsão do corpo de C6 (*ponta de seta*).

roinferior do corpo vertebral luxado. O resultado é uma ruptura completa da coluna cervical, com a porção superior deslocada posteriormente e angulada anteriormente. Na radiografia, a lesão é reconhecida por cifose focal, luxação posterior, distração dos elementos posteriores e fragmento tipo gota de lágrima do canto anteroinferior do corpo superior (Figs. 3.12 e 3.13). Edema acentuado e difuso de tecido mole pré-vertebral anterior está sempre presente.

O principal vetor de lesão na luxação bilateral das facetas é hiperflexão de grande magnitude sem compressão axial. A luxação bilateral das facetas é uma lesão por tensão que se propaga de posterior para anterior. A ruptura completa dos ligamentos e o deslocamento anterior de uma vértebra envolvida sobre a outra permite que as facetas articulares inferiores da vértebra sobrejacente luxem no forame intervertebral. A vértebra superior é deslocada anteriormente por cerca de 50% da largura do corpo do indivíduo (Fig. 3.14). Às vezes as facetas são subluxadas (elevadas), mas não luxadas. Pode haver fraturas concomitantes dos processos articulares da vértebra subjacente. A coluna é instável.

Carga axial com hiperextensão coloca a coluna anterior sob tensão e a coluna posterior sob compressão. As estruturas da coluna falham em sequência, dependendo da magnitude da carga: ruptura do ligamento longitudinal anterior, ruptura do disco intervertebral e ruptura do ligamento longitudinal posterior. Pode ocorrer uma fratura por tensão do corpo vertebral em vez de ruptura do disco; se a fratura envolver apenas o canto anteroinferior, um fragmento triangular (gota de lágrima) está presente (fratura tipo gota de lágrima por hiperextensão). As fraturas por compressão dos elementos posteriores são comuns, incluindo fraturas da lâmina e de massas laterais. Uma ou ambas articulações facetárias podem ser luxadas. Se apenas os ligamentos forem rompidos e a coluna deslocar-se no rebote, as radiografias podem mostrar uma coluna com alinhamento quase normal sem fratura em um paciente agudamente quadriplégico (entorse em hiperextensão) (Fig. 3.15). Edema de tecido mole pré-espinal acentuado deve estar presente.

Forças grandes que causam hiperextensão e distração, como pode ocorrer com um golpe maciço na face ou na testa, resultam em uma lesão similar à hiperextensão com compressão axial. A lesão consiste em lesões por tensão das colunas anterior e média com luxação posterior transitória. Às vezes a ruptura inclui uma fratura por tensão do corpo vertebral, ocasionalmente isolando um fragmento

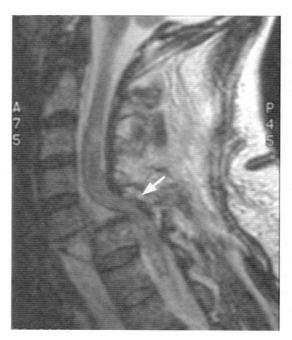

Figura 3.13 Fratura-luxação por hiperflexão em C5-6. A RM sagital ponderada em T2 revela transecção da medula espinal (*seta*).

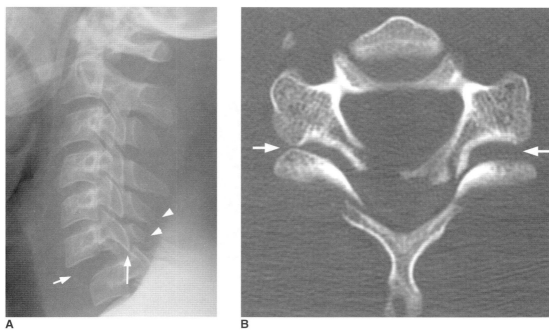

Figura 3.14 Luxação bilateral das facetas em C6-7. **A:** A radiografia mostra luxação anterior de C6 em relação a C7 (*seta curta*). Observa-se grande edema de tecido mole pré-espinal. As articulações facetárias estão bloqueadas (*seta longa*). Há fraturas dos processos espinhosos (*pontas de seta*). **B:** A imagem de TC axial revela facetas bloqueadas bilaterais (*setas*).

triangular. Não se observa lesão compressiva à coluna posterior. Algum grau de síndrome do cordão cervical aguda está presente, ainda que as vértebras cervicais na incidência lateral possam aparecer normalmente alinhadas após redução espontânea da luxação.

Luxação unilateral das facetas ocorre com hiperflexão, inclinação lateral e rotação. A rotação axial e a inclinação lateral são normalmente acopladas na coluna cervical média e inferior por causa do ângulo das articulações facetárias. Com inclinação lateral, a articulação facetária no lado côncavo da inclinação é comprimida e essencialmente fixada; a massa articular contralateral move-se para a frente e para cima e luxa-se no forame intervertebral. A porção superior da faceta inferior é, com frequência, fraturada, presumivelmente

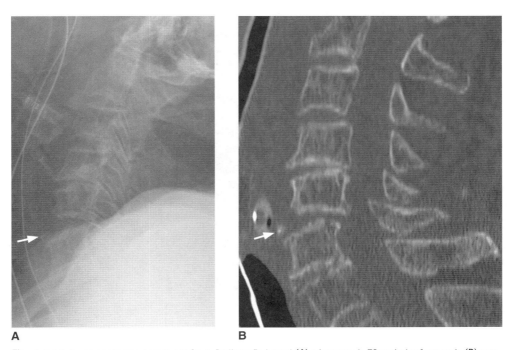

Figura 3.15 Lesão por hiperextensão em C5-6. Radiografia lateral (**A**) e imagem de TC sagital reformatada (**B**) revelam espaço intervertebral anterior alargado em C5-6 com retrolistese. Está presente um pequeno fragmento de avulsão do canto inferior anterior de C5 (*setas*).

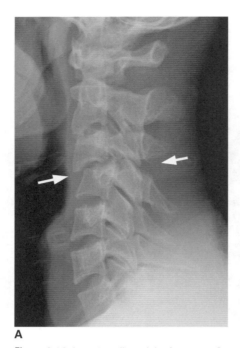
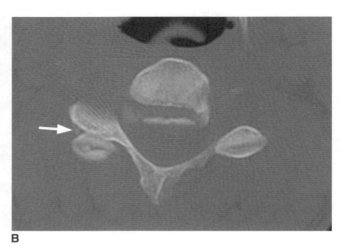

Figura 3.16 Luxação unilateral das facetas em C3-4. **A:** A radiografia lateral mostra subluxação anterior de C3 (*setas*). **B:** A imagem de TC axial revela luxação da faceta direita (*seta*), mas não da esquerda.

por impactação. A luxação unilateral das facetas é reconhecida por subluxação anterior e alinhamento errôneo (Fig. 3.16). Os ligamentos são rompidos no lado da luxação.

Fraturas-luxações laterais da coluna cervical são muito incomuns (Fig. 3.17). Nessa circunstância, a radiografia lateral pode ser enganosa em demonstrar alinhamento normal ou quase normal. Sinais secundários, como edema de tecido mole, devem estar presentes, e uma lesão na medula espinal cervical pode ser clinica-

mente aparente. É provável que o mecanismo de lesão seja o cisalhamento lateral.

Lesões em chicotada ocorrem em colisões de automóveis quando o carro do indivíduo leva uma batida por trás, acelerando o corpo para a frente em relação à cabeça. Depois que a cabeça ricocheteia no encosto do banco do carro, o pescoço dá um rebote em flexão. A lesão em chicotada usual é uma distensão dos músculos paravertebrais e outros músculos do pescoço, muitas vezes o grupo do longo do pes-

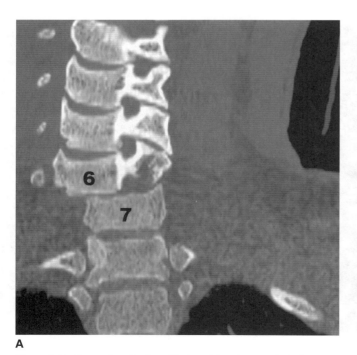
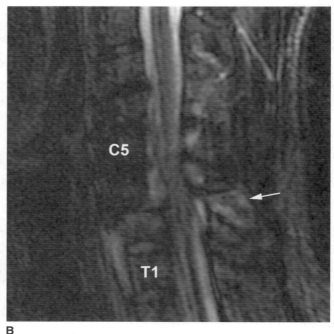

Figura 3.17 Fratura-luxação da região lateral da coluna cervical. **A:** A imagem de TC coronal reformatada revela translação lateral de C6 sobre C7 com deslocamento rotatório. **B:** A RM sagital ponderada em T2 mostra sinal alto anormal (*seta*) entre os processos espinhosos de C6-7 indicativo de ruptura ligamentar. Também está presente contusão da medula espinal.

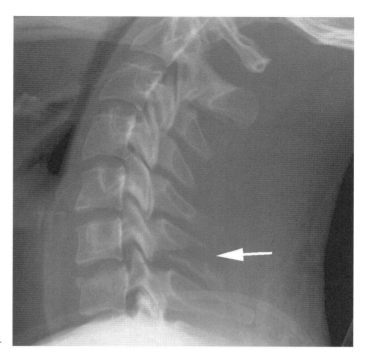

Figura 3.18 Fratura estável do processo espinhoso vertebral (também chamada de fratura do coveiro) em C6 (*seta*).

coço. Em lesões mais graves, o ligamento longitudinal anterior e a inserção anterior do disco intervertebral podem sofrer entorse. Fraturas e luxações ósseas são distintamente incomuns. Encostos de cabeça posicionados de forma adequada podem prevenir essas lesões.

Uma fratura do coveiro é uma fratura por tensão horizontal de um processo espinhoso, muitas vezes em C7 e menos comumente em C6 ou T1 (Fig. 3.18). Trabalhadores que cavavam valas de drenagem no sudoeste da Austrália, em 1933, sofreram essas fraturas quando tentavam arremessar a argila grudada em sua pá, aumentando repentinamente o estresse sobre a musculatura do pescoço e suas inserções. Lesões semelhantes ocorrem em colisões de automóveis.

Região torácica (T2-10)

A coluna torácica é sustentada pela caixa torácica e, portanto, não é muito móvel. Fraturas são incomuns e requerem trauma importante. As fraturas por compressão traumática aguda são mais comuns nos níveis de T6-7. Muitas são fraturas em cunha anterior; as restantes são fraturas em cunha lateral. Os pacientes se queixam de dor localizada e podem ter cifose aumentada. Na tomografia, se observa edema paraespinal, ruptura da superfície cortical e perda da altura. Trauma grave pode causar fraturas por explosão, mas estas são muito mais comuns na região toracolombar (discutidas mais adiante neste capítulo).

Embora a coluna torácica superior seja protegida de forças de flexão pela caixa torácica, ela é, contudo, vulnerável a forças de torção ou de cisalhamento. Fraturas-luxações são lesões graves, e é provável que sejam o resultado de forças de torção ou de cisalhamento, presumivelmente combinadas com hiperflexão ou compressão axial (Fig. 3.19). Os ligamentos posteriores são rompidos, há fratura ou luxação das articulações facetárias, e o corpo vertebral pode ter uma fratura por cisalhamento rotatório logo abaixo da placa terminal subjacente. Forças de cisalhamento horizontais podem estar presentes em um golpe direto que move a porção

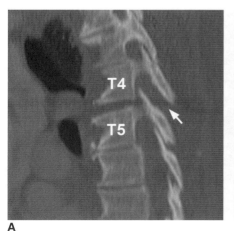
A

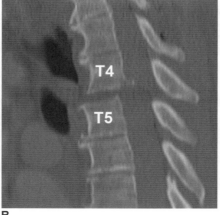
B

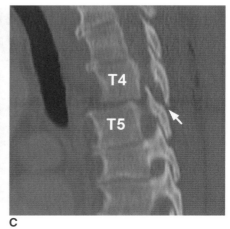
C

Figura 3.19 Fratura-luxação por hiperextensão em T4-5. A imagem de TC sagital reformatada revela translação posterior de T4 sobre T5 com alargamento do espaço do disco intervertebral e luxação posterior das articulações facetárias (*setas*). **A:** Esquerda. **B:** Linha mediana. **C:** Direita.

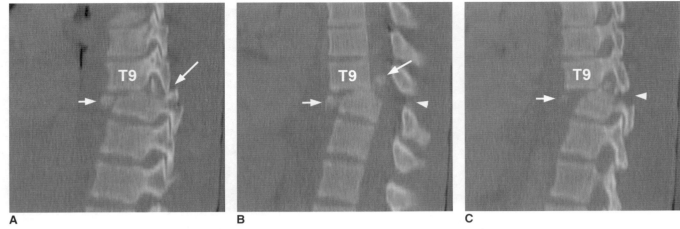

Figura 3.20 Fratura-luxação por hiperflexão em T9-10 mostrada por imagens de TC sagitais reformatadas. **A:** À esquerda, há um fragmento do canto superior anterior de T10 (*seta curta*) fixado a T9, a qual sofreu translação anterior. A faceta superior de T10 está fraturada, e a faceta inferior de T9 sofreu luxação anterior (*seta longa*). **B:** Na linha mediana, o espaço discal está obstruído e os processos espinhosos afastados (*ponta de seta*). Observa-se o fragmento do canto superior anterior de T10 (*seta curta*). Há um fragmento ósseo no canal vertebral (*seta longa*). **C:** À direita, as facetas superior de T10 e inferior de T9 aparecem fraturadas (*ponta de seta*). Está presente o fragmento do canto superior inferior de T10 (*seta curta*).

superior da coluna sobre a porção inferior no nível de lesão. Tipicamente, o golpe é por trás e causa uma luxação de fratura anterior. A coluna posterior costuma apresentar espondilolistese traumática com rupturas de ligamento, e as colunas anterior e média podem ter fraturas de cisalhamento do corpo vertebral ou lesões de tecidos moles do disco intervertebral (Fig. 3.20). Há uma alta incidência de lesão na medula espinal; 60 a 70% dos pacientes com luxação de fratura torácica têm um déficit neurológico. As luxações de fraturas torácicas são muitas vezes reduzidas ou parcialmente reduzidas quando os pacientes são colocados em macas para liberação ou transporte. Uma lesão maciça pode então estar presente com apenas sinais sutis na radiografia AP obrigatória do tórax. Deve-se analisar com cuidado o mau alinhamento dos processos espinais, mau alinhamento das margens laterais dos corpos vertebrais, angulação focal, aumento da distância interespinal e hematoma paraespinal. Às vezes, o hematoma paraespinal disseca-se no mediastino e sobre o ápice do pulmão esquerdo, simulando transeccção da aorta torácica. A presença de qualquer um desses achados necessita de investigação adicional, geralmente por TC.

Região toracolombar (T11–L5)

Muitas lesões na região toracolombar ocorrem na junção toracolombar (T11-L2), onde o maior grau de mobilidade está presente. Essa região é particularmente vulnerável a lesões em hiperflexão. Durante a hiperflexão, fraturas por compressão com formação em cunha anterior do corpo vertebral podem ser observadas, mas as cargas de tensão não são grandes o suficiente para romper os ligamentos posteriores (Fig. 3.21). Carga axial pura da coluna causa fraturas por compressão axial que aparecem indistinguíveis de lesões em hiperflexão. Com carga moderada, é típica a presença de uma fratura por compressão simples da placa terminal superior. Se as cargas forem assimétricas, as fraturas podem ser excêntricas. A inclinação lateral pode causar fraturas de tensão dos processos transversos. Com carga maciça, pode ocorrer uma fratura por explosão (Fig. 3.22), com o envolvimento dos elementos posteriores e possível lesão na medula espinal. Fraturas por compressão simples são estáveis porque as colunas média e posterior permanecem intactas;

elas podem ser tratadas com um suporte ou gesso corporal. As fraturas por explosão que envolvem as colunas anterior e média podem requerer fixação interna.

Lesões com cinto de segurança ocorrem em hiperflexão quando o corpo é arremessado para a frente contra um cinto de segurança retraído durante uma desaceleração súbita. Diferentemente da lesão em flexão usual, na qual o eixo de rotação é por meio do corpo

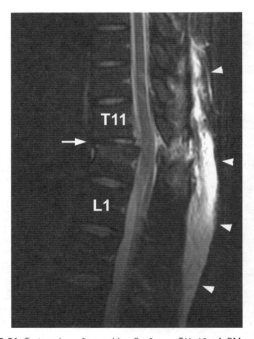

Figura 3.21 Fratura-luxação por hiperflexão em T11-12. A RM sagital em T2 revela ruptura do ligamento longitudinal posterior e do ligamento amarelo, com separação dos elementos posteriores e hemorragia extensa nos tecidos moles posteriores (*pontas de seta*). Observa-se cifose focal em T11-12 com estreitamento do aspecto anterior do espaço do disco intervertebral (*seta*) e translação anterior do corpo de T11.

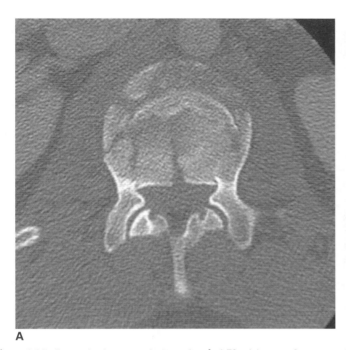
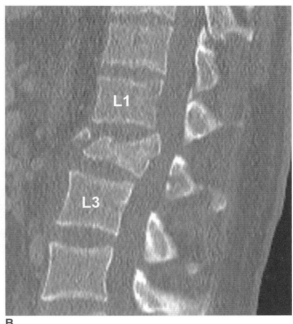

Figura 3.22 Fratura lombar por explosão em L2. **A:** A TC axial mostra fraturas cominutivas do corpo vertebral que provocam a separação dos pedículos. **B:** A reformatação sagital de TC revela achatamento de L2 com retropulsão de fragmentos no interior do canal vertebral. Os elementos posteriores permanecem alinhados.

vertebral, o eixo de rotação nas lesões com cinto de segurança é na parede abdominal anterior. As forças de tensão rompem a coluna de posterior para anterior, em geral no nível de L2 ou L3. A lesão resultante pode consistir em uma fratura por tensão que se estende horizontalmente através do corpo vertebral e do arco neural (fratura de Chance), ruptura do ligamento intervertebral ou uma combinação das duas (Fig. 3.23). Uma alça de ombro ou *air bag* pode prevenir essas lesões. Fraturas ou luxações são incomuns em L3 ou L4 e são raras em L5. Lesões em L3-5 são vistas com mais frequência em pacientes com traumas múltiplos.

Caixa torácica

Trauma torácico brusco decorrente de colisões de automóveis pode esmagar o caixa torácica no impacto direto. Contusão pulmonar, pneumotórax, contusão miocárdica, ruptura diafragmática e lesões abdominais podem ocorrer. A desaceleração súbita que acompanha o impacto direto pode causar transecção da aorta torácica.

Fraturas das costelas podem ser decorrentes de lesões por esmagamento ou por explosões diretas (Fig. 3.24). As incidências oblíquas do tórax são muitas vezes necessárias para demonstrar fraturas das

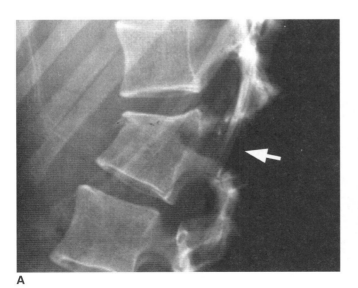
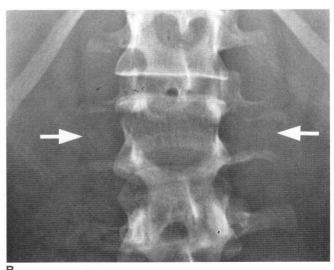

Figura 3.23 Fratura por tensão de toda a vértebra L2 em uma vítima de acidente de trânsito (fratura de Chance). **A:** A vista lateral revela angulação cifótica aguda no nível da fratura. As fraturas se estendem através da vértebra, a partir dos elementos posteriores (*seta*) para o corpo. **B:** A radiografia AP mostra as fraturas através do corpo, elementos posteriores e processos transversos (*setas*).

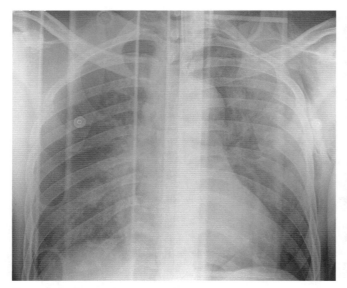

Figura 3.24 Múltiplas fraturas nas costelas do lado esquerdo sofridas em um acidente automobilístico em alta velocidade.

costelas por causa de seu aspecto arqueado. As fraturas de costelas podem ser difíceis de visualizar inicialmente, mas tornam-se mais evidentes à medida que se deslocam pelo movimento respiratório constante. Conhecer os locais de dor intensa e pontos de sensibilidade é útil. As fraturas de costelas podem ser múltiplas, nas quais elas envolvem costelas adjacentes em um arranjo linear. Respiração paradoxal ocorre quando há fraturas de múltiplas costelas que isolam um segmento da parede torácica e causam movimento paradoxal com respiração. As complicações e condições associadas incluem contusão pulmonar, pneumotórax, hemopneumotórax, hemotórax,

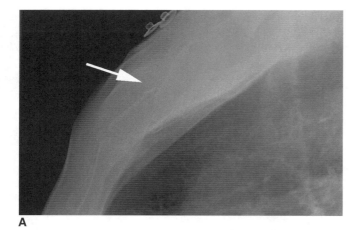

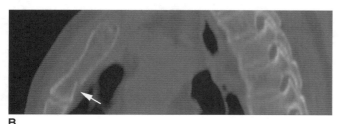

Figura 3.25 Fratura do manúbrio. A radiografia lateral (**A**) e a TC sagital reformatada (**B**) revelam fratura sem deslocamento (*setas*) do manúbrio.

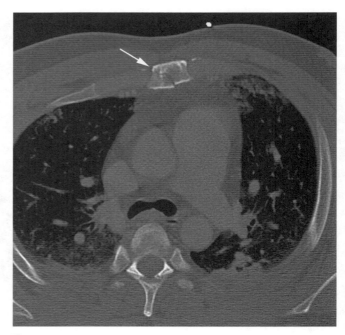

Figura 3.26 Fratura do corpo do esterno. A TC axial mostra fratura sem deslocamento (*seta*) através do corpo do esterno.

ruptura traqueal ou brônquica e enfisema intersticial. Fraturas das três primeiras costelas geralmente acompanham um trauma grave. As fraturas de costelas mais comuns são as faces posterior ou lateral da quarta até a nona costela. Fraturas das costelas inferiores podem estar associadas com lesões viscerais. Tosse ou espirro forte podem causar uma fratura na costela, em geral na face anterior, ao longo da inserção diafragmática. Fraturas por estresse também podem ocorrer nas inserções dos músculos serrátil anterior (primeira até nona costelas) ou escalenos (primeira e segunda costelas). As fraturas de costelas que ocorrem sem trauma ou com trauma mínimo levantam a suspeita de uma fratura patológica.

As fraturas do esterno apenas com trauma grave podem ser decorrentes de um impacto direto no tórax, por exemplo, batendo no volante durante uma colisão de automóvel. Muitas fraturas do esterno são transversas através do corpo do esterno ou da junção esternomanubrial (Figs. 3.25 e 3.26). Hiperflexão da caixa torácica é outro mecanismo de fratura do esterno.

Anel pélvico

O anel pélvico abrange o sacro e os dois ossos inominados. Esses três componentes rígidos possuem articulações elásticas que permitem pequenos graus de movimento: as articulações sacroilíacas (SI) e a sínfise púbica. Assim, o anel pélvico não é uma estrutura rígida simples. Em termos biomecânicos, o sacro pode ser considerado a base de um arco sacral femoral que sustenta a coluna sobre as pernas. A porção superior da articulação SI é uma articulação fibrosa com um ligamento interósseo extremamente forte; a porção inferior da articulação SI é sinovial e não fornece força mecânica à articulação. Conjuntos anteriores e posteriores de ligamentos SI ligam o sacro superior ao ílio, e os ligamentos sacrotuberoso e sacroespinal ligam o sacro inferior ao ísquio. A estabilidade funcional do anel pélvico depende desses ligamentos. Os ramos púbicos agem como um suporte estabilizador anteriormente, mas seu papel não é crucial, visto que as estruturas posteriores permanecem intactas. As fra-

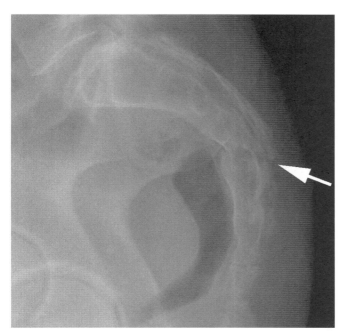

Figura 3.27 Fratura do sacro. A radiografia lateral mostra uma fratura transversa (*seta*) através do sacro no nível de S3.

feria da pelve e fraturas acetabulares simples (ver Cap. 4). Muitas fraturas estáveis da pelve, especialmente fraturas isoladas ao redor do forame obturado, são observadas em adultos osteoporóticos mais velhos, quando caem. Embora as margens ósseas do forame obturado formem um anel rígido, o arranjo de seus componentes é de tal forma que quando o anel é carregado, uma porção pode ser submetida a forças de cisalhamento, ao passo que outra pode ser submetida a forças compressivas. O osso resiste bem menos às forças de cisalhamento do que às forças compressivas, portanto os ossos podem falhar sob cisalhamento, mas não sob compressão, ocasionando uma fratura simples no anel. A fratura pélvica mais comum é uma fratura isolada de um ramo isquiático decorrente de uma queda. Uma fratura isolada de um anel ilíaco é chamada de *fratura de Duverney*. Ela é frequentemente devida a um trauma brusco, como colisões de automóveis.

As fraturas isoladas do sacro são causadas por trauma direto ou por uma queda. Essas fraturas tendem a ser transversalmente orientadas, abaixo do nível das articulações SI, e anteriormente deslocadas ou anguladas (Figs. 3.27 e 3.28). Elas são mais bem demonstradas na radiografia lateral ou por imagens de TC reformatadas no plano sagital. As fraturas do sacro que ocorrem com fraturas do anel pélvico são tipicamente verticais em orientação.

As fraturas por estresse dos ramos púbicos podem ocorrer em corredores. A apresentação clínica é dor na virilha que piora com a atividade. Como nas fraturas por estresse em qualquer local, uma cintilografia óssea de radionuclídeo pode ser necessária para identificar a lesão.

turas da pelve podem ser divididas entre aquelas que não rompem a integridade do arco femoral-sacral de sustentação de peso (fraturas estáveis) e aquelas que a rompem (fraturas instáveis).

Fraturas estáveis

As fraturas estáveis são responsáveis por cerca de dois terços de todas as fraturas pélvicas. Essas lesões incluem fraturas isoladas do sacro e dos ramos púbicos, fraturas por avulsão ao redor da peri-

Lesões instáveis

As lesões instáveis do anel pélvico são o resultado de trauma grave, associado, geralmente, a colisões de automóveis envolvendo pedestres ou ocupantes do carro. Como essas lesões são comuns no cenário de múltiplos traumas, uma radiografia AP da pelve deve fazer parte da avaliação inicial de todos os pacientes com múltiplos traumas. Os pacientes com fraturas pélvicas podem apresentar lesão vascular

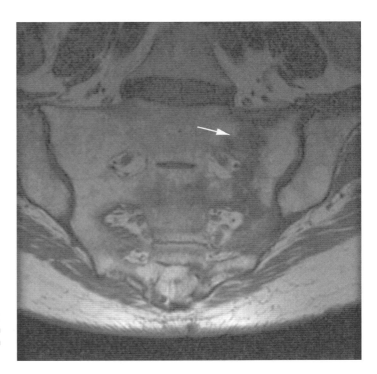

Figura 3.28 Fratura do sacro. A RM coronal oblíqua ponderada em T1 revela um sinal escuro (*seta*) que se estende verticalmente ao longo da asa esquerda do sacro, indicando a linha de fratura e hemorragia e edema adjacentes.

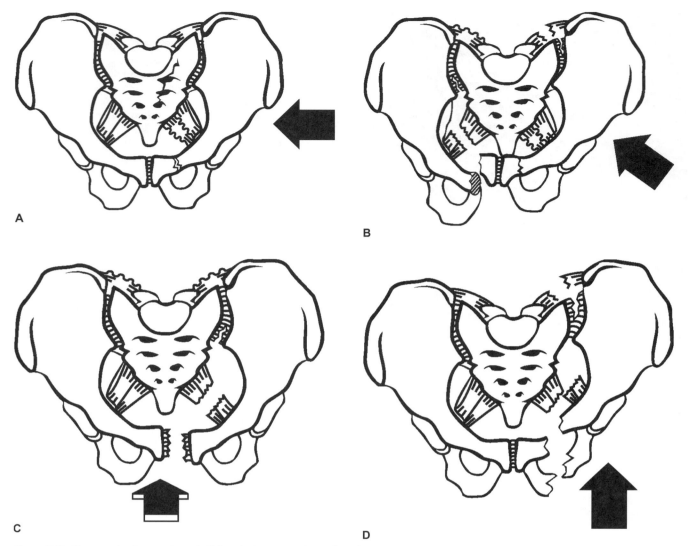

Figura 3.29 Diagrama das fraturas do anel pélvico. **A:** Compressão lateral (tipo I). Compressão da articulação SI e fratura do ramo púbico. A hemipelve no lado do impacto roda para dentro. **B:** Compressão lateral (tipo II). A articulação SI é aberta posteriormente à medida que a hemipelve continua a rodar para dentro. **C:** Fratura por compressão anteroposterior (tipo II). Diástase da sínfise com abertura da articulação SI anteriormente. **D:** Fratura-luxação vertical de uma hemipelve.

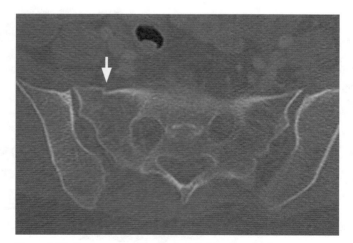

Figura 3.30 Fratura por compressão lateral. A imagem de TC revela uma fratura com indentação na asa sacral direita (*seta*).

grave, exsanguinam e morrem. Como a redução e a estabilização de fraturas pélvicas geralmente controlam o sangramento, a descoberta e avaliação precoces dessas lesões têm importância prática significativa para o ortopedista. Lesões urológicas costumam ser associadas com fraturas pélvicas graves. As fraturas que envolvem a vagina ou o reto são fraturas expostas e carregam um grave risco de sepse. Três padrões distintos de lesão podem ser reconhecidos (Fig. 3.29).

O mecanismo mais comum de lesão do anel pélvico instável é a compressão lateral, que pode ocorrer quando um pedestre ou um ocupante de automóvel é atingido de lado. A pelve é esmagada à medida que a hemipelve no lado do impacto é rotacionada para dentro pela força, ocasionando uma fratura de cisalhamento do púbis e uma fratura de compressão da asa do sacro ipsilateral; lesão ligamentosa é mínima (Fig. 3.30). Com uma força de magnitude maior, a rotação medial contínua causa ruptura dos ligamentos SI posteriores ou fratura do ílio. A hemipelve oposta pode ser rotacionada para fora, abrindo a articulação SI anteriormente. Luxação do quadril central pode estar associada com lesões por compressão pélvica

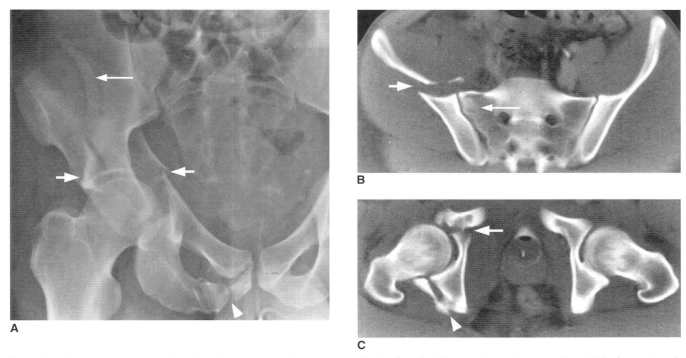

Figura 3.31 Fratura por compressão lateral com fraturas acetabulares complexas. **A:** A radiografia AP mostra fraturas do ramo púbico inferior (*ponta de seta*), fraturas complexas do acetábulo (*setas curtas*), fratura da asa do ilíaco (*seta longa*) e fraturas muito sutis da asa do sacro, todas do lado direito. **B:** A imagem de TC no nível da asa do sacro revela uma fratura por cisalhamento da asa do ilíaco (*seta curta*) e fratura por compressão do sacro (*seta longa*). **C:** A imagem de TC no nível dos quadris mostra fraturas das colunas anterior (*seta*) e posterior (*ponta de seta*) do acetábulo.

lateral (Fig. 3.31). A gravidade da lesão depende da direção precisa e da magnitude das forças.

Quando uma força é aplicada anteriormente à pelve, a pelve é achatada O arco anterior é puxado primeiro e ocasiona uma lesão por tensão, em geral uma fratura por tensão verticalmente orientada do ramo púbico ou, com menos frequência, ruptura de tecido mole da sínfise. Se a força for de magnitude suficiente, uma hemipelve rotaciona para fora, abrindo a pelve como um livro (Fig. 3.32). Os ligamentos sacrotuberoso e sacroespinal são rompidos sucessivamente e seguidos pelos ligamentos SI anterior, interósseo e posterior. Uma lesão ainda mais grave é a ruptura total da articulação SI, que ocasiona uma hemipelve flutuante, sem sustentação. Fraturas por compressão AP são associadas com dano vascular maciço e altas taxas de mortalidade. Uma fratura acetabular da coluna posterior pode ser uma lesão associada.

Uma variante da fratura por compressão anterior é a *fratura completa dos ramos púbicos*, que se refere à morfologia das fraturas e não ao mecanismo de lesão. Nessa situação há fraturas verticais bilaterais dos ramos púbicos superior e inferior, com um púbis intacto (Fig. 3.33).

Forças de cisalhamento vertical são típicas de quedas de altura sobre a perna estendida. O padrão usual de lesão é uma fratura vertical do anel anterior e luxação de fratura da articulação SI ipsilateral com deslocamento vertical (fratura de Malgaigne) (Fig. 3.34). As fraturas verticais do anel anterior podem ser ipsilaterais ou contralaterais à lesão da articulação SI. Como há ruptura total dos ligamentos posteriores combinada com fraturas anteriores, essa lesão, relativamente incomum, é instável por completo. Em alguns casos, as duas articulações SI são luxadas à medida que o sacro cai através do arco femoral-sacral.

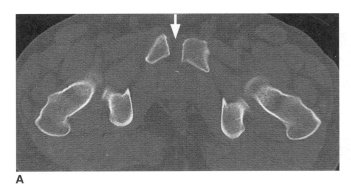 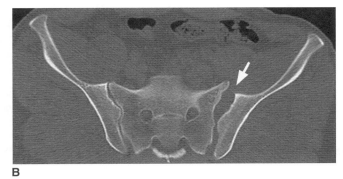

Figura 3.32 Fratura por compressão anteroposterior. **A:** A sínfise púbica apresenta-se diastática (*seta*). **B:** A articulação SI esquerda abriu anteriormente (*seta*).

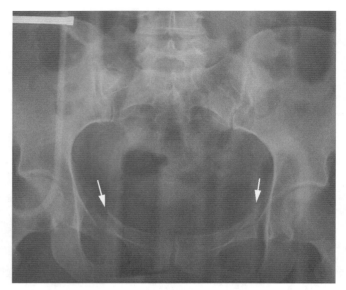

Figura 3.33 Fratura da pelve envolvendo os ramos púbicos inferior e superior direitos e esquerdos (*setas*).

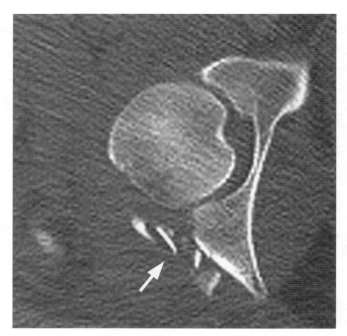

Figura 3.35 Fraturas da parede posterior do acetábulo (*seta*).

Padrões complexos de fraturas do anel pélvico ocorrem com a aplicação de forças a partir de duas ou mais direções, juntas ou em sequência. A combinação mais comum é a compressão lateral e a compressão AP. As lesões possuem características dos dois tipos de lesão. Uma pista útil na análise de fraturas do anel pélvico é a direção do deslocamento do acetábulo. Nas lesões por compressão lateral, o acetábulo move-se medialmente; na compressão AP, ele move-se lateralmente; e no cisalhamento vertical, ele move-se superiormente. A configuração das fraturas dos ramos púbicos é outra pista útil. As fraturas dos ramos púbicos orientadas nos planos horizontal ou coronal são ocasionadas sob compressão lateral; as fraturas orientadas no plano vertical são ocasionadas sob compressão AP ou cisalhamento vertical.

Acetábulo

Fraturas acetabulares

O acetábulo é abrigado na confluência do ílio, do púbis e do ísquio sob um arco formado por duas colunas: a iliopúbica (anterior) e ilioisquiática (posterior). A coluna posterior, a mais espessa das duas, inclui a porção maior do teto acetabular. O *teto acetabular*, ou cúpula, é a superfície articular e de sustentação de peso da concavidade do quadril e inclui porções de ambas as colunas. A placa quadrilateral forma a parede medial do acetábulo e não sustenta peso. A coluna anterior forma a linha iliopectínea nas radiografias AP; a coluna posterior forma a linha ilioisquiática. Cada coluna tem uma parede e uma borda. Fraturas acetabulares resultam de forças indiretas transmitidas através da cabeça do fêmur, muitas vezes em colisões de automóveis em alta velocidade ou quedas. Cerca de 20% das fraturas do anel pélvico em adultos envolvem o acetábulo. A morfologia da fratura depende da posição do fêmur no momento do impacto, da magnitude e da direção da força, e da força do osso. As fraturas acetabulares podem ser simples ou complexas. As fraturas complexas podem ser descritas como combinações de fraturas

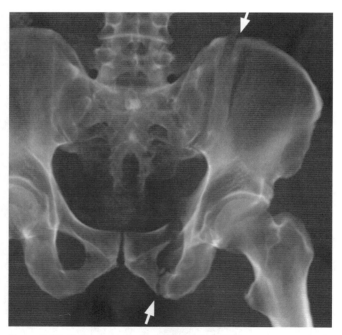

Figura 3.34 Fraturas por cisalhamento vertical sofridas em uma queda. As fraturas verticais se estendem dos ramos púbicos esquerdos através da asa do ilíaco (*setas*).

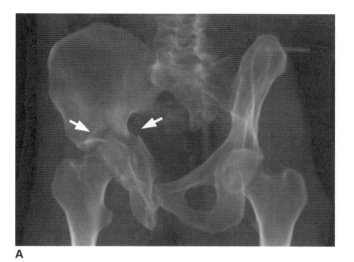 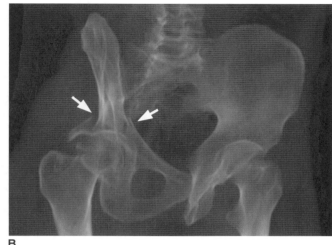

Figura 3.36 Fratura complexa do acetábulo no lado direito envolvendo ambas as colunas (*setas*). **A, B:** Incidências de Judet reconstruídas a partir de imagem de TC com multidetectores.

das colunas anterior e posterior, das bordas anterior e posterior e do teto acetabular. Uma fratura transversa separa o osso inominado em um fragmento ilíaco superior e um fragmento ilioisquiático inferior, e uma fratura em forma de T combina uma fratura transversa com uma separação vertical das colunas anterior e posterior. A fratura mais comum do acetábulo é uma fratura simples da parede ou da borda posterior (Fig. 3.35), às vezes associada com luxação do quadril posterior (discutida na próxima seção). As outras fraturas comuns são fraturas transversas simples e fraturas complexas que envolvem a coluna posterior. Com fraturas complexas, o ortopedista muitas vezes está preocupado se as colunas anterior e posterior estão envolvidas ou se estão separadas uma da outra, com a gravidade do envolvimento da cúpula acetabular e com a presença concomitante de lesões do anel pélvico, especialmente fraturas da asa ilíaca ipsilateral ou ruptura da articulação SI. A TC é muitas vezes necessária para delineamento total dos locais de fratura e configuração dos fragmentos. As fraturas acetabulares também podem ser demonstradas por reconstruções tridimensionais ou por radiografias da pelve em projeções oblíquas de 45° (incidências de Judet) que mostram as colunas anterior e posterior (Fig. 3.36). A TC é muitas vezes útil para identificar fragmentos intra-articulares após redução de uma fratura-luxação do acetábulo (Fig. 3.37).

Luxação do quadril

As luxações do quadril resultam de trauma grave como colisões de automóveis. Luxações posteriores com ou sem fraturas acetabulares (Fig. 3.38) são responsáveis por 85 a 90% dos casos. O mecanismo de luxação posterior é uma explosão ao longo do eixo da diáfise femoral com o quadril flexionado (como na batida no painel do carro com o joelho em uma colisão). A parede ou a coluna posterior do acetábulo é fraturada com frequência, e a diáfise femoral ou o joelho também podem ser lesionados. Lesão no nervo isquiático, às vezes transitória, está presente em cerca de 10% dos casos. Luxações anteriores podem ocorrer em colisões de carro ou quedas de grandes alturas quando o quadril é abduzido (Fig. 3.39). A TC pode identificar fragmentos intra-articulares e confirmar a transferência do quadril após redução. A presença de uma bolha de gás dentro da cápsula do quadril é indicativa de luxação prévia. As complicações da luxação de quadril incluem necrose avascular da cabeça do fêmur, paralisia transitória ou permanente do nervo isquiático,

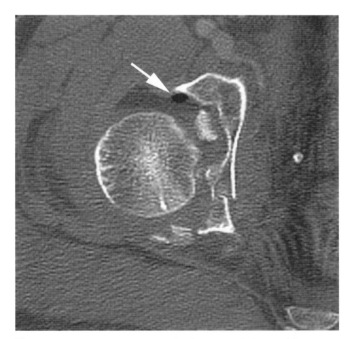

Figura 3.37 Fratura-luxação posterior do quadril direito parcialmente reduzida. Estão presentes fraturas da borda e da parede da coluna posterior do acetábulo. Em razão do fragmento intra-articular, a luxação não é totalmente redutível. Observam-se um nível gordura-líquido e uma bolha de gás (*seta*).

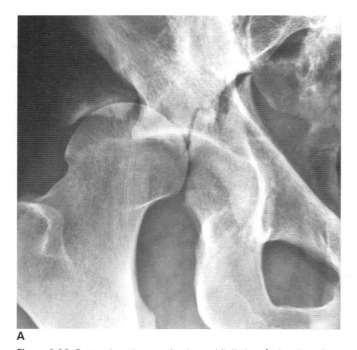
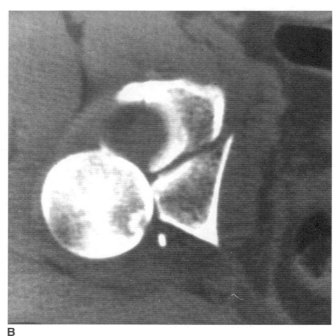

Figura 3.38 Fratura-luxação posterior do quadril direito. **A:** A radiografia mostra a cabeça do fêmur lateral e superior ao acetábulo. A diáfise femoral está aduzida. **B:** A TC revela que a cabeça do fêmur está posterior ao acetábulo vazio.

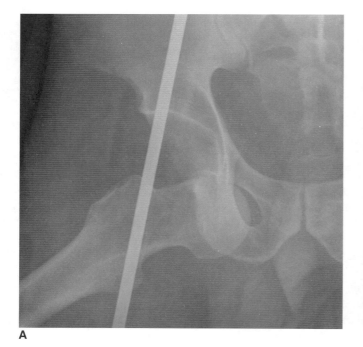
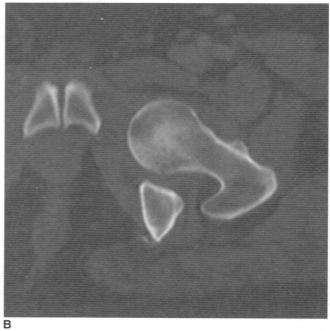

Figura 3.39 Luxação anterior do quadril esquerdo (pacientes diferentes). **A:** A radiografia mostra que a cabeça do fêmur está inferior ao acetábulo. A diáfise femoral está abduzida. **B:** A TC revela que a cabeça do fêmur está anterior ao anel do obturador.

miosite ossificante e doença articular degenerativa pós-traumática. Um fragmento da cabeça do fêmur pode separar-se à medida que o quadril é luxado (Fig. 3.40).

Lábio do acetábulo

Pacientes com anormalidades no lábio do acetábulo podem apresentar dor mecânica intratável no quadril ou síndrome do estalido do quadril. O *lábio do acetábulo* é uma estrutura fibrocartilaginosa que é justaposta à borda acetabular óssea. Similar ao lábio glenoidal, ele serve para aprofundar a concavidade do quadril. O lábio cobre as porções anterior, superior ea posterior da borda acetabular; a porção inferior deficiente é conectada por um ligamento transverso e é o local de inserção do ligamento redondo. O lábio tem uma secção cruzada triangular e em geral tem sinal uniformemente escuro na RM ponderada em T1, PD e ponderada em T2, similar ao lábio glenoidal ou aos meniscos do joelho. As anormalidades do lábio podem ser identificadas de forma não invasiva com RM ou artrografia por RM. Como no lábio glenoidal, há variabilidade considerável na aparência do lábio do acetábulo, mas rupturas podem ser identificadas por descontinuidades na fibrocartilagem que são preenchidas com líquido ou contraste, no caso de artrografia por RM. Rupturas da inserção periférica do lábio até o acetábulo ósseo também podem ocorrer. A presença de um cisto paralabial é altamente associada com ruptura labial (Fig. 3.41).

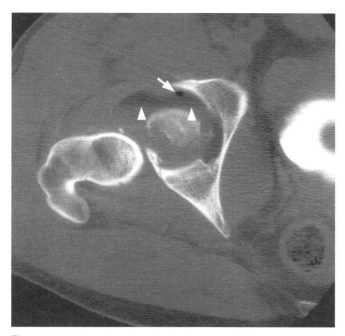

Figura 3.40 Fratura-luxação posterior da cabeça do fêmur com um fragmento remanescente no acetábulo. Um nível gordura-líquido (*pontas de seta*) e uma bolha de gás (*seta*) estão presentes na articulação.

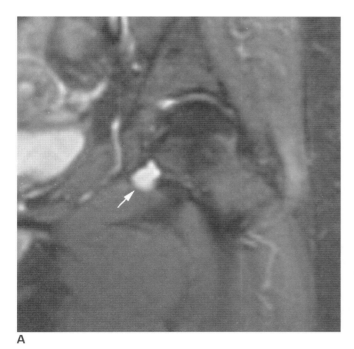

A

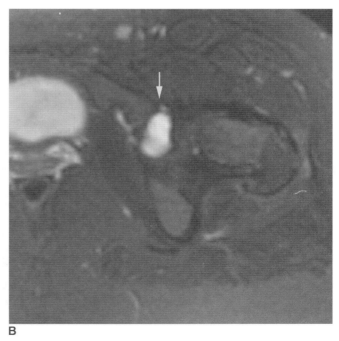

B

Figura 3.41 Ruptura do lábio anterior do acetábulo. **A:** RM coronal ponderada em T2 com supressão de gordura revela um pequeno cisto (*seta*) na margem anterior-inferior do lábio. **B:** RM axial ponderada em T2 com supressão de gordura revela a ruptura (*seta*) preenchida com líquido que se desloca para o interior do cisto.

Referências bibliográficas e leituras sugeridas

Browner B, Jupiter J, Levine A, Trafton P, Krettek C. *Skeletal Trauma: Fractures, Dislocations, Ligamentous Injuries*. 4th Ed. Philadelphia, PA: Saunders; 2008.

Bucholz RW, Heckman JD, Court-Brown C, Tornetta P. *Rockwood and Green's Fractures in Adults*. 7th Ed. Philadelphia, PA: Lippincott Williams & Wilkins; 2009.

Chew FS, Maldjian C. *Broken Bones: The X-ray Atlas of Fractures*. Seattle, WA: BareBonesBooks.com; 2009

Daffner RH, Brown RR, Goldberg AL. A new classification for cervical vertebral injuries: Influence of CT. *Skeletal Radiol*. 2000;29:125–132.

Daffner RH, Deeb ZL, Rothfus WE. "Fingerprints" of vertebral trauma—a unifying concept based on mechanisms. *Skeletal Radiol*. 1985;15:518–525.

Daffner RH, Hackney DB. ACR appropriateness criteria on suspected spine trauma. *J Am Coll Radiol*. 2007;4:762–775

Delignanis AV, Baxter AB, Hanson JA, et al. Radiologic spectrum of craniocervical distraction injuries. *Radiographics*. 2000;20:S237–S250

Demetriades D, Charalambides K, Chahwan S, et al. Nonskeletal cervical spine injuries: Epidemiology and diagnostic pitfalls. *J Trauma*. 2000;48:724–727.

eMedicine. http://emedicine.medscape.com.

Griffin LY. *Essentials of Musculoskeletal Care*. 3rd Ed. Rosemont, IL: American Academy of Orthopedics; 2005.

Holmes JF, Miller PQ, Panacek EA, et al. Epidemiology of thoracolumbar spine injury in blunt trauma. *Acad Emerg Med*. 2001;8:866–872.

Lowery DW, Wald MM, Browne BJ, et al. Epidemiology of cervical spine injury victims. *Ann Emerg Med*. 2001;38:12–16.

Olson SA, Burgess A. Classification and initial management of patients with unstable pelvic ring injuries. *Instr Course Lect*. 2005;54:383–393.

Rao SK, Wasyliw C, Nunez DB Jr. Spectrum of imaging findings in hyperextension injuries of the neck. *Radiographics*. 2005;25:1239–1254

Resnick D. *Diagnosis of Bone and Joint Disorders*. 4th Ed. Philadelphia, PA: WB Saunders; 2002.

Riggins RS, Kraus JF. The risk of neurologic damage with fractures of the vertebrae. *J Trauma*. 1977;17:126–133.

Rogers LF. *Radiology of Skeletal Trauma*. 3rd Ed. New York, NY: Churchill-Livingstone; 2002.

Ryan MD, Henderson JJ. The epidemiology of fractures and fracture-dislocations of the cervical spine. *Injury*. 1992;23:38–40.

Tile M, Helfet DL, Kellam J. *Fractures of the Pelvis and Acetabulum*. 3rd Ed. Philadelphia, PA: Lippincott Williams & Wilkins; 2003.

Wasnich RD. Vertebral fracture epidemiology. *Bone*. 1996;18:79S–183S.

Wheeless CR III, ed. *Wheeless' Textbook of Orthopaedics*. http://www.wheelesonline.com.

White AA, Panjabi MM. *Clinical Biomechanics of the Spine*. 2nd Ed. Philadelphia, PA: Lippincott Williams & Wilkins; 1990.

4 Trauma em adultos: membros inferiores

Fêmur proximal	Lesões complexas do joelho	Lesões do tendão do tornozelo
Fraturas intracapsulares	Rupturas meniscais	Pé
Fraturas intertrocantéricas	Tíbia	Tálus
Fraturas subtrocantéricas	Platô tibial	Calcâneo
Diáfise e fêmur distal	Diáfise tibial	Mediopé
Joelho	Tornozelo	Parte dianteira do pé
Mecanismo extensor	Encaixe do tornozelo	

Este capítulo descreve a radiologia de muitas lesões comuns nos membros inferiores de adultos.

Fêmur proximal

As fraturas do fêmur proximal são comuns somente nos idosos por causa da osteoporose (ver Cap. 15); mais de 95% dessas fraturas ocorrem em pacientes com mais de 50 anos, e a incidência aumenta à medida que a população envelhece. A taxa de mortalidade final associada com as fraturas do quadril se aproxima de 20%, e muitos sobreviventes perdem sua independência de movimento. Noventa e nove por cento das fraturas do fêmur proximal são causadas por quedas simples. Mesmo um fêmur com osteoporose é resistente às forças compressivas e de tensão que surgem durante a sustentação de peso normal, mas há uma grande vulnerabilidade ao estresse por torção ou cisalhamento. Ainda não estão bem definidos os papéis de microfraturas por insuficiência preexistentes no osso osteoporótico e tônus muscular diminuído à medida que se relacionam com as fraturas do fêmur proximal. Os pacientes apresentam um membro dolorido, encurtado e com rotação lateral, incapaz de sustentar peso. As fraturas femorais em pessoas com menos de 40 anos resultam do trauma de alta energia e, em geral, têm lesões associadas. As fraturas no fêmur proximal podem ser classificadas como intracapsulares em 37% dos casos, intertrocantéricas em 49% e subtrocantéricas em 14%. As mulheres apresentam três a seis vezes mais fraturas intracapsulares que os homens, mas a incidência de fraturas intertrocantéricas é igual entre os gêneros. A avaliação inicial, quando há suspeita de fratura, deve começar com radiografias. Se a fratura não for identificada e houver uma alta suspeita clínica de fratura, a RM deve ser obtida. Se a RM não estiver disponível, a TC ou um exame ósseo por radionuclídeo devem ser usados, embora eles sejam levemente menos precisos que a RM. Na população idosa, as fraturas podem não mostrar a captação do radionuclídeo até vários dias após a lesão. Um paciente que caminhava antes da queda, mas está incapaz de sustentar peso após o evento, deve receber o diagnóstico de uma fratura até ser provado o contrário.

Fraturas intracapsulares

A cápsula da articulação do quadril abrange a cabeça e a maior parte do colo do fêmur, estendendo-se do acetábulo para a linha intertrocantérica anteriormente e para a parte média do colo posteriormente. A maior parte das fraturas do colo do fêmur é intracapsular e, portanto, cura com menos rapidez (lise de coágulo do líquido sinovial) do que as fraturas intertrocantéricas e subtrocantéricas. Além disso, o suprimento vascular para a cabeça é em grande parte interrompido. As fraturas do colo femoral subcapital se estendem transversamente sobre o colo, logo abaixo da cabeça femoral. As fraturas intracapsulares podem ser classificadas como não luxadas (Fig. 4.1) ou luxadas (Fig. 4.2). As fraturas através da base do colo são similares às fraturas intertrocantéricas de duas partes quanto ao mecanismo e tratamento (esse assunto será abordado na seção seguinte). Quanto maior a luxação, maior a probabilidade de subsequente osteonecrose da cabeça do fêmur. Com as fraturas luxadas, a incidência de osteonecrose e pseudartrose é de aproximadamente 25%. De modo geral, os pacientes com fraturas impactadas se movimentam com um membro antálgico e dor, que é referida para a virilha ou parte média do joelho. As fraturas não luxadas não têm estabilidade inerente e podem luxar com a movimentação contínua. As fraturas do colo do fêmur se consolidam pela formação de calo endosteal. As fraturas não luxadas são geralmente fixadas com múltiplos pinos colocados em paralelo; as fraturas luxadas podem ser reduzidas e fixadas com uma variedade de métodos, como múltiplos pinos, parafuso de quadril com telescopagem ou uma combinação desses métodos. Quando o risco de osteonecrose da cabeça femoral é alto ou a qualidade do osso trabecular é muito ruim para a fixação interna, a endoprótese femoral ou a reposição total do quadril podem ser usadas como tratamento primário.

Fraturas intertrocantéricas

A principal linha de fratura das fraturas intertrocantéricas se estende diagonalmente de superolateral (trocanter maior) para inferomedial (trocanter menor). A maioria das fraturas intertrocantéricas é cominuída, com os trocanteres maior e menor algumas vezes se apresentando como fragmentos separados (Fig. 4.3). Ao descrever essas fraturas, os principais segmentos e linhas de fraturas devem ser enumerados em relação aos trocanteres, ao colo e à diáfise. O grau de luxação e cominuição e a presença ou a ausência de extensão subtrocantérica na diáfise femoral afetam o plano de tratamento ortopédico e o prognóstico. A redução aberta e a fixação interna com

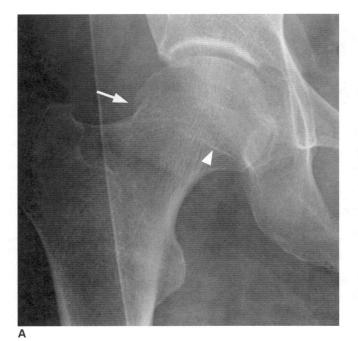
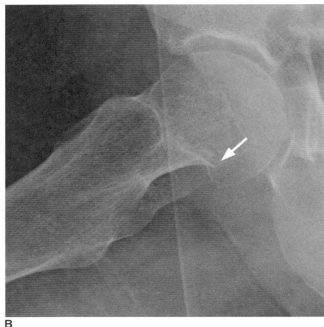

Figura 4.1 Fratura do colo do fêmur subcapital impactada em uma mulher idosa. **A:** A radiografia AP mostra uma anormalidade sutil de contorno do córtex lateral na junção colo-cabeça (*seta*) com uma densidade linear atravessando o colo (*ponta de seta*). **B:** A radiografia lateral em rã mostra um córtex posterior defletido (*seta*).

um parafuso de quadril dinâmico são comuns. Diferentemente das fraturas do colo femoral intracapsulares, essas lesões tendem a se consolidar rapidamente e sem complicação. A incidência de necrose avascular da cabeça femoral é de aproximadamente 1%. As fraturas intertrocantéricas incompletas podem ocorrer em adultos idosos como resultado de quedas. As radiografias, nessas circunstâncias, podem ser normais, mas a RM vai demonstrar a fratura (Fig. 4.4). As fraturas isoladas do trocanter maior ocorrem em idosos como resultado de um trauma direto sofrido em quedas. As fraturas isoladas do trocanter menor em adultos são patológicas e geralmente indicam uma metástase óssea subjacente (ver Cap. 10).

Fraturas subtrocantéricas

As fraturas subtrocantéricas nos idosos podem representar extensões das fraturas intertrocantéricas na diáfise. Em outros grupos de

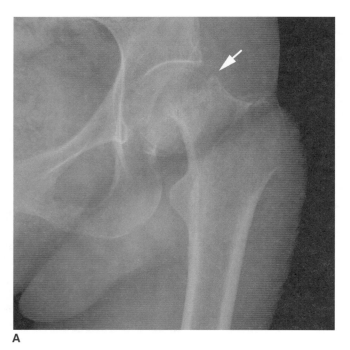
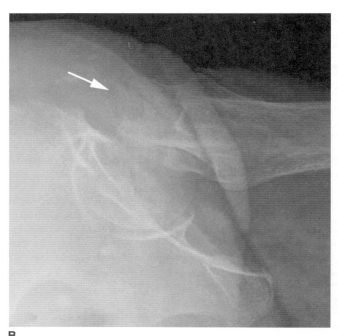

Figura 4.2 Fratura do colo do fêmur subcapital luxada (*setas*). **A:** Radiografia AP. **B:** Radiografia lateral verdadeira.

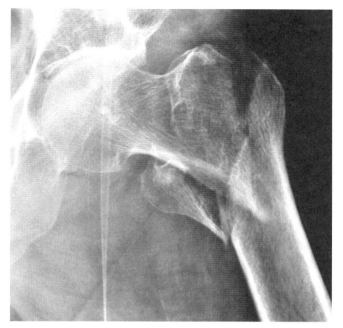

Figura 4.3 Fratura intertrocantérica em quatro partes com os trocanteres maior e menor como fragmentos separados.

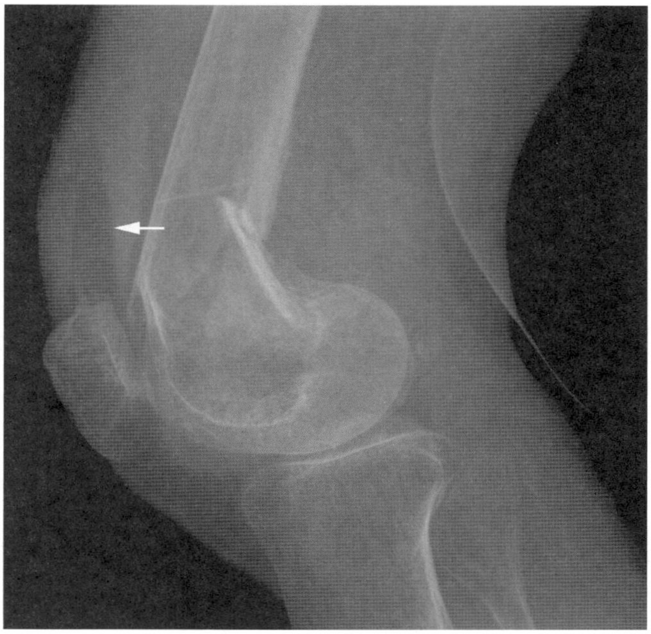

Figura 4.5 Fratura do fêmur supracondilar osteoporótica. A radiografia lateral mostra o nível de líquido-gordura (*seta*).

idade, as fraturas subtrocantéricas são decorrentes de trauma de alta energia, como em um acidente automobilístico. A tração oposta dos músculos glúteos e iliopsoas e músculos adutores da coxa distraem e angulam os principais fragmentos da fratura. A configuração em suporte da diáfise e colo do fêmur criam um grande estresse sobre o córtex femoral medial que complica o manejo ortopédico. Uma possibilidade de uma fratura patológica ou por insuficiência deve ser considerada nas fraturas subtrocantéricas que ocorrem na ausência de trauma significativo.

Diáfise e fêmur distal

As fraturas da diáfise femoral ocorrem tipicamente em adultos jovens como resultado de um trauma de força brusca maior, como em batidas automobilísticas. Como o fêmur é o maior osso e o mais forte do corpo humano e é protegido pelos grupos muscula-

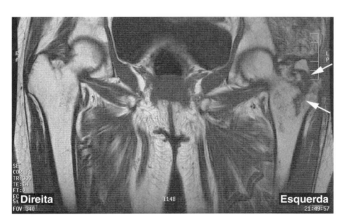

Figura 4.4 Fratura intertrocantérica incompleta (*setas*) na RM ponderada em T1 coronal.

res maiores e mais fortes, uma força considerável é necessária para fraturá-lo. A perda sanguínea de duas ou mais unidades tipicamente acompanha uma fratura da diáfise femoral aguda. Quando a diáfise femoral é fraturada com trauma mínimo em um adulto, uma lesão patológica subjacente deve ser investigada. As fraturas femorais também podem ocorrer quando há desmineralização óssea avançada (Fig. 4.5). As fraturas por insuficiência em idosos com osteoporose algumas vezes podem apenas ser identificadas com a RM.

Joelho

As radiografias são frequentemente obtidas na avaliação inicial das lesões do joelho. As radiografias podem mostrar fraturas, efusão articular e luxação ou subluxação. As fraturas por avulsão pequenas, em particular da cabeça fibular, côndilo femoral médio, margem tibial lateral ou espinhas tibiais, podem indicar rompimentos ligamentares maiores. Quando o mecanismo de lesão ou o exame clínico sugere uma lesão de ligamento, cartilagem ou outra do tecido mole, a RM é o método de imagem escolhido.

Mecanismo extensor

O mecanismo extensor do joelho é composto pelos músculos e tendões do quadríceps, da patela e do tendão infrapatelar. A *patela* é um grande osso sesamoide. Os tendões do quadríceps e infrapatelar são contínuos um com o outro sobre a patela; os retináculos medial e lateral são extensões tendíneas que passam ao lado da patela. As lesões ao mecanismo extensor podem resultar da flexão forçada durante a contração vigorosa do quadríceps. Com o rompimento completo do mecanismo extensor, a extensão voluntária do joelho é perdida; um rompimento parcial resulta em fraqueza da extensão. No adulto, os tendões dos extensores são mais finos onde eles passam sobre a patela. O rompimento do tendão associado a uma fratura da patela proveniente de carga de tensão resulta em fratura da patela transversa com os fragmentos tracionados pelo músculo quadríceps (Fig. 4.6). Os ten-

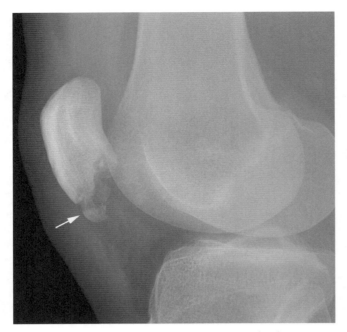

Figura 4.6 Fratura por avulsão do polo inferior da patela (seta).

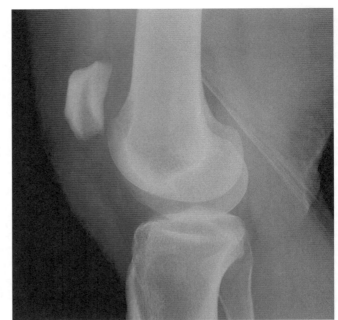

Figura 4.8 Estiramento do tendão infrapatelar (grau 3). Há retração proximal da patela pelos músculos do quadríceps. Observe a alta posição da patela (patela alta).

dões do quadríceps e o infrapatelar também estão sujeitos a lesão. Os rompimentos do quadríceps geralmente ocorrem na junção musculotendínea em pacientes que têm mudanças degenerativas no tendão, resultando em uma patela de baixa altitude (patela baixa). As lesões do tendão do quadríceps são mais bem demonstradas pela RM (Fig. 4.7). Os rompimentos do tendão infrapatelar são vistos com mais frequência em atletas adultos jovens. Nos rompimentos completos, a retração superior da patela pela tração não oposta do quadríceps resulta em uma patela elevada (patela alta) (Fig. 4.8). Os rompimentos parciais do tendão infrapatelar são vistos como aumento de sinal ponderado em T2 dentro do tendão na RM (Fig. 4.9). As fraturas estrelares da patela podem ser causadas pelo trauma direto. O mecanismo extensor permanece intacto, e os fragmentos não são tracionados. A hemartrose na cápsula do joelho está invariavelmente presente (Fig. 4.10).

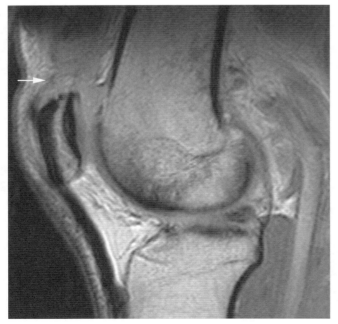

Figura 4.7 Rompimento do tendão do quadríceps. A RM com densidade de prótons do plano sagital mostra descontinuidade do tendão (seta) no polo superior da patela.

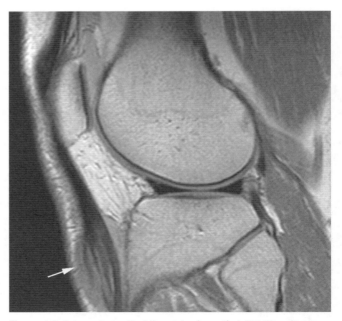

Figura 4.9 Entorse do tendão infrapatelar (grau 2). A RM DP sagital mostra rompimento parcial do tendão infrapatelar (seta) em sua inserção sobre o tubérculo tibial anterior. A patela não se retraiu proximalmente porque o rompimento está incompleto.

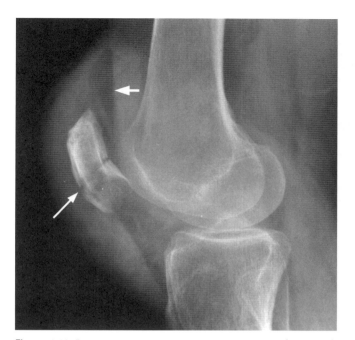

Figura 4.10 Fratura patelar cominuída minimamente luxada (*seta longa*). A radiografia lateral com feixe de raio X horizontal demonstra um nível de líquido-gordura (*seta curta*), indicativo de fratura intra-articular.

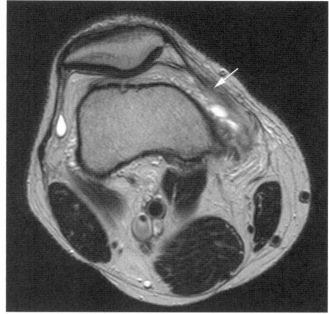

Figura 4.12 Rompimento do retináculo medial após luxação patelar. A RM *fast spin echo* ponderada em T2 axial do joelho mostra rompimento do retináculo medial (*seta*).

As luxações patelares são tipicamente laterais e podem ocorrer com flexão e rotação medial do fêmur em uma tíbia fixa. As lesões por impactação da patela medial e côndilo femoral lateral são características da luxação patelar (Fig. 4.11), e podem ser encontrados rompimentos associados do retináculo patelar medial (Fig. 4.12), LCM e LCA. As fraturas condrais ou osteocondrais podem envolver a patela ou a tróclea femoral, às vezes com fragmentos deslocados (Fig. 4.13; ver também Fig. 1.34).

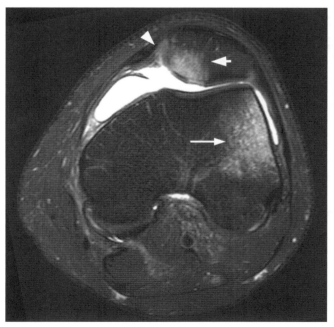

Figura 4.11 Luxação patelar lateral. A RM com recuperação de inversão axial mostra luxação patelar lateral reduzida, com contusões ósseas na faceta patelar medial (*seta curta*) e côndilo no femoral lateral (*seta longa*). Há um estiramento do retináculo patelar medial (*ponta de seta*) e uma grande efusão articular.

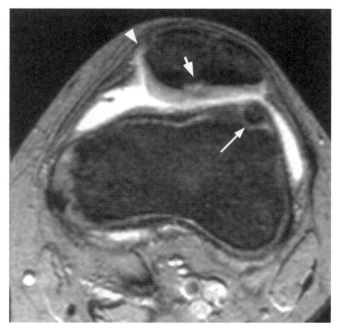

Figura 4.13 A RM com supressão de gordura ponderada em T2 axial mostra luxação patelar lateral reduzida com separação do retináculo medial (*ponta de seta*) e lesões osteocondrais da patela (*seta curta*) e tróclea femoral lateral (*seta longa*).

Lesões complexas do joelho

Similar à coluna vertebral, o joelho pode ser considerado como uma coluna articulada estabilizada por estruturas de tecido mole circundantes. A cápsula articular envolve todo o joelho e o sustenta em todos os lados. O lado medial também é sustentado pelo LCM e retináculo medial; a porção lateral pelo complexo do LCL (trato iliotibial, o próprio LCL, tendão do bíceps femoral) e retináculo lateral; a face anterior pelas estruturas do mecanismo do quadríceps; e a face posterior pelos músculos gastrocnêmios. O canto posterolateral aloja o músculo poplíteo e o tendão, bem como o ligamento arqueado; o canto posteromedial aloja o tendão semimembranáceo e o ligamento oblíquo posterior. O LCA e o LCP ocupam a porção central do joelho, com o LCA lateral ao LCP. Os meniscos médio e lateral se aprofundam na superfície articular dos platôs tibiais.

Quando o joelho estendido é carregado pelas forças de inclinação, as estruturas da porção côncava da inclinação são comprimidas, e as estruturas da porção convexa são distraídas. As lesões compressivas incluem contusões ósseas e fraturas por impactação; as lesões por distração incluem rompimentos dos ligamentos, tendões, músculos e cápsula ou avulsões de suas inserções ósseas. Sob a carga em *valgo*, uma lesão no LCM é combinada com contusões ósseas de compartimento lateral ou fraturas por impactação. Se a carga for grave o suficiente, o LCA e o LCP também se rompem sob tensão (Fig. 4.14). Sob a carga em *varo*, o complexo do LCL se rompe sob tensão, e o compartimento médio acarreta uma lesão compressiva;

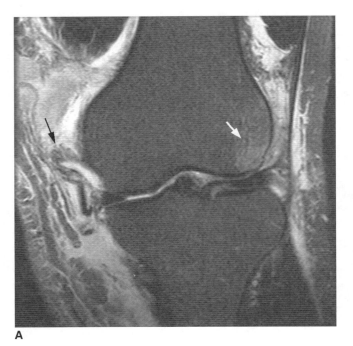

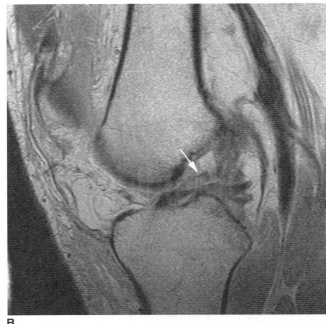

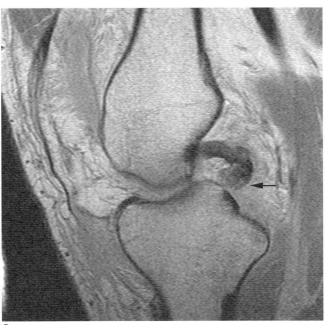

Figura 4.14 Lesão do joelho valgo em um pedestre atingido por um carro. **A:** A RM com supressão de gordura ponderada em T2 coronal mostra o LCM rompido (*seta preta*) e contusão óssea do côndilo lateral (*seta branca*). **B:** A RM com densidade de prótons no plano sagital mostra LCA rompido (*seta*). **C:** A RM de densidade de próton sagital mostra o LCP rompido (*seta*).

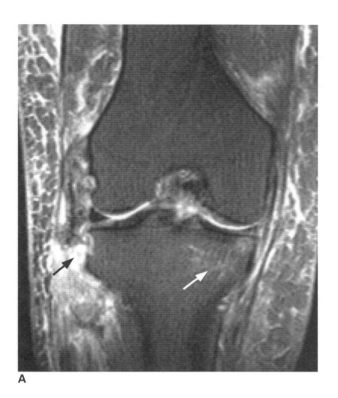

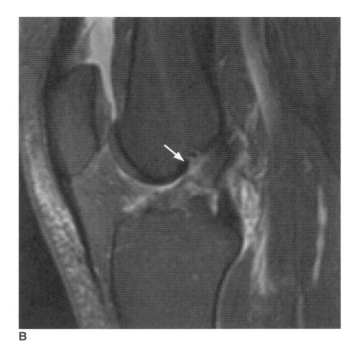

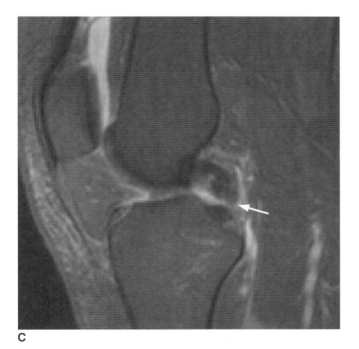

Figura 4.15 Lesão do joelho varo em um pedestre atingido por um carro. **A:** A RM com recuperação de inversão no plano coronal mostra rompimentos do complexo do LCL, incluindo uma avulsão do trato iliotibial (*seta preta*). Há uma lesão por compressão na porção média com contusão do osso da tíbia (*seta branca*) e rompimento meniscal médio. **B:** A RM com supressão de gordura DP sagital mostra rompimento do LCA (*seta*). **C:** A RM com supressão de gordura DP sagital mostra rompimento do LCP (*seta*).

com a carga severa, o LCA e o LCP também se rompem (Fig. 4.15). Com *hiperextensão*, a lesão compressiva envolve as faces anteriores contíguas do fêmur e da tíbia (ver Fig. 1.11), e a lesão de tensão envolve a cápsula posterior e os músculos gastrocnêmios; se houver translação anterior ou posterior acompanhando a tíbia, o LCA e o LCP podem se romper, respectivamente. Com a carga de *hiperextensão-valgo*, a lesão compressiva é anterolateral, e a lesão por distração envolve o canto posteromedial, o LCM e o LCP. Com a carga de *hiperextensão-varo*, a lesão compressiva é anteromedial, e a lesão por distração envolve o canto posterolateral e o LCA (Fig. 4.16).

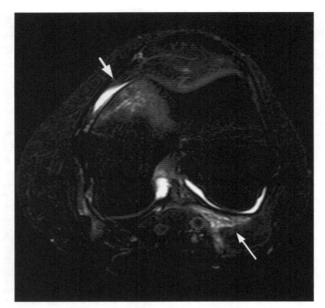

Figura 4.16 Lesão hiperextensão-varo. A RM com recuperação de inversão axial mostra contusão óssea anteromedial (*seta curta*) no fêmur distal e lesão do canto posterolateral (*seta longa*).

Quando o joelho lateralmente flexionado e rotacionado acarreta um estresse em valgo, o LCA e o LCM são carregados sob tensão. Se o LCA se romper, a tíbia pode sofrer translação anteriormente debaixo do fêmur e impactar o côndilo lateral, resultando em um padrão de contusão óssea de deslocamento de pivô que está altamente correlacionada com os rompimentos do LCA (Fig. 4.17). Os meniscos médio e lateral, que agem como um suporte contra a translação do joelho, também podem se romper. Com a sustentação de peso ou compressão axial, é mais provável que ocorram rompimentos meniscais. A combinação de rompimentos do LCA, do LCM e de um menisco (geralmente lateral) é chamada de tríade infeliz; se ambos os meniscos estiverem rompidos, é uma tétrade infeliz. Com bem menos frequência, o estresse em varo no joelho medialmente rotacionado e flexionado pode resultar em rompimentos do LCA, de estruturas laterais e posterolaterais; a fratura de Segond pode ser parte desse complexo de lesão (Fig. 4.18).

Os rompimentos do LCP isolados podem ocorrer com lesões contra o painel do carro ou quedas no joelho flexionado, no qual a tíbia é translacionada posteriormente. Uma contusão óssea pode ocorrer na face anterior da tíbia (Fig. 4.19).

O padrão específico das contusões ósseas observadas na RM pode sugerir o mecanismo de lesão e lesões associadas: lesões *kissing* (contusões contíguas ou fraturas por impactação) indicam uma lesão de inclinação para o joelho estendido; o lado oposto tipicamente apresentará lesões por distração. O padrão de deslocamento de pivô (contusões ou fraturas por impactação do côndilo femoral lateral e tíbia posterolateral) ocorre com os rompimentos do LCA; LCM e rompimentos meniscais laterais estão comumente associados. A contusão isolada da face anterior da tíbia pode indicar uma lesão contra um painel de carro com rompimento do LCP. Contusões da faceta medial da patela e côndilo femoral lateral podem indicar uma luxação patelar lateral prévia.

Rupturas meniscais

Os meniscos são estruturas fibrocartilaginosas em forma de C que se situam nos platôs medial e lateral, aprofundando as superfícies articulares em bacias rasas que recebem os côndilos femorais. As fibras de colágeno fornecem suporte estrutural: as fibras circunferenciais fornecem força do arco, e as fibras radiais fornecem inserção à cápsula circundante. Rupturas meniscais traumáticas agudas podem ocorrer quando o menisco é esmagado ou ceifado entre o côndilo femoral e o platô tibial, produzindo rupturas verticais ou radiais. As rupturas longitudinais verticais avançam entre as fibras circunferenciais e entre as fibras radiais. Rupturas do tipo bico de papagaio são longitudinais com um componente radial que sai da borda interna do menisco. Rupturas em alça de balde são rupturas longitudinais nas quais o fragmento interno separa-se do fragmento periférico e sofre luxação, geralmente dentro da incisura intercondilar. Rupturas de difícil categorização são consideradas complexas. Nos indivíduos idosos, as rupturas meniscais são horizontais ou oblíquas na morfologia e nos meniscos enfraquecidos pela morte do condrócito e pela degeneração mixoide.

Na RM, os meniscos normais são visualizados como estruturas agudas e bem definidas de baixo sinal, com uma secção transversal triangular. As rupturas meniscais são evidentes como regiões de sinal mais alto que se estendem para uma margem intra-articular (Figs. 4.20 e 4.21). Grandes alterações no formato ou no suprimento vascular do menisco indicam ruptura do menisco com fragmentos deslocados (Fig. 4.22). Os cistos parameniscais estão altamente associados com rupturas meniscais (Fig. 4.23).

Tíbia

Platô tibial

A maioria das fraturas do platô tibial ocorre em colisões automobilísticas, mas as fraturas do platô tibial também podem ocorrer em indivíduos idosos durante quedas com torções (Figs. 4.24 e 4.25; ver também Fig. 1.13). As fraturas do platô tibial lateral isoladas são as mais comuns (55 a 70%); as fraturas restantes envolvem o platô medial isolado ou ambos os platôs. Essas lesões consistem em fraturas de compressão do osso esponjoso subcondral com depressões da superfície articular, divisões verticais (fraturas por cisalhamento) da margem articular ou uma combinação de depressão e divisão vertical. Uma efusão do joelho está invariavelmente presente. A tomografia convencional pode estabelecer a profundidade da depressão e o número e a localização dos fragmentos diminuídos; TC com reconstrução coronal e sagital serve para o mesmo propósito. As lesões associadas incluem rompimentos meniscais laterais (50% dos casos), fraturas condilares femorais laterais, rompimentos do ligamento cruzado e fraturas da cabeça fibular. Essas lesões podem ser cirurgicamente tratadas, dependendo da quantidade de depressão e luxação. A doença articular degenerativa pós-traumática ocorre em 20% dos casos.

Diáfise tibial

As fraturas da diáfise tibial transversas e segmentares costumam ocorrer em colisões por veículos motores de alta energia, particularmente em pedestres e motociclistas. Como os tecidos moles que cobrem a tíbia anteriormente são finos, muitas dessas fraturas são abertas. As complicações de infecção e osteonecrose de fragmentos corticais grandes são comuns. Mesmo se não forem complicadas, essas fraturas de alta energia tendem a se consolidar lentamente e podem levar até 2 anos para se unirem por completo. A combinação de fraturas transversas da diáfise femoral e tibial isola a articulação do joelho e é chamada de *joelho flutuante*. As lesões por torção

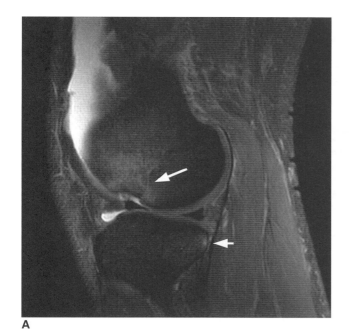

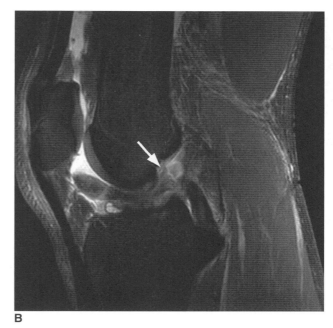

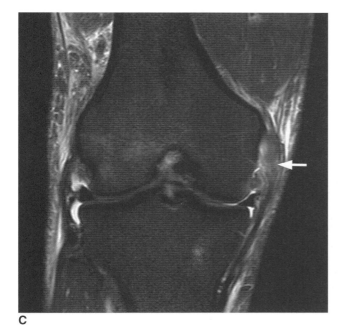

Figura 4.17 Lesão de flexão-externa rotação-valgo (tríade infeliz). **A:** A RM com supressão de gordura em T2 sagital através do compartimento lateral mostra fratura por impactação da face anterior do côndilo femoral lateral (*seta longa*) e contusão óssea na tíbia posterolateral (*seta curta*) (padrão em deslocamento de pivô). **B:** A RM com supressão de gordura em T2 sagital através da incisura intercondilar mostra ruptura do LCA (*seta*). **C:** A RM com recuperação de inversão coronal mostra estiramento do LCM, grau 2 (*seta*). Uma ruptura meniscal lateral também estava presente (não mostrada).

podem resultar em fraturas espirais da tíbia (ver Fig. 1.10); as lesões de inclinação podem resultar em fraturas transversas com fragmento em borboleta (ver Fig. 1.7).

Tornozelo

Encaixe do tornozelo

A perna se articula com o pé no tálus. O *tálus* é um osso rígido e escorregadio com grande parte de sua superfície coberta pela cartilagem articular. Como o *tálus* não têm controle muscular direto, seus movimentos seguem a pressão e a tração dos ossos e ligamentos adjacentes. O *tálus* é mantido no encaixe do tornozelo (concavidade tibiofibular) pelo ajuste geométrico e com os ligamentos. As superfícies articulares do encaixe do tornozelo são o pilão tibial superiormente e os maléolos medial (tibial) e lateral (fibular) em ambos os lados. O encaixe é mais amplo anteriormente do que posteriormente. O lábio posterior da tíbia é designado como *maléolo posterior*. Na sindesmose tibiofibular distal, os ligamentos tibiofibulares anterior e posterior unem a fíbula à tíbia. As diáfises tibiais e fibulares também são unidas junto de seu comprimento por uma membrana interóssea. O maléolo lateral é unido ao pé pelos ligamentos talofibulares anterior e posterior e um ligamento calcaneofibular. O maléolo medial possui um ligamento deltoide superficial que se insere no tálus, calcâneo e navicular e um ligamento deltoide profundo que se insere no tálus. O encaixe, os ligamentos e o calcâneo formam um anel no plano coronal com o tálus no centro (Fig. 4.26). A maioria das lesões no tornozelo decorre de uma carga indireta

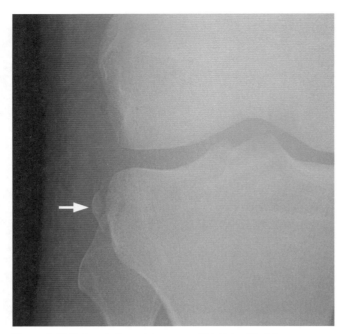

Figura 4.18 Fratura de Segond da margem tibial lateral (*seta*).

quando a perna angula ou gira ao redor de um pé malposicionado ou estacionário. O movimento forçado do tálus quebra o encaixe. A maioria das lesões do tornozelo é reduzida ou parcialmente reduzida no momento em que são radiografadas, assim a direção e a magnitude da carga devem ser inferidas pelo padrão da lesão. A classificação mais útil das lesões do tornozelo é a classificação AO-Weber (Tab. 4.1). As lesões do tornozelo também podem ser descritas pela localização e morfologia das fraturas. Uma classificação mecanística prática das lesões do tornozelo indiretas possui quatro tipos: adução, rotação lateral, abdução e compressão axial.

A adução ou inversão do pé é uma rotação medial junto com o eixo longo do pé. Com a inversão forçada, o maléolo lateral e seus ligamentos são carregados. A primeira lesão é uma entorse do ligamento talofibular anterior, que pode ser seguida por uma entorse do ligamento calcaneofibular. Apresenta-se nas radiografias como edema do tecido mole lateral; o tálus pode estar inclinado, mas não estará luxado. Essa entorse do tornozelo lateral é a lesão de tornozelo mais comum nos adultos (Fig. 4.27). Menos comumente, observa-se uma fratura de tensão do maléolo lateral em vez de uma entorse ligamentar. Com a carga contínua, o tálus aplica força contra o maléolo medial e se move medialmente, causando uma fratura por cisalhamento oblíqua ou vertical do maléolo medial à medida que o tálus sofre subluxação.

A rotação lateral do pé aplica carga sobre a porção anterior do maléolo lateral e a porção posterior do maléolo medial à medida que o tálus se move dentro do encaixe como uma alavanca. A primeira lesão é um rompimento do ligamento tibiofibular anterior da sindesmose. A carga então transfere-se para o maléolo lateral, resultando em uma fratura oblíqua curta que avança de modo anteroinferior a posterossuperior (Fig. 4.28). Com a carga contínua, o tálus luxa o fragmento maleolar lateral, levando o maléolo posterior a sofrer avulsão pelos fortes ligamentos tibiofibulares posteriores; os maléolos lateral e posterior permanecem unidos ao tálus e um ao outro. Por fim, com a perda dos suportes laterais e posteriores do tornozelo, a porção medial é carregada à medida que o tálus se luxa lateral e posteriormente, e o maléolo medial sofre uma fratura ou o ligamento deltoide é rompido (Fig. 4.29). Em uma lesão de rotação lateral do maléolo lateral isolada, o tálus é subluxado; em uma lesão trimaleolar, ele pode estar completamente luxado. Se o fragmento

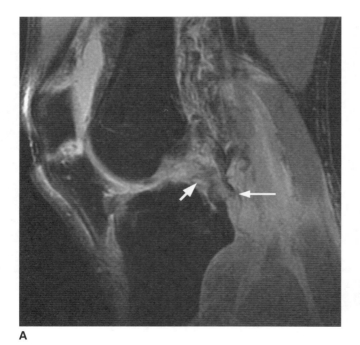

A

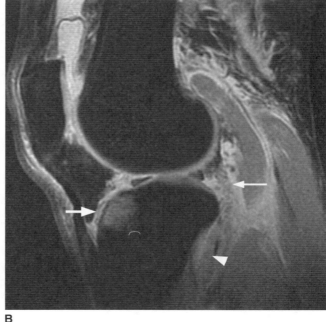

B

Figura 4.19 Lesão contra o painel do carro durante uma colisão automobilística na RM com supressão de gordura DP sagital. **A:** A imagem na incisura intercondilar mostra rupturas do LCP (*seta curta*) e da cápsula posterior do joelho (*seta longa*). Há um edema posterior extenso. **B:** A imagem do compartimento lateral mostra uma contusão no osso da tíbia anterior decorrente do impacto com o painel do carro (*seta curta*). Há um estiramento do músculo poplíteo (*ponta de seta*) e uma ruptura da cápsula da parte posterior do joelho (*setas longas*), indicativo de lesão no canto posterolateral.

Capítulo 4 • Trauma em adultos: membros inferiores 73

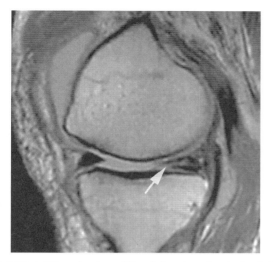

Figura 4.20 A RM ponderada em DP sagital mostra rotura horizontal (*seta*) do corno posterior do menisco medial se estendendo para dentro da superfície de articulação inferior.

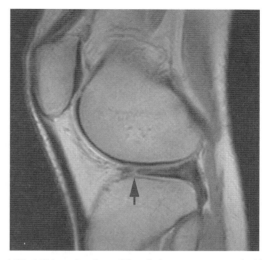

Figura 4.21 A RM ponderada em DP sagital mostra rotura vertical (*seta*) no corno anterior do menisco lateral.

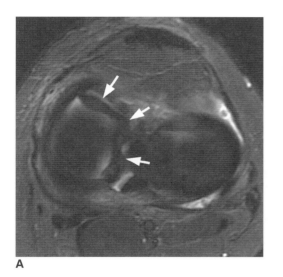
A

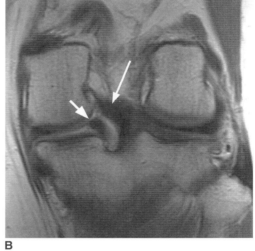
B

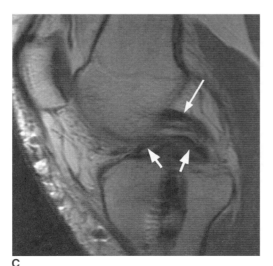
C

Figura 4.22 Rotura em alça de balde do menisco medial. **A:** A RM com supressão de gordura em T2 axial através da articulação do joelho mostra uma ruptura de todo o menisco medial com luxação da porção central do menisco (*setas*) para a região intercondilar. **B:** A RM de densidade de próton coronal mostra o fragmento meniscal luxado (*seta curta*) inferior ao LCP (*seta longa*). **C:** A RM de densidade de próton sagital mostra o fragmento meniscal luxado (*setas curtas*) paralelo ao LCP (*seta longa*), o sinal do "LCP duplo". Houve reconstrução prévia do LCA.

74   Parte I • Trauma

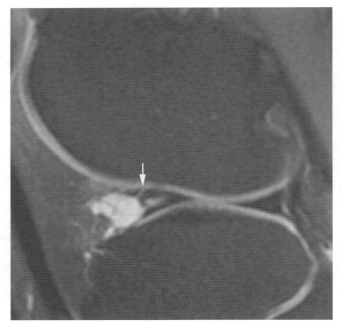

Figura 4.23 Rotura do menisco lateral com cisto meniscal. A RM ponderada em T2 sagital com supressão de gordura mostra ruptura horizontal no corno anterior do menisco lateral associada a um cisto meniscal (*seta*).

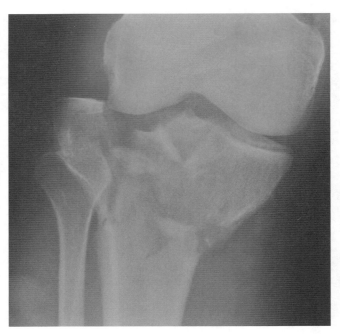

Figura 4.24 Fratura do platô tibial lateral gravemente cominuída com extensão para o platô medial e diáfise.

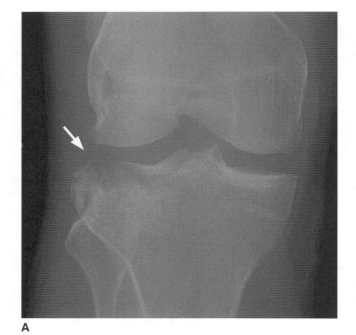

A

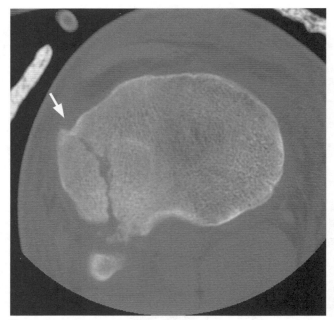

B

Figura 4.25 Fratura do platô medial lateral (*setas*). A: Radiografia. B: TC axial.

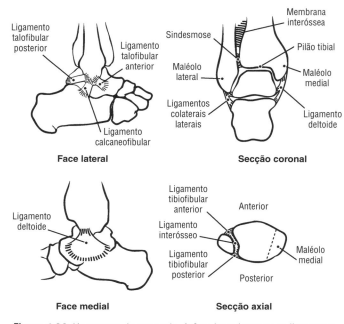

Figura 4.26 Ligamentos do tornozelo. A face lateral mostra os ligamentos colaterais laterais. A face medial mostra o ligamento deltoide. A secção coronal mostra como as estruturas da articulação do tornozelo formam um anel com o tálus no centro. A secção axial mostra como a fíbula distal está ligada à tíbia pela sindesmose.

maleolar posterior incluir 25% ou mais da superfície articular, um componente associado da compressão axial pode ser inferido. A TC é, algumas vezes, necessária para estabelecer a proporção do envolvimento da superfície articular. A fratura de tornozelo mais comum nos adultos é uma fratura maleolar lateral isolada proveniente da rotação lateral.

A abdução ou eversão do pé relativa ao tornozelo causa, com mais frequência, uma fratura do tendão do maléolo medial do que um rompimento do ligamento deltoide. Com a carga contínua na abdução, o tálus faz impacto contra o maléolo lateral e o desloca lateralmente, rompendo os ligamentos sindesmóticos ou realizando avulsão de suas inserções ósseas. À medida que o tálus se desloca lateralmente, levando a fíbula consigo, o ligamento interósseo rompe até a diáfise fibular se fraturar. A fratura fibular pode ocorrer em qualquer ponto da diáfise e avança tipicamente no sentido inferomedial a superolateral. Uma fratura proximal da fíbula pode passar despercebida em filmes de rotina do tornozelo.

Três epônimos de fratura podem ser encontrados na consulta clínica. A *fratura de Maisonneuve* é uma lesão de abdução na qual a fratura fibular é bem proximal (Fig. 4.30). A *fratura de Tillaux* é uma lesão de abdução com fratura de avulsão do tubérculo tibial anterior pelo ligamento tibiofibular anterior (Fig. 4.31). A *fratura de Wagstaffe-LeFort* é uma fratura de avulsão da porção medial anterior da fíbula distal pelo ligamento tibiofibular anterior.

As lesões de tornozelo geralmente requerem restauração anatômica do encaixe; de outro lado, o movimento excessivo e a instabilidade levam à doença articular degenerativa precoce. Entorses simples de tornozelo são tratadas de modo conservador com imobilização e tala. A maioria se consolida em um período de algumas semanas, mas algumas têm dor crônica e instabilidade recorrente. A RM nessas circunstâncias pode revelar um rompimento crônico do ligamento talofibular anterior (Fig. 4.32) ou outra patologia. Se a restauração satisfatória do encaixe não for obtida por métodos fechados, executam-se a redução aberta e fixação interna. Luxações de 1 mm a 2 mm são aceitáveis para o espaço articular medial; luxações de 3 mm a 4 mm são aceitáveis para o maléolo posterior. Fraturas maleolares mediais são geralmente fixadas por parafusos de compressão. Fraturas maleolares laterais podem ser fixadas por vários métodos, como placas corticais, parafusos, pinos ou combinações desses dispositivos.

As fraturas de compressão axial (carga vertical), também chamadas de *fraturas em pilão*, são decorrentes de quedas de alturas ou em colisões de automóveis nas quais o tálus é levado para o pilão tibial. Essas lesões são caracterizadas pela grave cominuição da diáfise tibial, fraturas intra-articulares através do pilão tibial e fraturas talares (Fig. 4.33). As fraturas maleolares e a ruptura ligamentar podem coexistir, indicando alguma combinação de compressão axial com adução, rotação lateral ou abdução.

Lesões do tendão do tornozelo

Os rompimentos do tendão do calcâneo e a tendinite geralmente ocorrem durante a prática de uma atividade física em homens de meia-idade. As condições que predispõem o tendão à lesão incluem artrite reumatoide, lúpus eritematoso sistêmico, diabetes melito e gota. O tendão do calcâneo normal é uma estrutura cônica com sinal uniformemente escuro em todas as sequências. Na secção transversal, ele possui uma forma igual à letra C, côncava em direção à tíbia. Rompimentos completos do tendão são evidentes na RM como descontinuidades com sinal alto nas imagens ponderadas em T1 e T2 (ver Fig. 1.17). Rompimentos parciais ficam evidentes igual ao engrossamento do tendão com bandas longitudinais de sinal aumentado na RM ponderada em T1 e T2 (Fig. 4.34). Como o tendão do calcâneo não tem uma bainha de tendão, o líquido franco ao redor do tendão não é observado. Contudo, o edema nos tecidos moles que circundam o tendão também pode ser visto após um rompimento agudo.

Tabela 4.1	Classificação AO-Weber das fraturas do tornozelo	
Tipo	Característica definidora	Lesões associadas
A	Fratura maleolar lateral abaixo do nível do espaço da articulação do tornozelo.	A sindesmose e o ligamento deltoide permanecem intactos, mas pode haver uma fratura oblíqua associada do maléolo medial.
B	Fratura oblíqua do maléolo lateral por meio de sindesmose.	Rompimento do ligamento deltoide ou fratura transversa do maléolo medial. Também pode ter uma fratura maleolar posterior associada.
C	Fratura da fíbula acima da sindesmose.	Ruptura da sindesmose. Rompimento do ligamento deltoide ou fratura maleolar medial transversa. Também pode ter uma fratura maleolar posterior associada.

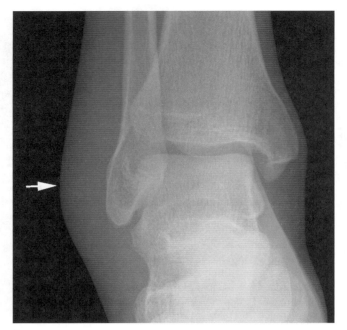

Figura 4.27 Entorse da parte lateral do tornozelo como demonstrado pelo edema do tecido mole (*seta*) sem fratura na radiografia AP.

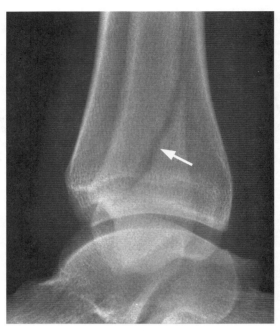

Figura 4.28 A radiografia lateral mostra lesão de rotação lateral do tornozelo com fratura fibular oblíqua (*seta*).

As lesões no tendão do tibial posterior costumam ser crônicas, apresentando-se classicamente em mulheres de meia-idade como uma deformidade de pé plano unilateral. O tendão do tibial posterior normal atravessa o tornozelo posterior e inferior ao maléolo medial e então vira anteriormente junto à planta do pé para se inserir na tuberosidade do osso navicular, com vários deslizes fibrosos nos aspectos plantares dos ossos navicular e cuneiforme mediais. O tibial posterior fornece suporte dinâmico para o arco longitudinal medial do pé, e rupturas deste estão, portanto, associadas com a deformidade de pé plano unilateral, adquirida muitas vezes sem uma história de trauma. Nas radiografias de sustentação de peso laterais, a perda do arco longitudinal pode ser evidente. Na RM, os rompimentos do tibial posterior são observados com mais frequência na inserção navicular ou a poucos centímetros dela, distais ao maléolo medial. O tendão será engrossado e terá sinal aumentado na RM ponderada em T1 e T2, com perda de continuidade, edema circundante e flexão na bainha do tendão (Fig. 4.35). Achados de RM similares sem perda de continuidade podem indicar tendinite do tibial posterior.

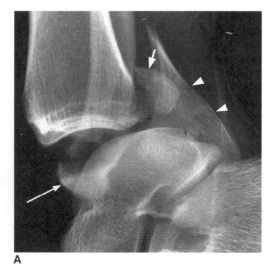
A

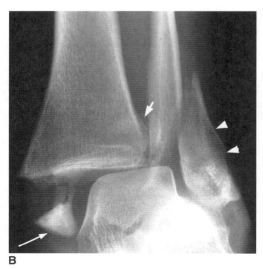
B

Figura 4.29 Luxação de fratura por rotação lateral do tornozelo. **A, B:** Radiografias AP e lateral mostram fraturas luxadas do maléolo medial (*seta longa*), maléolo lateral (*pontas de setas*) e maléolo posterior (*seta curta*), com subluxação lateral e posterior do tálus.

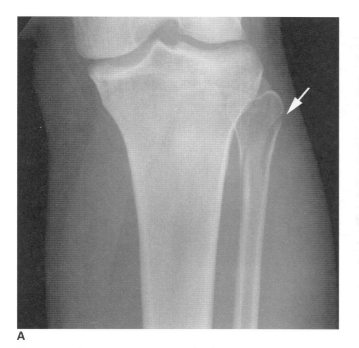
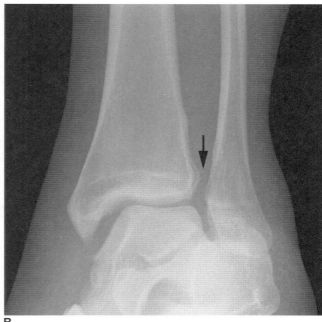

Figura 4.30 A: Fratura de Maisonneuve (*seta*) da fíbula proximal. **B:** Abdução associada do maléolo lateral e rompimento da sindesmose (*seta*).

As lesões do tendão do tibial posterior são mais observadas em pacientes cuja atividade física inclui flexão plantar forçada e eversão do tornozelo; a localização superficial do tendão também o torna vulnerável às lacerações (Fig. 4.36).

As lesões do tendão fibular geralmente ocorrem nas lesões agudas. O osso sesamoide, se presente, pode ser fraturado (Fig. 4.37) ou pode migrar proximalmente com o tendão se retraindo. Os rompimentos do fibular curto ocorrem, em geral, no nível do maléolo lateral à medida que ele realiza seu trajeto de posterior para anterior ao maléolo. Divisões longitudinais são mais comuns que rupturas transversas (Fig. 4.38). Os rompimentos do fibular longo podem acompanhar lesões do fibular curto, mas são menos comuns e, em geral, não ocorrem isoladamente.

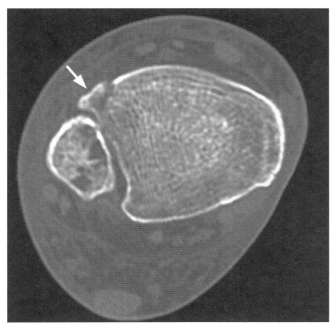

Figura 4.31 Fratura de Tillaux mostrada na TC axial (*seta*).

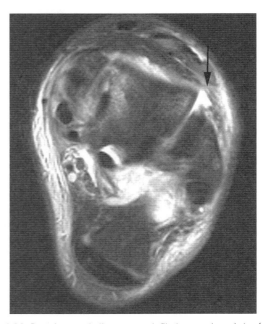

Figura 4.32 Rompimento do ligamento talofibular anterior crônico (*seta*) na RM com supressão de gordura ponderada em T2.

78   Parte I • Trauma

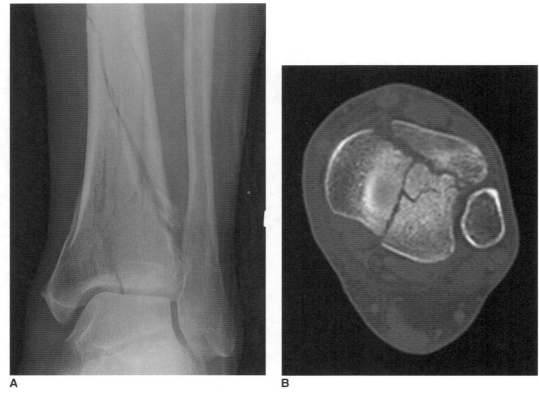

Figura 4.33 A: Fratura por compressão axial intra-articular da tíbia distal (fratura do pilão). **B:** Fratura do pilão mostrada por TC no nível da tíbia distal.

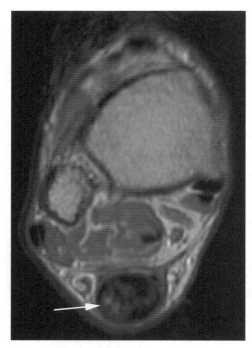

Figura 4.34 Tendinopatia do tendão do calcâneo. A RM ponderada em T2 axial mostra um contorno anormalmente redondo do tendão do calcâneo distal com sinal em T2 hiperintenso interposto por suas fibras (seta).

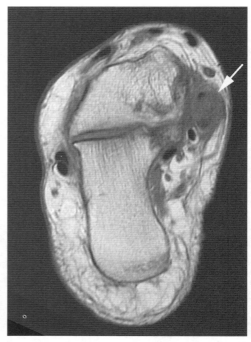

Figura 4.35 Rompimento do tendão do tibial posterior. A RM axial com densidade de prótons mostra rompimento dentro do tendão do tibial posterior com inflamação circunjacente (seta).

Capítulo 4 • Trauma em adultos: membros inferiores 79

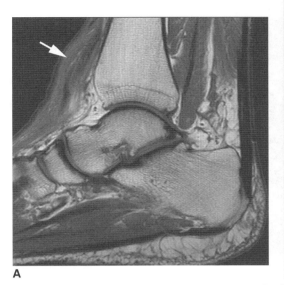
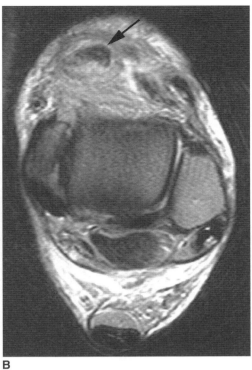

Figura 4.36 Rompimento do tendão do tibial anterior e tendinopatia. **A:** A RM ponderada em T1 sagital do tornozelo mostra espessamento anormal e sinal hipointenso dentro do tendão do tibial anterior parcialmente rompido (*seta*). **B:** A RM *fast spin echo* com saturação de gordura ponderada em T2 axial do tornozelo mostra espessamento anormal do tendão do tibial anterior e hiperintensidade de sinal dentro do mesmo tendão, consistente com uma rotura parcial (*seta*).

Pé

Tálus

As fraturas osteocondrais laterais do tálus podem ocorrer quando a inversão forçada esmaga a borda lateral da cúpula do tálus contra a fíbula (Fig. 4.39). A fratura osteocondral menos comum pode acompanhar a impactação do tálus contra a tíbia. A apresentação clínica pode ser dor inespecífica no tornozelo. Os termos *defeito osteocondral* e *osteocondrite dissecante* são muitas vezes aplicados a

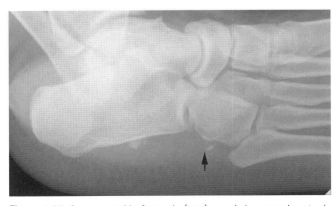

Figura 4.37 Osso sesamoide fraturado (*seta*) associado a rompimento do fibular longo.

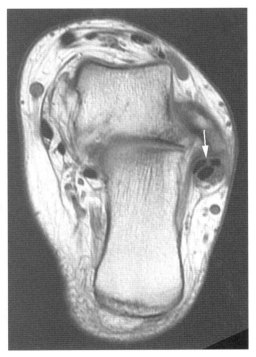

Figura 4.38 Rotura longitudinal do tendão fibular curto. A RM ponderada em T1 do tornozelo mostra uma fissura longitudinal anormal do tendão fibular curto com baixo sinal na bainha tendínea (*seta*).

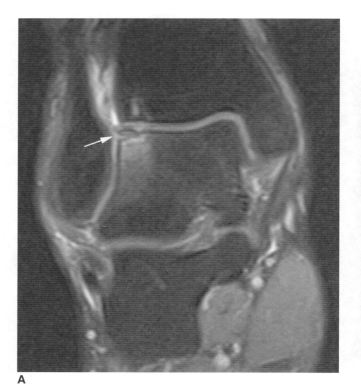
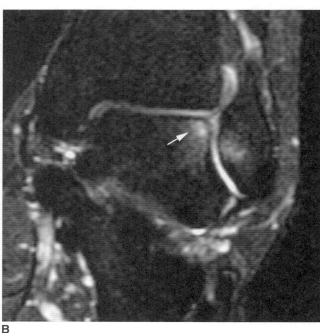

Figura 4.39 Lesões osteocondrais na cúpula do tálus (pacientes diferentes). **A:** A RM coronal com supressão de gordura com densidade de próton do tornozelo mostra um pequeno defeito osteocondral na cúpula do tálus lateral. O fragmento central é separado e parcialmente luxado na cúpula do tálus (*seta*), e há líquido circundante. O edema na medula óssea subcondral também é observado na face lateral do pilão tibial. **B:** A RM com supressão de gordura em T2 coronal mostra edema da medula focal (*seta*) na cúpula do tálus lateral e face medial do maléolo lateral.

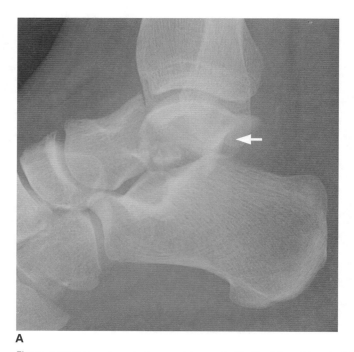
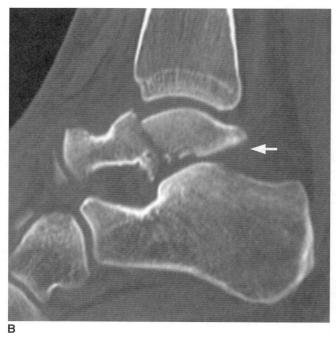

Figura 4.40 Fratura-luxação do corpo talar cominuída. O calcâneo é luxado distalmente na faceta articular posterior da articulação subtalar (*setas*). **A:** Radiografia lateral. **B:** Reformatação de TC no plano sagital.

fraturas osteocondrais da cúpula do tálus. Os defeitos osteocondrais podem requerer TC ou RM para demonstração. As lesões osteocondrais associadas da fíbula ou pilão tibial podem ocorrer. A gravidade dos defeitos osteocondrais varia de uma lesão na cartilagem (estágio 1), um fragmento osteocondral inserido (estágio 2), um fragmento separado, mas não luxado (estágio 3), e, finalmente, um fragmento luxado (estágio 4). A osteonecrose dos fragmentos inseridos e separados é comum. Se luxado, o fragmento se torna um corpo livre na cápsula articular.

Luxação subtalar, luxação simultânea das articulações talonavicular e talocalcânea com o tálus dentro do encaixe do tornozelo podem ocorrer com quedas, batidas automobilísticas ou outro trauma grave (Fig. 4.40). A maioria das luxações subtalares é medial, uma vez que podem ocorrer quando há uma aterrissagem desajeitada sobre um pé em flexão plantar e invertido (pé de basquetebol). Raramente, o trauma de alta energia como batidas automobilísticas pode causar extrusão de todos os fragmentos, ou dos principais, do tálus, deixando os outros ossos intactos e no lugar (Fig. 4.41).

As fraturas do corpo ou do colo ocorrem por meio de vários mecanismos muito mal compreendidos. Nos casos mais graves, a fratura sofre luxação e a articulação subtalar sofre subluxação ou luxação (Fig. 4.42). Como o suprimento vascular do tálus passa de distal a proximal, pode ocorrer uma osteonecrose do fragmento proximal, sugerida pela osteoporose aguda que acompanha a consolidação da fratura. Fraturas por estresse do tálus são incomuns, mas sua localização típica é verticalmente através do colo.

Uma fratura do tubérculo lateral do processo posterior do tálus é chamada de *fratura de Shepherd*.

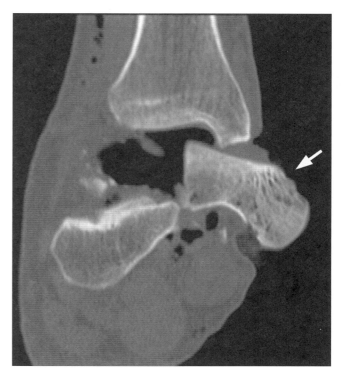

Figura 4.41 Extrusão talar aberta parcial (*seta*) mostrada pela reformatação de TC no plano coronal.

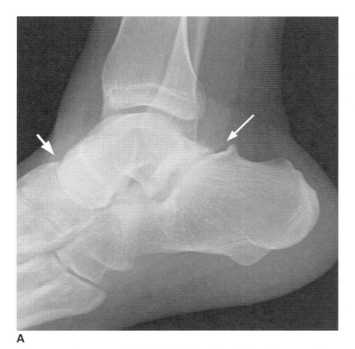

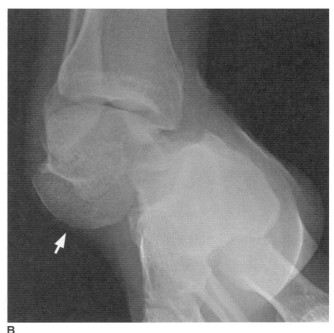

Figura 4.42 Luxação subtalar do pé. **A:** A radiografia lateral mostra alinhamento anormal nas articulações talonavicular (*seta curta*) e na faceta posterior (*seta longa*). **B:** A radiografia AP mostra o tálus dentro do tornozelo, mas o restante do pé se luxou medialmente como uma unidade. A superfície articular distal (*seta*) está exposta.

Calcâneo

As fraturas calcâneas intra-articulares são causadas por carga axial, como em quedas nas quais o calcanhar sustenta o impacto inicial ou em batidas automobilísticas com a cabeça. Tais fraturas do calcâneo são bilaterais em 10% dos casos e, em virtude do mecanismo comum de carga, podem estar associadas com compressão ou fraturas por explosão da coluna toracolombar e outras fraturas dos membros inferiores. Embora a carga que ocorre durante essas lesões possa ser rápida e maciça, resultando em cominuição ampla, há um padrão de lesão consistente.

O calcâneo, junto com o cuboide e o quinto metatarso, forma o arco longitudinal de sustentação de peso na porção lateral do pé que sustenta o tálus e as estruturas acima. Com a carga axial excessiva, o

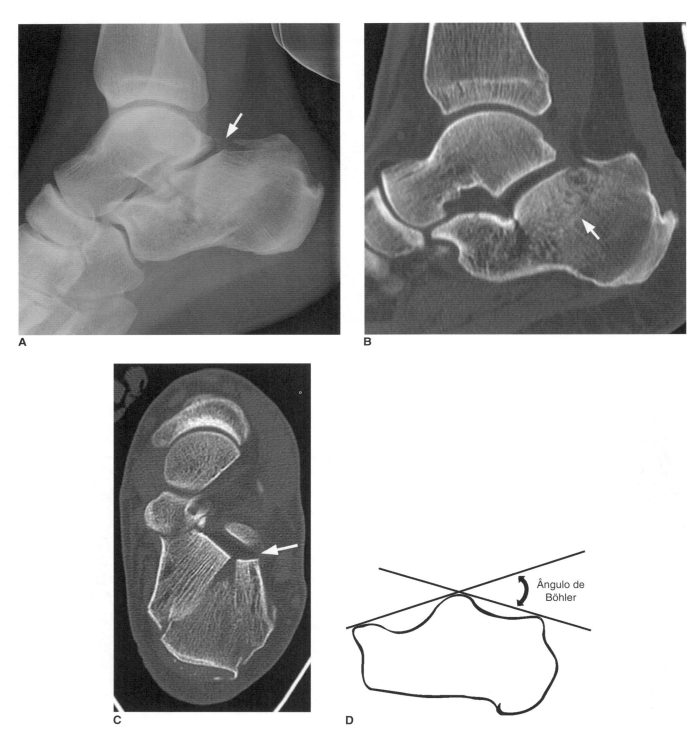

Figura 4.43 Fratura do calcâneo (depressão articular). **A:** A radiografia lateral mostra achatamento do calcâneo (*seta*). **B:** A reformatação em TC no plano sagital mostra impactação da faceta posterior (*seta*) para dentro do corpo do calcâneo. **C:** A TC axial mostra cominuição da faceta posterior (*seta*). **D:** O ângulo de Böhler é normalmente de 29 a 40°.

arco consistentemente se rompe no centro do seio do tarso, onde o processo lateral do tálus desce como um machado. O sustentáculo do tálus se rompe como um fragmento separado, e o arco entra em colapso. Com a carga contínua, o tálus pode diminuir a faceta calcânea posterior para dentro da substância do corpo do calcâneo, que por sua vez pode explodir em uma grande quantidade de minúsculos fragmentos (tipo depressão articular) (Fig. 4.43). De maneira alternativa, a faceta posterior e a porção superior do corpo podem se cortar horizontalmente à medida que o tálus é forçado à frente (tipo língua) (Fig. 4.44). As fraturas do calcâneo intra-articulares são geralmente óbvias nos filmes simples, em razão do achatamento do arco longitudinal ósseo normal e da presença de muitos fragmentos. Os tecidos moles são muitas vezes extensivamente lesionados nas fraturas do calcâneo. Em alguns casos, se as fraturas forem impactadas e não luxadas, uma diminuição no ângulo de Böhler é um sinal radiográfico útil. O prognóstico de longo prazo é ruim: as sequelas de ampliamento residual do calcanhar e a doença articular degenerativa subtalar pós-traumática são comuns.

As fraturas do calcâneo extra-articulares mais comuns – aquelas que não envolvem a articulação subtalar – são uma fratura por avulsão do processo anterior. Essa fratura ocorre onde o ligamento bifurcado liga o calcâneo ao cuboide e ao navicular. Essas lesões podem ocorrer com a inversão do pé e são facilmente negligenciadas quando o tornozelo é examinado.

As fraturas por estresse do calcâneo ocorrem tipicamente através da tuberosidade. O plano de fratura é perpendicular às trabéculas de sustentação de estresse.

Mediopé

O navicular é um lugar comum para as fraturas por estresse; essas fraturas são mais bem demonstradas pela RM. As fraturas do corpo do navicular ocorrem com o trauma maior e muitas envolvem as várias superfícies articulares e articulações (Fig. 4.45). As fraturas por avulsão podem estar associadas com lesões ligamentares do mediopé. A fratura-luxação do mediopé (fratura de Chopart) pode ocorrer através das articulações talonavicular e calcaneocubóidea durante incidentes como batidas de motocicletas (Fig. 4.46).

Parte dianteira do pé

A luxação da parte dianteira do pé (fratura de Lisfranc) pode ocorrer após uma variedade de traumas, como quedas, compressão longitudinal com hiperflexão e carga de rotação. Na maioria dos casos, os metatarsos múltiplos são luxados na mesma direção (homolateral) lateral e dorsalmente (Fig. 4.47); em alguns casos, o segundo ao quinto metatarsos são luxados lateralmente, e o primeiro metatarso é luxado medialmente (divergente). Uma fratura transversa através da base do segundo metatarso e fraturas por avulsão dos metatarsos proximais ou tarsais distais estão frequentemente associadas.

As fraturas por avulsão na base do quinto metatarso, próximas à tuberosidade do metatarso, são causadas pela carga de tensão transmitida através do cordão lateral da aponeurose plantar durante a inversão súbita do pé. Como uma lesão por tensão, a linha de fratura é orientada transversalmente para a direção da força aplicada (Fig. 4.48). Essas fraturas são intra-articulares e costumam ocorrer com o trauma no tornozelo. O fragmento da fratura inclui a inserção do tendão fibular curto.

As fraturas das diáfises metatarsais ocorrem comumente com o trauma direto. As diáfises distais dos metatarsais são localizações comuns de fraturas por estresse, em particular naquelas associadas com a corrida e a marcha. As fraturas por estresse dos metatarsais podem ser radiograficamente ocultas na apresentação e podem requerer um exame ósseo por radionuclídeo ou RM para demonstração. Com a consolidação, as fraturas se tornam aparentes à

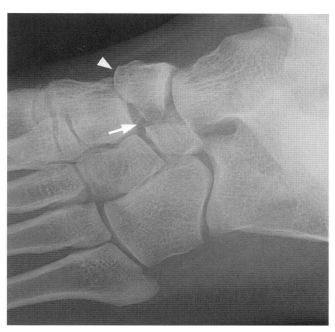

Figura 4.45 Fratura intra-articular (*seta*) do corpo do navicular com cominuição central e subluxação (*ponta de seta*) da articulação navicular-primeiro cuneiforme.

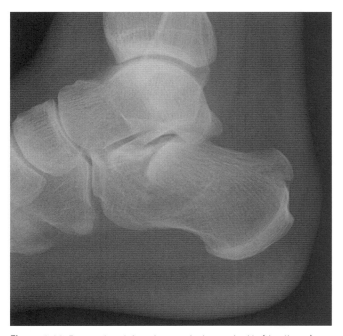

Figura 4.44 Fratura do calcâneo intra-articular cominuída (tipo língua).

84   Parte I • Trauma

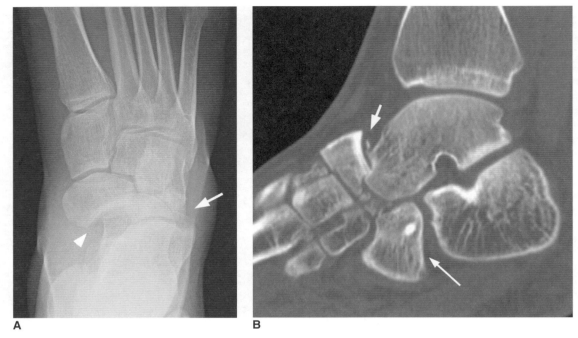

Figura 4.46 Fratura-luxação da fratura de Chopart. **A:** A radiografia AP mostra luxação medial das articulações talonavicular (*ponta de seta*) e calcaneocubóidea (*seta*). **B:** A reformatação em TC no plano sagital mostra luxação talonavicular (*seta curta*) com cominuição e fratura por impactação da cabeça do tálus. A superfície articular cuboide (*seta longa*) não se articula com o calcâneo nesta representação.

medida que o calo calcificado se torna visível. Uma fratura da diáfise proximal do quinto metatarso que é extra-articular e distal à tuberosidade do metatarso pode ser conhecida pelo epônimo *fratura de Jones* (Fig. 4.49). As fraturas de Jones são tipicamente fraturas por estresse e requerem um tratamento diferente daquele das fraturas por avulsão simples da base do quinto metatarso.

As luxações dos dedos são relativamente incomuns, com exceção da articulação MTF (Fig. 4.50). Lesões do dedo do pé batido

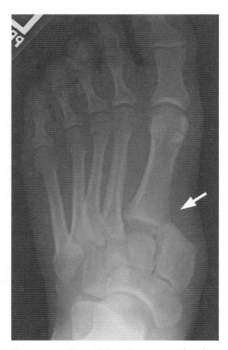

Figura 4.47 Fratura-luxação de Lisfranc homolateral (*seta*).

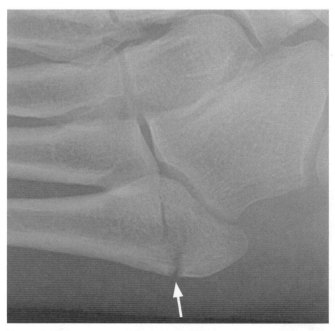

Figura 4.48 Fratura por avulsão da base do quinto metatarso na inserção do tendão fibular curto (*seta*).

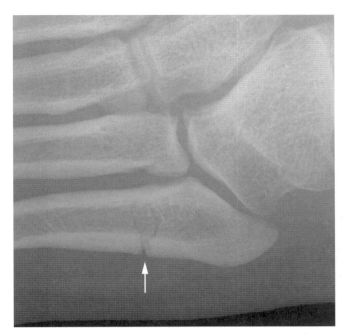

Figura 4.49 Fratura extra-articular do quinto metatarso proximal (fratura de Jones) (*seta*).

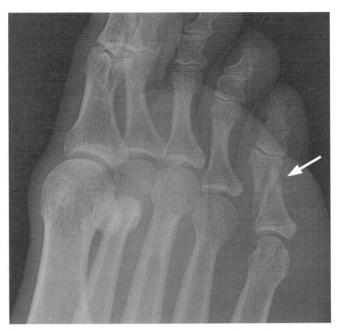

Figura 4.51 Lesão por trauma direto do quinto dedo com fratura oblíqua (*seta*) da falange proximal.

costumam carregar os dedos afetados axialmente, resultando em fraturas oblíquas das diáfises da falange (Fig. 4.51). De maneira alternativa, podem ocorrer fraturas cominuídas em formato de T ou Y nas extremidades proximais das falanges. O trauma direto aos dedos dos pés proveniente da queda de objetos ou contratempos com condução motorizada ou a rodas são comuns e podem resultar em fraturas transversas ou cominuídas das falanges (Fig. 4.52).

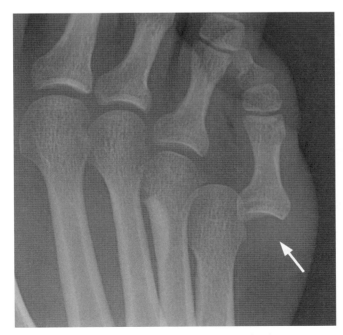

Figura 4.50 Luxação dorsal da quinta articulação MTF (*seta*).

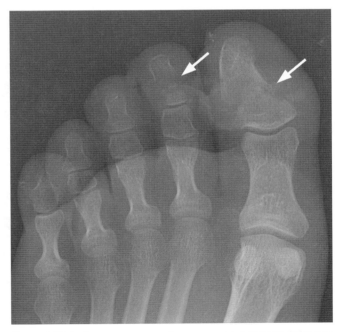

Figura 4.52 Lesões por esmagamento nos primeiro e segundo dedos com fraturas transversas das falanges distais (*setas*).

Referências bibliográficas e leituras sugeridas

Armagan OE, Shereff MJ. Injuries to the toes and metatarsals. *Orthop Clin North Am.* 2001;32(1): 1–10.

Berquist TH, ed. *Radiology of the Foot and Ankle.* 2nd Ed. Philadelphia, PA: Lippincott Williams & Wilkins; 2000.

Berquist TH. *MRI of the Musculoskeletal System.* 5th Ed. Philadelphia, PA: Lippincott Williams & Wilkins; 2005.

Browner B, Jupiter J, Levine A, Trafton P, Krettek C. *Skeletal Trauma: Fractures, Dislocations, Ligamentous Injuries.* 4th Ed. Philadelphia, PA: Saunders; 2008.

Bucholz RW, Heckman JD, Court-Brown C, Tornetta P. *Rockwood and Green's Fractures in Adults.* 7th Ed. Philadelphia, PA: Lippincott Williams & Wilkins; 2009.

Chew FS, Maldjian C. *Broken Bones: The X-ray Atlas of Fractures.* Seattle, WA: BareBonesBooks.com; 2009.

Dunfee WR, Dalinka MK, Kneeland JB. Imaging of athletic injuries to the ankle and foot. *Radiol Clin North Am.* 2002;40(2):289–312.

eMedicine. http://www.emedicine.medscape.com.

Fox MG. MR Imaging of the meniscus. Review, current trends, and clinical implications. *Radiol Clin North Am.* 2007;45:1033–1053.

Griffin LY. *Essentials of Musculoskeletal Care.* 3rd Ed. Rosemont, IL: American Academy of Orthopedics; 2005.

Hayes CW, Brigado MK, Jamadar DA, Propeck T. Mechanism-based pattern approach to classification of complex injuries of the knee depicted at MR Imaging. *Radiographics* 2000;20:S121–S134.

Helms CA, Major NM, Anderson MW, et al. *Musculoskeletal MRI.* 2nd Ed. Philadelphia, PA: Saunders; 2009.

Michelson JD, Myers A. Jinnah R, et al. Epidemiology of hip fractures among the elderly. Risk factors for fracture type. *Clin Orthop* 1995;311:129–135.

Pedowitz R, Resnick D. Chung CB. *Magnetic Resonance Imaging in Orthopedic Sports Medicine.* Berlin: Springer; 2008.

Robinson CM, Court-Brown CM, McQueen MM, et al. Hip fractures in adults younger than 50 years of age. Epidemiology and results. *Clin Orthop.* 1995;312:238–246.

Rogers LF. *Radiology of Skeletal Trauma.* 3rd Ed. New York, NY: Churchill Livingstone; 2002.

Sanders TG, Medynski MA, Feller JF, Lawhorn KW. Bone contusion patterns of the knee at MR imaging: Footprint of the mechanism of injury. *Radiographics.* 2000;20:S135–S151.

Schmidt AH, Asnis SE, Haidukewych G, Koval KJ, Thorngren KG. Femoral neck fractures. *Instr Course Lect.* 2005;54:417–445.

Stoller DW. *Magnetic Resonance Imaging in Orthopaedics and Sports Medicine.* 3rd Ed. Philadelphia, PA: Lippincott Williams & Wilkins; 2006.

Wheeless CR III ed. *Wheeless' Textbook of Orthopaedics.* http://www.wheelessonline.com.

Wojtys EM, Chan DB. Meniscus structure and function. *Instr Course Lect.* 2005;54:323–30.

5 Trauma em crianças

Epidemiologia
Biomecânica
Lesões na placa de crescimento
Fraturas expostas
Consolidação e tratamento das fraturas
Lesões no tecido mole

Mão e antebraço
Cotovelo
Ombro e úmero
Coluna vertebral
  Trauma agudo
  Espondilólise e espondilolistese

Pelve e fêmur
Joelho
Tíbia e tornozelo
Lesões relacionadas ao esporte
Abuso infantil

As fraturas em crianças e em adultos não podem ser consideradas igualmente, em razão das diferenças de anatomia, biomecânica e exposição ao trauma.

Epidemiologia

A incidência, o tipo e a distribuição etária das fraturas das crianças variam nos países e regiões, por conta de diferenças culturais e ambientais. As fraturas nas crianças são primeiramente observadas no parto, provenientes de trauma no nascimento. Elas se tornam mais predominantes com o caminhar (e cair) na criança pequena, com o pico da incidência em meninas ocorrendo aproximadamente aos 11 anos de idade e, nos meninos, por volta dos 14 anos de idade. Perto dos 16 anos, 42% dos meninos e 27% das meninas terão sofrido pelo menos uma fratura.

Nos Estados Unidos, a maioria das fraturas nas crianças é o resultado de acidentes ao brincar e lesões relacionadas aos esportes. As fraturas são mais comuns nos meninos do que nas meninas em uma razão aproximada de 2:1. O membro superior é fraturado com maior frequência do que o membro inferior, sobretudo o membro superior esquerdo. Após o primeiro ano de idade, o trauma é a principal causa de morte entre as crianças, responsável por 50% de todas as mortes infantis entre 1 e 14 anos de idade. Os meninos apresentam também maior risco de morrer por um trauma do que as meninas. A maioria das mortes por trauma nas crianças é resultante de lesões na cabeça.

Biomecânica

O esqueleto imaturo possui placas de crescimento cartilaginosas, epífises cartilaginosas e um periósteo espesso, forte. O osso imaturo é mais poroso do que o osso adulto e funciona menos como uma unidade mecânica simples e mais como um agregado de pequenas unidades. O osso infantil é menos rígido e mais maleável (dúctil) do que o osso adulto. As linhas de fratura não se propagam muito e um osso carregado tem maior probabilidade de se dobrar e deformar do que de se quebrar e estilhaçar. Existem cinco tipos gerais de fraturas infantis: fratura de deformação, deformação plástica, fraturas em galho verde, fraturas completas e fraturas da placa de crescimento.

O osso cortical nas crianças pode falhar sob carga tanto de compressão quanto de tensão. A falha óssea sob carga de compressão resulta em uma fratura de deformação. Fraturas de deformação (também chamadas de fraturas em "torus") são fraturas de impactação incompletas nas quais o córtex ao redor de toda a circunferência do osso ou de parte dela fica saliente (Fig. 5.1). Elas ocorrem na metáfise, onde a porosidade do osso é maior, e são mais comuns em crianças com idade pré-escolar. Nas radiografias, as fraturas de deformação podem ser reconhecidas por uma protrusão angular e focal do córtex, com pequena angulação da diáfise e edema do tecido mole subjacente.

Com a carga angular, ocorre o arqueamento elástico e então o plástico (ver Fig. 5.15). O arqueamento plástico traumático resulta em uma inclinação permanente, causada por uma série de fraturas de cisalhamento microscópicas no aspecto côncavo sem rompimento amplo do córtex ou das trabéculas. O recolhimento elástico permite a um osso dobrado recuperar parte de sua forma normal. O arqueamento plástico é visto com mais frequência na ulna, em associação com fraturas do rádio, e na fíbula, em associação com fraturas da tíbia. Nas radiografias, o arqueamento plástico pode ser reconhecido por uma inclinação anormal do osso afetado.

Quando um osso está angulado além dos limites do arqueamento, o lado convexo não obtém tensão e o lado côncavo se inclina, resultando em uma fratura transversa incompleta, angulada. Essa é chamada de fratura em galho verde (ver Fig. 5.15). O recolhimento elástico geralmente diminui o grau de angulação; a tração muscular costuma aumentá-lo.

O periósteo fica intacto no lado côncavo da inclinação, mas não no lado convexo, deixando uma dobra periosteal. As fraturas em galho verde são observadas com mais frequência em crianças com idade escolar primária. Os únicos locais anatômicos onde as fraturas em galho verde são comuns são as diáfises do rádio e da ulna. Nas radiografias, as fraturas em galho verde podem ser reconhecidas pela deformidade de arqueamento do osso afetado, com uma fratura transversa que se estende através do córtex no lado convexo do arco.

As fraturas completas através do osso em crianças se assemelham às fraturas em adultos. Contudo, o desvio das fraturas completas depende do periósteo estar ou não rompido. Uma dobra periosteal geralmente está presente em um lado, permitindo a angulação, mas não muita luxação. As fraturas em crianças raramente são cominuídas. Assim como os ossos adultos, a direção da carga determina a configuração da linha da fratura.

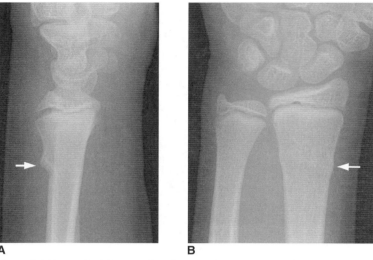

Figura 5.1 Fratura de deformação (*setas*) da metáfise radial distal. **A:** Radiografia lateral. **B:** Radiografia PA.

Lesões na placa de crescimento

A cartilagem da placa de crescimento absorve e dissipa um pouco da energia de carga, reduzindo a probabilidade de uma fratura. A placa de crescimento está inserida internamente à metáfise pela interdigitação do osso com a zona de cartilagem calcificada e externamente pelo periósteo. A placa de crescimento é relativamente fraca, comparada com a cápsula e os ligamentos das articulações adjacentes, e os mecanismos de lesão que tendem a resultar nas lesões articulares ligamentares em adultos tipicamente geram, em crianças, fraturas na placa de crescimento. A placa de crescimento é particularmente vulnerável à lesão quando carregada em torção ou cisalhamento, mas é relativamente resistente à tensão e compressão. Quando a epífise é separada da metáfise, o plano de separação através da placa de crescimento está na zona de transformação da cartilagem, entre as camadas calcificadas e não calcificadas, deixando as camadas de células germinativas com a epífise e a cartilagem calcificada com a metáfise. O desvio não ocorre a menos que o periósteo também esteja rompido.

As lesões na placa de crescimento representam aproximadamente um terço das lesões esqueléticas em crianças. Os locais mais comuns de fraturas nas placas de crescimento são o punho e o tornozelo. As fraturas na placa de crescimento são mais comuns nos meninos do que nas meninas. O pico da incidência nos meninos é aos 14 anos de idade e, nas meninas, aos 11 e 12 anos de idade. Essa diferença pode ser responsável pelas discrepâncias na taxa de maturação esquelética entre meninos e meninas. Às vezes, uma placa de crescimento normal pode ser confundida com uma fratura. O *Atlas of Normal Developmental Roentgen Anatomy*, de Keats e Smith, é uma boa referência para a revisão da aparência radiológica do esqueleto em várias idades; em algumas circunstâncias, pode ser necessário radiografar a parte contralateral do corpo para comparação.

Salter e Harris descreveram cinco tipos de fraturas da placa de crescimento (Fig. 5.2) e a sua classificação deve ser usada na descrição de fraturas nessa região. O tipo mais comum é a fratura de Salter do tipo II. Existem vários outros sistemas de classificação das lesões da placa de crescimento, de variada complexidade, mas o sistema de Salter-Harris é universalmente entendido.

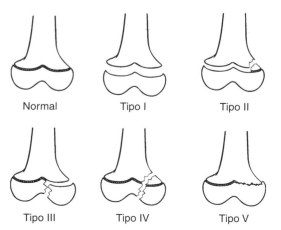

Figura 5.2 Classificação de Salter-Harris das fraturas da placa de crescimento.

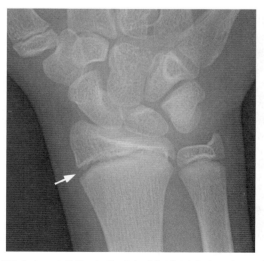

Figura 5.3 Fratura de Salter do tipo I do rádio distal. A placa de crescimento radial aparece ampla (*seta*) comparada àquela da ulna.

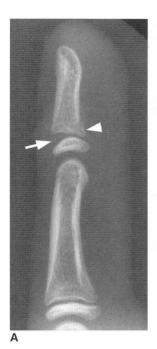
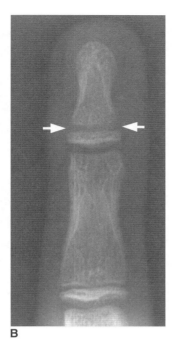

Figura 5.4 Fratura de Salter do tipo II da falange distal. **A:** A incidência lateral mostra a fratura passando através da placa de crescimento (*seta*) e incluindo um pequeno pedaço da metáfise (*ponta de seta*). **B:** A incidência PA mostra ampliação da placa de crescimento (*setas*).

Uma fratura de Salter do tipo I se estende através da placa de crescimento sem envolver o osso (Fig. 5.3). Esse tipo é geralmente causado por cisalhamento, torção ou avulsão. Como as fraturas de Salter do tipo I não desviam a menos que o periósteo esteja rompido, elas podem ser de difícil demonstração radiológica sem incidências de estresse. Os locais mais comuns das fraturas de Salter do tipo I são o maléolo lateral do tornozelo e o rádio distal.

Nas fraturas de Salter do tipo II, o plano da fratura passa através de uma grande parte da placa de crescimento, mas inclui uma porção do osso metafisário em um dos lados (Fig. 5.4). O periósteo fica intacto no lado com o fragmento metafisário, mas rompido no lado oposto. Os locais mais comuns de fraturas de Salter do tipo II são as falanges dos dedos e o rádio distal.

As fraturas de Salter do tipo III incluem uma parte da epífise e são intra-articulares. Elas são mais comuns quando a placa de crescimento está parcialmente fechada, por isso, tendem a ocorrer em adolescentes. A maioria desse tipo de fratura é por avulsão ocorrida nos locais de inserção ligamentar e tendínea. As fraturas de Salter do tipo III são comumente localizadas nas falanges dos dedos e do polegar (Fig. 5.5) e no maléolo medial do tornozelo.

As fraturas de Salter do tipo IV envolvem a metáfise e a epífise e são intra-articulares. Os locais mais comuns de ocorrência dessas fraturas são o côndilo lateral do cotovelo e o maléolo medial do tornozelo (Fig. 5.6). Como o desvio do fragmento da fratura provavelmente resultará no fechamento prematuro da placa de crescimento, as fraturas de Salter do tipo IV têm um prognóstico pior do que dos tipos I ou II. A redução aberta e a fixação interna podem ser requeridas para o tratamento dessas fraturas.

Uma lesão de Salter do tipo V acontece por batida da placa de crescimento proveniente da carga axial. Essas lesões são extremamente raras e não ocorrem em muitas grandes séries de fraturas da placa de crescimento. Quase por definição, essas lesões podem não ser reconhecidas até que o cessar do crescimento seja observado (Fig. 5.7).

A placa de crescimento é circundada por um anel pericondral que aparece para regular o seu diâmetro. A luxação do anel pericondral permite um crescimento longe da placa lateralmente, que resulta em um osteocondroma pós-traumático (ver Cap. 9). A remoção de um segmento do anel, por exemplo, por uma lesão causada por lâmina de cortador de grama, permite que uma ponte óssea (barra fisária) se desenvolva sobre a placa de crescimento, amarrando-a e levando-a à deformidade angular à medida que o crescimento prossegue (Fig. 5.8).

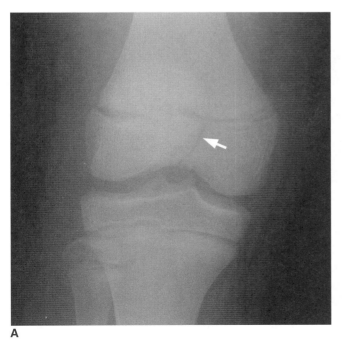
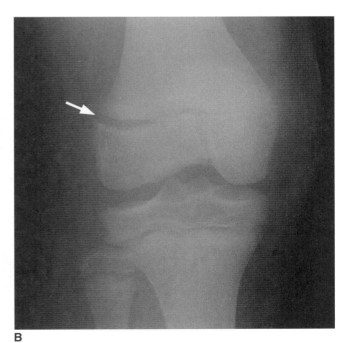

Figura 5.5 Fratura de Salter do tipo III do fêmur distal. **A:** A radiografia AP mostra fratura (*seta*) através da porção intercondilar da epífise. **B:** A radiografia oblíqua mostra ampliação (*seta*) da placa de crescimento femoral lateral.

90   Parte I • Trauma

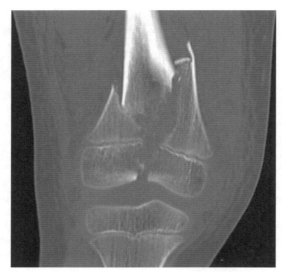

Figura 5.6 Fratura de Salter do tipo IV da placa de crescimento femoral distal. A linha da fratura intercondilar se estende através da metáfise, fise e epífise.

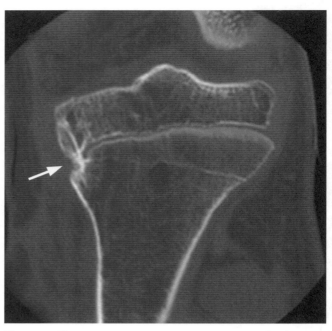

Figura 5.8 TC coronal da tíbia proximal mostra barra fisária (*seta*) causada por uma lesão da placa de crescimento tibial proximal por lâmina de barco, resultando em crescimento assimétrico com deformidade angular.

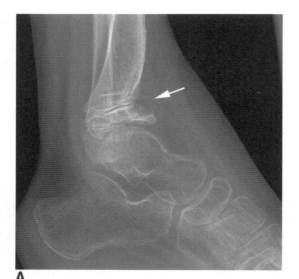

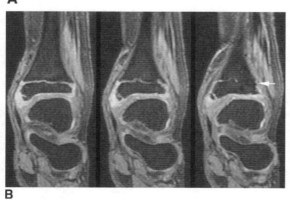

Figura 5.7 Fratura de Salter do tipo V da placa de crescimento da tíbia distal. **A:** Radiografia lateral do tornozelo 1 ano após a lesão mostra uma deformidade de crescimento (*seta*). **B:** A imagem de RM com supressão de gordura de densidade de prótons no plano coronal mostra a porção prematuramente fechada da placa de crescimento (*seta*).

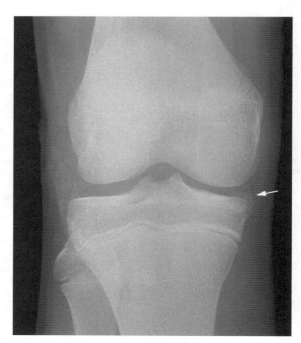

Figura 5.9 Fratura epifisária tibial (*seta*).

As fraturas da epífise em crianças sem envolvimento da placa de crescimento podem ocorrer como fraturas osteocondrais ou por avulsão (Fig. 5.9). Quando as fraturas envolvem somente a cartilagem, podem não ser reconhecidas. Essas lesões não foram incluídas na classificação original de Salter-Harris.

Apófises são proeminências ósseas que aceitam tipicamente a tração de um tendão ou músculo inserido, e as fraturas que as envolvem ocorrem quase sempre por avulsão. As fraturas das apófises são lesões de Salter do tipo I ou III.

No membro superior, as lesões por avulsão apofisária estão comumente localizadas no epicôndilo medial, no processo do olécrano, no processo coronoide e no processo coracoide; no membro inferior, estão no tubérculo tibial anterior, nos trocanteres femorais e no calcâneo. Existem vários locais ao redor da pelve que podem sofrer avulsão.

Fraturas expostas

As fraturas expostas em crianças são tipicamente o resultado de acidentes, muitos dos quais são evitáveis (Fig. 5.10). Elas correspondem a aproximadamente 3% das fraturas em crianças. Nas radiografias, as fraturas expostas podem ser reconhecidas por presença de gás no local da fratura, uma ferida no tecido mole que se estende para o local da fratura, protrusão do osso através dos tecidos moles, fragmentos perdidos de osso ou penetração de corpos estranhos no osso.

Consolidação e tratamento das fraturas

A consolidação da fratura em crianças é rápida (Tab. 5.1). Quanto mais jovem for a criança e maior for o potencial de crescimento restante do osso fraturado, mais rápidas e mais completas se tornam a consolidação e a remodelagem. A remodelagem da fratura é um processo de reabsorção óssea e deposição periosteal. Ela pode arredondar as bordas salientes pela reabsorção óssea e preencher concavidades pelo novo osso periosteal. Contudo, maus alinhamentos em varo, valgo e de rotação não melhoram por esse processo (Fig. 5.11). À medida que o crescimento prossegue e o osso se alarga, a atividade simétrica na placa de crescimento e no periósteo tende a corrigir o mau alinhamento angular. A hiperemia proveniente da consolidação da fratura pode levar ao crescimento excessivo, de modo que uma redução pode ser deixada intencionalmente mais curta do que anatômica em uma antecipação do crescimento excessivo. A pseudartrose das fraturas em crianças é rara, a menos que sejam intra-articulares. A maioria das fraturas em crianças é tratada de modo fechado, mas a redução aberta e a fixação interna por pinos, fios, placas, parafusos e hastes é, algumas vezes, necessária.

Nas fraturas da placa de crescimento, a produção da cartilagem crescente pode não ser interrompida pela fratura se o suprimento sanguíneo para a epífise separada permanecer intacto. Após uma fratura, a placa de crescimento se amplia até que a zona normal da transformação da cartilagem seja restabelecida; e, então, retorna ao normal (Fig. 5.12). O processo de consolidação para as fraturas de Salter dos tipos I e II é muito mais rápido do que o de uma fratura através do osso e pode não deixar consolidação.

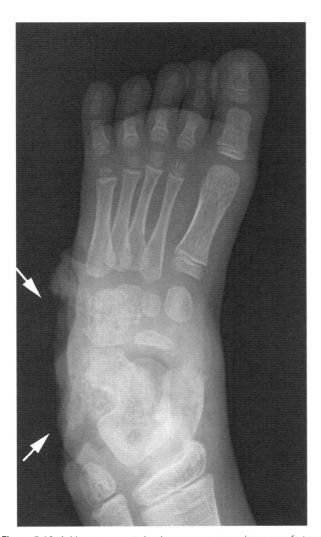

Figura 5.10 Acidente com cortador de grama em uma criança com fraturas expostas (*seta*) na parte lateral do pé.

Tabela 5.1 Tabela radiográfica do tempo da consolidação da fratura em crianças

Achado radiográfico	Tempo após a fratura na observação inicial	
	Típico	Variação
Resolução do edema ao tecido mole	4 a 10 dias	2 a 21 dias
Novo osso periosteal	10 a 14 dias	4 a 21 dias
Perda da definição da linha de fratura	14 a 21 dias	10 a 21 dias
Calo mole	14 a 21 dias	10 a 21 dias
Calo rígido	21 a 42 dias	14 a 90 dias
Remodelagem	1 ano	3 meses para o fechamento fisário

Fonte: Kleinman PK. *Diagnostic Imaging of Child Abuse.* 2nd Ed. St. Louis, MO: Mosby-Year Book; 1998.

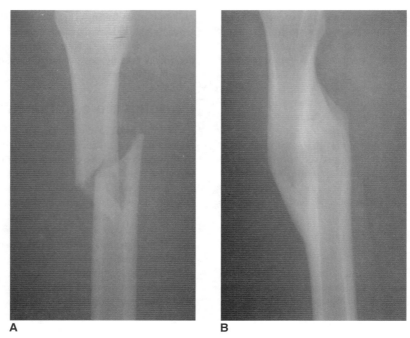

Figura 5.11 Consolidação da fratura da diáfise femoral espiral. **A:** Fratura aguda. **B:** Acompanhamento após 8 semanas.

Lesões no tecido mole

Machucados e contusões são comuns em crianças e, geralmente, não resultam em grandes complicações. Contusões ao redor da cabeça e do pescoço ou no tórax e no abdome podem sugerir lesões adjacentes mais graves do sistema nervoso central ou dos órgãos, respectivamente. Contusões múltiplas sem explicação em diferentes idades cronológicas podem sugerir abuso infantil. Como os ossos e as placas de crescimento das crianças são geralmente mais fracos do que seus tendões e ligamentos, torções e entorses são incomuns até a adolescência, quando os padrões adultos de lesão começam a surgir à medida que as placas de crescimento se fecham.

Mão e antebraço

As fraturas da mão correspondem a aproximadamente 20% de todas as fraturas dos membros nas crianças. As fraturas mais comuns na mão são lesões por esmagamento da falange distal e fraturas na placa de crescimento da falange proximal. Os dedos indicador e mínimo têm a maior probabilidade de fratura.

As falanges distais são mais comumente lesionadas ao fechar portas e deixar cair objetos. Essas fraturas costumam ser extra-articulares, não envolvem a placa de crescimento e podem ter uma morfologia transversa, longitudinal ou cominuída. A flexão forçada pode resultar em fraturas da falange distal que envolvem a placa de crescimento. Como o tendão extensor se insere na epífise da falange distal e o tendão do flexor profundo dos dedos se insere junto da metáfise, essas fraturas podem se tornar anguladas ou desviadas e assumir uma posição fixa em flexão (equivalente ao dedo em martelo). Essas lesões equivalentes ao dedo em martelo podem representar as fraturas de Salter do tipo I ou II, com desvio ou angulação no local da fratura, ou fraturas de Salter do tipo III ou IV, com retração do fragmento pelo tendão extensor e flexão não oposta pelo flexor profundo dos dedos.

Nas crianças jovens, as fraturas da falange proximal são tipicamente fraturas de Salter do tipo I ou II. Nos adolescentes, as fraturas de Salter do tipo III ocorrem com avulsão de uma porção da superfície articular por um tendão ou ligamento inserido. Tais fraturas ocorrem comumente no polegar e são o equivalente infantil a uma fratura do caçador (Fig. 5.13). As fraturas por avulsão de Salter do tipo III também podem ocorrer em outras falanges dos dedos.

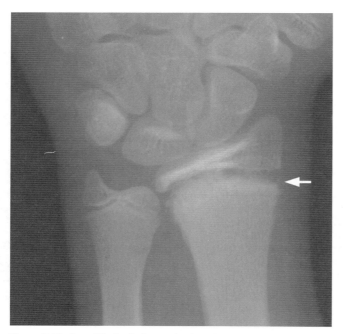

Figura 5.12 Consolidação da fratura da placa de crescimento do rádio distal (Salter do tipo I) com ampliação e irregularidade da zona de calcificação provisória (*seta*).

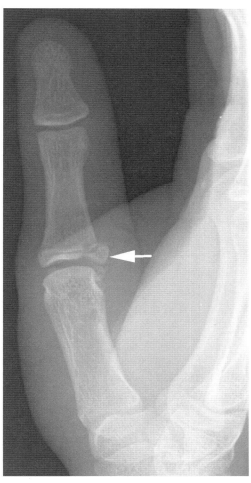

Figura 5.13 Fratura de Salter III (*seta*) na base da falange proximal do polegar (fratura do caçador).

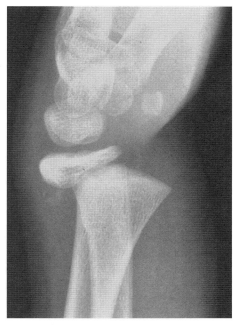

Figura 5.14 Fratura de Salter do tipo II desviada do rádio distal.

A fratura metacarpal mais comum em crianças é a fratura do boxeador, com angulação volar do colo do quinto (às vezes, do quarto) metacarpo.

As fraturas e luxações que envolvem os ossos carpais são raras em crianças. A fratura do escafoide é a mais comum dessas raras lesões. Similares às fraturas em adultos, as fraturas sobre a cintura escafoide podem levar à osteonecrose do polo proximal. As lesões ligamentares do punho em crianças são mais raras do que as fraturas dos ossos carpais.

As fraturas do rádio distal são responsáveis por aproximadamente 23% de todas as fraturas de membros em crianças, sendo o local de ocorrência mais comum. Essas lesões são geralmente sofridas em quedas sobre uma mão estendida, dorsiflexionada. A gravidade da fratura depende da energia envolvida na queda, variando de quedas a partir da altura ereta a quedas nas quais o corpo tem um impulso significativo (p. ex., de *skate*) e aquelas a partir de uma altura elevada. Fraturas de deformidade simples são comuns em crianças com idade pré-escolar em quedas de gravidade simples (ver Fig. 5.1). As fraturas de deformação estão geralmente localizadas 2 a 3 centímetros proximais à placa de crescimento. As fraturas completas são observadas em lesões de energia mais alta. Quando desviados, os fragmentos são muito mais vezes deslocados dorsalmente, resultando em uma deformidade em baioneta. O rádio distal é a localização mais comum de fraturas da placa de crescimento em crianças. Elas são, em sua maioria, fraturas de Salter do tipo I ou II (Fig. 5.14) e a epífise pode ser desviada.

As lesões às diáfises do rádio e da ulna podem ser deformidades de arqueamento plástico, fraturas em galho verde ou fraturas completas (Fig. 5.15), dependendo da magnitude e da direção da carga e da maturidade do paciente. A deformidade de rotação costuma estar presente e evidente com fraturas anguladas de ambos os ossos em diferentes níveis. Como o rádio possui uma curva de arqueamento normal e uma secção transversal em forma de pera, a interrupção da curva suave do rádio ou uma mudança aparente no diâmetro da diáfise sobre o local da fratura indica má rotação radial. A tuberosidade bicipital pode servir como um guia à rotação do rádio proximal. A posição dos fragmentos proximais nas fraturas completas depende da direção da tração muscular.

Cotovelo

As fraturas dos ossos ao redor do cotovelo são responsáveis por aproximadamente 12% de todas as fraturas dos membros em crianças, tornando-o a terceira localização mais comum para fraturas após o rádio distal e a mão.

Em crianças, 60% das fraturas do cotovelo são supracondilares, 15% são condilares laterais e 10% são fraturas por avulsão epicondilares mediais. Elas podem ocorrer em combinações ou em associação com a luxação do cotovelo. As fraturas por avulsão isoladas da ulna proximal, do olécrano ou dos processos coronoides são raras.

A linha umeral anterior, a linha radiocapitular e o sinal do coxim adiposo são pistas radiográficas da presença de uma fratura do cotovelo. A linha umeral anterior é uma linha traçada no córtex umeral anterior em uma radiografia lateral verdadeira; ela deve passar através do terço médio do capítulo. A linha radiocapitular é traçada através da diáfise radial proximal; ela deve cruzar o capítulo em cada projeção radiográfica. O cotovelo possui coxins gordurosos anterior e posterior que sustentam a cápsula articular. O coxim adiposo posterior geralmente não é visto, pois se situa na depressão intercondilar. O coxim adiposo anterior costuma ser visível, estendendo-se obliquamente em direção ao antebraço. Uma distensão da articulação do cotovelo proveniente de qualquer causa irá desviar os coxins gor-

94　Parte I • Trauma

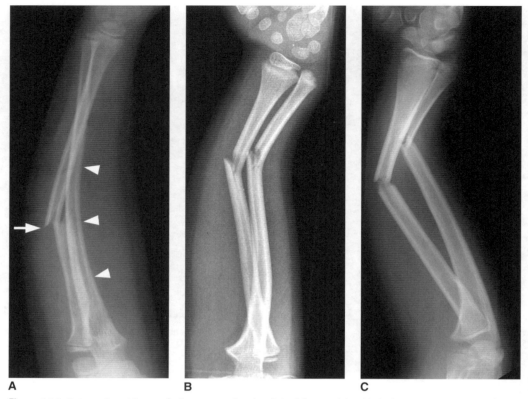

Figura 5.15 Fraturas do antebraço. **A:** Fratura completa (*seta*) do rádio com deformidade de arqueamento plástica (*ponta de seta*) da ulna. **B:** Fraturas em galho verde do rádio e da ulna. **C:** Fraturas completas do rádio e da ulna.

durosos anterior e posterior, tornando-os visíveis. Após o trauma, a cápsula é distendida com sangue. Mais de 90% das crianças e dos adolescentes com sinal do coxim adiposo posterior têm uma fratura visível. A ausência do sinal do coxim adiposo em crianças praticamente exclui uma fratura intra-articular, a menos que a lesão seja tão grave que haja rompimento da cápsula da articulação do cotovelo.

A idade do pico da incidência das fraturas supracondilares é de 5 a 8 anos de idade, tornando-se raras após os 15 anos. As fraturas supracondilares do cotovelo ocorrem com hiperextensão, geralmente em uma queda. A fratura se estende transversalmente sobre o úmero distal através do coronoide e da fossa do olécrano, acima do nível dos côndilos. O fragmento distal é angulado posteriormente, de modo que a linha umeral anterior passe anteriormente ao capítulo. Um sinal de coxim adiposo posterior está quase sempre presente (Fig. 5.16). A fratura costuma ser completa, mas fraturas em galho verde, fraturas em "torus" e arqueamento plástico são possíveis. O tratamento típico é a redução fechada com imobilização.

As fraturas condilares laterais são mais comuns entre 4 e 10 anos de idade. São geralmente lesões de Salter do tipo IV sustentadas durante uma queda sobre uma mão estendida. Na maioria dos casos, a linha da fratura começa na metáfise, estende-se sobre a placa de crescimento e, se completa, sai através da porção cartilaginosa da epífise (Fig. 5.17). Como a fratura geralmente se estende através da porção cartilaginosa da placa de crescimento, pode se assemelhar a uma fratura de Salter do tipo II. Uma fratura incompleta deixa uma dobra cartilaginosa distal. A minoria das fraturas

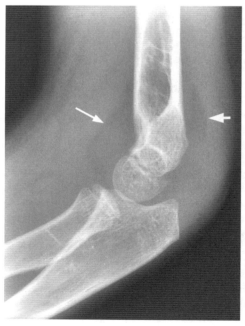

Figura 5.16 Fratura supracondilar do cotovelo com sinais de coxim adiposo anterior (*seta longa*) e posterior (*seta curta*) e ligeira angulação posterior do capítulo.

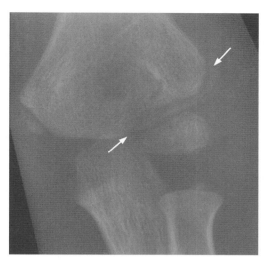

Figura 5.17 Fratura condilar lateral. A fratura através da metáfise (*setas*) cruza a placa de crescimento e continua através da porção cartilaginosa da epífise (Salter do tipo IV).

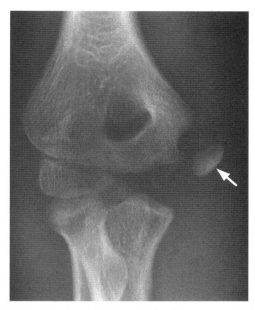

Figura 5.18 Avulsão do epicôndilo medial (*seta*) em um menino de 9 anos de idade (Salter do tipo I).

condilares laterais envolve a porção ossificada da epífise. Um sinal de coxim adiposo posterior fica quase sempre presente. Os extensores do antebraço se originam do côndilo lateral e podem distrair o fragmento distal. As fraturas com desvio são tratadas com redução aberta e fixação interna.

O centro de ossificação do epicôndilo medial aparece por volta dos 5 anos de idade. Ele é o local de inserção do tendão comum dos músculos flexores e pode sofrer avulsão pela contração muscular. Muitas vezes, o resultado é uma fratura desviada (Fig. 5.18). A luxação do cotovelo também separa o epicôndilo medial do úmero distal pelo estresse aplicado por meio do ligamento colateral ulnar medial. O fragmento epicondilar medial pode, então, tornar-se encravado na articulação do cotovelo à medida que ela abre com o estresse valgo. As lesões do epicôndilo medial são geralmente observadas entre 5 e 15 anos de idade. Depois que o epicôndilo medial se funde, no final da adolescência, essa lesão não ocorre mais.

As fraturas do colo radial não são tão comuns em crianças quanto em adultos, em razão da maior vulnerabilidade de outras estruturas no cotovelo em crescimento. O colo radial pode ser fraturado pelas forças indiretas aplicadas sobre o úmero durante uma queda sobre um braço estendido com o cotovelo em extensão. A lesão é geralmente uma separação de Salter do tipo II da cabeça

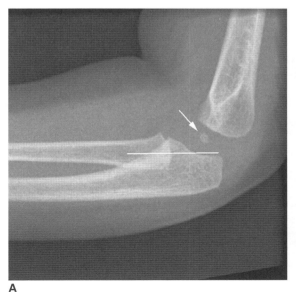

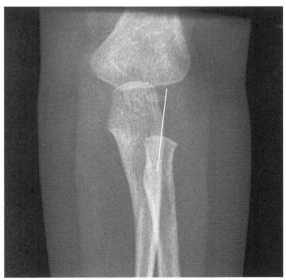

Figura 5.19 Criança pequena com um cotovelo puxado. **A, B:** Radiografias lateral e AP mostram que a linha radiocapitular (*linha branca*) não cruza a parte média do centro de ossificação (*seta*) do capítulo.

radial (epífise proximal) que pode ser acompanhada pela impactação da metáfise lateral e angulação lateral da diáfise distal.

O cotovelo puxado (cotovelo de ama-seca) é uma lesão comum nas pré-escolas ambulatoriais. A tração longitudinal sobre a mão ou o punho pronados, como quando um adulto puxa uma criança para perto de si, pode deslocar a cabeça radial e romper a inserção do ligamento anular para a cabeça radial. O ligamento anular une a cabeça radial à ulna e é fragilmente inserido até os 5 anos de idade. O ligamento pode escorregar sobre a superfície articular radial, impedindo a recolocação da cabeça radial. A criança pode se queixar de dor e se recusar a mover o braço. A supinação do cotovelo levemente flexionado durante o posicionamento para as radiografias muitas vezes reduz o ligamento, o que resulta em radiografias normais. Se o cotovelo não foi reduzido, a subluxação da cabeça radial relativa ao capítulo é indicativa da lesão (Fig. 5.19). No cotovelo normalmente localizado, uma linha traçada através da diáfise radial proximal deve cruzar o centro de ossificação da epífise do capítulo em todas as incidências.

Ombro e úmero

As lesões ao úmero proximal são, em sua maioria, fraturas de Salter do tipo II que ocorrem em adolescentes. Em crianças com menos de 5 anos de idade, geralmente ocorrem as fraturas de Salter do tipo I. A hiperextensão da articulação glenoumeral durante a queda de uma altura é um mecanismo comum. A fratura na placa de crescimento deixa a cabeça umeral normalmente localizada, mas a diáfise umeral se angula posterior e medialmente (Fig. 5.20). O tratamento costuma ser realizado com imobilização ou tração. Em adultos, a lesão de luxação da parte anterior do ombro é observada apenas após o fechamento da epífise umeral proximal.

As fraturas escapulares em crianças são raras e geralmente resultam de violência direta grave, como uma colisão automobilística ou abuso infantil.

As fraturas da clavícula são responsáveis por aproximadamente 6% de todas as fraturas dos membros nas crianças. A maioria das fraturas da clavícula se constitui em fraturas da porção média da diáfise. O fragmento medial é puxado cranialmente pelo músculo esternocleidomastóideo, enquanto o fragmento distal é puxado caudalmente pelo músculo peitoral menor. As fraturas da diáfise média podem ser completas ou em galho verde, mas se unem rapidamente e se remodelam por completo (Fig. 5.21). Por conta da curva dupla da clavícula normal, as incidências múltiplas podem ser requeridas para demonstrar a fratura. Raramente, as lesões ocorrem nas extremidades medial ou lateral da clavícula. Na extremidade medial, uma separação epifisária pode ocorrer e imitar uma luxação esternoclavicular. Essas lesões ocorrem entre os 18 e os 25 anos de idade, quando o centro de ossificação clavicular medial está presente. Na extremidade lateral, a ponta distal pode ser fraturada por um impacto para trás. Se o periósteo ficar desgastado pela diáfise clavicular, a imagem radiográfica pode sugerir luxação acromioclavicular (rara em crianças).

Coluna vertebral

Trauma agudo

As lesões na coluna cervical são raras em crianças, responsáveis por menos de 1% de todas as fraturas. A maioria envolve C1 ou C2 e é sustentada em colisões automobilísticas, tanto como pedestre quanto como passageiro ou em quedas de alturas. A fraca musculatura do pescoço e o tamanho relativamente grande da cabeça predispõem a coluna cervical superior a lesões de aceleração-desaceleração ou de distração axial. As lesões mais comuns são fraturas odontoides e luxações de fraturas C1-2. As placas de crescimento nas crianças podem dificultar a interpretação das radiografias. As placas de crescimento têm margens escleróticas suaves, regulares e são encontradas em locais previsíveis (Fig. 5.22). As apófises do anel vertebral aparecem na adolescência e persistem na idade adulta jovem. As linhas de fratura são irregulares, sem esclerose e muitas vezes em locais imprevisíveis. O deslizamento para a frente de um corpo vertebral sobre o seguinte em até 3 mm é normal, mas pode

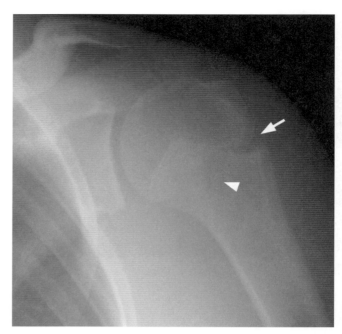

Figura 5.20 Fratura de Salter do tipo II do úmero. A placa de crescimento está ampliada (*seta*) e as linhas da fratura se estendem para dentro da metáfise (*ponta de seta*).

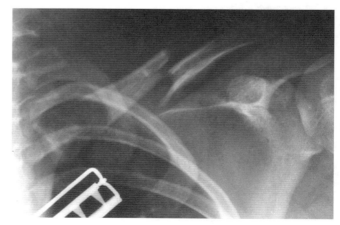

Figura 5.21 Fratura aguda da clavícula em um menino de 14 anos de idade.

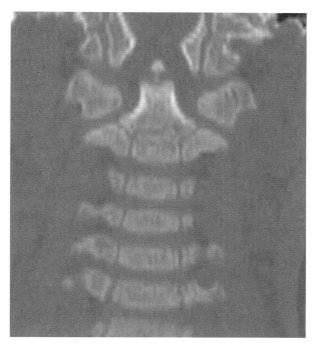

Figura 5.22 Reconstrução TC coronal da coluna cervical de uma criança de 2 anos de idade mostrando centros de ossificação normais.

imitar a subluxação, particularmente no nível C2-3 (Fig. 5.23). Os tecidos moles retrofaríngeos podem parecer engrossados, como resultado do choro da criança. O colo normalmente pode parecer lordótico, neutro ou cifótico, dependendo do posicionamento e da presença ou ausência de espasmo muscular. Depois dos 8 ou 10 anos de idade, a coluna atinge proporções maduras e o padrão adulto das lesões surge.

As fraturas toracolombares provenientes do trauma agudo em crianças são ainda menos comuns do que as fraturas da coluna cervical. Como os ossos das crianças são mais elásticos e dúcteis, quantidades relativamente maiores de carga podem ser sustentadas à medida que a força é dissipada sobre mais níveis do que nos adultos. Quando as lesões ocorrem, contudo, elas podem ser em níveis múltiplos e catastróficas. A lesão da medula espinal sem anormalidade radiográfica pode ocorrer. As fraturas por avulsão dos processos espinais em bebês são altamente específicas do abuso infantil (discutido posteriormente neste capítulo).

Espondilólise e espondilolistese

A espondilólise se refere à descontinuidade da parte interarticulada. Geralmente vista no nível L4 ou L5, essa lesão é uma fratura por estresse da parte interarticulada causada por cargas axiais. Os fatores congênitos e de desenvolvimento que a predispõem são prováveis e muitos pacientes com espondilólise também têm várias deficiências menores dos elementos posteriores, como disrafismo ou lâmina malformada. A espondilólise é extremamente rara em crianças jovens, apresenta uma incidência crescente que coincide com o salto de crescimento na adolescência e tem predominância de 5% na população geral. Apenas uma pequena fração de crianças e adolescentes com espondilólise parece desenvolver sintomas antes da idade adulta. Os sintomas podem ser iniciados ou agravados por atividades extenuantes que envolvam a coluna, como futebol americano, ginástica, luta livre, remo, tênis, arremesso no beisebol e hóquei.

O exame neurológico geralmente é normal. A espondilólise pode ser demonstrada nas radiografias (Fig. 5.24) e é mais bem observada na incidência lateral ou oblíqua como uma descontinuidade radioluzente na parte interarticulada (porção dos elementos posteriores que inserem as facetas articulares superior e inferior de uma vértebra). Na incidência oblíqua, os elementos posteriores têm uma aparência que esteve ligada a um "cão escocês". Quando a espondilólise está presente, o "cão escocês" parece estar usando um

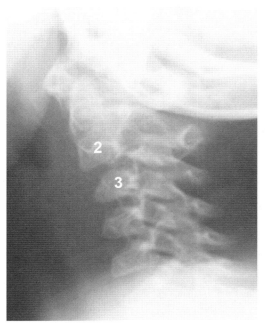

Figura 5.23 Coluna cervical normal em uma criança de 6 anos de idade com deslizamento para a frente (pseudossubluxação) em C2-3.

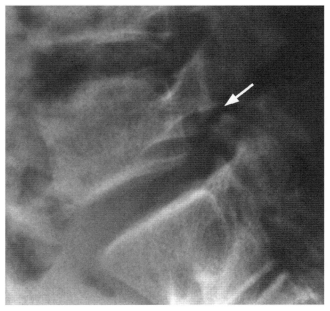

Figura 5.24 Espondilólise (*seta*) em L5 sem espondilolistese.

colar radioluzente. O exame ósseo com radionuclídeo pode mostrar uma reação de estresse (ponto quente), na ausência de uma fratura demonstrável, mas uma fratura geralmente fica evidente mais tarde. A pseudartrose é o desfecho comum. A TC e a RM podem demonstrar espondilólise, mas devem ser reservadas para a solução de problemas ou para o planejamento cirúrgico.

A espondilolistese, subluxação anterior do corpo vertebral, é uma sequela comum. A gravidade da espondilolistese pode ser classificada de 1 a 4 pela divisão da placa final da vértebra inferior em quatro partes iguais na projeção lateral. Se a margem posterior do corpo vertebral superior escorregou para a frente até um quarto do comprimento PA da placa final da vértebra inferior, ela é uma espondilolistese de grau 1; um deslize entre um quarto e a metade é de grau 2 e assim por diante. A luxação anterior completa é considerada de grau 5.

Pelve e fêmur

As fraturas dos membros inferiores em crianças ocorrem com muito menos frequência do que as fraturas dos membros superiores.

A maioria das fraturas da pelve em crianças não interrompe a continuidade do anel pélvico. As fraturas por avulsão da apófise estão geralmente associadas a atividades relacionadas ao esporte. Os locais mais comuns de fraturas por avulsão apofisária pélvica são o túber isquiático (a origem dos músculos isquiotibiais) (Fig. 5.25) e a espinha ilíaca superior anterior (a origem do músculo sartório).

As fraturas do anel pélvico em crianças são causadas por trauma grave, como em um atropelamento. A probabilidade de lesões concomitantes, especialmente do tórax e da cabeça, é alta. Dependendo da idade da criança, o quadril, os trocanteres, a diáfise ou os côndilos do fêmur estão no nível do para-choque. Nos Estados Unidos, há uma preponderância de lesões no lado esquerdo, pois uma criança que esteja andando pela rua tem mais probabilidade de ser atingida por um carro na pista da direita, na qual o motorista tem menor tempo de reação, do que um que dirige na pista da esquerda. Na Grã-Bretanha e em outros países nos quais a mão é invertida, há uma preponderância de lesões no lado direito.

Luxações no quadril são mais comuns do que fraturas, provavelmente em razão da estrutura cartilaginosa mole do acetábulo de crianças. Quando as fraturas do quadril ocorrem, podem ser complicadas por osteonecrose da cabeça femoral e consolidação viciosa. As fraturas da diáfise do fêmur em crianças com menos de 4 anos de idade são normalmente o resultado de abuso infantil (Fig. 5.26). Em crianças com mais idade, o trauma por alta energia, como aquele sofrido em acidentes automobilísticos, é requerido para fraturar o fêmur. Em decorrência do puxão muscular, as fraturas da diáfise femoral tendem a ser encurtadas e desviadas, com o fragmento distal angulado posteriormente. Como as fraturas da diáfise femoral tendem a consolidar com o crescimento excessivo, a redução com acavalgamento é uma prática ortopédica comum (ver Fig. 5.11).

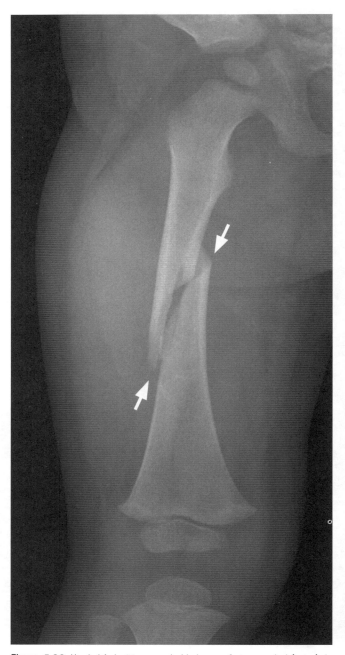

Figura 5.26 Um bebê de 21 meses de idade com fratura espiral (*setas*) do fêmur; suspeita de abuso infantil.

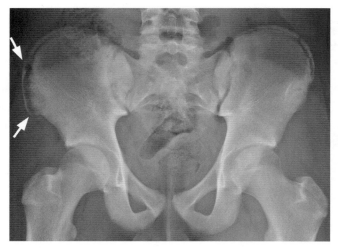

Figura 5.25 Avulsão da parte anterior da apófise da crista ilíaca direita (*setas*) em um jogador de futebol americano de 16 anos de idade (Salter do tipo I).

Joelho

As lesões no joelho em crianças diferem daquelas em adultos em razão da relativa robustez dos ligamentos e da capacidade de absorção de energia das cartilagens de crescimento e articulares. A fratura intra-articular mais comum é uma avulsão da espinha tibial anterior pelo ligamento cruzado anterior. Em um adulto, o ligamento provavelmente se romperá. O fragmento ossificado pode ser grande ou pequeno, mas a porção cartilaginosa é sempre maior. A fratura pode ser completa e desviada, incompleta e não desviada ou posteriormente em dobradiça. Uma efusão sanguínea fica consistentemente presente.

Os desarranjos internos do joelho são menos comuns em crianças do que em adultos. A sua incidência aumenta com a idade, à medida que o esqueleto ganha força relativa às estruturas do tecido mole do joelho e quando há exposição aumentada ao trauma no joelho.

Os rompimentos meniscais nas crianças e nos adolescentes podem ser reparados especialmente se se estenderem através da periferia vascularizada do menisco. O menisco normal recebe suprimento sanguíneo de sua inserção periférica para a cápsula articular.

O menisco discóideo é uma variante de desenvolvimento na qual o menisco tem o formato de um disco bicôncavo, em vez do formato da letra C. A extensão da cartilagem meniscal para a articulação a torna suscetível à degeneração e a rompimentos, e uma porcentagem significativa de adolescentes com rompimentos meniscais apresenta menisco discóideo.

A irritação crônica do menisco discóideo costuma fazê-lo engrossar e, em alguns casos, adquirir uma forma de laje, como um disco de hóquei com superfícies superior e inferior paralelas. Em geral, os pacientes apresentam estalido ou dor crônica. O menisco discóideo é muito mais comum no compartimento lateral. Na RM, o menisco discóideo pode ser reconhecido pela presença de uma banda de fibrocartilagem conectando os cornos anterior e posterior nas imagens sagitais. Um menisco discóideo intacto deve ter uma dimensão transversa de pelo menos 12 mm nas imagens coronais e a configuração em gravata-borboleta deve ser observada em três ou mais fatias de espessura de 4 mm nas imagens sagitais.

As fraturas osteocondrais podem acompanhar a luxação lateral da patela, com um fragmento se cisalhando do côndilo femoral lateral ou fora da faceta medial da patela (Fig. 5.27). O trauma direto no côndilo femoral medial – que pode ocorrer, por exemplo, como consequência de queda em escadas – também pode resultar em uma fratura osteocondral. Uma lesão de flexão-rotação do joelho também pode causar uma fratura osteocondral que envolve o côndilo femoral medial ou lateral. Nas radiografias, os fragmentos podem ser de difícil identificação. A RM é o método recomendado para identificar tais fragmentos e possui a vantagem adicional de demonstrar a condição de outras estruturas do joelho.

As fraturas da patela são incomuns em crianças. A maioria é de fraturas por destacamento, nas quais a carga de tensão através do mecanismo do quadríceps distrai a patela (Fig. 5.28). O fragmento inferior consiste em uma grande banda de cartilagem – incluindo as superfícies anterior, medial, lateral e articular – e, algumas vezes, uma lasca do centro de ossificação. À medida que a consolidação ocorre, este centro de ossificação luxado se alarga e acaba se fundindo com o centro de ossificação principal. Essas fraturas intra-articulares apresentam uma efusão de joelho associada. As fraturas da patela devem ser distinguidas das variantes de desenvolvimento, particularmente uma patela com múltiplos centros de ossificação (patela pluripartida). Os centros de ossificação acessórios têm contornos arredondados e margens escleróticas e ocorrem tipicamente no quadrante lateral superior da patela.

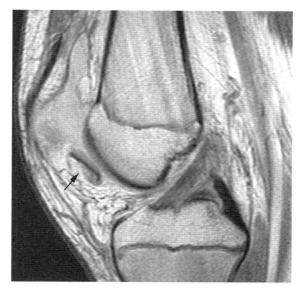

Figura 5.27 Luxação patelar prévia com fragmento osteocondral (*seta*) mostrado na RM com densidade de prótons no plano sagital.

Tíbia e tornozelo

A tíbia é o osso mais frequentemente fraturado dos membros inferiores em crianças. As fraturas da diáfise tibial são mais comuns do que as fraturas do maléolo medial e são observadas com mais frequência em crianças mais jovens. Aproximadamente um terço das fraturas da diáfise tibial tem uma fratura concomitante da fíbula. Atropelamentos envolvendo crianças são comuns, mas, por causa de sua estatura, elas tendem a sofrer fraturas no quadril e no fêmur, em vez de na parte inferior da perna.

Fraturas espirais isoladas ou oblíquas da diáfise tibial são lesões comuns nos ambulatórios das pré-escolas (fratura em criança pré-escolar) (Fig. 5.29). A fíbula geralmente fica intacta. Essas lesões resultam de quedas com torção do pé, e o episódio traumático é

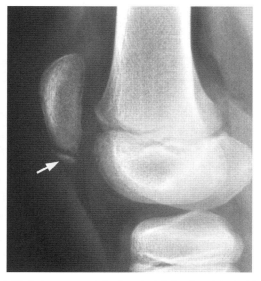

Figura 5.28 Fratura por avulsão do polo inferior da patela (*seta*) em um menino de 6 anos de idade. No exame físico, a sensibilidade aguda estava no local da fratura.

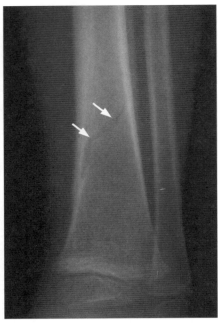

Figura 5.29 Fratura na criança pré-escolar da diáfise tibial distal (setas) em uma criança de 2 anos de idade.

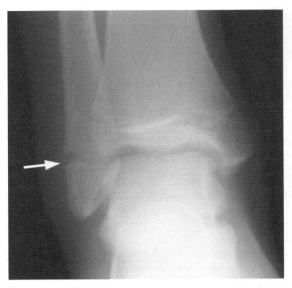

Figura 5.30 Fratura de Salter do tipo II do maléolo lateral (seta). Observe o edema do tecido mole.

muitas vezes inócuo ou não presenciado. As fraturas podem ser extraordinariamente sutis nas radiografias, pois a baixa energia que produz a fratura é insuficiente para demonstrá-la. A apresentação clínica é incapacidade de sustentar peso, claudicação ou simplesmente a aparição de dor quando se sustenta peso.

Os exames de acompanhamento mostram novo osso periósteo indicativo de consolidação. As fraturas provenientes de um mecanismo similar ocorrem menos frequentemente no fêmur ou nos metatarsos. As fraturas em criança pequena devem ser distinguidas do trauma imposto à criança que sofreu abuso (discutido posteriormente neste capítulo). As fraturas da diáfise tibial do trauma imposto são muitas vezes causadas pelo trauma direto de alta energia. A história clínica e o exame físico no trauma imposto são muitas vezes inconsistentes com os achados radiológicos.

Os ligamentos do tornozelo são mais resistentes do que as placas de crescimento e o osso. O encaixe do tornozelo geralmente permanece intacto, com as lesões ocorrendo proximalmente nas placas de crescimento da tíbia e fíbula. As fraturas mais comuns são fraturas de Salter do tipo II da tíbia distal e fraturas de Salter do tipo I ou II do maléolo lateral (Fig. 5.30). A luxação e a angulação amplas

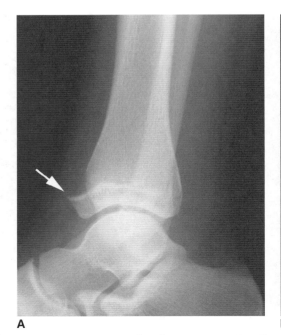
A

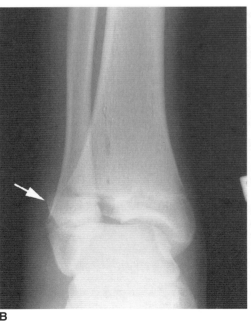
B

Figura 5.31 Fratura por avulsão (setas) de uma porção da epífise tibial lateral através de uma placa de crescimento parcialmente fechada (fratura juvenil de Tillaux, Salter do tipo III), em um menino de 15 anos de idade. A: Radiografia lateral. B: Radiografia AP.

podem acompanhar a fratura tibial distal. A fratura do maléolo lateral é observada como um edema do tecido mole e, às vezes, uma ampliação da placa de crescimento fibular.

À medida que as epífises começam a se fechar, duas fraturas incomuns podem ocorrer no tornozelo através das placas de crescimento parcialmente fundidas. A fratura juvenil de Tillaux é uma avulsão de uma porção da epífise tibial lateral após o fechamento da porção medial da placa de crescimento tibial. Essa avulsão ocorre em vez da ruptura da sindesmose ou de fratura do maléolo lateral (Fig. 5.31). O fragmento pode ser anterior ou posterior, dependendo de a porção anterior ou posterior da sindesmose ter estado ou não sob tensão. A fratura triplanar tibial também ocorre na tíbia distal quando a placa de crescimento está parcialmente fundida. Essa é uma fratura de Salter do tipo IV que se estende no plano coronal através da metáfise tibial, no plano axial através da placa de crescimento e no plano sagital através da epífise (Fig. 5.32).

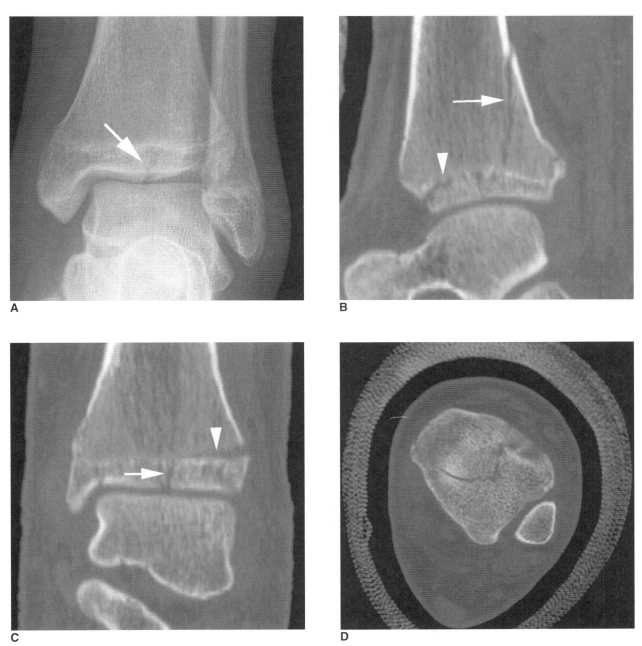

Figura 5.32 Fratura triplanar. **A:** A radiografia em AP mostra uma fratura (*seta*) no plano sagital através da epífise tibial distal. **B:** Imagem de TC reformatada sagital mostra uma fratura no plano axial (*ponta de seta*) através de uma fise parcialmente aberta se conectando com uma fratura através da metáfise no plano coronal (*seta*). **C:** Imagem de TC reformatada coronal mostra uma fratura no plano sagital (*seta*) através da epífise tibial distal e uma fratura no plano axial (*ponta de seta*) através da fise. **D:** A imagem de TC axial através da epífise tibial distal mostra fraturas nos planos coronal e sagital.

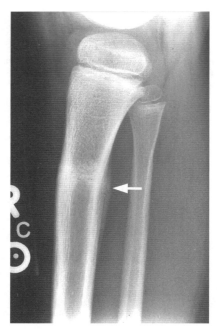

Figura 5.33 Fratura por estresse (*seta*) da tíbia com consolidação em um menino de 7 anos de idade.

Lesões relacionadas ao esporte

O futebol americano e a luta livre representam as mais altas taxas de lesão entre os esportes escolares; a natação e o tênis representam as menores; e o futebol e a ginástica estão em um meio-termo. As fraturas e as lesões agudas ao tecido mole podem ocorrer durante o jogo ou prática a partir de incidentes com trauma leve. Essas fraturas têm maior probabilidade de ocorrer em esportes de contato se os participantes não tiverem a mesma altura e habilidade. Lesões por uso excessivo crônicas, similares àquelas sofridas por adultos, tornaram-se comuns em crianças que participam de esportes simples organizados, como ginástica e hóquei. As crianças também correm risco de lesões peculiares ao esqueleto em crescimento e a carga repetitiva nos ossos em crescimento pode levar a adaptação mecânica e anomalias de crescimento. As fraturas por estresse são comuns na tíbia proximal na junção dos terços proximal e médio (Fig. 5.33). Essas fraturas podem envolver as placas de crescimento ou sincondroses, tais como as da pelve (Fig. 5.34). As crianças particularmente mais suscetíveis a sofrer tais lesões costumam praticar atividades nas quais forças de cisalhamento repetitivas são aplicadas às placas de crescimento ou sincondroses.

As fraturas por avulsão das apófises pelos tendões de inserção são mais comuns sobre a pelve, mas também envolvem joelho, cotovelo e ombro. As fraturas por avulsão das apófises e epífises nas inserções tendíneas são lesões de Salter do tipo I se as placas de crescimento estiverem abertas e lesões de Salter do tipo III se as placas de crescimento estiverem parcialmente fechadas. As fraturas são deslocadas em razão da tração muscular excessiva. Os locais mais comuns das fraturas de avulsão são os dedos, a região ao redor da pelve, o trocanter menor, o epicôndilo menor e o tubérculo tibial anterior.

A doença de Osgood-Schlatter é considerada uma lesão por estresse da placa de crescimento apofisária tibial na inserção do tendão infrapatelar. Sua apresentação clínica é uma proeminência dolorosa do tubérculo tibial em adolescentes (dos 11 aos 15 anos de idade) que praticam esportes com saltos, como o basquetebol. Os sintomas podem ser prolongados e intermitentes, mas sempre cessam quando a placa de crescimento fecha. Fraturas por estresse da apófise tibial anterior também podem ocorrer, resultando potencialmente em avulsão da apófise pelo tendão infrapatelar.

A lesão por estresse do polo inferior da patela carrega o epônimo de doença de Sinding-Larsen-Johansson. Nessa condição, há trauma por avulsão incompleto repetitivo mediado por tensão sobre o ligamento infrapatelar (ver Fig. 5.28).

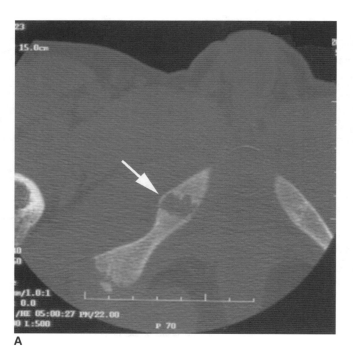

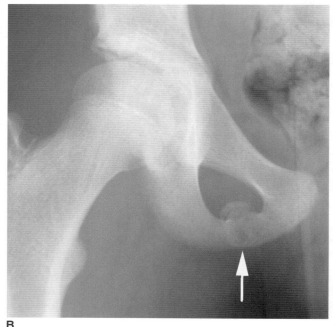

A **B**

Figura 5.34 Fratura por estresse no ísquio em um menino de 14 anos de idade que participa de uma luta de *kickboxing*. **A:** O exame de TC axial mostra uma fratura por estresse (*seta*) no ísquio direito. **B:** A radiografia mostra consolidação da fratura (*seta*) após 3 semanas de repouso.

Abuso infantil

As crianças vítimas de abuso se constituem em preocupação para a classe médica desde 1946, quando Caffey, um radiologista pediátrico, publicou suas descobertas de uma série de seis bebês com hematomas subdurais crônicos e trauma esquelético desconhecido. Ele sugeriu o trauma imposto como a causa de ambos. Descrito inicialmente por médicos como uma síndrome médica com implicações previsíveis em termos de tratamento, prognóstico e prevenção, o conceito de abuso infantil se expandiu para incluir amplas implicações psicológicas, culturais, sociais e legais. Um conceito contemporâneo de abuso físico infantil o categoriza como uma transformação em um "mundo de criação anormal". Crianças que são criadas em tal condição não concluem as tarefas da infância; elas não aprendem várias das habilidades necessárias para uma interação social bem-sucedida, pois seus próprios pais ou responsáveis não as possuem. As inadequações no comportamento e nos cuidados paternos podem ser transmitidas ao longo de sucessivas gerações: com exceção de raros indivíduos psicóticos, os aliciadores infantis tiveram uma criação anormal e muitos sofreram abusos na infância. Não há uma definição amplamente aceita e precisa de abuso infantil. Algumas dessas crianças são fisicamente maltratadas; outras podem ser molestadas sexualmente, negligenciadas ou rejeitadas. Esta seção se preocupa com o abuso infantil doméstico, infligido por um dos pais ou responsável.

Aproximadamente 10% das crianças registradas nas agências governamentais como vítimas de maus-tratos têm evidência radiológica de lesão. Aproximadamente 10% das crianças com menos de 5 anos de idade que são atendidas nas emergências hospitalares por trauma têm como causa abuso infantil. O trauma intencional é uma das principais causas de morte na primeira infância e na infância. Como os atos de violência são quase sempre múltiplos, qualquer médico que suspeite de abuso infantil tem o dever de rapidamente realizar uma investigação formal. Além disso, a não realização disso pode expor o médico a sanções criminais, civis ou profissionais. O procedimento-padrão exige que o radiologista relate achados e suspeitas ao médico responsável. Este está em uma melhor posição para correlacionar os achados radiológicos com a história e o exame físico do paciente. Contudo, se os achados radiológicos forem altamente específicos e o médico responsável não fizer o registro, a obrigação de relatá-los é transferida ao radiologista. Os estatutos que requerem o relato de casos suspeitos de abuso infantil se aplicam nos Estados Unidos e no Canadá. O radiologista pode sugerir, sustentar ou mesmo estabelecer o diagnóstico de abuso infantil. Os achados radiológicos podem variar de sugestivos a praticamente patognomônicos (Tab. 5.2); as radiografias normais não excluem, contudo, a possibilidade. As crianças vítimas de abuso muitas vezes apresentam histórias e queixas enganosas, e uma explicação vaga, inconsistente ou implausível da lesão, o que levanta a suspeita de abuso. Nessas circunstâncias, o relato radiológico se torna o principal elemento do documento médico-legal.

A investigação esquelética é o exame de rastreamento normal para a evidência de abuso. Em crianças com 2 anos de idade ou menos, uma completa investigação esquelética com a melhor técnica disponível para detalhes ósseos é requerida. Um exame simples do bebê, incluindo crânio, tronco e membros (*babygram*), é geralmente inadequado ou insatisfatório. O crânio, o tronco e os membros devem todos ser examinados e são mais bem radiografados separadamente. Em crianças com mais de 2 anos de idade, os achados radiológicos são limitados àquelas que apresentam uma história ou evidência física de trauma infligido; nestas, o rastreamento radiológico pode ser limitado às áreas específicas de suspeita. Em alguns departa-

mentos de imagem, o exame ósseo com radionuclídeo é usado para rastreamento. Comparado à investigação esquelética, o exame ósseo possui uma sensibilidade mais alta, mas é mais dispendioso e tem menor especificidade. Um alto nível de experiência e interpretação técnica é requerido para executar exames ósseos de alta qualidade em crianças pequenas. Muitos utilizam o exame ósseo somente quando há alto nível de suspeita, mas investigação esquelética normal.

As fraturas mais comuns observadas no abuso infantil são fraturas espirais do fêmur e da tíbia, fraturas da clavícula e fraturas lineares simples do crânio fora do occipício. Essas fraturas não são específicas ao abuso infantil, podendo ocorrer também em casos de trauma acidental. O abuso infantil é provável quando são descobertas lesões que são mais extensas ou graves do que a história dada para o trauma; quando as lesões são de diferentes idades cronológicas, indicando episódios anteriores de trauma; ou quando há uma fratura sem explicação adequada. Algumas lesões esqueléticas são altamente específicas do abuso infantil, independentemente da circunstância clínica. Os padrões de fraturas específicos do abuso infantil são causados por forças de torção indireta e de aceleração e desaceleração geradas quando, por exemplo, um bebê é segurado pelo tórax ou pelos membros e sacudido violentamente. As forças maciças se desenvolvem à medida que a cabeça e os membros se debatem. As forças de torção e tração são aplicadas enquanto o bebê é girado ou puxado por um membro. As alterações radiológicas provenientes de tais forças são encontradas em bebês e crianças pequenas.

Nos ossos longos dos membros, os estudos radiológicos patológicos têm mostrado a lesão fundamental como uma série de microfraturas que ocorrem em um plano através da esponjosa primária metafisária imatura, a zona de crescimento ósseo onde as trabéculas delicadas são primeiro apostas aos núcleos calcificados centrais. O fragmento da fratura consiste em uma fina placa de osso, cartilagem calcificada, placa de crescimento e epífise inserida. Essa fratura é reconhecida como uma luminosidade subepifisária transversa com densidade linear adjacente que limita a placa de crescimento. Se o fragmento está inclinado ou é visto de forma oblíqua, ele tem uma aparência de alça de balde. Se a periferia é mais fina que a porção central, ele tem uma aparência de fratura de canto (Figs. 5.35 e 5.36).

Tabela 5.2 Lesões esqueléticas no abuso infantil
Alta especificidade
Lesões metafisárias clássicas
Fraturas nas costelas, especialmente posteriores
Fraturas escapulares
Fraturas no processo espinhoso
Fraturas do esterno
Especificidade moderada
Fraturas múltiplas, especialmente bilaterais
Fraturas de diferentes idades
Separações epifisárias
Fraturas do corpo vertebral e subluxações
Fraturas dos dedos
Fraturas complexas do crânio
Baixa especificidade
Formação do novo osso subperiosteal
Fraturas claviculares
Fraturas da diáfise do osso longo
Fraturas lineares do crânio

Fonte: Kleinman PK. *Diagnostic Imaging of Child Abuse.* 2nd Ed. St. Louis, MO: Mosby-Year Book; 1998.

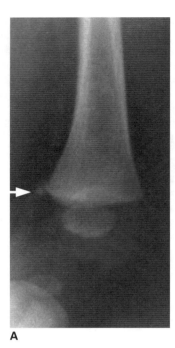
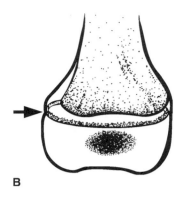

Figura 5.35 Fratura de canto resultante de abuso infantil. **A:** Radiografia do fêmur distal em uma menina de 6 meses de idade mostra uma fratura do canto (*seta*). **B:** Diagrama da lesão metafisária que é patognomônica de abuso infantil. O plano da fratura se estende através da metáfise logo abaixo da placa de crescimento. Como a lâmina óssea é, muitas vezes, extremamente fina, ela pode somente ser visível em áreas de sobreposição (*seta*) ou após o início da consolidação.

Essas lesões metafisárias são altamente específicas para lesão intencional e diferem das fraturas dos tipos de Salter comuns ou das de placa de crescimento, nas quais o plano da fratura fica entre as zonas calcificadas e não calcificadas da cartilagem. Uma sacudida pode também separar o osso longo de seu invólucro periosteal, levando à hemorragia subperisoteal e elevação periosteal. Uma vez que o periósteo começa a compor um novo osso reativo, a sua posição deslocada se torna evidente (Fig. 5.37).

Na cabeça, a sacudida violenta produz rápidas acelerações e desacelerações de rotação do cérebro dentro do crânio. O rompimento das veias de ligação entre a superfície cortical e os seios durais resulta em hematoma subdural, muitas vezes inter-hemisférico. A hemorragia subaracnóidea também pode ocorrer, mas não a hemorragia epidural. Se a cabeça da criança bater em uma parede ou em outro objeto sólido enquanto ela está sendo sacudida, as fraturas no crânio podem ocorrer nas regiões occipital e parietal posterior. O trauma intracraniano acidental é tão raro no início da infância que, possivelmente, todas as lesões intracranianas sérias em bebês são intencionalmente infligidas. Na ausência de uma história adequada de trauma maciço, as fraturas do crânio deprimidas, complexas ou

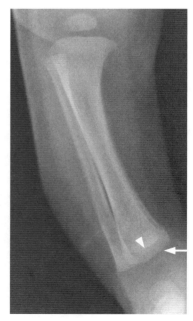

Figura 5.36 Consolidação de fratura metafisária em um menino com 1 mês de idade. A extensão original da ossificação é indicada pela *ponta de seta*; a extensão do novo osso feito pela metáfise fraturada e desviada e a placa de crescimento estão indicados pela *seta*.

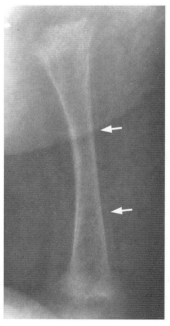

Figura 5.37 Radiografia pós-morte do fêmur de uma menina de 5 meses de idade mostra elevação periosteal proveniente da hemorragia subperiosteal com osso reativo precoce (*setas*).

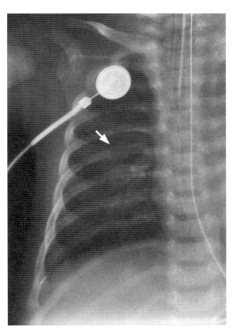

Figura 5.38 Fratura das costelas posteriores (*seta*) em um menino de 5 semanas de idade com formação avançada de calo indicando que as fraturas têm no mínimo 14 dias.

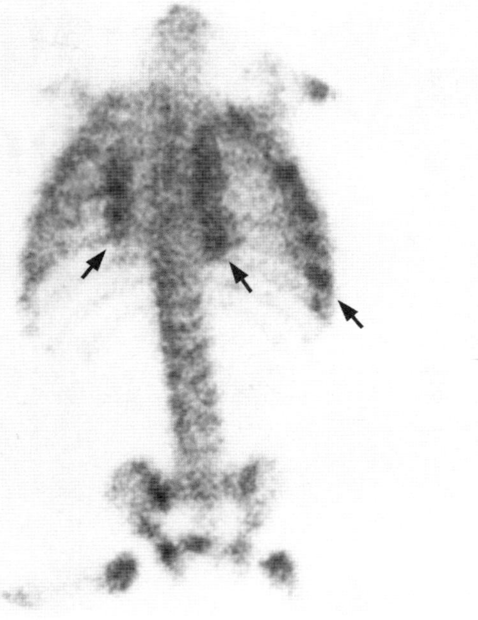

Figura 5.39 Exame ósseo de uma menina de 1 mês de idade mostra três séries separadas de fraturas na costela (*setas*). As duas séries de fraturas da costela posterior são praticamente patognomônicas de abuso infantil.

associadas com o rompimento dural são, provavelmente, causadas por abuso. A incidência de fraturas no crânio em bebês após quedas acidentais não é mais alta do que 2%. Essas fraturas são geralmente estreitas, lineares e não complicadas. Lesões na cabeça podem ser fatais; nos sobreviventes, são comuns efeitos pós-traumáticos de longo prazo no desenvolvimento, como retardo mental e dificuldades de aprendizado. As fraturas são mais bem detectadas por filmes panorâmicos, e as lesões intracranianas são mais bem demonstradas pela RM. Fraturas faciais são incomuns no abuso infantil.

As fraturas na costela podem resultar da compressão PA na caixa torácica quando uma criança é agarrada pelo tronco e sacudida. Essa compressão causa fraturas no córtex interno das porções posteriores das costelas e no córtex externo das porções laterais em níveis contíguos múltiplos (Figs. 5.38 e 5.39). As fraturas da costela nesses locais também podem ocorrer por consequência de colisões automobilísticas, mas não como resultado de quedas ou de uma tentativa de ressuscitação cardiopulmonar.

Pode se tornar crucial estabelecer a idade de uma fratura pela aparência radiológica em relação ao momento histórico do trauma. Datar as fraturas pela roentgenografia é impreciso. Em geral, uma fratura com um osso novo periósteo bem definido, porém tênue, pode ser tão recente quanto 4 a 7 dias de vida. A menos que seja imobilizada ou internamente fixa, uma fratura que tem 20 dias quase sempre terá um osso novo periosteal bem definido e calo macio. Uma fratura com grande quantidade de osso novo periosteal ou calo terá mais de 14 dias. As fraturas do osso longo em bebês se consolidam com formação disseminada de osso novo periosteal.

O diagnóstico diferencial radiológico das fraturas dos membros no abuso infantil é limitado.

Referências bibliográficas e leituras sugeridas

Beaty JH, Kasser JR. *Rockwood and Wilkins' Fractures in Children*. 6th Ed. Philadelphia, PA: Lippincott Williams & Wilkins; 2005.

Caffey J. Multiple fractures in the long bones of children suffering from chronic subdural hematoma. *AJR*. 1946;56:163–173.

Chew FS, Maldjian C. *Broken Bones: The X-ray Atlas of Fractures*. Seattle, WA: BareBonesBooks.com; 2009.

eMedicine. http://emedicine.medscape.com.

Futami T, Foster BK, Morris LL, et al. Magnetic resonance imaging of growth plate injuries: The efficacy and indications for surgical procedures. *Arch Orthop Trauma Surg*. 2000;120:390–396.

Griffin LY. *Essentials of Musculoskeletal Care*. 3rd Ed. Rosemont, IL: American Academy of Orthopedics; 2005.

Helfer RE, Kempe RS, Krugman RD, eds. *The Battered Child*. 5th Ed. Chicago, IL: University of Chicago Press; 1997.

John SD. Trends in pediatric emergency imaging. *Radiol Clin North Am*. 1999;37:995–1034.

Kao SC, Smith WL. Skeletal injuries in the pediatric patient. *Radiol Clin North Am*. 1997;35:727–746.

Keats TE, Smith TH. *An Atlas of Normal Developmental Roentgen Anatomy*. 7th Ed. Chicago, IL: Year Book; 2002.

Kleinman PK. *Diagnostic Imaging of Child Abuse*. 2nd Ed. St. Louis, MO: Mosby–Year Book; 1998.

Morrissy RT, Weinstein SL. *Lovell and Winter's Pediatric Orthopaedics*. 6th Ed. Philadelphia, PA: Lippincott Williams & Wilkins; 2005.

Ogden JA. Injury to the growth mechanisms of the immature skeleton. *Skeletal Radiol*. 1981;6:237–253.

Perron AD, Miller MD, Brady WJ. Orthopedic pitfalls in the ED: Pediatric growth plate injuries. *Am J Emerg Med*. 2002;20:50–54.

Reynolds R. Pediatric spinal injury. *Curr Opin Pediatr*. 2000;12:67–71.

Rhemrev SJ, Ekkelkamp S, Sleeboom C. Epiphyseal fractures of the proximal tibia. *Injury*. 2000;31:131–134.

Rogers LF. *Radiology of Skeletal Trauma*. 3rd Ed. New York, NY: Churchill Livingstone; 2002.

Salter RB, Harris WR. Injuries involving the epiphyseal plate. *J Bone Joint Surg Am*. 1963;45A:587–622.

Staheli LT. *Fundamentals of Pediatric Orthopedics*. 4th Ed. Philadelphia, PA: Lippincott Williams & Wilkins; 2007.

Wenger DR, Pring ME. *Rang's Children's Fractures*. 3rd Ed. Philadelphia, PA: Lippincott Williams & Wilkins; 2005.

Wheeless CR III, ed. *Wheeless' Textbook of Orthopaedics*. http://www.wheelessonline.com.

6 Imagens no tratamento e consolidação das fraturas

Consolidação das fraturas
Tratamento da fratura fechada
Redução aberta e fixação interna
Parafusos
Fios e cabos
Placas

Hastes e grampos
Fixação interna
Cicatrização e reparo do tecido mole
Enxertos e implantes
Fixação da coluna vertebral

Complicações
Falha na consolidação da fratura
Outras complicações
Complicações da fixação da coluna
Imagens do pós-tratamento

A importância de uma lesão nem sempre está relacionada com a gravidade radiográfica da fratura. A condição geral de saúde do paciente, as lesões e condições associadas, o grau de lesão ao tecido mole e a consistência do osso subjacente podem ter uma grande influência sobre o desfecho do caso. Por exemplo, uma fratura de fêmur fechada e minimamente luxada em uma mulher frágil com osteoporose costuma ser fatal, enquanto uma fratura femoral luxada e cominuída em uma criança saudável provavelmente não o será. Ao escolher o modo de tratamento de uma fratura, é essencial considerar outros fatores além de sua localização e morfologia.

Consolidação das fraturas

A história natural de uma fratura de osso longo não complicada é a união por meio da formação de calo. Essa consolidação secundária da fratura ocorre em três estágios: estágio inflamatório, estágio reparador e estágio de remodelagem (Tab. 6.1 e Fig. 6.1). Imediatamente após a fratura, o surgimento do hematoma e a desvitalização dos tecidos mole e ósseo no local provocam uma reação inflamatória intensa, aguda. Nas radiografias, o edema ao tecido mole e as linhas de fratura agudas estão presentes. Por volta de 10 a 14 dias após a lesão, as linhas de fratura podem se tornar mais prontamente visíveis, em razão da reabsorção óssea. É normal que haja osteoporose regional aguda da extremidade envolvida, causada pela hiperemia que acompanha a inflamação (Fig. 6.2).

À medida que o hematoma se organiza em um tecido de granulação capaz de osteogênese, começa a fase de reparação. O calo periósteo externo é formado na região subperiosteal adjacente à fratura. Tecido fibroso, cartilagem e osso imaturo se formam dentro da massa do tecido de granulação ao redor da fratura. Essa massa, chamada de calo primário ou mole, é de formato fusiforme e liga os hiatos

da fratura. Neste ambiente adequado, com amplo suprimento sanguíneo, bem como movimento e estresse limitados, o calo primário forma o osso. A ossificação no calo primário pode ser observada nas radiografias até dez dias após a lesão em crianças e em duas semanas em adultos. Como o calo externo expande o diâmetro do osso no local da consolidação da fratura, muitas vezes por um fator 2 ou 3, a estabilidade mecânica (união clínica) costuma ser atingida dentro de 6 a 12 semanas. As radiografias devem mostrar um calo abundante e bem definido estendendo-se sobre a fratura, com linhas de fratura que se tornam indistintas. O reparo ósseo continua com a formação de calo intramedular (IM) e a eventual remodelagem do osso imaturo ao osso lamelar junto às linhas de estresse. A remodelagem do calo pode ocorrer em um período de meses a anos. Pode haver uma limitada indicação radiográfica da fratura prévia. Em contraste, as fraturas do osso esponjoso, particularmente se impactadas, tendem a formar calo interno, em vez de calo externo, à medida que se consolidam. A consolidação em uma fratura totalmente confinada às trabéculas esponjosas pode estar radiograficamente evidente apenas como esclerose crescente e, então, decrescente no local da fratura (Fig. 6.3).

As lesões no tecido mole se consolidam por intermédio do processo de necrose localizada, inflamação e reparo. As lesões no ligamento e tendão se consolidam com uma ponte de cicatriz se as extremidades não estiverem extremamente distraídas. A consolidação pode, por fim, remodelar junto às linhas de estresse. A cartilagem cicatriza por meio de um processo diferente, em razão da falta de vascularização. A necrose localizada ocorre, mas não há fase inflamatória. As lesões superficiais que não se estendem para a medula óssea curam-se pela migração de células provenientes do líquido sinovial ou de outro local na cartilagem. Em lesões que se estendem para a medula óssea, um coágulo sanguíneo inicial é substituído por tecido de granulação. A cicatriz fibrosa resultante se submete à hialinização progressiva e à condrificação para se tornar fibrocartilagem.

Tratamento da fratura fechada

A grande maioria das fraturas é tratada de modo fechado, isto é, sem a cirurgia aberta. As fraturas do tecido mole são reduzidas e a fratura é estabilizada, mas não completamente imobilizada. A atividade muscular, o movimento articular e a transmissão de carga promovem formação de calo externo. Os dois métodos comuns de tratamento da fratura fechada são talas e tração.

Tabela 6.1 Estágios da consolidação da fratura

Estágio	Tempo	Tecido no local da fratura
Inflamatório	Dias a semanas	Hematoma e tecido de granulação
Reparador	Semanas a meses	Calo
Remodelagem	Meses a anos	Osso de remodelagem

Capítulo 6 • Imagens no tratamento e consolidação das fraturas 107

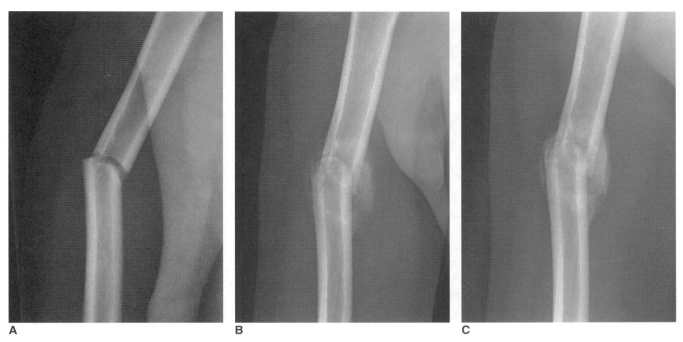

Figura 6.1 Consolidação de fratura do osso cortical sem fixação em um adulto. **A:** Fratura aguda da diáfise umeral. **B:** Em 6 semanas, o calo calcificado é visível e as linhas da fratura se tornam obscurecidas. **C:** Em 12 semanas, a fratura se consolida quase por completo.

As talas podem ser usadas para reduzir e controlar fraturas com deformidade angular por meio da fixação em três pontos. A tala é formada de modo que pressione o ápice da fratura e as extremidades opostas do osso, mantendo-o reto. A tala gessada de lenta adaptação (Fig. 6.4) é aplicada enquanto são executadas as manobras de redução. Geralmente, as talas são posicionadas sobre um tecido e uma camada de proteção, de modo que haja uma zona radioluzente entre o membro e a tala nas radiografias. Uma segunda camada de material pode ser aplicada para fornecer força e durabilidade. As talas gessadas costumam ser cobertas com uma camada de fibra de vidro – que promove durabilidade – e podem ser repostas completamente por fibra de vidro à medida que a fratura começa a se consolidar e o paciente readquire o uso do membro (Fig. 6.5). As talas de fibra de vidro podem ser usadas em imobilizações mais funcionais, por meio da adição de dobradiças onde a tala cruza a articulação. Algumas fraturas da coluna torácica e lombar são tratadas com talas ou imobilizações que abrangem o torso e estabilizam a coluna pela compressão dos tecidos moles do abdome. A posição e o alinhamento das fraturas reduzidas dos membros podem ser mantidos de maneira similar. A forma e a rigidez relativa da tala utilizam os próprios tecidos moles do

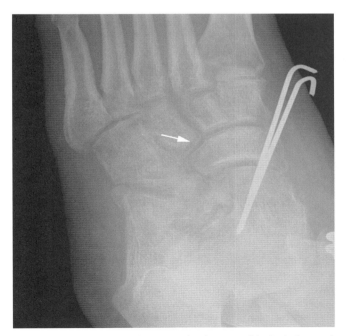

Figura 6.2 Osteoporose aguda acompanhando a consolidação da fratura. A radiografia em 6 semanas mostra reabsorção óssea subcondral (*seta*).

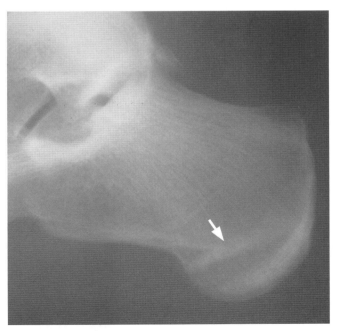

Figura 6.3 Esclerose (*seta*) indica consolidação da fratura no osso esponjoso do calcâneo.

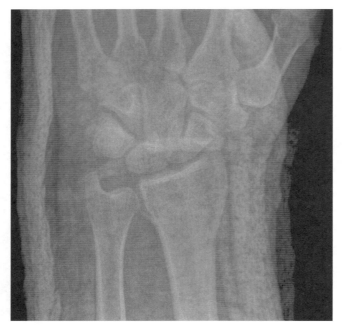

Figura 6.4 Tala de gesso aplicada em fratura do rádio distal.

paciente para transformar a tala em um cilindro cheio de líquido que resiste ao edema e à deformação. As fraturas estáveis, quando sujeitas aos estresses normais, mantêm a sua redução. Os suportes externos, como talas, gessos ou imobilizações, são dispositivos de compartilhamento de carga que restringem o movimento após a redução de uma fratura estável. A tração pode, então, ser aplicada e mantida de muitas maneiras. Raramente utiliza-se a tração cutânea, na qual o membro é preso com bandagens adesivas e conectado a um sistema de pesos suspensos, com exceção das fraturas femorais em crianças pequenas. A tração esquelética é aplicada colocando-se pinos na extremidade distal à fratura e conectando-os aos pesos. A tração dinâmica permite o movimento fisiológico, que geralmente é benéfico à formação do calo periósteo. A tração sobre as fraturas da clavícula e do úmero proximal pode ser aplicada com um imobilizador em oito para clavícula e uma tala de braço longo, respectivamente. O próprio membro superior se torna um peso suspenso e a direção da tração depende do ponto de suspensão junto da tala. Algumas fraturas da coluna cervical são tratadas com um colar cervical, que funciona similarmente ao anterior, mas age contra a gravidade ao alongar o pescoço.

Redução aberta e fixação interna

A redução aberta e a fixação interna (osteossíntese) requerem exposição cirúrgica da fratura. A fratura é reduzida, os tecidos moles são reparados e os fragmentos são fixados com dispositivos. Se um osso sofrer deformação plástica antes da fratura, os fragmentos da fratura podem não se encaixar novamente, em razão da distorção anterior em sua forma. O dispositivo de fixação da fratura não substitui a estrutura óssea nativa; ao contrário, ele fornece estabilidade mecânica temporária enquanto o processo de consolidação natural ocorre. A estabilidade promovida pela fixação interna é essencial para a rápida restauração da mobilidade e da função; muitos pacientes não conseguem tolerar o repouso na cama e a hospitalização prolongada. Os dispositivos de fixação incluem parafusos, placas, hastes, pinos, grampos e fios. Muitos dispositivos de fixação podem ser inseridos percu-

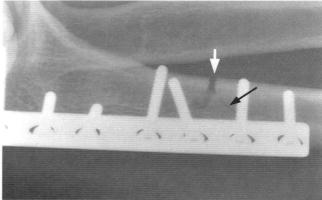

A

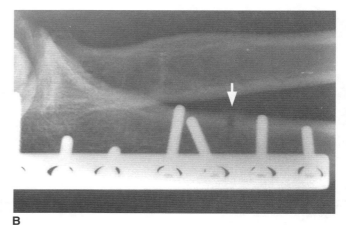

B

Figura 6.6 Consolidação de fratura transversa da ulna fixada internamente com fragmento em borboleta posterior. A: Filme pós-operatório imediato mostra placa cortical que possui fragmentos fixos da porção transversa da fratura com 1 a 2 mm de distração (seta branca), enquanto as fraturas oblíquas são comprimidas (seta preta). B: Após 7 semanas, o calo endosteal liga a fratura transversa (seta); as fraturas oblíquas se remodelaram e desapareceram.

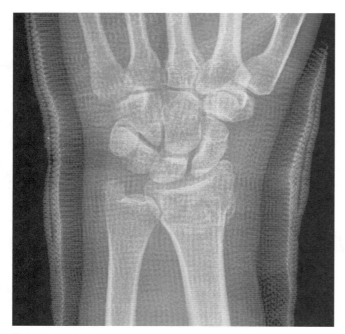

Figura 6.5 Tala de fibra de vidro aplicada em fratura do rádio distal.

taneamente, sob orientação fluoroscópica ou realizando-se incisões mínimas. Uma segunda operação é necessária para remover muitos tipos de dispositivos após a consolidação das fraturas.

A fixação interna que prende os fragmentos ósseos juntos promove rigidamente a união óssea direta (consolidação primária da fratura). Novos sistemas de Havers intracorticais perfuram o local da fratura, deixando núcleos de novo osso. O calo da fratura é mínimo ou ausente à medida que os osteócitos remodelam a fratura (Fig. 6.6). Nas radiografias, a consolidação da fratura primária é observada como um desaparecimento gradual da linha da fratura. Um hiato entre os fragmentos ou movimento excessivo no local da fratura interfere na migração de osteócitos sobre os planos da fratura, de modo que ela se consolida por meio da formação de calo periosteal e endosteal. A consolidação secundária da fratura ocorre mais lentamente quando houve fixação interna, pois a restrição de movimento interfere na formação de calo.

Os dispositivos de fixação interna são projetados para funcionar em princípios biomecânicos de compressão interfragmentar estática ou dinâmica, por meio de uma ponte ou tala. Na compressão estática, um implante metálico segura os fragmentos da fratura juntos sob compressão. Na compressão dinâmica, o implante transforma a carga fisiológica em compressão no local da fratura. Há uma união óssea direta nos dois tipos de compressão. A fixação interna liga um local de fratura quando ele é preso ao osso não lesionado nos dois lados da fratura. As cargas fisiológicas são transferidas do osso em um lado da fratura para o osso no outro lado. Se os fragmentos não estiverem diretamente adjuntos e houver movimento entre eles, os calos periosteal e endosteal preenchem os hiatos entre os ossos. O comprimento e o alinhamento são mantidos enquanto os ossos se consolidam. Os dispositivos de fixação interna que trabalham como uma tala interna permitem o movimento no local da fratura e promovem o calo periosteal, enquanto mantêm a redução.

Parafusos

Parafusos ortopédicos estão disponíveis em uma variedade de tamanhos e formas, muitas vezes para uso em circunstâncias específicas (Fig. 6.7). As partes de um parafuso são: cabeça, eixo, linha e extremidade. A maioria dos tipos de parafusos apresenta cabeça de encaixe para ser unida a um controlador de eixo hexagonal e a uma haste entremeada. As cabeças têm uma porção inferior hemisférica que permite o contato mesmo quando o parafuso está inclinado. Os parafusos usados para o osso esponjoso têm um diâmetro de linha mais amplo em relação ao diâmetro da haste do núcleo e um passo de rosca mais profundo (maior distância entre as roscas) que os parafusos usados para o osso cortical (Fig. 6.8). A maioria dos para-

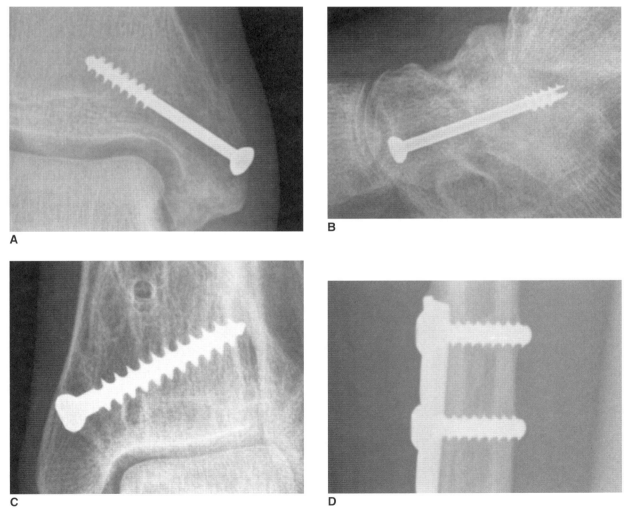

Figura 6.7 Tipos comuns de parafusos ortopédicos. **A:** Parafuso de compressão. **B:** Parafuso de compressão canulado. **C:** Parafuso esponjoso completamente rosqueado. **D:** Parafusos corticais completamente rosqueados.

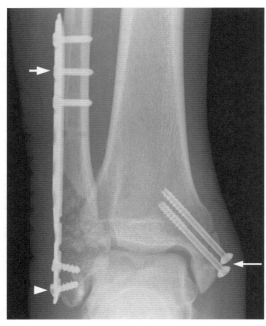

Figura 6.8 Fratura do tornozelo com fixação interna. Dois parafusos de compressão canulados (*seta longa*) com roscas esponjosas fixam o maléolo medial. A placa cortical é fixada à diáfise fibular por três parafusos (*seta curta*) corticais e ao maléolo lateral por dois parafusos esponjosos (*ponta de seta*).

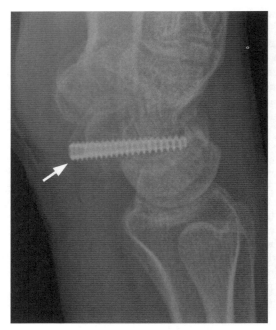

Figura 6.10 Parafuso de compressão sem cabeça, cônico, com intervalo de rosca variável fixando a fratura do punho do escafoide.

fusos é inserida em orifícios de perfuração. Esses orifícios podem ser perfurados ou rosqueados para receber um parafuso, ou o parafuso pode ser autoperfurante formando suas próprias roscas à medida que é levado ao orifício. Os parafusos canulados são côncavos no centro. Eles permitem a colocação de parafusos com um fio-guia, melhorando a capacidade do ortopedista de colocar os parafusos com precisão sem a necessidade de fixação com pinça suplementar

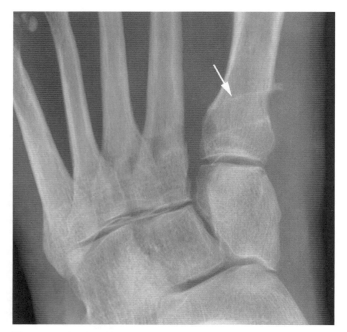

Figura 6.9 Parafuso bioabsorvível. Radiografia do pé mostra radiolucência que indica orifício de perfuração para parafuso bioabsorvível fixando o primeiro e o segundo metatarsais (*seta*).

do local. Alguns parafusos canulados são autoperfurantes e podem ser percutaneamente inseridos com um fio-guia. Os parafusos são feitos de metal, comumente aço inoxidável ou liga de titânio. Parafusos bioabsorvíveis e outros implantes ortopédicos não metálicos para a fixação da fratura podem ser de difícil reconhecimento nas radiografias, mas têm artefatos acentuadamente diminuídos na ressonância magnética (RM) (Fig. 6.9).

Quando os parafusos são usados para prender os fragmentos ósseos uns aos outros, são chamados de parafusos interfragmentares. Os parafusos interfragmentares trabalham biomecanicamente pela conversão do torque aplicado ao parafuso em tensão axial entre os fragmentos ósseos. Quando os parafusos são usados para prender as placas corticais ou outro dispositivo ao osso, são chamados de parafusos de posição ou parafusos de neutralização.

Parafusos sem cabeça são usados onde a presença da cabeça pode interferir no movimento ou causar irritação do tecido mole. Os parafusos sem cabeça podem ser inseridos abaixo da superfície do osso, o que é desejável nas fraturas osteocondrais e nas intra-articulares. Os parafusos com cabeças também podem ser inseridos nivelados com a superfície óssea por rebaixamento ou fazendo-se um orifício maior para a cabeça perfurar à medida que o parafuso é inserido.

Parafusos de compressão são entremeados somente na porção distal da haste. Esse tipo de parafuso comprime dois objetos juntos (osso contra osso ou osso contra outro dispositivo de fixação). O objeto dentro do qual o parafuso é colocado é puxado contra o objeto através do qual o parafuso é entremeado. A compressão máxima é obtida quando o parafuso é orientado perpendicularmente ao plano da fratura. Um parafuso completamente entremeado fixa objetos juntos sem comprimi-los, pois as roscas os forçam a manter suas posições relativas. Parafusos que são completamente entremeados ao longo de suas hastes podem também ser usados em compressão se o orifício de perfuração próximo da cabeça (o orifício de deslize) permitir a passagem livre das roscas. A extração subsequente de parafusos é mais fácil se eles estiverem completamente entremeados. O parafuso Acutrak não possui cabeça, é completamente entremeado, canulado com um perfil cônico e apresenta passo da linha variável (Fig. 6.10). A distân-

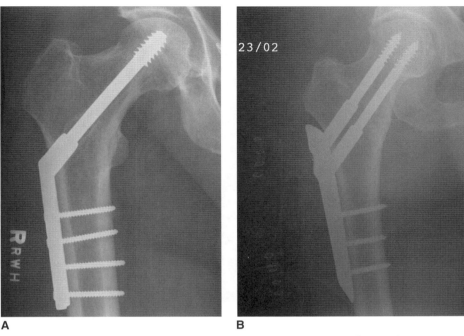

Figura 6.11 Fixação para fraturas intertrocantéricas. **A:** Parafuso de compressão (dinâmico) com telescopagem fixando uma fratura intertrocantérica. **B:** Placa de compressão percutânea fixando uma fratura intertrocantérica. Observa-se o tamanho reduzido das incisões cutâneas, como indicado pelos grampos da pele.

cia entre as roscas é mais ampla em uma das extremidades do parafuso, de modo que cada volta do parafuso comprime os fragmentos juntos, em razão dessa diferença no passo da linha. Esses parafusos são comumente usados para fixação interna das fraturas intra-articulares de ossos pequenos, como o escafoide. Se não fosse por seu alto custo, eles seriam extremamente úteis na carpintaria.

Parafusos de quadril dinâmicos (parafuso de quadril com telescopagem, parafuso de fixação dinâmica) (Fig. 6.11) e parafusos condilares dinâmicos com placas laterais são projetados para a compressão dinâmica de fraturas do fêmur proximal e distal, respectivamente. O parafuso se encaixa em uma manga na placa lateral na qual ele pode deslizar ou sofrer telescopagem. Em uma fratura de quadril intertrocantérica, por exemplo, os parafusos se estendem através do colo femoral para dentro da cabeça e a placa lateral é fixada ao córtex lateral da diáfise proximal. Com a sustentação de peso, a haste não entremeada do parafuso desliza para a manga na extremidade da placa lateral, comprimindo os fragmentos da fratura juntos. Um parafuso de disposição menor, entremeado na extremidade próxima do parafuso de fixação de diâmetro maior, pode ser usado para aplicar compressão estática ao local da fratura no momento da cirurgia.

Fios e cabos

Os fios de Kirschner (fios-K) são usados para fixar o osso esponjoso em situações nas quais um parafuso também pode ser adequado. Eles são introduzidos percutaneamente, e sua aderência ao osso é exclusivamente pela fricção (Fig. 6.12), o que os torna de tração mais fácil que os parafusos. A extremidade do fio costuma ficar saliente na pele, de modo que os fios possam ser extraídos quando a fratura se consolidar.

Uma banda de tensão transforma estresse de tensão em compressão interfragmentar (Fig. 6.13). As bandas são comumente usadas quando a tensão muscular assimétrica tende a distrair os fragmentos. A banda de tensão é geralmente uma alça metálica ou uma figura em forma de oito que é colocada sobre o local da fratura junto à linha da força de tensão. Quando o músculo se contrai, a banda de tensão funciona como uma dobradiça para comprimir juntamente os fragmentos da fratura. Por exemplo, uma fratura transversa do processo do olécrano pode ser fixada por uma banda de tensão junto do aspecto posterior do mecanismo do tríceps. Com a contração do músculo tríceps braquial, a banda de tensão funciona como uma dobradiça e converte a força de distração ao longo

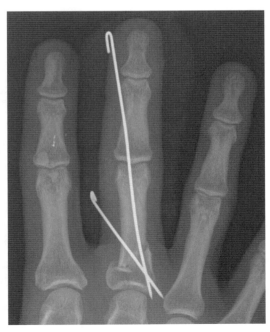

Figura 6.12 Fixação com fio-K. A radiografia da mão mostra dois fios-K fixando uma fratura da falange proximal do dedo médio.

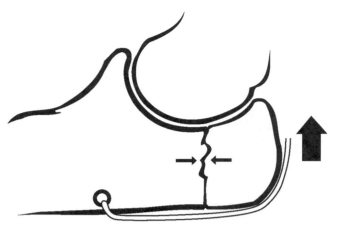

Figura 6.13 Conceito biomecânico da fixação da banda de tensão. A banda atua como uma dobradiça, transformando a tensão sobre o olécrano em compressão interfragmentar.

do aspecto posterior do olécrano em força de compressão sobre o lado oposto (Fig. 6.14). As bandas de tensão também são comumente usadas para fixar as fraturas transversas da patela.

Os fios de cerclagem circundam a diáfise de um osso e podem ser usados para prender os fragmentos da diáfise. Geralmente, são colocados em combinação com hastes IM ou placas corticais. Os fios são feitos de aço inoxidável e liga de cromo e cobalto e costumam ter a forma de fios de monofilamentos ou cabos de alta tensão revestidos com filamentos múltiplos inseridos com um engaste (Fig. 6.15).

Placas

As placas corticais colocadas sobre a superfície periosteal são presas ao osso pelos parafusos de posição, devendo ser consideradas talas internas que mantêm unidos os defeitos estruturais e não os membros de sustentação de carga. A compressão sobre os componentes da fratura é crucial para proteger a placa da falha. A placa funciona com base em princípios biomecânicos de compressão estática, compressão dinâmica, suporte e neutralização. A compressão estática pode ser mantida por uma placa quando ela é aplicada ao mesmo tempo que o local da fratura está sendo comprimido durante a cirurgia (Fig. 6.16). A compressão também pode ser aplicada por meio de orifícios de parafusos especialmente projetados e de parafusos excentricamente colocados. As placas de travamento são placas corticais nas quais uma porção dos orifícios do parafuso é projetada para forçar a posição do parafuso que está encaixado,

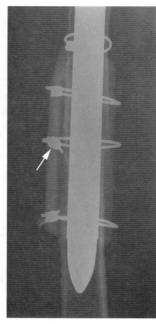

Figura 6.15 Cabo de alta tensão trançado para cerclagem na diáfise femoral. As extremidades do cabo são presas através de torções (*seta*).

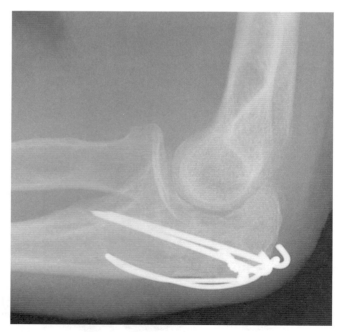

Figura 6.14 Banda de tensão fixando a fratura do olécrano. A banda de tensão passa através de um orifício perfurado no córtex ulnar posterior e se engancha sobre a cabeça dos fios-K.

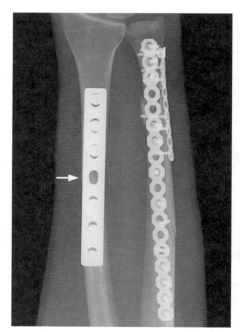

Figura 6.16 Placa de compressão dinâmica (*seta*) fixando fraturas da diáfise radial distal. Observe a colocação de parafuso excêntrico nos orifícios ovais da placa. As placas maleáveis foram usadas para fixar fraturas da diáfise ulnar.

Capítulo 6 • Imagens no tratamento e consolidação das fraturas   113

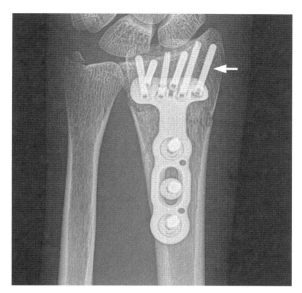

Figura 6.17 Placa em formato de T travada fixando as fraturas do rádio distal com parafusos de travamento (*seta*) distalmente e parafusos de não travamento proximalmente.

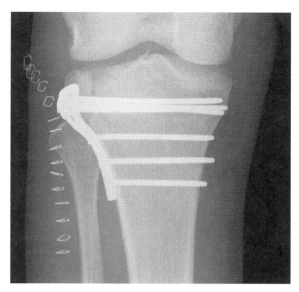

Figura 6.18 Placa de apoio fixando a fratura metafisária proximal da tíbia.

impedindo-o de alternar e fixar as posições relativas da placa e do fragmento da fratura (Fig. 6.17). Placas pequenas podem ser usadas para fixar pequenos fragmentos. Quando colocada sobre um osso com tração muscular assimétrica, como o fêmur, uma placa que envolva compressão estática inicial pode subsequentemente funcionar com compressão dinâmica, por meio do princípio da banda de tensão quando a sustentação de peso prossegue. As placas também podem ser contornadas para se encaixar na forma particular do osso em que são aplicadas, no momento da confecção ou no momento da cirurgia. As placas de fixação são mais amplas em uma extremidade do que na outra e podem ser usadas para fixar as fraturas metafisárias dos ossos longos, como o rádio distal ou a tíbia proximal (Fig. 6.18). Uma placa de fixação usada dinamicamente transforma o estresse de cisalhamento direcionado ao longo do eixo longitudinal do osso em força compressiva junto do plano da fratura. As placas de neutralização replicam o estresse em uma fratura internamente fixa, mas não fornecem compressão interfragmentar. Quando as placas de neutralização são usadas para manter o comprimento e a posição, um ou mais parafusos interfragmentares também são usados para manter os fragmentos da fratura unidos. Os parafusos interfragmentares costumam ser orientados perpendicularmente ao plano da fratura para uma compressão máxima. Eles também podem passar através de um dos orifícios na placa de neutralização.

Avanços recentes na tecnologia da placa têm enfatizado modelos menores para locais anatômicos específicos e tipos específicos de fraturas. Um exemplo está no rádio distal, um local comum de fratura, onde as placas corticais se tornaram muito menores e as placas específicas estão disponíveis para vários subtipos de fraturas (Fig. 6.19).

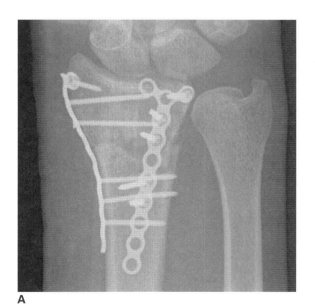

A

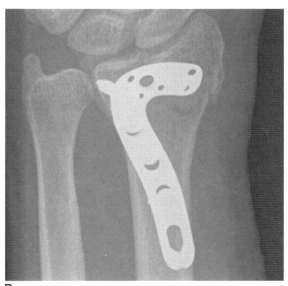

B

Figura 6.19 Placas corticais especializadas para a fixação do rádio distal. **A:** Pequenas placas corticais e parafusos fixando uma fratura intra-articular cominuída. **B:** Placa cortical de baixo perfil contornada fixando uma fratura intra-articular cominuída. Os orifícios distais pequenos não usados são projetados para parafusos de travamento.

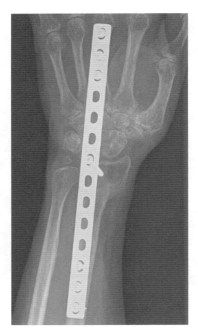

Figura 6.20 Placa cortical usada como ponte para as fraturas intra-articulares cominuídas do rádio e da ulna distais.

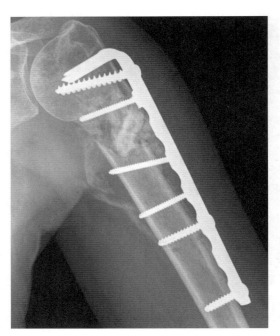

Figura 6.21 Placa em lâmina atravessando uma fratura de úmero proximal cominuída.

As placas corticais podem ser usadas para unir uma fratura de rádio distal cominuída (Fig. 6.20). Nessa circunstância, a ponte se estende a partir da diáfise distal, sobre o local da fratura e os ossos carpais, até o terceiro metacarpal.

Uma placa em lâmina é uma placa cortical com uma lâmina angulada que é inserida de lado na extremidade de um osso, enquanto a placa é afixada ao córtex da diáfise com parafusos de posição. As placas em lâmina são usadas em locais como o fêmur proximal, o fêmur distal e o úmero proximal (Fig. 6.21), onde a tração muscular normal tenderia a desestabilizar uma placa simples. As placas em lâmina foram substituídas em muitas circunstâncias por parafusos de telescopagem com placas laterais e por hastes IM especializadas.

Hastes e grampos

Hastes ou grampos IM são usados para tratar fraturas do osso longo. Na fixação fechada, a haste é inserida em uma extremidade do osso fraturado e passa sobre o local da fratura sob orientação fluoroscópica. No encravamento aberto, a haste é passada sobre o local da fratura sob visualização cirúrgica direta. Geralmente, o espaço medular é mandrilado de modo que possa acomodar a haste, destruindo-se o suprimento sanguíneo endosteal, mas depositando osso finamente triturado e elementos de medula no local da fratura; este autoenxerto ósseo aumenta a consolidação da fratura. O suprimento sanguíneo endosteal se reconstitui em cerca de três semanas. O suprimento sanguíneo periosteal é preservado. Uma haste IM funciona como um dispositivo de partilha de força ou uma tala interna. Hastes IM pequenas e flexíveis podem ser colocadas em pequenos ossos de não sustentação. Ossos maiores requerem hastes IM mais rígidas, com maior fixação e força. Se a haste está travada nas duas extremidades por parafusos cruzados (Fig. 6.22), ela para de funcionar como um dispositivo de partilha de força e se torna um dispositivo de sustentação de carga. Quando o membro está carregado, os estresses são transferidos do osso para uma extremidade da haste por parafusos cruzados, percorrem todo o comprimento da haste, passam pelo local da fratura e finalmente são dispersados pelos parafusos cruzados na outra extremidade, impedindo, dessa forma, que haja carga no local da fratura. O travamento também permite controle e redução do deslocamento de rotação. À medida que o calo periósteo é formado e a fratura começa a se estabilizar, uma série de parafusos de travamento pode ser removida, permitindo a partilha da carga pelo osso em consolidação. Essa técnica de remoção dos parafusos de travamento do fragmento mais longo é chamada de dinamização.

As hastes podem ser inseridas no local da fratura de maneira anterógrada ou retrógrada. A direção da inserção pode ser identificada nas radiografias pela localização das extremidades lisas e cônicas, com a extremidade cônica apontando na direção da inserção e a extremidade cega localizada no local da inserção. Em crianças, para evitar o cruzamento de uma placa de crescimento aberta e o risco de fechamento prematuro, um par de hastes de Ender pode ser inserido através da metáfise e sobre o local da fratura (Fig. 6.23).

Novos *designs* nas hastes IM têm resultado em hastes projetadas para fraturas de ossos específicos, incluindo o úmero, o rádio, a ulna, o fêmur e a tíbia. Essas hastes levam em consideração as exigências biomecânicas de cada local, assim como a anatomia única e as demandas técnicas dos vários locais de operação. Por exemplo, a haste Gama é projetada especificamente para fraturas subtrocantéricas do fêmur (Fig. 6.24).

Fixação externa

A fixação externa permite que um membro fraturado seja reduzido ou estabilizado com a manipulação de pinos externamente projetados ou fios presos ao membro nos dois lados do local da fratura. O trauma cirúrgico ao local da fratura é evitado. A fixação é mais rígida e permite a mobilidade mais cedo do que os métodos fechados. As fraturas se unem pela consolidação óssea secundária. A fixação externa é melhor para fraturas expostas dos tipos II e III, nas quais a distração do membro é apropriada e a

Capítulo 6 • Imagens no tratamento e consolidação das fraturas 115

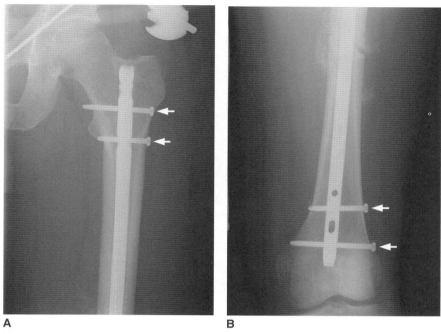

Figura 6.22 Haste IM anterógrada fixando uma fratura da diáfise femoral. **A:** Parafusos de travamento proximais (*setas*). **B:** Parafusos de travamento distais (*setas*).

rápida estabilização cirúrgica é necessária. Os dois principais tipos de fixadores externos são pinos inseridos às hastes (fixadores de pino) e fios estendidos em esquemas circulares inseridos às hastes (fixadores de anéis). Os fixadores de pinos são presos ao osso com a introdução percutânea ou cirúrgica de outros pinos (Fig. 6.25).

Diferentes configurações de fixador podem ser feitas para o local da fratura e da morfologia específica. Muitas fraturas requerem fixação externa em dois planos para atingir estabilidade. Fixadores de pino podem ser rapidamente aplicados em situações de emergência e são usados com mais frequência em fraturas pélvicas nas

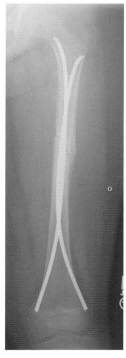

Figura 6.23 Fratura da diáfise femoral fixada por duas hastes de Ender inseridas retrogradamente através dos côndilos. Observa-se que a fise distal não foi rompida.

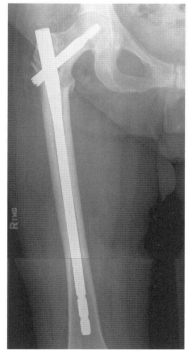

Figura 6.24 Fixação de haste Gama em uma fratura subtrocantérica do fêmur.

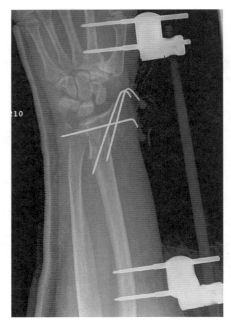

Figura 6.25 Fraturas intra-articulares cominuídas do rádio e da ulna distais. Os fragmentos do rádio distal foram fixados com fios-K. Todo o punho foi estabilizado por um fixador externo.

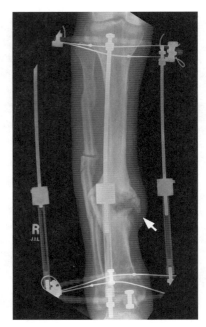

Figura 6.26 Fixador externo de Ilizarov para o tratamento da pseudartrose (*seta*).

quais a redução e a fixação podem realinhar os tecidos moles e afastar a hemorragia fatal. Os fixadores de anéis (fixadores Ilizarov) são presos ao osso usando-se um par de fios de transfixação cruzados, não entremeados, estendidos em um esquema circular. Esses esquemas circulares são inseridos a hastes de conexão longitudinais. Os fragmentos são reduzidos pelo ajuste da posição dos anéis um em relação ao outro. Uma pseudartrose pode ser tratada por compressão para induzir a cura, seguida de distração para restaurar o comprimento (Fig. 6.26). Um fragmento ósseo pode ser transportado axialmente pelos ajustes sucessivos dos anéis ao longo das hastes longitudinais na ordem de 1 mm/dia (Fig. 6.27).

Os sistemas modulares de fixação externa permitem que o cirurgião encaixe os esquemas híbridos às fraturas complicadas e complexas usando pinos e anéis.

Cicatrização e reparo do tecido mole

A cura do tendão e do ligamento ocorre em fases. Inicialmente, a ferida fica cheia de sangue, produtos inflamatórios e fibrina. O tecido de granulação proliferado preenche então os hiatos e, durante um período de semanas a meses, os fibroblastos e as fibras de colágeno começam a unir as extremidades lesionadas. O tecido cicatri-

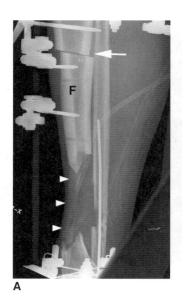
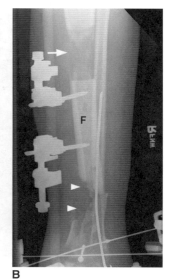

A   **B**

Figura 6.27 Fixação externa em anel e em pino-haste híbrida para o transporte ósseo após a perda de um segmento de osso durante uma fratura tibial exposta. **A:** Radiografia lateral 1 mês após o trauma mostra o grande hiato distal (*pontas de setas*) na diáfise tibial, uma osteotomia tibial proximal (*seta*) e um fragmento ósseo (*F*) inserido ao dispositivo pino-haste. **B:** A radiografia lateral em 6 meses mostra transporte distal do fragmento (*F*), estreitamento do hiato distal (*pontas de setas*) na diáfise tibial. A osteotomia foi estendida separadamente, à medida que o fragmento foi transportado e o hiato é preenchido por calo calcificado (*seta*).

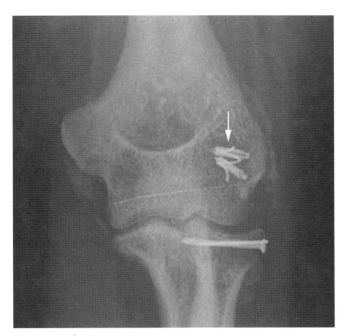

Figura 6.28 Âncoras de tecido mole no úmero distal (*seta*).

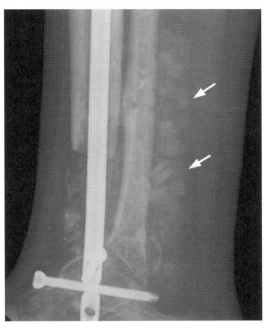

Figura 6.29 Enxerto ósseo (*setas*) para a fratura exposta do tornozelo.

cial então se remodela e amadurece à medida que os fibroblastos e as fibras de colágeno ficam orientados ao longo das linhas de estresse, um processo que pode continuar durante muitos meses. O reparo direto dos tendões e ligamentos é geralmente executado suturando-se juntas as extremidades lesionadas. Quando uma estrutura de tecido mole for avulsionada de uma inserção óssea, ela pode ser novamente inserida usando-se uma variedade de dispositivos, incluindo suturas, fios, parafusos, pinos e âncoras de tecido mole. Quando são usados parafusos, arruelas são geralmente colocadas entre a cabeça do parafuso e os tecidos moles para aumentar a área de superfície justaposta ao osso e para diminuir o trauma causado pelo próprio parafuso. As âncoras do tecido mole são pequenos dispositivos que ficam encravados no osso e têm alças por meio das quais as suturas podem passar (Fig. 6.28). As âncoras do tecido mole estão disponíveis em uma ampla variedade de tamanhos, formas e materiais, incluindo materiais plásticos, metálicos e bioabsorvíveis. Com a cura, a integridade biomecânica da inserção do tecido mole é restabelecida e o dispositivo de fixação não é mais necessário.

Enxertos e implantes

Os enxertos do tecido mole e os enxertos ósseos são comumente usados para reconstruir fraturas expostas graves, em particular aquelas em que há perda de fragmentos significativos de osso, decorrente do trauma ou do desbridamento no tratamento inicial (Fig. 6.29). Os enxertos ósseos mais usados para a reconstrução do trauma são pequenos pedaços de osso corticoesponjoso, e não aloenxertos maciços. Grandes defeitos no osso cortical são geralmente reconstruídos pelo transporte ósseo em vez do aloenxerto.

O uso de biomateriais estruturais como substitutos do osso é uma área ativa da pesquisa em ortopedia. Os materiais que estão obtendo uso difundido nos Estados Unidos incluem fatores de crescimento ósseo geneticamente projetados, dispositivo bioabsorvível e implantes metálicos com propriedades mecânicas e físicas semelhantes às do osso.

Fixação da coluna vertebral

Em razão da complexa anatomia, da presença de medula espinal e de raízes nervosas, dos pequenos ossos e do grande número de articulações, a fixação da coluna vertebral após o trauma requer dispositivo e técnicas especializadas.

As lesões estáveis da coluna posterior podem requerer apenas fixação dos elementos posteriores nos níveis envolvidos. Muitas lesões da coluna cervical são tratadas com redução e fusão dos elementos posteriores usando-se fios e enxerto ósseo. As lesões da coluna posterior também podem ser tratadas com parafusos pediculares e hastes, um processo no qual uma série de parafusos pediculares inseridos posteriormente é encaixada às hastes contornadas. Dependendo dos estresses biomecânicos no nível da lesão, níveis múltiplos acima e abaixo da lesão podem ser incluídos no procedimento de estabilização (Fig. 6.30). As fraturas da coluna anterior, como as fraturas de compressão, podem ser tratadas pela fixação interna dos corpos vertebrais acima e abaixo no nível da lesão com placas e parafusos e pela restauração da altura da vértebra fraturada por meio de enxerto ósseo. O enxerto ósseo pode ser aloenxerto estrutural ou pequenas lascas e fragmentos corticoesponjosos, mantidos no local por uma gaiola de fusão de fio (Fig. 6.31).

Lesões instáveis que envolvem as colunas anterior e posterior geralmente requerem estabilização anterior e posterior. As hastes podem ser colocadas posteriormente à coluna e fixadas aos corpos vertebrais por parafusos pediculares acima e abaixo do nível da lesão. A estabilização anterior pode ser feita com enxerto ósseo, dispositivo ou uma combinação dos dois. No momento da cirurgia, o canal vertebral também é descompactado.

As fraturas de compressão osteoporóticas simples podem ser tratadas por vertebroplastia, um procedimento no qual o cimento de metilmetacrilato é injetado percutaneamente, sob orientação fluoroscópica, dentro do corpo vertebral envolvido (ver Cap. 18). O cimento injetado é considerado radiodenso, de modo que pode ser observado durante a fluoroscopia e nas radiografias subsequentes (Fig. 6.32).

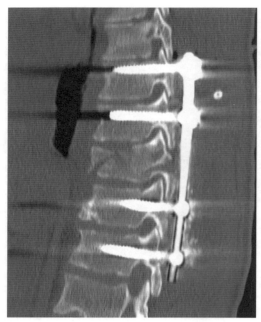

Figura 6.30 Fratura explosão de T12 tratada com fixação posterior usando parafusos pediculados e hastes.

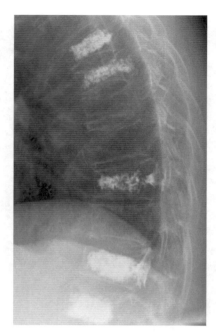

Figura 6.32 Fratura por compressão osteoporótica múltipla seguida de vertebroplastia. A radiografia lateral mostra osteoporose com deformidades transpediculares múltiplas, sendo que cinco delas foram tratadas por meio da vertebroplastia.

Complicações

As complicações das fraturas podem ser imediatas ou tardias (Tab. 6.2).

Falha na consolidação da fratura

A consolidação da fratura é prejudicada ou lenta em pacientes idosos ou subnutridos, quando o suprimento sanguíneo local é insuficiente e quando os fragmentos estão luxados em vez de justapostos. As fraturas intracapsulares (dentro da cápsula articular) se consolidam lentamente porque a parte intracapsular do osso não sustenta a formação de calo periosteal e o líquido sinovial faz a lise do coágulo sanguíneo. Os fragmentos de osso necrótico não podem participar no processo de consolidação até que sejam revascularizados. Uma fratura extensa se consolida mais lentamente do que uma limitada. Uma fratura através do osso cortical se consolida mais lentamente que

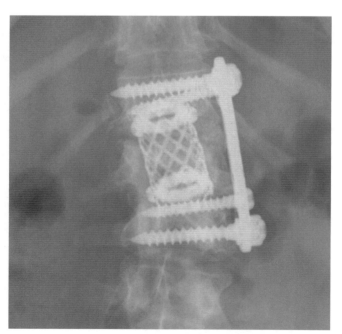

Figura 6.31 Fratura explosão de T12 tratada. A radiografia AP mostra corpectomia de T12, com enxerto ósseo e fixação interna. Uma gaiola de fusão preenchida com enxerto ósseo foi inserida entre T11 e L1.

Tabela 6.2 Complicações das fraturas
Complicações imediatas
Choque
Hemorragia
Tromboembolismo
Coagulopatia intravascular disseminada
Embolia gordurosa
Gangrena gasosa
Tétano
Osteonecrose
Distrofia simpática reflexa pós-traumática
Síndrome compartimental
Osteomielite
Complicações tardias
Falha em consolidar
Doença articular degenerativa pós-traumática
Condrólise pós-traumática
Lesões por estresse remotas
Nova fratura
Dor crônica e instabilidade
Miosite ossificante
Falha ou migração do implante
Sinostose

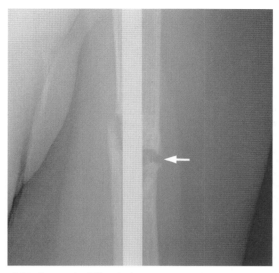

Figura 6.33 Fratura da diáfise do úmero com pseudartrose atrófica e haste IM. As extremidades dos fragmentos desenvolveram córtex (*seta*).

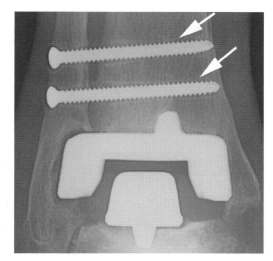

Figura 6.35 Parafusos soltos com transfixação da sindesmose para a reposição total de tornozelo. Uma zona fina de esclerose (*setas*) demarca a região de reabsorção óssea ao redor do maquinário.

uma através do osso esponjoso. Uma fratura com dano significativo ao tecido mole se consolida mais lentamente do que uma com pouco dano ao tecido mole. Uma fratura infectada não irá se consolidar.

A distração dos fragmentos ou o excessivo movimento entre eles pode resultar em pseudartrose, uma interrupção do processo de consolidação antes que haja a união óssea dos fragmentos. As extremidades ósseas se tornam osteoporóticas e atrofiadas ou hipertróficas e escleróticas (Fig. 6.33; ver Fig. 6.26). O espaço entre os fragmentos ósseos geralmente contém tecido fibroso denso e pode ser clinicamente estável em alguns casos. De maneira alternativa, uma articulação falsa alinhada com sinóvia e preenchida com líquido sinovial (pseudartrite) pode se formar no hiato entre os fragmentos da fratura não unidos; isso tende a ocorrer quando há movimento excessivo no local da fratura. A consolidação viciosa ocorre quando os fragmentos da fratura se curam em uma posição ou alinhamento ruim, de modo que problemas funcionais ou cosméticos ocorrem. A presença da consolidação viciosa é um diagnóstico clínico, não radiológico. Outras variações notáveis na consolidação da fratura incluem união tardia, na qual há um processo de consolidação mais longo que o normal e uma união lenta, que faz com que o processo de consolidação seja protraído, mas progressivo.

A falha na consolidação de uma fratura internamente fixada costuma ser causada por um hiato entre os fragmentos ou por um movimento excessivo no local da fratura. O resultado é falha ou afrouxamento do dispositivo de fixação. O afrouxamento é evidente nas radiografias pela presença de uma zona brilhante ao redor do dispositivo. A zona brilhante corresponde à reabsorção óssea, indicando que o dispositivo não mais tem um ponto de apoio estável (Fig. 6.34). Há, com frequência, uma zona fina de esclerose na interface metal-osso (Fig. 6.35). O dispositivo que desloca-se de posição de exame para exame pode indicar afrouxamento (Fig. 6.36). A perda catastrófica de fixação com quebra do dispositivo pode ocorrer quando há excessivo estresse biomecânico sobre a parte reconstruída e angulação ou luxação progressiva (Fig. 6.37).

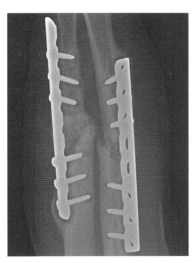

Figura 6.34 Placas soltas e parafusos na fratura com pseudartrose do rádio e da ulna.

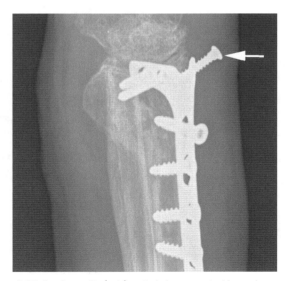

Figura 6.36 Parafuso solto (*seta*) protruindo para os tecidos moles.

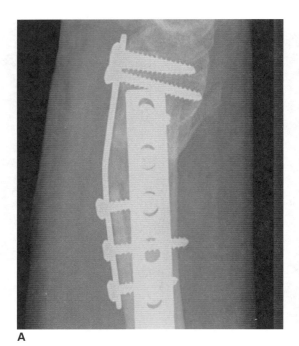 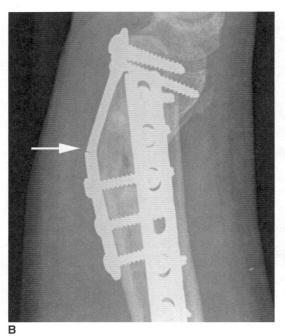

Figura 6.37 Placa fraturada em uma fratura do rádio distal cominuída. **A:** Radiografia lateral 6 semanas após a fixação interna mostra angulação dorsal branda e inclinação da placa cortical volar. **B:** A radiografia lateral 12 semanas após a fixação interna mostra progressão da angulação com fratura da placa (*seta*).

Outras complicações

A embolia gordurosa é uma complicação aguda que pode ocorrer quando a medula gordurosa ganha acesso ao sistema venoso como resultado de uma fratura, geralmente dos ossos longos. A gordura é líquida na temperatura corporal e pinga em um osso fraturado para dentro dos tecidos moles, onde pode penetrar nas veias e chegar até os pulmões. A embolia gordurosa parece provocar uma pneumonite química, em vez de um infarto pulmonar.

A necrose avascular do osso pode ocorrer quando o suprimento sanguíneo é comprometido pela lesão ou pelo dispositivo de fixação. Normalmente, os ossos se tornam osteoporóticos em resposta à consolidação da fratura. A necrose avascular pode ser reconhecida nas radiografias porque o osso necrótico desvascularizado não se torna osteoporótico (Fig. 6.38). Locais comuns de necrose avascular após a fratura incluem a cabeça femoral, o polo proximal do escafoide e o polo proximal do tálus. A RM pode mostrar osteonecrose antes das radiografias.

A infecção pode ocorrer como uma complicação da lesão primária ou secundariamente durante o tratamento. Ela pode ser reconhecida radiograficamente como uma fratura não consolidada com perda óssea progressiva, mas o processo pode ter avançado significativamente antes que mudanças radiográficas sejam perceptíveis (Fig. 6.39). Os fixadores externos são vulneráveis à infecção nos locais de inserção de fios ou pinos através da pele para dentro do osso (Fig. 6.40). As infecções no pino podem ser reconhecidas pela osteólise no local da inserção. O tratamento das fraturas infectadas ou potencialmente infectadas inclui tipicamente desbridamento (a remoção de tecido contaminado ou desvitalizado) e terapia por antibióticos. Dispositivos impregnados com antibióticos podem ser colocadas diretamente no local da infecção (Fig. 6.41) e removidas após a infecção ter cessado.

Lesões do tecido mole sem tratamento ou não reconhecidas podem resultar em dor e instabilidade crônicas, muitas vezes com incapacidade devastadora. Esse é um problema particular no punho, joelho e ombro. A RM e a artrografia são as duas modalidades radiológicas usadas com mais frequência para delinear lesões aos ligamentos e cartilagem nessas regiões.

A distrofia simpática reflexa pós-traumática (síndrome da dor regional complexa, atrofia de Sudeck) é um edema doloroso de um

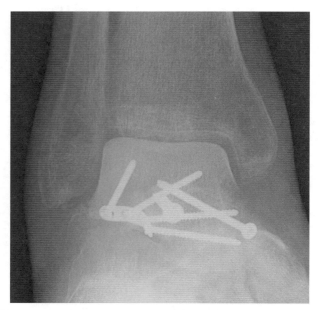

Figura 6.38 Osteonecrose da fratura do colo do tálus. A cúpula do tálus é relativamente mais densa que os ossos circundantes, que possuem osteoporose regional relacionada à consolidação da fratura.

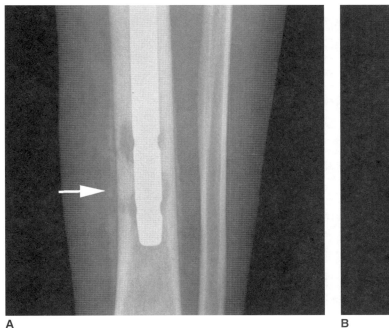
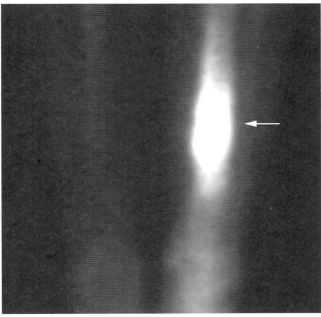

Figura 6.39 Haste IM infectada. **A:** A radiografia da tíbia mostra radiolucências e reação periosteal (*seta*) ao redor da extremidade distal da haste. **B:** Exame com glóbulos brancos marcados mostra acúmulo intenso da atividade (*seta*) ao redor da extremidade distal da haste.

membro com início rápido após uma lesão. A lesão pode ser uma fratura, mas costuma ser menor. O edema e a dor geralmente são observados no membro ipsilateral, mas afastados do local do trauma. A causa é considerada neurovascular. O edema do tecido mole regional e a osteoporose aguda são evidentes no início (Fig. 6.42). A atrofia do tecido mole pode acompanhar o abrandamento dos sintomas agudos; o osso geralmente permanece osteoporótico.

A falha dos dispositivos ortopédicos implantados pode levar à consolidação imperfeita ou à dor crônica. Algumas falhas dos implantes têm levado a ações judiciais e a multas milionárias.

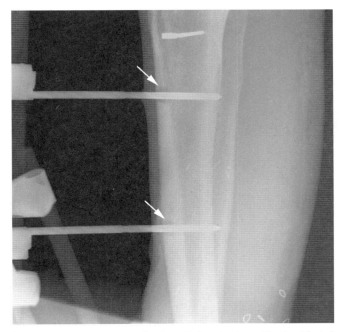

Figura 6.40 Fixador externo pino-haste infectado. A osteólise focal (*setas*) está presente no local onde os pinos cruzam o córtex tibial.

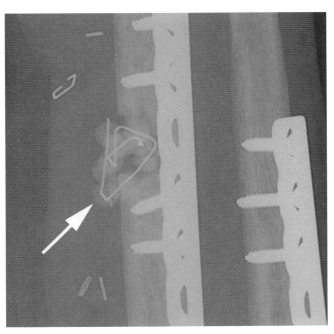

Figura 6.41 Dispositivos com antibióticos (*seta*) no local da fratura exposta internamente fixada.

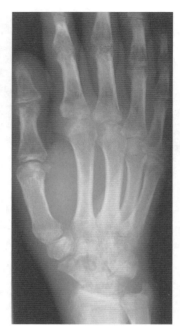

Figura 6.42 Distrofia simpática reflexa pós-traumática. A osteoporose aguda e o edema do tecido mole doloroso de toda a mão 3 meses após uma fratura da escápula ipsilateral.

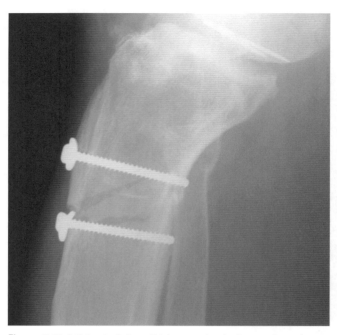

Figura 6.44 A linha da fratura tibial passa através dos parafusos de uma osteotomia anterior.

As cicatrizes em um osso podem permanecer após a remoção dos dispositivos de fixação interna. Pequenos orifícios no córtex provenientes da remoção de parafusos ou pinos não se preenchem com osso, mas são remodelados pela certificação das bordas (Fig. 6.43). Durante a carga, a tensão tende a se concentrar em irregularidades no osso ou em locais de dispositivo. As fraturas subsequentes tendem a começar em tais "levantadores de estresse" (Fig. 6.44).

As tensões alteradas e biomecânicas relacionadas com uma fratura podem resultar em complicações remotas, como lesões por estresse nos membros contralaterais. Uma fratura com fixação mecânica no local pode não se remodelar por haver proteção ao estresse mecânico. Uma fratura por insuficiência pode seguir a remoção do dispositivo de fixação.

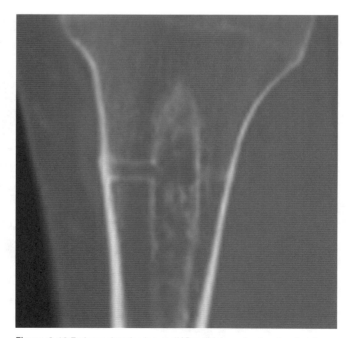

Figura 6.43 Trajetos cicatrizados na diáfise tibial proximal no local onde um IM travado foi usado para fixação. As margens se tornaram corticadas.

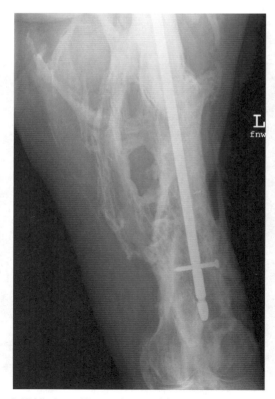

Figura 6.45 Miosite ossificante pós-traumática.

Capítulo 6 • Imagens no tratamento e consolidação das fraturas   123

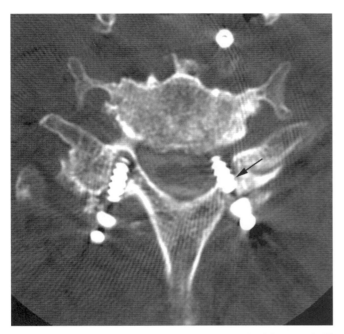

Figura 6.46 Parafuso de pedículo vertebral malcolocado. A imagem de TC axial após a mielografia mostra um parafuso de pedículo vertebral (*seta*) se estendendo para o canal vertebral e o forame neural.

A doença articular degenerativa pós-traumática pode ocorrer em razão do dano direto nas superfícies articulares do osso subcondral (ver Cap. 13). A consolidação viciosa e os padrões alterados de estresse sobre as articulações adjacentes a um local de fratura também podem levar a mudanças degenerativas, particularmente nas articulações de sustentação de peso. A condrólise pós-traumática é uma complicação articular na qual existe uma dissolução da cartilagem articular dos ossos traumatizados; o processo é muito mal compreendido.

A miosite ossificante é uma ossificação heterotópica nos tecidos moles. A miosite ossificante pós-traumática pode permitir a lesão do tecido mole, resultando em formação do osso maduro no local (Fig. 6.45). Embora problemas mecânicos possam se seguir, o osso heterotópico geralmente se remodela e pode, por fim, ser reabsorvido. Ocasionalmente, a miosite ossificante pode ser confundida por sarcoma na RM ou outra imagem, mas a correlação clínica e o acompanhamento esclarecem o aspecto.

Complicações da fixação da coluna

As complicações da fixação da coluna incluem má colocação dos parafusos pediculados (Fig. 6.46), lesão da raiz nervosa, rompimento do saco dural, infecção e perda de fixação (Fig. 6.47). A TC com mielografia é, muitas vezes, o melhor método para imagem da coluna após a fixação, embora a RM possa ser seguramente utilizada. Os artefatos na RM dos implantes metálicos podem render um estudo de difícil interpretação.

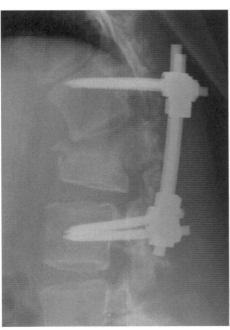

A

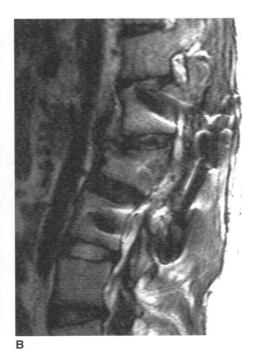

B

Figura 6.47 Falha da fixação espinal. **A:** A radiografia lateral mostra que os parafusos pediculados inseridos em L1 para a estabilização posterior de fratura por compressão do platô epifisário superior de L2 se deslocaram de posição, permitindo que a coluna entrasse em colapso com formação de cifose. **B:** A RM ponderada em T1 sagital exclui as causas não mecânicas da falha.

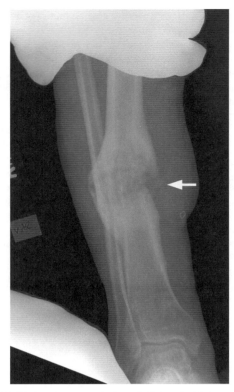

Figura 6.48 Movimento na pseudartrose da fratura (*seta*) demonstrado pela radiografia AP com estresse valgo.

Imagens do pós-tratamento

As radiografias são o método normal de imagem da consolidação da fratura. As radiografias iniciais podem ser obtidas para verificar a precisão da redução e a capacidade de propriedade da colocação do dispositivo de fixação. Exames subsequentes acompanham o processo de consolidação ou investigam possíveis complicações. A presença do dispositivo muitas vezes requer incidências oblíquas, não padrões, de modo que o local da fratura não seja obscurecido pelo dispositivo. Algumas vezes, o posicionamento sob fluoroscopia pode ser útil na projeção do metal para longe do osso, revelando o local da fratura. As radiografias de estresse podem identificar o movimento no local de uma fratura, indicando pseudartrose (Fig. 6.48). Restrições adicionais sobre posicionamento para radiografias podem ser impostas por talas, fixadores externos, suportes externos ou dispositivos de tração.

A TC é excelente para a demonstração das fraturas complexas ou para a identificação de pequenos fragmentos, contudo, os artefatos provenientes de implantes metálicos podem reduzir a qualidade da imagem. O maquinário da fratura e pequenos implantes, como suturas metálicas ou clipes vasculares, podem produzir artefatos maiores na RM, que limitam sua utilidade após as fraturas. Mesmo quando nada foi implantado, as sujeiras metálicas microscópicas de brocas e outros instrumentos podem produzir artefatos que reduzem a qualidade da imagem. Contudo, o maquinário ortopédico usado para fixação da fratura não repercute nos campos magnéticos usados para RM e os pacientes podem ser rastreados com segurança. Os exames ósseos com radionuclídeo são ocasionalmente úteis na demonstração da presença de atividade fisiológica em um local de fratura. Exames nucleares com leucócitos rotulados ou gálio, asim como tomografia com emissão de próton, podem ocasionalmente ser úteis quando há uma questão de infecção.

Referências bibliográficas e leituras sugeridas

Beaty JH, Kasser JR. *Rockwood and Wilkins' Fractures in Children*. 6th Ed. Philadelphia, PA: Lippincott Williams & Wilkins; 2005.

Berquist TH. *Imaging of Orthopaedic Fixation Devices and Prostheses*. Philadelphia, PA: Lippincott Williams & Wilkins; 2008.

Browner B, Jupiter J, Levine A, Trafton P, Krettek C. *Skeletal Trauma: Fractures, Dislocations, Ligamentous Injuries*. 4th Ed. Philadelphia, PA: Saunders; 2008.

Bucholz RW, Heckman JD, Court-Brown C, Tornetta P. *Rockwood and Green's Fractures in Adults*. 7th Ed. Philadelphia, PA: Lippincott Williams & Wilkins; 2009.

Buckwalter JA, Einhorn TA, Simon SR. *Orthopaedic Bioscience: Biology and Biomechanics of the Musculoskeletal System*. 2nd Ed. American Academy of Orthopaedic Surgeons; 2000.

Chew FS, Pappas CN. Fracture fixation hardware in the extremities. *Radiol Clin North Am*. 1995;33:375–390.

eMedicine. http://emedicine.medscape.com.

Eustace S, Goldberg R, Williamson D, et al. MR imaging of soft tissues adjacent to orthopaedic hardware: Techniques to minimize susceptibility artifact. *Clin Radiol*. 1997;52:589–594.

Griffin LY. *Essentials of Musculoskeletal Care*. 3rd Ed. Rosemont, IL: American Academy of Orthopedics; 2005.

Koman LA, Smith BP, Ekman EF, Smith TL. Complex regional pain syndrome. *Instr Course Lect*. 2005;54:11–20.

Shellock FG. *The Reference Manual for Magnetic Resonance Safety, Implants and Devices: 2008 Edition*. Los Angeles, CA: Biomedical Research Publishing Group; 2008.

Siegel J, Tornetta P III, Borrelli J Jr, Kregor P, Ricci WM. Locked and minimally invasive plating. *Instr Course Lect*. 2007;56:353–368.

Taljanovic MS, Hunter TB, Miller MD, et al. Gallery of medical devices: Part 1: Orthopedic devices for the extremities and pelvis. *Radiographics*. 2005;25:859–870.

Taljanovic MS, Hunter TB, O'Brien MJ, et al. Gallery of medical devices: Part 2: Devices of the head, neck, spine, chest, and abdomen. *Radiographics*. 2005;25:1119–1132.

Taljanovic MS, Jones MD, Ruth JT, et al. Fracture fixation. *Radiographics*. 2003;23:1569–1590.

Tejwani NC, Wolinsky P. The changing face of orthopaedic trauma: Locked plating and minimally invasive techniques. *Instr Course Lect*. 2008;57:3–9.

Tsiridis E, Upadhyay N, Giannoudis P. Molecular aspects of fracture healing: Which are the important molecules? *Injury*. 2007;38(Suppl. 1): S11–S25.

Watson MA, Mathias KJ, Maffulli N. External ring fixators: An overview. *Proc Inst Mech Eng*. 2000;214:459–470.

Wheeless CR III, ed. *Wheeless' Textbook of Orthopaedics*. http://www.wheelessonline.com.

Zalavras CG, Marcus RE, Levin LS, Patzakis MJ. Management of open fractures and subsequent complications. *Instr Course Lect*. 2008;57:51–63.

PARTE II

Tumores

7 Abordagem de lesões ósseas

Incidência	Localização da lesão	Estadiamento
Princípio cardinal	Taxa de crescimento	Tratamento
Fatores do paciente	Caracterização do tecido	Metástases

Incidência

Os tumores musculoesqueléticos primários malignos representam menos de 1% de todos os casos. Cerca de 2.500 novos casos de malignidades ósseas primárias e 6.400 novos casos de malignidades do tecido conjuntivo primário são registrados anualmente nos Estados Unidos. É mais provável que um tumor maligno localizado em um osso seja uma metástase ou um mieloma múltiplo do que um sarcoma primário. O profissional de radiologia pode observar uma nova malignidade óssea primária em média a cada dois anos; muitos médicos nunca viram uma. Assim, o radiologista é quase sempre o profissional com a primeira e melhor oportunidade de sugerir o diagnóstico e quem pode conduzir a avaliação e o procedimento iniciais. Como o prognóstico de malignidades do tecido mole e ósseas primárias está muitas vezes relacionado com o procedimento inicial, é fundamental que o radiologista conheça os aspectos clínicos e radiológicos iniciais das lesões. Como regra geral, pacientes com suspeita de tumor musculoesquelético maligno primário devem ser encaminhados a um centro médico especializado. A obtenção da biópsia deve ser o último (não o primeiro) passo no processo diagnóstico. Esse procedimento será mais bem executado por um membro de equipe multidisciplinar, que irá fornecer o cuidado adequado. Uma tentativa precipitada de biópsia que viole e contamine os planos teciduais não afetados pode comprometer o procedimento adequado e demandar uma operação mais extensa com um prognóstico pior.

Uma situação que surge com mais frequência do que os próprios tumores é a descoberta de uma lesão óssea incidental para a qual o tumor ósseo maligno primário é uma possibilidade no diagnóstico diferencial. É mais importante para o radiologista reconhecer com exatidão as lesões que não são tumores agressivos do que identificar qual entidade específica um tumor ósseo maligno pode ser.

Princípio cardinal

É fundamental, no diagnóstico de lesões ósseas solitárias, que a aparência radiológica reflita a patologia subjacente do tecido lesional anormal e sua interação com o osso hospedeiro. As imagens radiológicas são mais bem entendidas quando os processos patológicos subjacentes também o são; esse princípio se aplica independentemente da modalidade de imagem em particular. O conhecimento da histogênese e da classificação clinicopatológica de muitas lesões é controverso e está em constante alteração. Contudo, uma pequena quantidade de entidades patológicas é responsável pela maior parte dessas lesões (Tab. 7.1).

A abordagem radiológica padrão envolve quatro aspectos: (a) fatores do paciente, especialmente idade; (b) localização dentro do esqueleto e dentro do osso envolvido; (c) taxa de crescimento ou agressividade; e (d) caracterização de aspectos específicos do tecido, como mineralização. Uma avaliação cuidadosa desses aspectos quase sempre leva à conclusão diagnóstica correta. Muitas vezes, contudo, o diagnóstico pode estar completamente incerto ou limitado a várias entidades.

Em muitos casos de lesões musculoesqueléticas, o exame patológico não é suficiente para fornecer um diagnóstico definitivo; a aparência radiológica e o curso clínico da lesão são igualmente importantes. Assim, se uma lesão possui aspectos radiológicos específicos que limitem o diagnóstico diferencial, o radiologista deve estar preparado para defender seu diagnóstico – mesmo diante de uma opinião contrária do patologista.

Fatores do paciente

A maioria das lesões ósseas tende a afetar faixas etárias específicas. Portanto, conhecer a idade do paciente é, muitas vezes, determinante para a distinção entre lesões com aspectos radiológicos similares e lesões com aparências não específicas (Tab. 7.2). Muitas

Tabela 7.1 Frequência de 8.591 tumores ósseos malignos primários na série da Mayo Clinic

Tipo de tumor	Frequência (%)
Mieloma	44
Osteossarcoma (incluindo variantes)	20
Condrossarcoma (incluindo variantes)	12
Linfoma	8
Sarcoma de Ewing	6
Cordoma	4
Fibrossarcoma/HFM	4
Hemangioendotelioma	1
Outros	1

HFM: histiocitoma fibroso maligno.

Fonte: Unni KK. *Dahlin's Bone Tumors. General Aspects and Data on 11.087 Cases.* 5th Ed. Philadelphia, PA: Lippincott-Raven; 1996.

Capítulo 7 • Abordagem de lesões ósseas

Tabela 7.2 Tipos de tumores ósseos malignos primários mais frequentes em diferentes idades

0 a 9 anos	10 a 19 anos	20 a 29 anos	+ de 30 anos
Sarcoma de Ewing	Osteossarcoma	Osteossarcoma	Mieloma
Osteossarcoma	Sarcoma de Ewing	Condrossarcoma	Condrossarcoma
Linfoma primário	Linfoma primário	Sarcoma de Ewing	Osteossarcoma
		Linfoma primário	Linfoma primário
		HFM/fibrossarcoma	Cordoma
			HFM/fibrossarcoma

Para cada faixa etária, os tipos de tumor são listados em ordem de frequência e são responsáveis por mais de 90% dos tumores primários.
HFM: histiocitoma fibroso maligno.
Fonte: Unni KK. *Dahlin's Bone Tumors. General Aspects and Data on 11.087 Cases.* 5th Ed. Philadelphia, PA: Lippincott-Raven; 1996.

Tabela 7.3 Predominância das lesões ósseas em relação ao gênero

	Predominância masculina	Razão[a]	Sem predominância	Predominância feminina	Razão
Maligna	PNET	> 2:1	Adamantinoma	Osteossarcoma parosteal	Leve
	Osteossarcoma, telangiectásico	Leve			
	Condrossarcoma	2:1			
	Cordoma	2:1			
	Osteossarcoma, convencional	Leve			
	Sarcoma de Ewing	Leve			
	Mieloma	Leve			
	Linfoma do osso	Leve			
	HFM do osso	Leve			
Benigna	Cisto simples	3:1	Encondroma	Tumor de células gigantes	Leve
	Osteoma osteoide	3:1	Displasia fibrosa	Cisto ósseo aneurismático	Leve
	Osteoblastoma	2:1		Hemangioma	Leve
	Osteocondroma	2:1			
	Condroma periosteal	2:1			
	Condroblastoma	2:1			
	Fibroma condromixoide	2:1			
	Defeito cortical fibroso	2:1			
	Fibroma não ossificante	2:1			
	Granuloma eosinofílico	2:1			
	Fibroma desmoplásico	Leve			
	Lipoma intraósseo	Leve			
	Gânglio intraósseo	Leve			

[a]As razões são aproximadas e arredondadas.
PNET: tumor neuroectodérmico primitivo; HFM: histiocitoma fibroso maligno.
Fonte: Unni KK. *Dahlin's Bone Tumors. General Aspects and Data on 11.087 Cases.* 5th Ed. Philadelphia, PA: Lippincott-Raven; 1996; Fechner RE, Mills SE. *Tumors of the Bones and Joints.* Washington, DC: Armed Forces Institute of Pathology; 1993.

lesões afetam uma ampla faixa etária. A maioria das lesões ósseas é mais comum em homens (Tab. 7.3). Algumas condições preexistentes aumentam o risco de se desenvolver uma malignidade óssea (Tab. 7.4).

Localização da lesão

A localização da lesão no interior do esqueleto e em qual osso envolvido pode ter importância considerável no diagnóstico diferencial (Tabs. 7.5 e 7.6). O local de origem de uma lesão grande e extensa pode ser de difícil identificação. Embora possa haver variabilidade significativa na localização, os tumores de determinado tipo celular parecem surgir preferencialmente em locais onde as células normais homólogas são mais ativas.

Taxa de crescimento

A taxa de crescimento de uma lesão é classificada de acordo com o tipo de destruição óssea e o tipo de proliferação óssea em resposta à presença da lesão. A destruição óssea ocorre quando um

128 Parte II • Tumores

Tabela 7.4 Precursores da malignidade no osso

Condição preexistente	Comentário
Encondroma	Risco muito baixo com lesões solitárias; risco mais alto com lesões múltiplas
Osteocondroma	Risco muito baixo com lesões solitárias; risco mais alto com lesões múltiplas
Doença de Paget	Risco mais alto com doença mais extensa; poliostótica
Lesão por radiação	Risco baixo com 7.000 rads ou menos
Osteomielite com trato sinusal crônico	Período de latência longo (+ de 20 anos)
Infarto ósseo	Rara, 90% ou mais têm infartos múltiplos
Displasia fibrosa	Registros de casos
Implantes metálicos	Registros de casos
Cistos ósseos	Registros de casos
Osteogênese imperfeita	Registros de casos
Predisposição genética	Associação com gene Rb mutante e retinoblastoma
Condromatose sinovial	Registros de casos
Tumor de células gigantes	Recorrência maligna rara após o tratamento
Osteoblastoma	Forma localmente agressiva rara que não sofre metástase
Displasia osteofibrosa	Coexistente com adamantinoma; possivelmente subconjuntos da mesma doença

Fonte: Unni KK, Inwards CY. *Bones and Joints*. In: Henson DE, Albores-Saavedra J. *Pathology of Incipient Neoplasia*. 3rd Ed. New York, NY: Oxford University Press; 2001.

Tabela 7.5 Localizações longitudinais típicas de lesões ósseas solitárias

Epífise	Metáfise	Diametáfise	Diáfise
Condroblastoma	Osteocondroma	Lesões fibrosas benignas	Sarcoma de Ewing
Granuloma eosinofílico	Osteossarcoma	Lesões fibrosas malignas	Mieloma
Tumor de células gigantes	Encondroma	Fibroma condromixoide	Linfoma
Cisto subcondral	Condrossarcoma	Cisto ósseo simples	
Abscesso de Brodie		Osteoma osteoide	
Condrossarcoma de células claras		Osteoblastoma	

Tabela 7.6 Localizações transversais típicas de lesões ósseas solitárias

Cavidade medular	Córtex	Justacortical
Osteossarcoma convencional	Osteoma osteoide cortical	Osteocondroma
Condrossarcoma medular	Defeito cortical fibroso	Condroma periosteal
Sarcoma de Ewing	Adamantinoma	Osteossarcoma parosteal
Mieloma		Condrossarcoma exostótico
Linfoma		
Tumor de células gigantes		
Encondroma		
Cisto ósseo simples		
Fibroma não ossificante		

tecido ósseo normal é substituído por um tecido lesional. A destruição óssea é descrita como geográfica quando está confinada a uma área focal, formando um orifício simples no osso (Fig. 7.1). A demarcação entre a lesão e o osso normal não afetado pode ser aguda ou gradual. A destruição óssea é descrita como roída de traça quando apresenta múltiplos orifícios de tamanho médio com bordas irregulares distribuídas aleatoriamente na área envolvida (Fig. 7.2). É descrita como *permeativa* quando os orifícios múltiplos são tão pequenos que o contorno global do osso pode permanecer intacto na presença de uma destruição extensa (Fig. 7.3). Na destruição em roído de traça e permeativa, a transição entre ossos normais e anormais costuma ser gradual.

Capítulo 7 • Abordagem de lesões ósseas 129

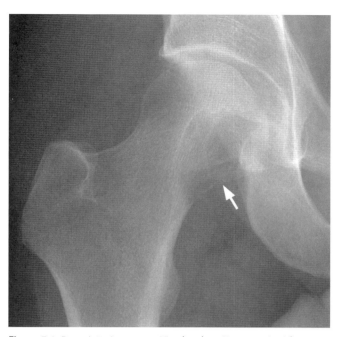

Figura 7.1 Destruição óssea geográfica (*seta*) no fêmur proximal (tumor de células gigantes).

O osso proliferativo é uma reação do osso hospedeiro à lesão. Essa reação pode ser endosteal, dentro do osso, ou periosteal, na superfície cortical. Uma borda esclerótica é uma camada de osso reativo endosteal denso que circunda a lesão e a separa do osso adjacente normal (Fig. 7.4). Uma borda esclerótica indica que a taxa de crescimento da lesão é lenta o suficiente para um novo osso se formar ao redor dela e confiná-la. Uma camada cortical expandida é uma camada de novo osso periosteal que confina uma lesão que já destruiu o córtex e se expandiu além do contorno original do osso (Fig. 7.5). O novo osso periosteal é formado à medida que a superfície endosteal do córtex é destruída; quanto mais rápida a destruição cortical e a expansão da lesão, mais fina é a camada cortical. Uma camada cortical expandida pode ter bordas ou trabeculações sobre a superfície endosteal, refletindo uma taxa de crescimento desigual. Nódulos de tumor têm crescido com mais rapidez abaixo das áreas mais finas de osso e com menos rapidez onde se localizam as trabeculações. Septações ósseas verdadeiras que dividem uma lesão em compartimentos são raras. Se uma lesão se expandir de maneira tão rápida que a resposta óssea periosteal não possa ser mantida, uma camada não será visível. A esclerose moteada, espalhada por todo o osso esponjoso adjacente a uma lesão, sugere formação de osso reativa desorganizada na presença de uma lesão agressiva, de rápido crescimento.

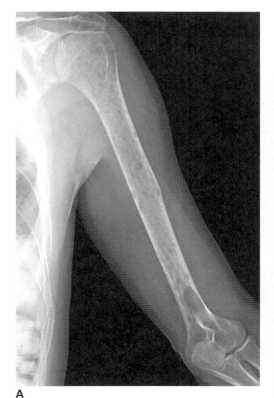
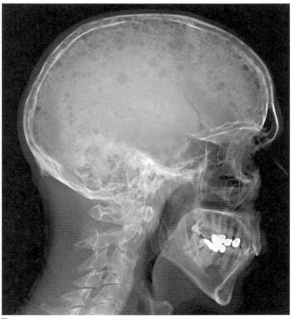

A **B**
Figura 7.2 Destruição em roído de traça (mieloma múltiplo). **A:** Úmero. **B:** Crânio.

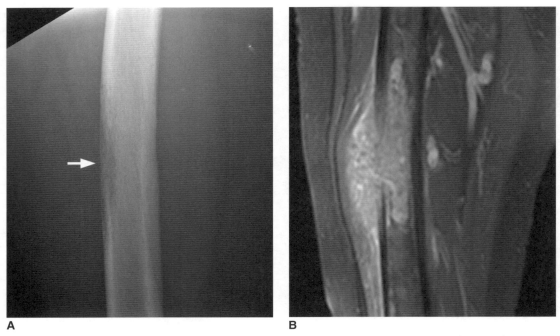

Figura 7.3 Destruição óssea permeativa (*seta*) no córtex femoral anterior com extensão aos tecidos moles (*metástase*). **A:** Radiografia lateral. **B:** RM com supressão de gordura em T1 sagital após a injeção de contraste (gadolínio).

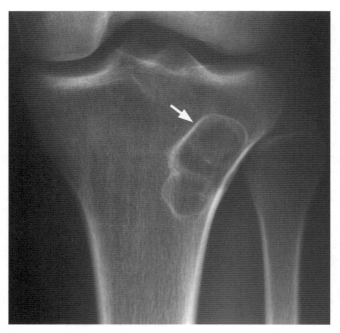

Figura 7.4 Borda esclerótica (*seta*) ao redor da lesão na tíbia proximal (fibroma não ossificante).

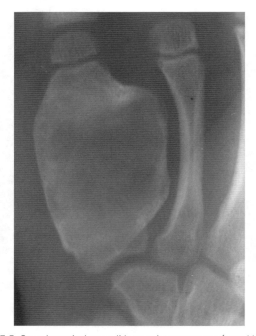

Figura 7.5 Camada cortical expandida no quinto metacarpo (osteoblastoma).

Capítulo 7 • Abordagem de lesões ósseas   131

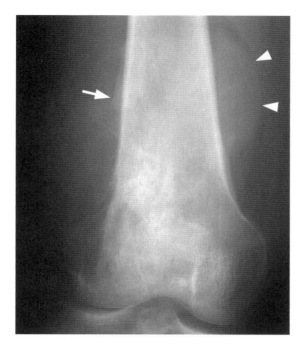

Figura 7.6 Destruição geográfica e penetração cortical com triângulo de Codman (*seta*) no fêmur distal (osteossarcoma). Há uma massa de tecido mole medial (*pontas de setas*) com uma fraca reação periosteal em raio de sol.

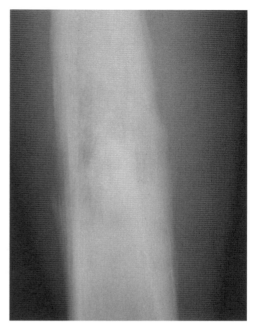

Figura 7.7 Camadas de reação periosteal com triângulo de Codman (osteossarcoma).

A penetração cortical por uma lesão intramedular é indicativa de um processo agressivo (Fig. 7.6), em geral aparente pela presença de uma massa de tecido mole. A reação periosteal também pode indicar penetração cortical. Camadas de reação periosteal podem ser causadas pela penetração cortical da lesão na região subperiosteal (Fig. 7.7). Uma reação periosteal ao raio solar ou traços de novo osso periosteal indicam penetração com periósteo formado por osso reativo, executada juntamente a uma lesão em expansão (Fig. 7.8). Pode estar presente uma camada ininterrupta de osso na borda de uma lesão que se expandiu além do periósteo, o chamado triângulo de Codman.

A taxa de crescimento reflete a agressividade biológica da lesão e pode ser designada como grau radiológico. Costuma-se adotar o sistema de classificação indicado por Lodwick no Armed Forces Institute of Pathology (Afip) (Tab. 7.7). A taxa de crescimento I-A é

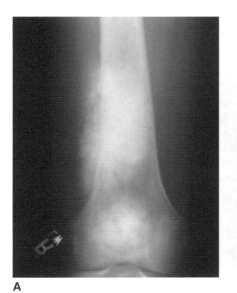

A

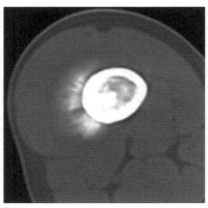

B

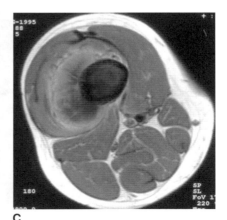

C

Figura 7.8 Reação periosteal em raio de sol (osteossarcoma). **A:** Radiografia AP. **B:** Exame de TC axial. **C:** RM axial ponderada em T1.

Tabela 7.7	Classificação radiológica das lesões ósseas destrutivas	
Sistema Afip	Características definidoras	Sistema simplificado
I-A	Destruição geográfica; destruição lítica bem definida com margem esclerótica; córtex expandido para até 1 cm	Baixo grau; não agressivo
I-B	Destruição geográfica; destruição lítica bem definida sem margem esclerótica ou córtex expandido > 1 cm	Médio grau; moderadamente agressivo
I-C	Destruição geográfica; penetração cortical completa com margem mal definida	
II	Destruição geográfica combinada com destruição em roído de traça ou permeativa, orifícios de tamanho médio no osso com contornos muito mal definidos e irregulares	Alto grau; extremamente agressivo
III	Destruição em roído de traça ou permeativa apenas, numerosos orifícios com ranhuras alongadas paralelas ao eixo longo	

Fonte: Hudson TM. *Radiologic-pathologic Correlation of Musculoskeletal Lesions.* Baltimore, MD: Williams & Wilkins; 1987.

a destruição geográfica com uma margem esclerótica completa e a destruição cortical parcial ou inexistente; o córtex pode ser expandido em até 1 cm (ver Fig. 7.4). A taxa de crescimento I-B é a destruição geográfica sem borda esclerótica ou a expansão cortical maior que 1 cm (Fig. 7.9). A taxa de crescimento I-C é a destruição geográfica combinada à destruição roída por traça ou permeada, ou ambas (ver Fig. 7.6). A taxa de crescimento III é a destruição roída por traça com ou sem destruição permeada (ver Fig. 7.2). As taxas de crescimento de mais alto grau podem apresentar aspectos das taxas de crescimento de grau mais baixo, mas não o contrário. As lesões com taxa de crescimento I-A são de baixo grau e não agressivas; lesões com taxa de crescimento I-B ou I-C são de grau médio e moderadamente agressivas; e lesões com taxa de crescimento II ou III são de alto grau e muito agressivas. Pode ser difícil distinguir taxa de crescimento I-B de I-C e taxa de crescimento II de III, mas essa distinção não é clinicamente importante.

Caracterização do tecido

Muitos tumores musculoesqueléticos primários formam uma matriz intercelular. As características radiológicas internas desses tumores são determinadas pelas proporções relativas de células e matriz e pela composição e mineralização da matriz. As matrizes tumorais são do tipo osteoide (ósseo), condroide (cartilaginoso), mixoide (proteináceo), adiposo (lipomatoso) e fibroso (colagenoso). A identificação do tipo da matriz muitas vezes sugere um diagnóstico específico (Tab. 7.8). O padrão de mineralização nas radiografias, a atenuação na TC e o sinal na RM podem ser úteis na identificação da matriz tumoral.

A mineralização densa e homogênea é típica da matriz osteoide, formada por lesões benignas e malignas no osso (Fig. 7.10). De maneira alternativa, a matriz osteoide pode ter um padrão de vidro fosco ou intermediário da mineralização da matriz. Ela nem sempre

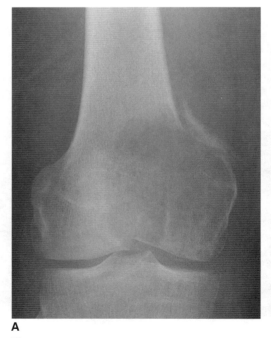 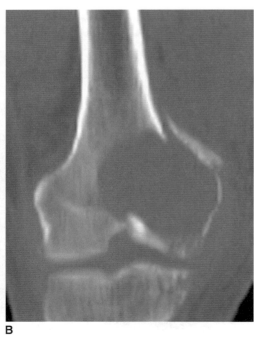

A   **B**

Figura 7.9 Destruição geográfica sem margem esclerótica no fêmur distal (tumor de células gigantes). Uma fratura patológica está presente. **A:** Radiografia. **B:** TC reformatada coronal.

Tabela 7.8	Mineralização da matriz nos tumores ósseos		
	Matriz osteoide	Matriz condroide	Matriz intermediária
Benigno	Osteoma osteoide	Encondroma	Displasia fibrosa
	Osteoblastoma	Osteocondroma	Osteoblastoma
	Ilha óssea	Condroma periosteal	
	Osteoma	Condroblastoma	
		Fibroma condromixoide	
Maligno	Osteossarcoma	Condrossarcoma	Osteossarcoma

é mineralizada; portanto, a falta de matriz densamente mineralizada não elimina a possibilidade de uma lesão formadora de osteoide. A matriz osteoide não mineralizada pode apresentar atenuação nas TC, similar ao músculo, e muitas vezes possui baixo sinal nas RM ponderadas em T1 e T2.

Anéis e arcos calcificados, calcificações pontilhadas densas e calcificações floculentas (massas pequenas, livremente agregadas) são padrões de mineralização na matriz condroide (Figs. 7.11 a 7.13), causada por lesões formadoras de cartilagem benignas e malignas. A configuração de anéis e arcos da mineralização corresponde à calcificação e à ossificação ao redor da periferia dos lóbulos cartilaginosos. A matriz condroide não mineralizada apresenta, em geral, uma atenuação na TC que é mais baixa do que o músculo, mas maior do que a água. Na RM, a matriz condroide possui baixo sinal nas imagens ponderadas em T1 e alto sinal nas imagens ponderadas em T2, similar à cartilagem de hialina. A matriz mixoide pode ser constituída por tumores formadores de cartilagem benignos e malignos e por outros tumores mesenquimatosos benignos e malignos, incluindo cordomas. Em geral, a matriz mixoide não mineraliza e apresenta uma atenuação na TC que é mais baixa do que o músculo e mais alta do que a água. Na RM, a matriz mixoide possui sinal alto nas imagens ponderadas em T2 e sinal variável nas imagens ponderadas em T1, presumivelmente em razão de seu alto conteúdo aquoso e de seu variável conteúdo de proteína, respectivamente.

As lesões que formam uma matriz fibrosa variam de tecido fibroso densamente celular a tecido mixoide, muitas vezes dentro da mesma lesão. A matriz fibrosa não costuma se mineralizar. Na TC, a matriz fibrosa possui atenuação variável, não específica, dependendo de sua composição. Na RM, a matriz fibrosa possui sinal variável, não específico, também dependendo de sua composição. A displasia fibrosa possui caracteristicamente o padrão intermediário de mineralização (aparência de vidro fosco). Contudo, essa aparência resulta da presença de espículas ósseas microscópicas e displásicas, em vez da mineralização da própria matriz fibrosa. Nas

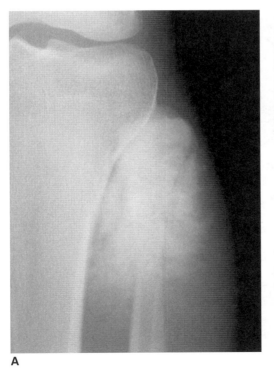 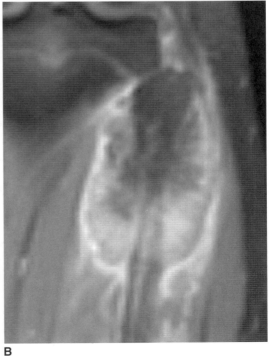

Figura 7.10 Matriz osteoide mineralizada (osteossarcoma). **A:** Radiografia AP. **B:** RM com supressão de gordura ponderada em T1 coronal demonstrando realce pelo gadolínio.

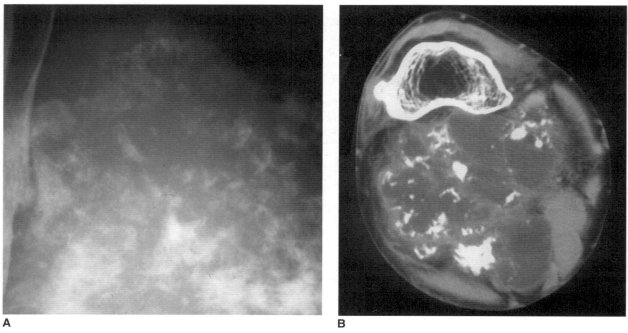

Figura 7.11 Mineralização da matriz cartilaginosa em anéis e arcos (condrossarcoma). **A:** Radiografia lateral. **B:** Exame de TC axial mostra a morfologia lobular do tumor e as calcificações.

radiografias, a aparência de vidro fosco pode ser de difícil reconhecimento. A lesão é mais densa que o espaço da medula, mas menos densa que o osso cortical: a TC é, muitas vezes, útil na identificação da matriz (Fig. 7.14). Uma lesão sem mineralização apresentará uma matriz não mineralizada ou nenhuma matriz. As lesões sem matriz podem ser densamente celulares (p. ex., sarcoma de Ewing, linfoma e mieloma) ou acelulares (p. ex., cisto ósseo) (ver Fig. 7.1). A RM pode ser diagnóstica quando demonstra-se que uma lesão não agressiva é preenchida com líquido e, portanto, cística. Uma mudança local na natureza de uma matriz tumoral de mineralizada para não mineralizada pode indicar um foco de células tumorais de alto grau.

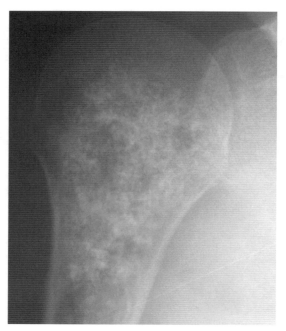

Figura 7.12 Mineralização da matriz cartilaginosa com aspecto floculento (encondroma).

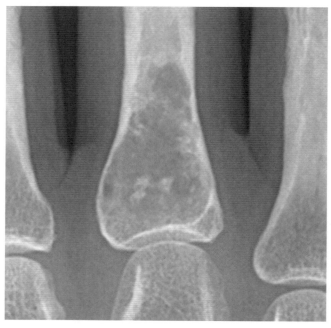

Figura 7.13 Matriz de cartilagem puntiforme (encondroma).

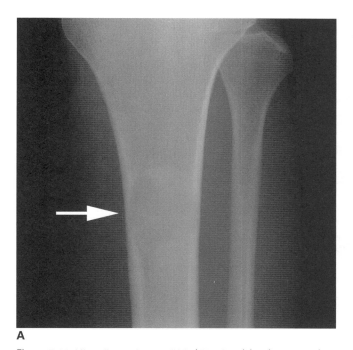 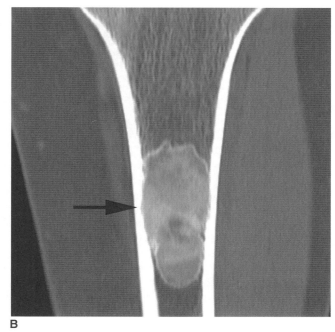

Figura 7.14 Mineralização intermediária (vidro fosco) (*seta*) da matriz (displasia fibrosa) na tíbia proximal. **A:** Radiografia PA. **B:** TC reformatada coronal.

Estadiamento

O estadiamento requer a delineação anatômica completa e exata do tecido tumoral e de seu tecido reativo circundante. Esse tecido reativo pode conter micrometástases. A relação anatômica da lesão com todas as estruturas circundantes, com os compartimentos anatômicos e os feixes neurovasculares deve ser estabelecida. Além dos filmes simples, a imagem transversal é necessária. Embora a TC seja muito melhor do que a RM para estabelecer um diagnóstico, as duas modalidades são igualmente eficientes para a avaliação da extensão e do ambiente anatômico do tumor. A TC torácica pode excluir metástases pulmonares; um exame ósseo por radionuclídeo ou uma RM do corpo inteiro pode excluir metástases esqueléticas.

PET e PET-TC estão se tornando progressivamente valiosas ferramentas de estadiamento tumoral. A maioria dos centros nos Estados Unidos está executando PET-TC, em oposição à PET isolada. Estudos sobre PET mostraram que se trata de um teste sensível e efetivo para estadiamento de tumores de vários tipos. Os estudos sobre PET-TC estão limitando a rápida taxa na qual ela vinha sendo utilizada. Estudos preliminares são promissores e o National Oncologic PET Registry espera fornecer resultados de dados para um grande número de tipos e localizações tumorais. Uma vez que a PET isolada foi considerada uma poderosa técnica no estadiamento do tumor, a adição de TC de secção fina não intensificada através de todo o corpo irá quase indubitavelmente enriquecer essa modalidade de estadiamento.

A Musculoskeletal Tumor Society e o American Joint Committee for Cancer Staging and End Results Reporting têm adotado o sistema de estadiamento cirúrgico descrito na Tabela 7.9 para tumores musculoesqueléticos malignos primários. Esse sistema é baseado em uma

Tabela 7.9 Classificação do American Joint Committee para o estadiamento do câncer musculoesquelético

Osso	Estágio I	Baixo grau (bem ou moderadamente diferenciado); nenhuma metástase distante
	A	8 cm ou menor
	B	> 8 cm
	Estágio II	Alto grau (muito mal diferenciada ou não diferenciada); nenhuma metástase distante
	A	8 cm ou menor
	B	> 8 cm
	Estágio III	Tumores descontínuos no local ósseo primário; nenhuma metástase distante
	Estágio IV	Metástases distantes
	A	Apenas pulmonar
	B	Metástase de linfonodo regional ou em locais distantes que não o pulmão
Tecido mole	Estágio I	Baixo grau (bem e moderadamente diferenciado); nenhuma metástase distante; qualquer localização ou tamanho
	Estágio II	Alto grau (muito mal diferenciado e não diferenciado); nenhuma metástase distante; localização superior ou 5 cm ou menor
	Estágio III	Alto grau (muito mal diferenciado ou não diferenciado); nenhuma metástase distante; localização profunda ou > 5 cm
	Estágio IV	Metástase distante; incluindo metástase em linfonodo regional

Fonte: Greene FL, Page DL, Fleming ID et al., eds. *AJCC Cancer Staging Manual.* 6th Ed. New York, NY: Springer-Verlag; 2002:187-200.

combinação de grau histológico (G_0 até G_2), ambiente anatômico do próprio tumor (T_0 até T_2) e presença ou ausência de metástase (M_0 ou M_1). As lesões benignas possuem três estágios designados por números arábicos; as lesões malignas possuem três estágios designados por números romanos. As lesões do estágio I são malignidades de baixo grau; as lesões do estágio II são malignidades de alto grau e as lesões do estágio III são aquelas com metástase, seja de grau baixo ou alto. A designação de letra adicional A ou B reflete o ambiente anatômico. Os estágios I-A, II-A e III-A são lesões intracompartimentais nas quais o tumor está confinado dentro de uma barreira anatômica natural ao crescimento tumoral, tal como o osso cortical, a cartilagem articular, os septos faciais maiores ou as cápsulas articulares. Os estágios I-B, II-B e III-B são lesões extracompartimentais, que se expandiram além dos limites de um compartimento anatômico simples. Na apresentação, 30% dos pacientes com sarcoma musculoesquelético têm lesões de estágio I (66% dessas são estágio I-A e 33% são estágio I-B), 60% têm lesões de estágio II (10% dessas lesões são estágio II-A e 90% são estágio II-B) e 10% têm lesões de estágio III. Como observação geral, as lesões benignas nos estágios 1 e 2 são radiologicamente de baixo grau ou não agressivas, as lesões benignas de estágio 3 e lesões malignas de estágio I são de grau médio ou moderadamente agressivas e as lesões malignas de estágio II ou III são de alto grau ou muito agressivas.

Tratamento

O tratamento dos tumores musculoesqueléticos é individualizado. As lesões benignas cuja aparência radiológica e apresentação clínica são típicas muitas vezes não requerem um diagnóstico histológico e podem ser ignoradas, acompanhadas e tratadas de acordo com os sintomas e a história natural. A maior parte das outras lesões benignas pode ser tratada com curetagem ou excisão simples. Lesões agressivas ou malignas geralmente requerem terapias locais e sistêmicas. Embora lesões como o linfoma e o sarcoma de Ewing sejam tratadas com radiação (Fig. 7.15), a terapia local para a maioria das lesões malignas ou agressivas é cirúrgica (Fig. 7.16). O tamanho do coto de tecido circundante que precisa ser excisado com a lesão está geralmente relacionado com o grau histológico do tumor. Dependendo da operação escolhida, do local e da extensão do tumor, a amputação e operações de preservação do membro local podem deixar para trás um tumor amplo, um tumor residual macro ou microscópico ou nenhum tumor residual. Uma contaminação no local de biópsia pode alargar o escopo da operação requerido para atingir um objetivo biológico particular; o local da biópsia é geralmente ressecado com o tumor. Esquemas mais recentes de terapias neoadjuvantes e adjuvantes – incluindo radioterapia, quimioterapia e imunoterapia – visam à redução da saliência tumoral antes da cirurgia e à eliminação do tumor residual (muitas vezes microscópico) e das metástases subclínicas após a cirurgia. Os principais avanços no estadiamento e tratamento de cânceres articulares e ósseos primários aumentaram as taxas de sobrevida de cinco anos para crianças com menos de 15 anos de idade de 20%, entre 1960-1963, para 64% entre 1986-1991. Os sarcomas ósseos primários ressecados segmentarmente são, em geral, reconstruídos com grandes aloenxertos. Se uma articulação está incluída na ressecção, a reconstrução pode exigir uma prótese ou uma artrodese. O envolvimento de vasos principais não é necessariamente uma contraindicação na ressecção para preservação do membro se um enxerto vascular puder ser colocado com sucesso. Contudo, em alguns casos, uma amputação se faz necessária. Para uma doença benigna na qual a excisão intralesional é adequada – por exemplo, encondroma ou osteoblastoma –, o defeito resultante no local cirúrgico pode ser preenchido com materiais como um enxerto ósseo ou cimento de metilmetacrilato.

Após o início da terapia, a imagem pode ser usada para monitorar a resposta e rastrear complicações ou recorrências (Fig. 7.17). Para lesões ósseas que tenham recebido curetagem com enxerto de cimento ou osso, a RM é comumente usada para a procura de recorrências (Fig. 7.18). A TC que usa um algoritmo de metal ou

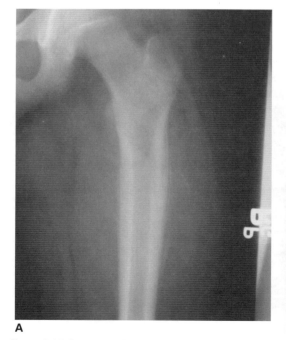
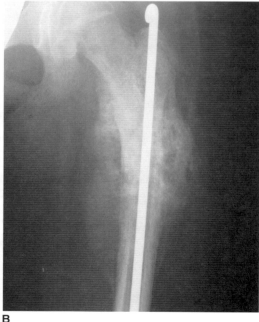

Figura 7.15 Sarcoma de Ewing no fêmur proximal. **A:** Na apresentação, há uma destruição permeativa, reação periosteal em camadas e uma grande massa de tecido mole. **B:** Um ano mais tarde, após a radioterapia, a massa regrediu, e o leito tumoral se ossificou.

Capítulo 7 • Abordagem de lesões ósseas 137

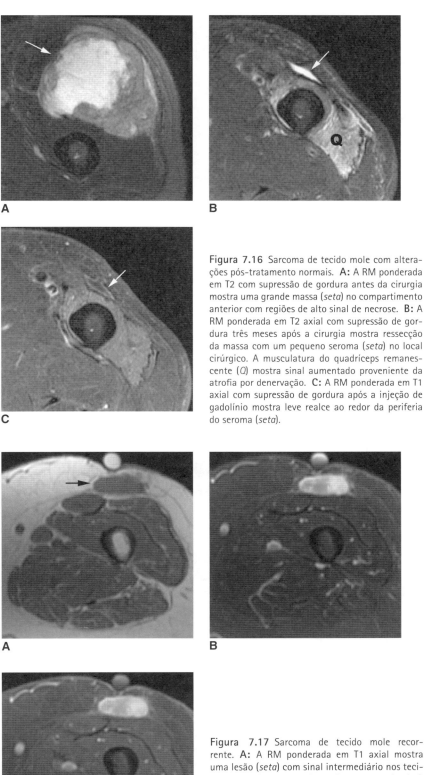

Figura 7.16 Sarcoma de tecido mole com alterações pós-tratamento normais. **A:** A RM ponderada em T2 com supressão de gordura antes da cirurgia mostra uma grande massa (*seta*) no compartimento anterior com regiões de alto sinal de necrose. **B:** A RM ponderada em T2 axial com supressão de gordura três meses após a cirurgia mostra ressecção da massa com um pequeno seroma (*seta*) no local cirúrgico. A musculatura do quadríceps remanescente (*Q*) mostra sinal aumentado proveniente da atrofia por denervação. **C:** A RM ponderada em T1 axial com supressão de gordura após a injeção de gadolínio mostra leve realce ao redor da periferia do seroma (*seta*).

Figura 7.17 Sarcoma de tecido mole recorrente. **A:** A RM ponderada em T1 axial mostra uma lesão (*seta*) com sinal intermediário nos tecidos subcutâneos anteriores da coxa proximal. O marcador foi colocado sobre a cicatriz da incisão de uma cirurgia prévia. **B:** A RM ponderada em T2 axial com supressão de gordura mostra alto sinal heterogêneo dentro da lesão. **C:** A RM ponderada em T1 axial com supressão de gordura após a injeção de gadolínio mostra realce heterogêneo na lesão.

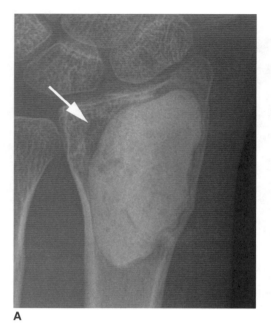 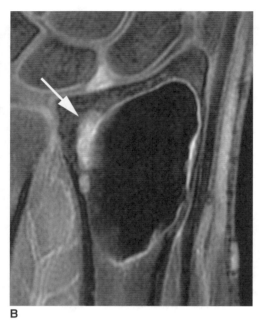

Figura 7.18 Tumor de células gigantes recorrente. A: Radiografia PA mostra cimento no leito da curetagem do rádio distal com uma área adjacente alargada radioluzente (seta). B: A RM com supressão de gordura ponderada em T1 coronal com intensificação de gadolínio confirma uma massa de tecido mole realçando-se (seta) consistente com o tumor recorrente.

radiografias pode ser útil para monitorar a área tratada do osso para investigação de fratura periprotética, infecção e incorporação de enxerto. Nos casos em que o artefato de metal é expressivo, a ultrassonografia com Doppler pode avaliar os tecidos moles circundantes para a recorrência do tumor. O PET está se tornando progressivamente mais utilizado para o acompanhamento do tumor em casos nos quais grandes quantidades de metal degradam a TC e a RM.

Metástases

As metástases pulmonares são comuns em pacientes com sarcomas musculoesqueléticos. As lesões pulmonares têm tipicamente uma morfologia de bala de canhão. As metástases pulmonares dos tumores ósseos formados na matriz também geram uma matriz similar. Em muitas circunstâncias clínicas, as metástases pulmonares são agressivamente procuradas, mesmo quando são múltiplas. As malignidades musculoesqueléticas também sofrem metástase para outros ossos. As lesões metastáticas geralmente se assemelham às lesões primárias (Fig. 7.19).

Referências bibliográficas e leituras sugeridas

Campanacci M. *Bone and Soft Tissue Tumors: Clinical Features, Imaging, Pathology and Treatment.* 2nd Ed. Vienna, Austria: Springer; 1999.

Daldrup-Link HE, Franzius C, Link TM, et al. Whole-body MR imaging for detection of bone metastases in children and young adults: Comparison with skeletal scintigraphy and FDG PET. *AJR.* 2001;177:229–236.

Enneking WF. *Clinical Musculoskeletal Pathology.* 3rd Ed. Gainesville, FL: University of Florida Press; 1991.

Fechner RE, Mills SE. *Tumors of the Bones and Joints.* Washington, DC: Armed Forces Institute of Pathology; 1993.

Greene FL, Page DL, Fleming ID, et al., eds. *AJCC Cancer Staging Manual.* 6th Ed. New York, NY: Springer-Verlag; 2002:187–192.

Hudson TM. *Radiologic-pathologic Correlation of Musculoskeletal Lesions.* Baltimore, MD: Williams & Wilkins; 1987.

Iagaru A, Chawla S, Menendez L, Conti PS. 18F-FDG PET and PET/CT for detection of pulmonary metastases from musculoskeletal sarcomas. *Nucl Med Commun.* 2006;27(10):795–802.

Jemal A, Siegel R, Ward E, et al. Cancer statistics, 2008. *CA Cancer J Clin.* 2008;58(2):71–96.

Kransdorf MJ, Murphey MD. *Imaging of Soft Tissue Tumors.* 2nd Ed. Philadelphia, PA: Lippincott Williams & Wilkins; 2006.

Liu PT, Valadez SD, Chivers FS, Roberts CC, Beauchamp CP. Anatomically based guidelines for core needle biopsy of bone tumors: Implications for limb-sparing surgery. *Radiographics.* 2007;27(1):189–205.

Lodwick GS. *Atlas of Tumor Radiology. The Bones and Joints.* Chicago, IL: Year Book; 1971.

Lodwick GS, Wilson AJ, Farrell C, et al. Determining growth rates of focal lesions of bone from radiographs. *Radiology.* 1980a;134:577–583.

Lodwick GS, Wilson AJ, Farrell C, et al. Estimating rate of growth in bone lesions: Observer performance and error. *Radiology.* 1980b;134:585–590.

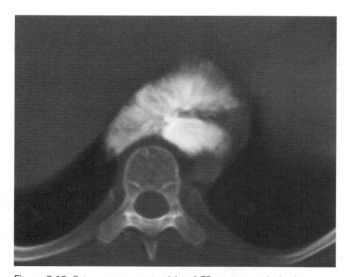

Figura 7.19 Osteossarcoma metastático. A TC mostra uma lesão densa com morfologia em raio de sol nos tecidos moles pré-espinais.

Moser RP, Madewell JE. An approach to primary bone tumors. *Radiol Clin North Am*. 1987;25:1049–1093.

Olson PN, Everson LI, Griffiths HJ. Staging of musculoskeletal tumors. *Radiol Clin North Am*. 1994;32:151–162.

Taira AV, Herfkens RJ, Gambhir SS, Quon A. Detection of bone metastases: Assessment of integrated FDG PET/CT imaging. *Radiology*. 2007; 243(1):204–211.

Temple HT, Bashore CJ. Staging of bone neoplasms: An orthopedic oncologist's perspective. *Semin Musculoskelet Radiol*. 2000;4(1):17–23.

Unni KK. *Dahlin's Bone Tumors. General Aspects and Data on 11,087 Cases*. 5th Ed. Philadelphia, PA: Lippincott–Raven; 1996.

Unni KK, Inwards CY. Bones and Joints. In: Henson DE, Albores-Saavedra J. *Pathology of Incipient Neoplasia*. 3rd Ed. New York, NY: Oxford University Press; 2001:745–767.

8 Tumores malignos e agressivos

Osteossarcoma	Tumores primários das células da medula	Tumor neuroectodérmico primitivo
Osteossarcoma convencional	óssea	Osteossarcoma de pequenas células
Variantes de osteossarcoma	Mieloma múltiplo	Histiocitoma fibroso maligno do osso
Condrossarcoma	Mieloma solitário	Cordoma
Condrossarcoma medular	Linfoma primário	Adamantinoma
Condrossarcoma exostótico	Sarcomas de pequenas células	Sarcomas do tecido mole
Variantes de condrossarcoma	Sarcoma de Ewing	

Osteossarcoma

Osteossarcomas são sarcomas produtores de osteoide maligno (Tab. 8.1). Embora eles sejam os mais comuns dos sarcomas ósseos primários, existem menos de mil novos casos por ano nos Estados Unidos. Oitenta e cinco por cento dos casos ocorrem aos 30 anos de idade ou menos, mas os osteossarcomas podem ocorrer em qualquer idade. A maioria surge de novas mutações, mas, em pacientes com mais de 40 anos de idade, 15 a 20% dos osteossarcomas estão associados à doença de Paget, à irradiação terapêutica ou ao infarto ósseo.

Osteossarcoma convencional

O osteossarcoma (intramedular) convencional é encontrado dentro da porção esponjosa de um osso longo ou plano. O crescimento agressivo dentro da cavidade medular leva à penetração cortical prematura e invasão dos tecidos moles. A localização longitudinal típica é a metáfise; a localização transversa típica é excêntrica dentro da cavidade medular. Uma placa de crescimento aberta pode agir como uma barreira à disseminação tumoral, preservando a epífise no esqueleto imaturo. As localizações comuns são fêmur distal (32% dos casos), tíbia proximal (15%), fêmur proximal e diáfise femoral (9%), úmero proximal (8%) e ílio (7%). Observa-se que quase 50% dos osteossarcomas ocorrem ao redor do joelho.

A apresentação clínica típica não é específica: dor, edema e movimento articular limitado por algumas semanas ou meses. Alguns pacientes se apresentam com fraturas patológicas, especialmente aqueles com tumores esparsamente ossificados de crescimento rápido. Um osteossarcoma pode ser negligenciado na presença de uma fratura patológica consolidada, mas o reconhecimento de uma destruição óssea leva ao diagnóstico correto. O calo da fratura e o osteossarcoma podem ser histologicamente quase indistinguíveis.

A maioria dos osteossarcomas é firme ou moderadamente ossificada, com densas áreas blásticas que correspondem à matriz óssea mineralizada composta de tumor e osso medular reativo (Figs. 8.1 e 8.2). Áreas líticas, quando presentes, correspondem à destruição e reposição do osso pelo tecido tumoral, com ossificação ausente ou esparsa. É comum a penetração cortical com uma grande massa de tecido mole (ver Fig. 7.6). As densidades ósseas confluentes dentro

Tabela 8.1   Classificação dos osteomas

Central (intramedular)
  Alto grau
    Convencional
    Telangiectásico
    Células pequenas
    Epitelioide
    Semelhante ao osteoblastoma
    Semelhante ao condroblastoma
    Fibrio-histiocítico
    Rico em células gigantes
  Baixo grau
    Baixo grau central
    Semelhante à displasia fibrosa
    Semelhante ao fibroma desmoplásico
Superficial
  Baixo grau
    Parosteal
  Grau intermediário
    Periosteal
  Alto grau
    Parosteal desdiferenciado
    Superficial de alto grau
Intracortical
Gnático
Extraesquelético
  Alto grau
  Baixo grau

Fonte: Klein MJ, Siegal GP. Osteosarcoma: *Anatomic and Histologic Variants.* *Am J Clin Pathol.* 2006;125(4):555-81.

de uma massa de tecido mole correspondem à matriz mineralizada. O novo osso periosteal reativo pode ter uma configuração óssea em "raio de sol" linear, laminada ou perpendicular, todas indicativas de penetração cortical. Aproximadamente 50% dos osteossarcomas têm aspectos típicos o suficiente para permitir um diagnóstico

Capítulo 8 • Tumores malignos e agressivos 141

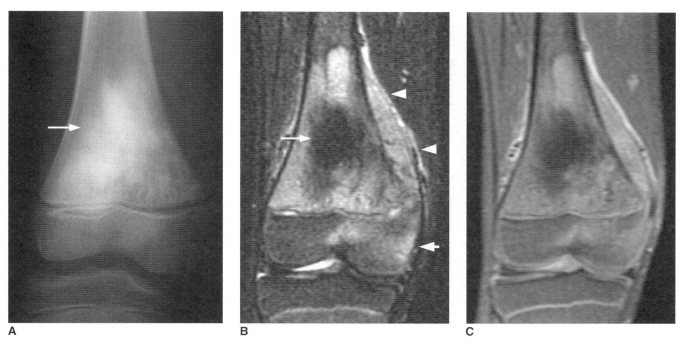

Figura 8.1 Osteossarcoma intramedular de alto grau. **A:** A radiografia em AP mostra lesão esclerótica (*seta*) na metáfise femoral distal. **B:** A RM com supressão de gordura ponderada em T2 coronal mostra baixo sinal (*seta longa*) na porção mineralizada do tumor com alto sinal nas porções não mineralizadas, incluindo um significativo componente de tecido mole (*pontas de setas*). Há extensão para dentro da epífise (*seta pequena*). **C:** A RM com supressão de gordura ponderada em T1 coronal após a injeção de gadolínio mostra realce do tumor.

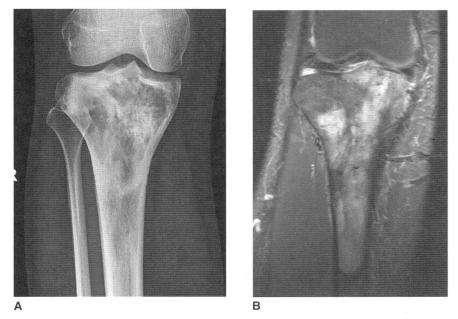

Figura 8.2 Osteossarcoma da tíbia proximal. **A:** A radiografia em AP mostra uma lesão mista (blástica e lítica). **B:** A RM com supressão de gordura ponderada em T1 coronal após a injeção de gadolínio mostra a extensão completa da lesão.

radiológico confiável. Cerca de 25% dos osteossarcomas são condroblásticos, com grandes quantidades de matriz condroide misturada ao osteoide, de modo que a aparência na imagem pode se assemelhar a uma lesão condroide ou mixoide. Aproximadamente 25% dos osteossarcomas são fibroblásticos, com grandes quantidades de matriz fibrosa. Os tumores recorrentes se assemelham ao tumor primário. Qualquer formação óssea densa, sólida, parecida com uma nuvem dentro da cavidade medular, mesmo na ausência de outra destruição óssea explícita e de extensão do tecido mole, deve sugerir a possibilidade de um osteossarcoma.

O osteossarcoma sofre metástase para o pulmão, onde os depósitos podem formar osteoide mineralizado, denso, acumular agentes de rastreamento ósseo, cavitação e causar pneumotórax. Na apresentação, 10 a 20% dos pacientes têm metástases, em geral nos pulmões. Ocasionalmente, as metástases salteadas ocorrem na cavidade medular do osso hospedeiro, preservando um intervalo de medula normal entre o tumor primário e a metástase (Fig. 8.3). Uma metástase pode mesmo atravessar por uma articulação.

Osteossarcomas são tumores de crescimento rápido com um tempo de multiplicação médio de 34 dias. As recorrências locais costumam ser aparentes ao longo do primeiro ano. O tratamento atual consiste em quimioterapia neoadjuvante para reduzir a massa tumoral, ressecção agressiva do tumor, quimioterapia adjuvante e ressecção da metástase pulmonar. As ressecções de preservação de membro segmentares podem melhorar a função, sem necessariamente comprometer o controle local. Para pacientes sem doença metastática na apresentação (até o estágio II-B), a taxa de sobrevida de cinco anos livre de doença é de aproximadamente 80%.

Variantes de osteossarcoma

Os osteossarcomas induzidos por radiação têm a aparência radiológica e o comportamento biológico dos osteossarcomas intramedulares de alto grau convencionais (Fig. 8.4). Aproximadamente 5% dos osteossarcomas são pós-irradiação na etiologia. O osteossarcoma é o tipo mais comum de sarcoma musculoesquelético pós-irradiação.

Os osteossarcomas telangiectásicos representam cerca de 4% de todos os osteossarcomas e demonstram aspectos patológicos distintos. As lesões são destrutivas e líticas, com grandes massas extraósseas incompletamente circundadas por finas camadas ósseas (Fig. 8.5). Quanto à patologia, a maioria dos osteossarcomas telangiectásicos são císticos e vasculares, contendo pouca ou nenhuma matriz tumoral ou outro tumor sólido. Os níveis de líquido-líquido podem ser demonstrados na TC ou na RM. Inicialmente, os osteossarcomas telangiectásicos eram considerados letais, no entanto, estudos subsequentes mostraram que seu prognóstico é igual ao de osteossarcomas convencionais quando realiza-se quimioterapia neoadjuvante e ressecção ampla.

Os osteossarcomas parosteais representam de 6 a 9% dos osteossarcomas. Essa variedade aumenta na superfície cortical e afeta uma faixa etária um pouco mais alta, com a maioria dos pacientes tendo mais de 20 anos de idade. Quase todos são encontrados na metáfise de um osso longo, especialmente na superfície posterior da metáfise femoral distal (66% dos casos). A apresentação é uma dor constante, intensa e não específica ou dificuldades mecânicas causadas pela própria massa. As lesões costumam ser diagnosticadas e tratadas de maneira equivocada, durante anos, como osteocondromas atípicos

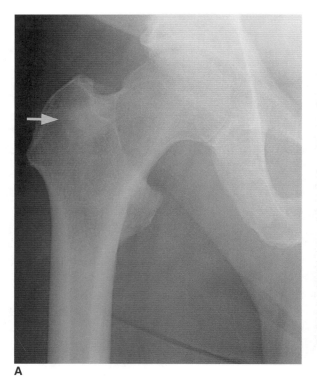

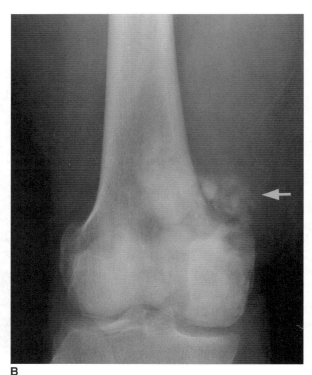

Figura 8.3 Osteossarcoma intramedular de alto grau com metástase salteada. **A:** Metástase esclerótica (*seta*) presente no fêmur proximal. **B:** Lesão primária (*seta*) presente no fêmur distal.

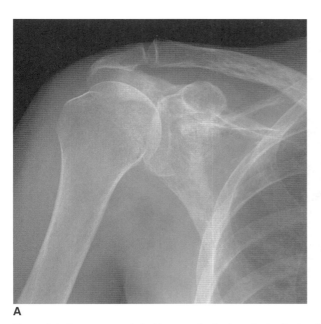
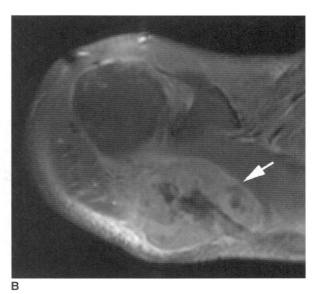

Figura 8.4 Osteossarcoma induzido por radiação da escápula. **A:** A radiografia em AP mostra mudança na radiação na clavícula e escápula, com um padrão ósseo trabecular grosseiro. O úmero recobre uma lesão destrutiva da espinha da escápula. **B:** A RM com supressão de gordura ponderada em T2 axial mostra sinal alto heterogêneo em uma grande massa escapular com extensão para o tecido mole (*seta*).

que, de algum modo, recorrem localmente. Mesmo com o diagnóstico tardio, na maioria dos casos, seu prognóstico é melhor que o do osteossarcoma convencional. A aparência radiográfica é uma massa justacortical lobulada com tecido tumoral densamente ossificado inserido ao córtex, muitas vezes por uma haste; grandes quantidades de um tecido radioluzente, geralmente não ossificado, estão presentes, tornando a lesão maior do que aparenta em radiografias simples (Fig. 8.6). A TC ou a RM podem documentar a invasão tumoral da cavidade medular pela extensão direta através da haste.

Os osteossarcomas periosteais apresentam localização periosteal, mais comumente junto à diáfise do fêmur ou da tíbia. Esses osteossarcomas costumam ser condroblásticos e, portanto, não são densamente ossificados (Fig. 8.7). Eles são predominantemente radiolúcidos nas radiografias e na TC, com uma morfologia lobulada. Uma aparência em "raio de sol" muitas vezes está presente. Na RM, a saliência da lesão tem tipicamente intensidade de sinal baixa e é heterogênea nas imagens ponderadas em T1 e alta nas imagens ponderadas em T2. A idade de início é similar à dos osteossarcomas

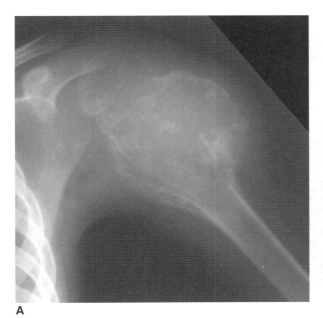
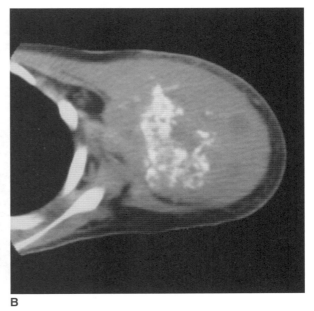

Figura 8.5 Osteossarcoma telangiectásico no úmero proximal. **A:** A radiografia mostra uma lesão expansível, destrutiva no úmero proximal com penetração cortical (explosão). **B:** O exame de TC mostra destruição, tumor mineralizado e massa de tecido mole.

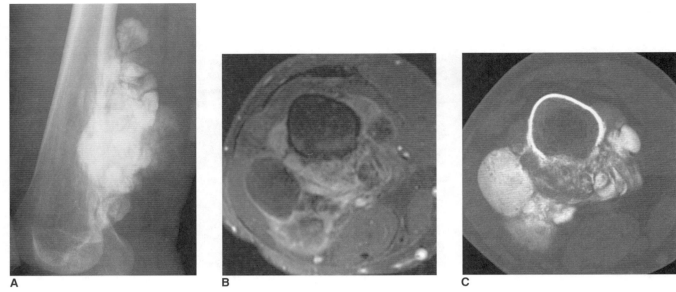

Figura 8.6 Osteossarcoma parosteal. **A:** A radiografia lateral mostra uma massa grande, densa e lobulada que surge a partir do córtex posterior do fêmur distal. **B:** A RM com supressão de gordura ponderada em T1 axial após a injeção de gadolínio mostra regiões de realce. **C:** O exame de TC axial mostra variação na mineralização da lesão.

convencionais, e os osteossarcomas periosteais apresentam grau histológico moderado e agressividade biológica.

Outras variantes do osteossarcoma com aspectos histológicos ou clínicos distintos são responsáveis por aproximadamente 1% de todos os osteossarcomas. Elas incluem osteossarcoma multifocal (tipos síncrono e assíncrono), osteossarcoma de pequenas células (ver seção "Osteossarcoma de pequenas células"), osteossarcoma bem diferenciado intraósseo, osteossarcoma intracortical e osteossarcoma de superfície de alto grau.

Condrossarcoma

Os condrossarcomas são tumores produtores de cartilagem malignos que surgem de novo tecido cartilaginoso ou em lesões ou resíduos de cartilagem preexistentes. Eles apresentam uma ampla variação em forma e agressividade. As lesões malignas de grau baixo podem ser quase indistinguíveis morfologicamente das lesões benignas que contêm cartilagem. Um foco limitado de malignidade pode estar encravado em uma massa bem maior de tecido nitidamente

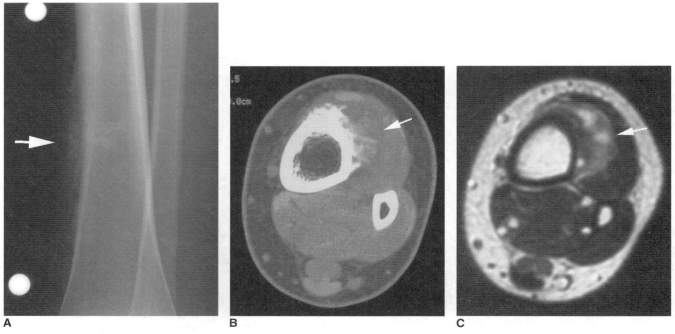

Figura 8.7 Osteossarcoma periosteal. **A:** A radiografia lateral mostra uma lesão parcialmente mineralizada que surge a partir do córtex tibial (*seta*). **B:** O exame de TC axial mostra lesão que surge a partir do córtex tibial com massa de tecido mole (*seta*). **C:** A RM ponderada em T2 axial mostra sinal heterogêneo dentro da lesão (*seta*).

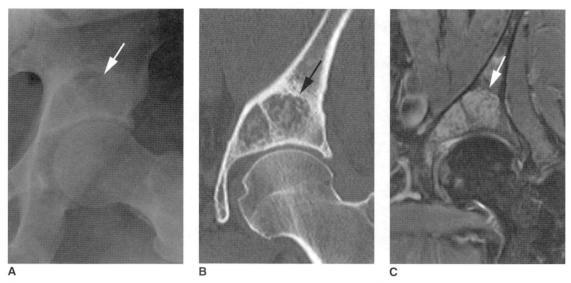

Figura 8.8 Condrossarcoma central na pelve que surge a partir de um encondroma. **A:** A radiografia mostra lesão calcificada no acetábulo (*seta*). **B:** A TC reformatada coronal mostra lesão intraóssea levemente expansiva, calcificada (*seta*). **C:** A RM ponderada em T2 coronal com supressão de gordura mostra alto sinal nas porções não mineralizadas da lesão (*seta*).

benigno. Na outra extremidade desse espectro estão tumores francamente malignos, de alto grau, que recorrem e se alastram pela extensão local ou sofrem metástase. Os condrossarcomas seguem uma lenta evolução clínica, com tendência a sofrer metástase tardiamente no curso clínico e raros casos de doença metastática concomitante.

Condrossarcoma medular

Os condrossarcomas medulares (centrais) são lesões primárias que surgem dentro do osso esponjoso ou na cavidade medular. As localizações mais comuns são a pelve (23% dos casos), o fêmur (22%), as costelas (11%) e o úmero (11%). O sintoma presente é dor profunda que dura de meses a anos. Se o tumor violou o córtex, o edema local pode estar presente. A apresentação envolve uma ampla faixa etária, mas a maioria dos pacientes tem entre 35 e 70 anos de idade, sendo os homens afetados com maior frequência que as mulheres. O tratamento é cirúrgico. A incidência de metástase e o prognóstico estão relacionados ao grau histológico, com sobrevida de 10 anos que varia de 28%, para lesões de alto grau, a 85%, para lesões de baixo grau. A aparência radiográfica é de uma destruição óssea com mineralização característica da cartilagem. Uma lesão típica exibe área luminosa no centro de um osso longo, com entalhes endosteais, espessamento cortical e margens geográficas. Muitas vezes, o tumor contém calcificação puntiforme ou floculenta e ossificação em formato de anel, característica do tecido de cartilagem (Figs. 8.8 a 8.10). A aparência luminosa é um resultado da reposição do osso normal pela cartilagem não calcificada. Na TC, as regiões não mineralizadas têm uma aparência mixoide com atenu-

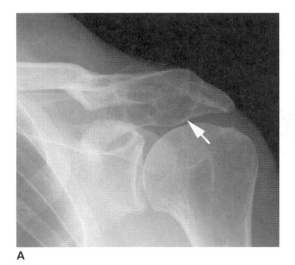
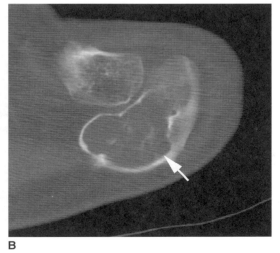

Figura 8.9 Condrossarcoma de baixo grau da escápula. **A:** A radiografia em AP mostra uma lesão bem circunscrita, levemente expansiva no processo do acrômio (*seta*) com calcificações do tipo cartilagem. **B:** O exame de TC axial demonstra entalhes endosteais e matriz condroide (*seta*).

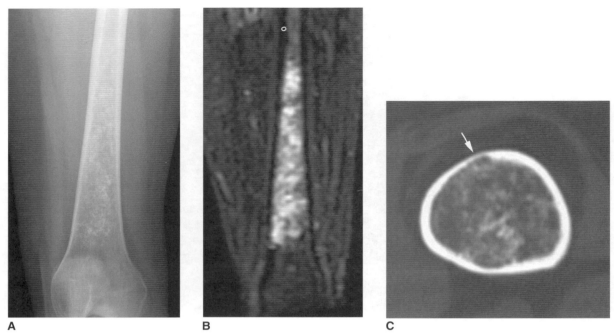

Figura 8.10 Condrossarcoma de baixo grau do fêmur. **A:** A radiografia em AP do fêmur mostra uma lesão intramedular com calcificação floculenta. **B:** A RM com inversão de recuperação (IR) no plano coronal mostra alto sinal em uma morfologia lobular. **C:** O exame de TC axial mostra entalhes endosteais (seta) e matriz mineralizada. Não há penetração cortical.

ação da variação de 10 para 30 unidades Hounsfield (UH). Na RM, essas regiões têm sinal alto nas imagens ponderadas em T2 e sinal variável nas imagens ponderadas em T1. Um padrão de crescimento lobular é muitas vezes evidente na TC ou RM. O exame ósseo mostra acumulação do marcador aumentada.

Condrossarcoma exostótico

Os condrossarcomas exostóticos (periféricos) surgem do envoltório de cartilagem de uma exostose previamente benigna (osteocondroma) ou da superfície de um osso envolvido pelas exostoses hereditárias múltiplas. Elas representam aproximadamente 15% dos condrossarcomas. Os homens são afetados duas vezes mais que as mulheres. Uma ampla variedade de faixa etária é afetada, mas a maioria dos pacientes são adultos jovens. Os tumores tendem a ser de baixo grau histológico e muitos podem ser difíceis de distinguir do envoltório de cartilagem, mas um componente de tecido não mineralizado maior do que 1 cm deve causar suspeitas. Se uma lesão recorrer, ela tende a ser de grau histológico mais alto. A aparência radiográfica é a de uma exostose com uma massa inserida de densidade de tecido mole contendo quantidades variáveis de calcificação cartilaginosa (Fig. 8.11). A TC e a RM demonstram com segurança a matriz cartilaginosa não mineralizada. Filmes em série podem documentar a destruição das porções ossificadas da exostose

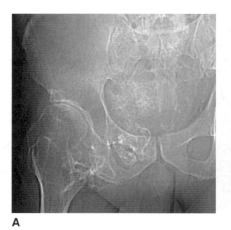
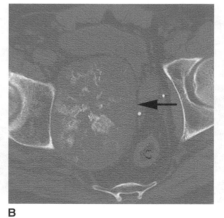
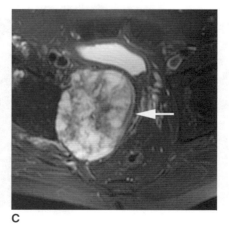

Figura 8.11 Condrossarcoma exostótico em uma paciente com exostoses hereditárias múltiplas. **A:** A radiografia digital da pelve na TC mostra deformidade da hemipelve proveniente de exostoses múltiplas. **B:** A TC axial mostra baixa atenuação da massa de tecido mole (seta) com calcificações densas. **C:** A RM com supressão de gordura ponderada em T2 axial mostra as áreas não calcificadas da massa como sendo de sinal predominantemente alto (seta).

subjacente. Essas lesões aparecem como áreas de captação de marcador aumentada no exame ósseo, com a intensidade da acumulação de radionuclídeo mais ou menos proporcional à quantidade combinada da atividade osteoblástica de ossificação endocondral e a hiperemia no tumor. A intensidade da captação não prediz com segurança se a lesão é benigna ou maligna.

Variantes de condrossarcoma

Os condrossarcomas desdiferenciados contêm um foco limitado de sarcoma neoplásico dentro de uma massa maior de condrossarcoma de baixo grau. O curso clínico é igual ao do tumor de mais alto grau, e o prognóstico é cruel. Eles são responsáveis por aproximadamente 11% dos condrossarcomas. Outras variantes de condrossarcomas com aspectos patológicos amplos ou histológicos distintos representam cerca de 5% e incluem condrossarcoma de células claras, condrossarcoma mesenquimatoso e condrossarcoma justacortical (parosteal ou periosteal).

Tumores primários das células da medula óssea

Mieloma múltiplo

O mieloma múltiplo é um neoplasma maligno dos plasmácitos, as células da medula óssea que compõem as imunoglobulinas. O tumor primário mais comum que surge no osso, o mieloma múltiplo, apresenta incidência de 14.600 por ano nos Estados Unidos. A idade de início é geralmente entre 45 e 80 anos. Embora existam tratamentos paliativos, a condição é invariavelmente fatal e sem cura. O mieloma surge na medula óssea e a envolve difusamente. As anormalidades ósseas costumam ocorrer em locais múltiplos, incluindo as vértebras em 66% dos pacientes, as costelas em 45%, o crânio em 40%, o cíngulo do membro superior em 40%, a pelve em 30% e os ossos longos em 25%. As lesões de mieloma são áreas de destruição óssea sem formação óssea reativa puramente líticas e precisamente definidas. O padrão de destruição pode ser geográfico, em roído de traça ou permeativo; o envolvimento pode ser tão difuso que os ossos se apresentam osteopênicos ou mesmo normais

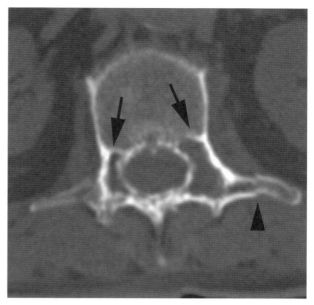

Figura 8.12 Mieloma múltiplo. A TC axial mostra destruição lítica expansiva do corpo vertebral L1 (*setas*), com fratura patológica do processo transverso (*ponta de seta*).

na aparência radiográfica (Fig. 8.12; ver Fig. 7.2). Quanto à patologia, a medula e o osso são substituídos pelo tecido de mieloma. Os orifícios focais nos ossos envolvidos são preenchidos com bainhas firmemente agrupadas de plasmáticos de maturidade variada. As lesões podem ser expansíveis, penetrar o córtex e formar grandes massas de tecido mole extraósseas. As fraturas patológicas são comuns. O exame ósseo por radionuclídeo é tipicamente normal ou pode mostrar áreas de captação diminuída (pontos frios representam a destruição e a substituição do osso pelo tecido de mieloma sem reação óssea osteoblástica). Em razão disso, as radiografias são melhores do que os exames ósseos para revelar locais de destruição óssea. A RM mostra a substituição da medula normal pelo tecido de mieloma (Fig. 8.13).

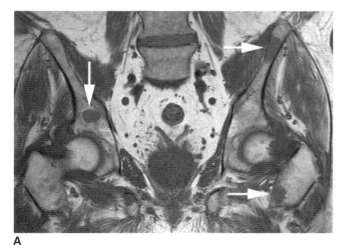
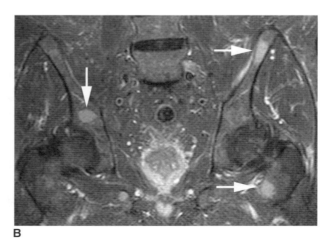

A **B**

Figura 8.13 Mieloma múltiplo. **A:** A RM ponderada em T1 coronal exibe lesões múltiplas (*setas*) na medula com intensidade de sinal similar ao músculo. **B:** A RM com supressão de gordura ponderada em T2 coronal demonstra alto sinal correspondente das lesões (*seta*).

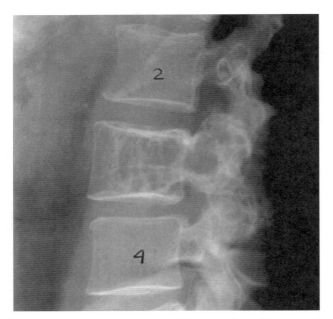

Figura 8.14 Plasmacitoma. A radiografia mostra lesão lítica expansiva envolvendo toda a vértebra L3.

de tecido mole tem mais probabilidade de estar presente com o mieloma do que com as metástases. O exame ósseo é geralmente positivo na presença de metástases ósseas e muitas vezes negativo no mieloma.

Mieloma solitário

O mieloma solitário (plasmacitoma) possui um foco simples de envolvimento. Os achados provenientes da aspiração da medula podem, portanto, ser negativos e as manifestações laboratoriais podem estar ausentes. Praticamente todos os pacientes com mieloma solitário desenvolvem mieloma múltiplo, mas dez anos ou mais podem transcorrer antes da progressão da doença se tornar aparente. É comum que o mieloma solitário se apresente como uma lesão expansível na coluna, nas costelas, na pelve ou no sacro (Figs. 8.14 e 8.15).

Linfoma primário

O linfoma que se apresenta como um tumor primário do osso sem linfonodo regional simultâneo ou envolvimento visceral representa 5% de todos os linfomas extranodais. A maior parte é composta de linfomas de células grandes de origem na célula B, histologicamente idênticos ou similares aos linfomas extranodais que surgem em outros locais. O linfoma pode se desenvolver em qualquer idade, mas a maioria dos pacientes é adulta e os homens são afetados com mais frequência do que as mulheres. A apresentação comum é uma dor localizada, geralmente com uma massa e sintomas sistêmicos mínimos ou ausentes. Cerca de 50% manifestam os sintomas por um ano ou mais antes do diagnóstico. A maioria das lesões tem uma localização diafisária em um osso longo, especialmente no fêmur ou no úmero, mas outros locais frequentes de envolvimento incluem a clavícula, as costelas e a pelve. A destruição mal definida, permeada ou roída de traça do osso com pouca ou nenhuma reação periosteal é a aparência radiográfica normal. Essa aparência reflete a disseminação insidiosa das células tumorais junto dos espaços medulares e no córtex por intermé-

Vários pontos diferenciais podem ajudar a distinguir entre mieloma múltiplo e metástases ósseas em pacientes com lesões ósseas destrutivas múltiplas. O tecido de mieloma produz fatores estimuladores de osteoclasto que resultam em uma destruição óssea organizadamente marginada e puramente lítica. Embora as metástases também produzam fatores estimuladores de osteoclasto, elas tendem a provocar o osso reativo, resultando frequentemente em uma aparência mais áspera e irregular. O mieloma pode envolver os discos intervertebrais e a mandíbula, mas as metástases raramente o fazem. Estas costumam envolver os pedículos vertebrais, mas o mieloma raramente o faz. Uma grande massa

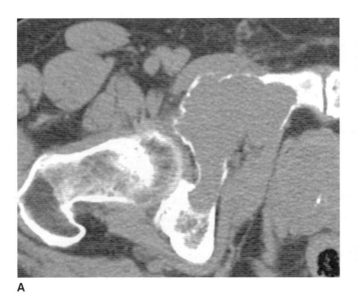

A

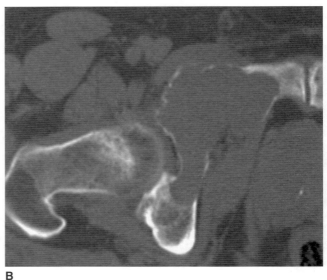

B

Figura 8.15 Plasmacitoma. **A:** A TC axial com janela de tecido mole mostra lesão lítica expansiva no acetábulo e no ramo púbico superior. **B:** A TC axial com janela óssea revela áreas de destruição cortical.

Capítulo 8 • Tumores malignos e agressivos   149

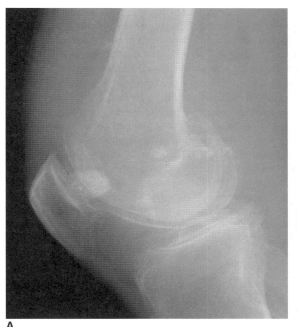
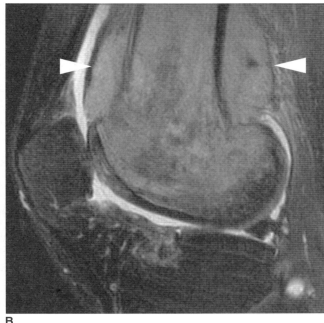

Figura 8.16 Linfoma do fêmur distal. **A:** A radiografia lateral mostra destruição permeativa e esclerose mosqueada. **B:** A RM com supressão de gordura ponderada em T2 sagital exibe massa em tecidos moles (*pontas de setas*).

dio dos sistemas de Havers, crescendo através deles e os alargando. As lesões podem ser extensas na apresentação, envolvendo muitas vezes mais do que 50% do osso afetado. Uma grande massa de tecido mole não mineralizada pode estar presente quando há destruição cortical extensa. A reação óssea de leve a moderada é observada em aproximadamente 45% das lesões, consistindo em uma reação esclerótica mosqueada dentro do osso esponjoso, do novo osso periosteal ou em ambos (Fig. 8.16). Sequestros são observados em 11% dos casos de linfoma primário do osso. O linfoma sempre mostra captação de isótopo aumentada no exame ósseo. A TC e a RM são úteis para demonstrar a extensão tumoral, especialmente a penetração cortical e o tumor extraósseo. Os linfomas primários também podem ocorrer no músculo (Fig. 8.17). O tratamento do linfoma envolve radioterapia, quimioterapia adjuvante e, às vezes, cirurgia. O prognóstico está relacionado com o tipo celular, o padrão da doença e a extensão da disseminação na apresentação. Com o tratamento ideal, a taxa de sobrevida de 5 anos está acima de 75%.

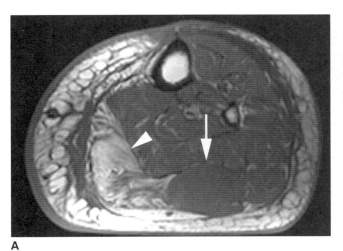
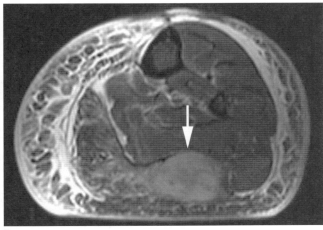

Figura 8.17 Linfoma intramuscular. **A:** A RM ponderada em T1 axial mostra uma massa focal na cabeça medial do músculo gastrocnêmio (*seta*). O restante do músculo gastrocnêmio está atrofiado (*ponta de seta*). **B:** A RM com supressão de gordura ponderada em T2 axial mostra alto sinal na massa (*seta*).

Sarcomas de pequenas células

O grupo dos sarcomas de pequenas células inclui sarcoma de Ewing, tumor neuroectodérmico primitivo (PNET) do osso e osteossarcoma de pequenas células.

Sarcoma de Ewing

O sarcoma de Ewing é um tumor que consiste em células pequenas, redondas, não diferenciadas, provavelmente de histogênese neuroectodérmica. Embora 75% ocorram em pacientes com menos de 20 anos, essas lesões podem se desenvolver em qualquer idade. Elas são o tumor ósseo primário mais comum na primeira década de vida e o segundo mais comum (depois do osteossarcoma) na segunda década de vida. Os pacientes se apresentam com dor local e edema, febre, anemia e taxa de sedimentação de eritrócito elevada; a impressão clínica é, com frequência, a da osteomielite.

Mais de 30% dos pacientes têm metástase na apresentação. O sarcoma de Ewing pode se desenvolver em praticamente qualquer osso, embora a maioria dos casos envolva o sacro, o osso inominado e os ossos longos dos membros inferiores. Apenas 3% dos tumores afetam as mãos e os pés. A maioria dos sarcomas de Ewing é encontrada na metadiáfise dos ossos longos, sobretudo no fêmur, mas eles também ocorrem na diáfise e na metáfise. Aproximadamente 25% ocorrem nos ossos chatos (pelve e escápula). O tumor começa no espaço medular e se alastra por todo o osso, causando, muitas vezes, apenas uma destruição óssea mínima. O tumor penetra no córtex e se estende pelos sistemas de Havers no espaço subperiosteal, onde o tumor pode alargar, erguer o periósteo do osso e, por fim, penetrá-lo para formar uma massa extraóssea. À medida que a destruição adicional do córtex ocorre, um padrão permeado de destruição óssea pode se tornar evidente. Nos ossos longos, a aparência radiográfica típica é aquela da destruição óssea intramedular permeada com osso reativo periosteal (Figs. 8.18 a 8.20). A reação óssea

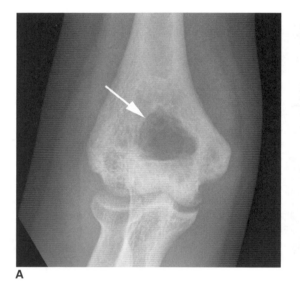

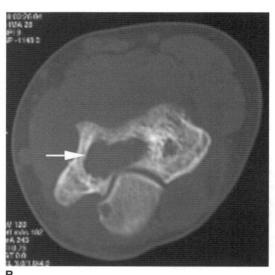

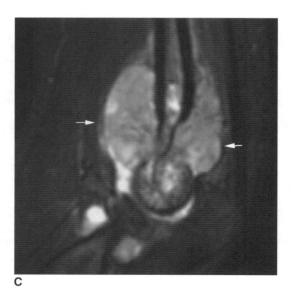

Figura 8.18 Sarcoma de Ewing do úmero distal. **A:** A radiografia PA demonstra uma lesão lítica no úmero distal na fossa do olécrano (seta). As margens da lesão são irregulares e não existe formação óssea reativa. **B:** O exame de TC axial mostra lesão óssea reativa (seta) com extensão para o tecido mole anterior e posterior. **C:** A RM com supressão de gordura ponderada em T2 sagital mostra uma massa centrada no úmero distal com componentes de tecido mole anteriores e posteriores grandes (setas). A lesão possui sinal alto heterogêneo. Uma efusão do cotovelo está presente.

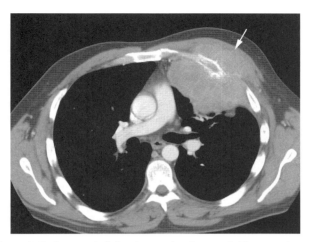

Figura 8.19 Sarcoma de Ewing das costelas. O exame de TC mostra destruição das costelas e massa de tecido mole maciça (*seta*).

para o tecido mole está associada ao risco aumentado de metástases distantes e recorrência local. A sobrevida de 5 anos para o tumor sem metástase confinado ao osso de origem é de 87%, mas cai para 20% caso haja extensão extraóssea. Os pacientes que sobrevivem por vários anos acabam desenvolvendo sarcomas secundários, induzidos pela radiação.

A osteomielite hematogênica se dissemina através do osso de maneira similar ao sarcoma de Ewing, levando a uma aparência radiológica semelhante (ver Cap. 16). Ambos podem ocorrer na mesma faixa etária e possuem também apresentações clínicas parecidas.

Tumor neuroectodérmico primitivo

O PNET é um tipo de sarcoma de célula pequena intimamente relacionado, mas patologicamente distinto, ao sarcoma de Ewing e ao neuroblastoma. Ele partilha uma série de aspectos biológicos citogenéticos e moleculares e é idêntico ao tumor de pequenas células maligno da região toracolombar (tumor de Askin). Nos membros, o PNET partilha muitas características clínicas com o sarcoma de Ewing, com apresentação similar, pico de idade (em média, aos 15 anos) e predominância masculina de 2:1. Metástases para o osso, o pulmão, o fígado, a medula óssea, o baço e os linfonodos são observadas na apresentação em 50% dos casos. Ele é praticamente indistinguível do sarcoma de Ewing na imagem (Fig. 8.21). Há um padrão permeado de destruição, com a extensão do tecido mole inicial em uma localização diafisária ou metadiafisária. Pode haver reação periosteal extensa, muitas vezes com aparência em casca de cebola ou de "cabelo espetado". A TC e a RM podem ser úteis para esclarecer a extensão da doença e o exame ósseo por radionuclídeo é eficiente na procura por metástases ósseas. O PNET possui um prognóstico muito mais insatisfatório do que o sarcoma de Ewing.

esclerótica dentro do osso geralmente não é vista, mas a atividade de radionuclídeo intensa aparece no exame ósseo. As fraturas patológicas ocorrem em uma quantidade pequena de casos. Os exames de TC e RM definem os componentes extraósseo e intramedular do tumor e são úteis no planejamento dos portais de radiação e na resposta seguinte à radiação e à quimioterapia. Uma zona circundante de edema costuma estar presente. O sarcoma de Ewing é altamente sensível à radiação. A radiação e a quimioterapia podem ser usadas isoladamente ou em combinação com a excisão cirúrgica. Contudo, a taxa de recorrência do tumor local varia de 12 a 25%. A extensão

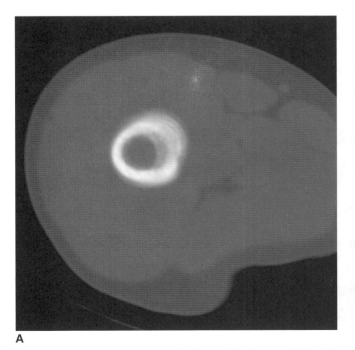
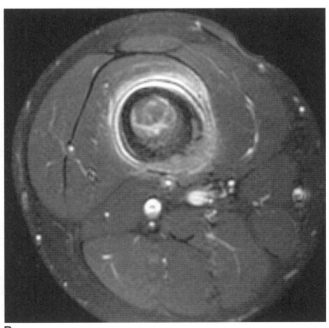

A **B**

Figura 8.20 Sarcoma de Ewing da diáfise femoral. **A:** O exame de TC axial mostra reação periosteal em casca de cebola no córtex femoral com a densidade do tecido mole substituindo a medula gordurosa normal. **B:** A RM com supressão de gordura ponderada em T2 axial mostra reação periosteal em casca de cebola e edema circundante.

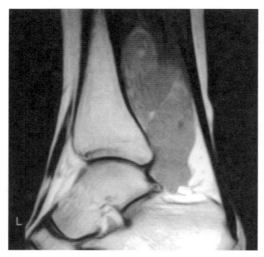

Figura 8.21 PNET do tornozelo. A RM ponderada em T1 sagital mostra uma massa de tecido mole lobulada no compartimento posterior do tornozelo.

Osteossarcoma de pequenas células

O osteossarcoma de pequenas células é uma variante do osteossarcoma que possui aparência histológica similar ao sarcoma de Ewing e ao linfoma do osso. Contudo, pequenas quantidades de osteoide tumoral mineralizado estão presentes. A aparência radiológica é a mesma do osteossarcoma na maioria dos casos, mas uma proporção significativa possui aparência semelhante ao sarcoma de Ewing ou ao linfoma (Fig. 8.22). Assim como nos casos de sarcoma de Ewing, a maioria dos pacientes é jovem. Os osteossarcomas de pequenas células são tumores de alto grau tratados do mesmo modo que os osteossarcomas intramedulares de alto grau.

Histiocitoma fibroso maligno do osso

O histiocitoma fibroso maligno (HFM) é um tumor maligno de origem mesenquimatosa. Embora o HFM seja o sarcoma do tecido mole mais comum nos adultos, o HFM do osso é raro. Ele é mais comumente encontrado dos 50 aos 70 anos, mas pode ocorrer em qualquer idade. Os sintomas não são específicos: muitas vezes, há uma massa palpável com dor e sensibilidade. A dor mais aguda pode ocorrer secundariamente às fraturas patológicas, que são comuns. O HFM do osso pode ocorrer como nova mutação, mas 10 a 20% ocorrem em associação com outras anormalidades ósseas, como a doença de Paget e o infarto ósseo (Fig. 8.23), ou após a radioterapia. Os locais mais comuns são similares àqueles no osteossarcoma: as extremidades dos ossos longos (75%), com uma preponderância no membro inferior. O fêmur (45%), a tíbia (20%) e o úmero (9%) são os ossos mais comumente envolvidos. A região metafisária é a localização mais comum dentro do osso e a extensão para a epífise ou diáfise é frequente. As lesões têm aparência agressiva, com destruição permeativa ou em roído de traça envolvendo uma lesão unifocal muito mal definida. A destruição cortical e a massa do tecido mole estão presentes quase invariavelmente e a expansão cortical é incomum, com exceção dos ossos chatos e irregularmente formados (costelas, escápula e esterno). A periostite é incomum, a menos que uma fratura patológica consolidada esteja presente. Raramente há calcificações internas estampadas ou margens escleróticas. Na TC, as lesões têm densidade predominantemente muscular (30 a 60 HU), com regiões hipodensas que representam necrose. A RM pode ser útil para avaliar a extensão intraóssea *versus* extraóssea. A captação aumentada é vista no exame ósseo. O tratamento é cirúrgico, com nenhum papel nitidamente definido para a quimioterapia ou a radioterapia. Contudo, o prognóstico é ruim, em razão das altas taxas de recorrência local e da metástase precoce para os linfonodos regionais e outros locais distantes. A sobrevida de cinco anos registrada varia de 0 a 70%, dependendo do estágio da lesão.

Cordoma

Os cordomas são neoplasmas malignos de crescimento lento que surgem dos resquícios notocordais. Eles são tipicamente observados em homens de meia-idade e com mais frequência nas extremidades da coluna vertebral (50% no sacro ou cóccix, 35% no clivus e 15% em outros locais da coluna). Os pacientes se apresentam com dor de início insidioso e sintomas causados por efeito de massa, muitas vezes de longa duração. Na grande maioria dos casos, esses tumores são massas multilobulares, moles, mixoides e gelatinosas que se infiltram localmente e podem acabar sofrendo metástase. Na região sacrococcígea, a aparência radiológica é de destruição óssea geográfica e reposição do osso pelo tumor não mineralizado. As margens variam de esclerótica a mal definida. O córtex costuma ser penetrado, com formação de uma massa grande, lobular, extraóssea

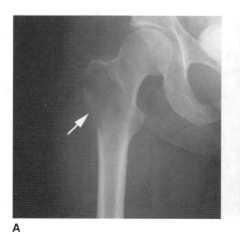
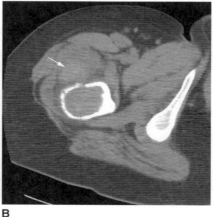
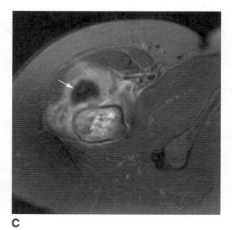

A **B** **C**

Figura 8.22 Osteossarcoma de pequenas células. **A:** A radiografia AP do quadril mostra uma lesão lítica na região intertrocantérica do fêmur (*seta*). **B:** O exame de TC axial mostra lesão intramedular com rompimento cortical anterior e massa de tecido mole com região mineralizada hiperdensa (*seta*). **C:** A RM com supressão de gordura ponderada em T2 axial mostra a extensão da lesão. A porção mineralizada da massa em tecidos moles (*seta*) possui baixo sinal.

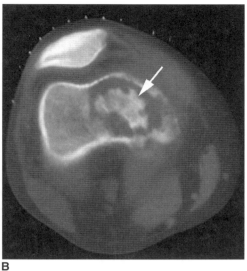

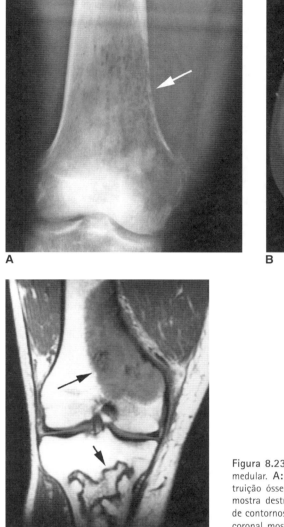

Figura 8.23 HFM do osso que surgiu de um infarto ósseo medular. **A:** A radiografia AP do fêmur distal mostra destruição óssea permeativa (*seta*). **B:** O exame de TC axial mostra destruição óssea circundando um sequestro ósseo de contornos irregulares (*seta*). **C:** A RM ponderada em T1 coronal mostra a lesão (*seta longa*) no fêmur distal e um infarto medular (*seta curta*) na tíbia proximal.

anterior à coluna (Fig. 8.24). Os tumores são tipicamente grandes na apresentação. Em decorrência da matriz mixoide, a atenuação na TC costuma ser mais baixa do que o tecido mole celular e a RM pode mostrar alto sinal nas imagens ponderadas em T1 e T2. O tratamento é cirúrgico, mas a excisão completa raramente é possível, em razão de sua localização central. Uma alta taxa de recorrência local e dificuldades progressivas no tratamento das recorrências resultam em um prognóstico de longo prazo insatisfatório. Um componente secundário do sarcoma de alto grau que se assemelha ao HFM (cordoma desdiferenciado) pode aparecer após as múltiplas recorrências.

Adamantinoma

O adamantinoma é um tumor ósseo maligno primário. Com origem epitelial, exibe predileção acentuada para a tíbia e costuma estar associado com displasia osteofibrosa, de modo que alguns pesquisadores sustentam que eles são subconjuntos da mesma doença. O adamantinoma do osso é distinto do adamantinoma gnático (ameloblastoma), embora o osso partilhe uma origem epitelial e uma semelhança microscópica. Embora 50% dos casos ocorram entre os 10 e os 30 anos, o adamantinoma pode ser registrado em qualquer idade. Os sintomas de dor muitas vezes estão presentes por mais de um ano e 90% envolvem a tíbia. Poucos pacientes apresentam tumor fibular ipsilateral. A aparência radiográfica é de uma lesão luminosa excentricamente localizada, com expansão lobular do córtex e margens precisamente definidas (Fig. 8.25). Na maioria dos casos, situa-se na diáfise tibial, com envolvimento do córtex anterior. Uma deformidade angular tibial anterior é comum. Aproximadamente 90% envolvem o córtex e o espaço medular, 10% estão confinados ao córtex e 15% penetram o córtex e envolvem os tecidos moles. O tratamento é cirúrgico, com alta taxa de recorrência após a curetagem e baixa taxa após a excisão ampla. As metástases para pulmão, nodos ou osso podem se apresentar muitos anos depois.

Sarcomas do tecido mole

A incidência anual registrada de sarcomas do tecido mole nos Estados Unidos é de 6.400, com aproximadamente dois terços encontrados nos membros inferiores ou superiores e nos cíngulos dos membros (Tab. 8.2), tornando-os mais comuns que os sarco-

154   Parte II • Tumores

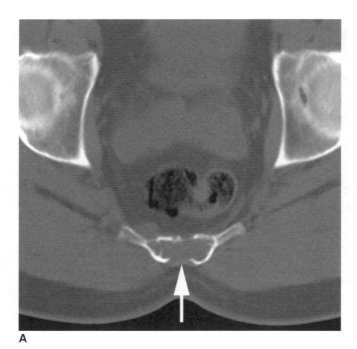 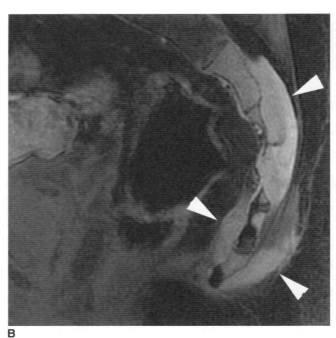

Figura 8.24 Cordoma. **A:** A TC mostra destruição óssea irregular do sacro inferior (*seta*). **B:** A RM ponderada em T1 sagital com supressão de gordura após a injeção de gadolínio mostra realce heterogêneo medular e extensão para dentro dos tecidos moles circundantes (*pontas de setas*).

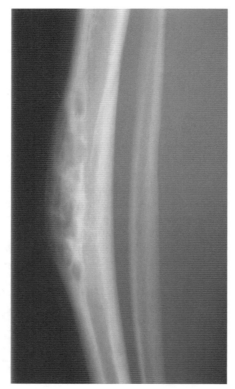

Figura 8.25 Adamantinoma da tíbia. A radiografia lateral mostra lesão radioluzente expansível, lobulada com deformidade em arqueamento tibial anterior.

mas ósseos primários nos mesmos locais. A maioria é de origem mesenquimatosa e a minoria neuroectodérmica. Nos adultos, as lesões mais comuns são HFM, lipossarcoma, sarcoma sinovial, leiomiossarcoma e schwannoma maligno (Tab. 8.3). O fibrossarcoma é a lesão mais comum em pacientes com menos de 6 anos de idade e o HFM (incluindo as variantes) e o sarcoma sinovial são mais comuns em idades entre 6 e 15 anos. A maioria dos sarcomas do tecido mole acomete adultos. Os pacientes se queixam de uma massa palpável de longa duração e dor ou sensibilidade de início insidioso. Eles podem demorar a procurar auxílio médico, e a longa cronicidade pode falsamente sugerir um processo indolente. A maioria das lesões se apresenta no estágio II-B ou III (ver Cap. 7). Os sarcomas do tecido mole realizam metástase para pulmão, fígado ou osso. Os sarcomas do tecido mole têm aparências não específicas na imagem e não existem critérios confiáveis para a distinção entre eles. Uma vez que as massas de tecido mole benignas com aspectos específicos – como lipoma, elastofibroma, gânglio, miosite ossificante, aneurisma, bursite e hematoma – foram eliminadas como possibilidades, fatores que sugerem sarcoma incluem idade avançada, localização na coxa, tamanho grande, forma redonda ou oval e envolvimento do osso adjacente. As massas de tecido mole malignas geralmente têm áreas de não homogeneidade e densidade menor na TC, que correspondem a regiões de necrose e hemorragia. Os sarcomas que calcificam ou ossificam incluem sarcoma sinovial (Fig. 8.26), osteossarcoma extraesquelético, condrossarcoma extraesquelético, rabdomiossarcoma, HFM e lipossarcoma. A presença de gordura dentro de uma lesão sugere um lipossarcoma bem diferenciado (Fig. 8.27), mas os lipossarcomas de grau mais alto geralmente não contêm gordura. Pequenas quantidades de gordura subcutânea ou intermuscular

Tabela 8.2 Distribuição anatômica dos sarcomas do tecido mole nos membros superiores ou inferiores e nos cíngulos dos membros[a]	
Localização	Frequência (%)
Membro inferior	45
Membro superior	16
Quadril e nádegas	14
Cíngulos proximais dos membros	9
Pé e tornozelo	9
Mão e punho	7

[a]Baseada em 6.796 sarcomas do tecido mole dos membros inferiores e superiores e dos cíngulos dos membros, incluindo todas as idades e todos os tipos histológicos.
Fonte: Kransdorf MJ. Malignant soft-tissue tumors in a large referral population: Distribution of diagnoses by age, sex, and location. AJR. 1995;164:129-34.

Tabela 8.3 Distribuição etária dos sarcomas do tecido mole mais comuns nos membros inferiores e superiores e nos cíngulos dos membros		
0 a 5 anos	6 a 15 anos	+ de 16 anos
Fibrossarcoma	HFM (incluindo HFM angiomatoide)	HFM
Rabdomiossarcoma		Lipossarcoma
	Sarcoma sinovial	Sarcoma sinovial
		Schwannoma maligno
		Leiomiossarcoma

Para cada faixa etária, os tumores são listados na ordem de frequência e são responsáveis por mais de 50% das lesões.
Fonte: Kransdorf MJ. Malignant soft-tissue tumors in a large referral population: Distribution of diagnoses by age, sex, and location. AJR. 1995;164:129-34.

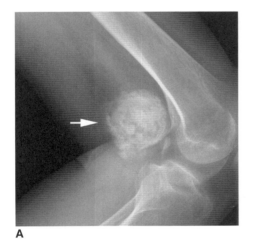
A

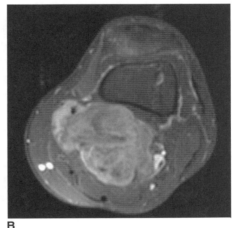
B

Figura 8.26 Sarcoma sinovial. **A:** A radiografia lateral do joelho mostra uma massa densamente calcificada (*seta*) posterior ao joelho. **B:** A RM ponderada em T1 axial com supressão de gordura após a injeção de gadolínio mostra realce heterogêneo.

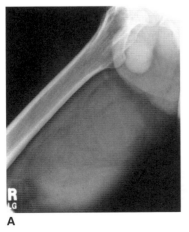
A

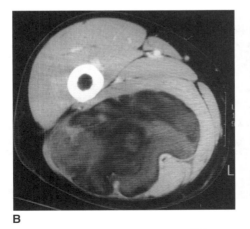
B

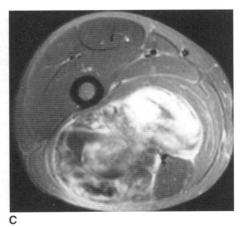
C

Figura 8.27 Lipossarcoma. **A:** A radiografia lateral da coxa mostra uma lesão grande, radioluzente nos tecidos moles posteriores. **B:** O exame de TC axial mostra uma massa de tecido mole contendo gordura heterogênea no compartimento posterior da coxa. **C:** A RM ponderada em T2 axial com supressão de gordura demonstra hipersinal em algumas porções da lesão com baixo sinal, resultante da supressão de gordura em outras porções da lesão.

Fonte: De Ramsdell MG, Chew FS, Keel SB. *Myxoid liposarcoma of the thigh.* AJR. 1998;170:1242.

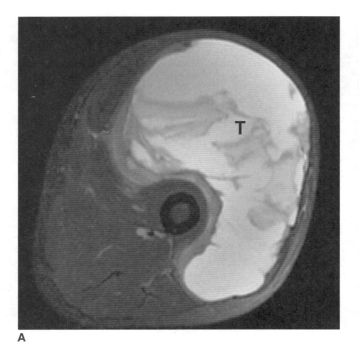 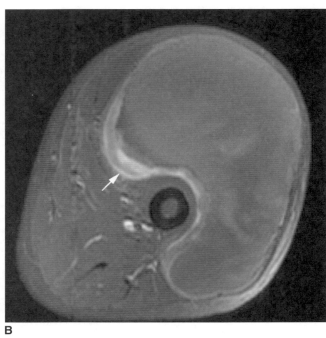

Figura 8.28 Estadiamento pré-operatório para o sarcoma do tecido mole no compartimento anterior da coxa. **A:** A RM ponderada em T2 axial mostra um tumor (T) que ocupa a totalidade do compartimento anterior. Septações e filamentos estão presentes dentro da lesão. **B:** A RM ponderada em T1 axial com supressão de gordura após a injeção de gadolínio mostra o realce periférico (*seta*), indicativo de necrose extensa das regiões não contrastadas.

podem ser tragadas por um sarcoma agressivo, à medida que ele se alarga, de modo que a presença da gordura não é necessariamente indicativa de lipossarcoma. Na RM, os sarcomas do tecido mole costumam ter sinal intermediário nas imagens ponderadas em T1 e sinal alto nas imagens ponderadas em T2. A intensificação com contraste intravenoso pode ser esperada na TC e na RM. O objetivo da imagem, uma vez confirmada a presença da lesão, deve ser definir o tamanho e a localização da lesão e a extensão e relação anatômica da lesão com os compartimentos musculares, planos fasciais, feixes neuromusculares e o osso. O estadiamento segue o sistema usado para sarcomas ósseos. O tratamento dos sarcomas do tecido mole é cirúrgico, algumas vezes com radioterapia neoadjuvante ou adjuvante, quimioterapia ou ambas. A imagem dos sarcomas do tecido mole para o planejamento cirúrgico após a quimioterapia e a radioterapia pode revelar áreas extensas de liquefação, hemorragia e necrose (Fig. 8.28). Há registros de casos com taxas de sobrevida de cinco anos entre 25 e 60% dos casos.

Referências bibliográficas e leituras sugeridas

Angtuaco EJ, Fassas AB, Walker R, Sethi R, Barlogie B. Multiple myeloma: Clinical review and diagnostic imaging. *Radiology*. 2004;231(1):11–23.

Arndt CA, Crist WM. Common musculoskeletal tumors of childhood and adolescence. *N Engl J Med*. 1999;341(5):342–352.

Askin FB, Perlman EJ. Neuroblastoma and peripheral neuroectodermal tumors. *Am J Clin Pathol*. 1998;109(Suppl.):S23–S30.

Clark MA, Fisher C, Judson I, Thomas, JM. Soft-tissue sarcomas in adults. *N Engl J Med*. 2005;353:701–711

Durr HR, Muller PE, Hiller E, et al. Malignant lymphoma of bone. *Arch Orthop Trauma Surg*. 2002;122:10–16.

eMedicine. http://emedicine.medscape.com.

Enneking WF. *Musculoskeletal Tumor Surgery*. Edinburgh: Churchill Livingstone; 1983.

Fechner RE, Mills SE. *Tumors of the Bones and Joints*. Washington, DC: Armed Forces Institute of Pathology; 1993.

Ferrari S, Palmerini E. Adjuvant and neoadjuvant combination chemotherapy for osteogenic sarcoma. *Curr Opin Oncol*. 2007;19(4): 341–346.

Fuchs B, Pritchard DJ. Etiology of osteosarcoma. *Clin Orthop*. 2002;397: 40–52.

Guise TA. Molecular mechanisms of osteolytic bone metastases. *Cancer*. 2000;88(Suppl.):2892–2898.

Hudson TM. Radiologic-pathologic correlation of musculoskeletal lesions. Baltimore, MD: Williams & Wilkins; 1987.

Huvos AG. *Bone Tumors: Diagnosis, Treatment, and Prognosis*. 2nd Ed. Philadelphia, PA: WB Saunders; 1991.

Jacobs JJ, Roebuck KA, Archibeck M, et al. Osteolysis: Basic science. *Clin Orthop*. 2001;393:71–77.

Jemal A, Siegel R, Ward E, et al. Cancer statistics, 2008. *CA Cancer J Clin*. 2008;58(2):71–96.

Klein MJ, Siegal GP. Osteosarcoma: Anatomic and histologic variants. *Am J Clin Pathol*. 2006;125(4):555–581.

Kransdorf MJ, Murphey MD. *Imaging of Soft Tissue Tumors*. 2nd Ed. Philadelphia, PA: Lippincott Williams & Wilkins; 2006.

Lodwick GS. *Atlas of Tumor Radiology. The Bones and Joints*. Chicago, IL: Year Book; 1971.

Ludwig H, Strasser-Weippl K, Schreder M, Zojer N. Advances in the treatment of hematological malignancies: Current treatment approaches in multiple myeloma. *Ann Oncol*. 2007;18(Suppl. 9):ix64–ix70.

Mulligan ME, McRae GA, Murphey MD. Imaging features of primary lymphoma of bone. *AJR*. 1999;173:1691–1697.

Mundy G. Preclinical models of bone metastases. *Semin Oncol*. 2001; 28:2–8.

Murphey MD, Flemming DJ, Boyea SR, et al. Enchondroma versus chondrosarcoma in the appendicular skeleton: Differentiating features. *Radiographics*. 1998;18:1213–1237.

Murphey MD, Robbin MR, McRae GA, et al. The many faces of osteosarcoma. *Radiographics*. 1997;17:1205–1231.

Parsons TW III, Frink SJ, Campbell SE. Musculoskeletal neoplasia: Helping the orthopaedic surgeon establish the diagnosis. *Semin Musculoskelet Radiol*. 2007;11(1):3–15.

Resnick DL, Kransdorf MJ. *Bone and Joint Imaging*. 3rd Ed. Philadelphia, PA: WB Saunders; 2004.

Saifuddin A. The accuracy of imaging in the local staging of appendicular osteosarcoma. *Skeletal Radiol*. 2002;31(4):191–201.

Unni KK. *Dahlin's Bone Tumors. General Aspects and Data on 11,087 Cases*. 5th Ed. Philadelphia, PA: Lippincott–Raven; 1996.

Vanel D. Musculoskeletal primary tumours: Treatment evaluation and detection of recurrences. *Cancer Imaging*. 2007;7 Spec No A:S150–S151.

Weber K, Damron TA, Frassica FJ, Sim FH. Malignant bone tumors. *Instr Course Lect*. 2008;57:673–688.

Wu JS, Hochman MG. Soft-Tissue Tumors and Tumorlike Lesions: A Systematic Imaging Approach. *Radiology*. 2009;253(2):297–316.

9 Lesões benignas

Lesões benignas formadoras de ossos	Fibromatose agressiva	Cistos sinoviais
Osteoma osteoide	Lesões gordurosas benignas	Bursite
Osteoblastoma	Lipoma intraósseo	Mixoma
Ilha óssea	Tumor ósseo mixofibroso com	Lesões vasculares
Lesões de cartilagem benignas	lipoesclerose	Lesões vasculares ósseas
Encondroma	Lipoma	Lesões vasculares do tecido mole
Osteocondroma	Elastofibroma	Lesões neurogênicas
Osteocondromatose	Histiocitose de células de Langerhans	Tumores da bainha nervosa
Condroma periosteal	Tumor de células gigantes	periférica
Condroblastoma	Lesões císticas do osso	Neuroma de Morton
Fibroma condromixoide	Cisto ósseo aneurismático	Lesões pós-traumáticas
Lesões fibrosas benignas	Cisto ósseo simples	Miosite ossificante
Defeitos corticais fibrosos e fibromas	Gânglio intraósseo	Proliferação osteocondromatosa
não ossificantes	Cisto de inclusão epidermoide	parosteal bizarra
Displasia fibrosa	Massas císticas dos tecidos moles	Granuloma de corpo estranho
Fibroma desmoplásico	Gânglio	

Este capítulo descreve neoplasmas benignos e lesões, como tumores benignos, que não são de origem neoplásica. Uma decisão importante, que se torna mais fácil com a experiência, é sobre um achado radiológico representar uma lesão real ou meramente uma estrutura normal, uma variante anatômica ou de desenvolvimento, ou ser resultado de um trauma prévio, cirurgia ou outra doença. Atlas de variantes normais são, muitas vezes, úteis. As principais lesões que se deve levar em consideração na formulação de um diagnóstico diferencial para uma lesão benigna são listadas na Tabela 9.1.

Lesões benignas formadoras de ossos

Osteoma osteoide

O osteoma osteoide é uma neoplasia formadora de osso benigno bastante comum. A lesão, chamada de nidus, é pequena, geralmente variando de 3 a 15 mm de tamanho. Quando maior, a lesão costuma ser classificada como um osteoblastoma (discutido no item Osteoblastoma). Em aproximadamente 80% desses casos, os pacientes têm entre 5 e 20 anos de idade; poucos têm mais de 30 anos de idade. A locação pode ser cortical, central ou, com menos frequência, subperiosteal. O fêmur é o local mais comum (39% dos casos), seguido pela tíbia (23%) e pelo membro superior (21%). Os pacientes se apresentam com uma dor constante e incômoda com duração de meses a anos. Quando localizados na coluna, os osteomas osteoides podem causar escoliose dolorosa de início rápido; próximos a uma articulação, eles podem causar sinovite reativa. O osteoide pode ser mineralizado a uma extensão variável, geralmente no centro (Fig. 9.1). O *nidus* é radioluzente, mas pode ser obscurecido pelo engrossamento cortical e pela esclerose densa proveniente do osso reativo. A esclerose costuma ser mínima ao redor das lesões localizadas no

osso esponjoso, próximo a uma articulação ou na posição subperiosteal (Fig. 9.2). Os osteomas osteoides têm atividade intensamente aumentada no exame ósseo; a atividade pode ser mais intensa no nidus (sinal da intensidade dupla), o qual pode intensificar na TC e RM, refletindo o tecido fibrovascular dentro dele. Em razão do tamanho pequeno do ninho e de sua possível obscuridade pela esclerose reativa, a TC é comumente usada para sua identificação e localização. Os osteomas osteoides já foram tratados por excisão cirúrgica, mas

Tabela 9.1   Lesões ósseas benignas

	Solitária[a]	Solitária ou multifocal
Comum	Osteoma osteoide	Ilha óssea
	Cisto ósseo simples	Defeito cortical fibroso
	Abscesso ósseo (de Brodie)	Osteocondroma
		Encondroma
		Displasia fibrosa
		Fibroma não ossificante
		Granuloma eosinofílico
Incomum	Tumor de células gigantes	
	Osteoblastoma	
	Condroblastoma	
	Condroma periosteal	
	Cisto ósseo aneurismático	
Rara	Fibroma condromixoide	

[a]Pode haver relatos de casos de lesões múltiplas.

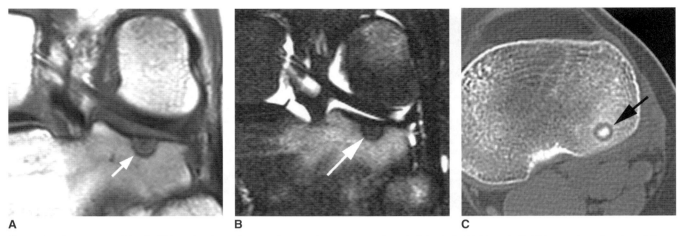

Figura 9.1 Osteoma osteoide. **A:** RM ponderada em T1 coronal mostra lesão no osso subcondral do platô tibial lateral. **B:** RM coronal ponderada em T2 com supressão de gordura mostra o *nidus* (*seta*) com edema adjacente. **C:** TC axial mostra ossificação central dentro do *nidus* (*seta*).

seu tamanho pequeno os torna propensos à ablação por radiofrequência percutânea ou excisão sob orientação da TC. A falha em remover ou destruir todo o nidus pode levar à recorrência.

Osteoblastoma

Osteoblastomas são lesões incomuns consideradas por alguns pesquisadores como osteomas osteoides gigantes, em razão de sua semelhança histológica. Eles afetam pessoas jovens; 80% ocorrem em pacientes com menos de 30 anos de idade. Aproximadamente metade dos casos ocorre na coluna, seguida do fêmur e da tíbia. Na coluna, os osteoblastomas costumam localizar-se nos elementos posteriores; alguns envolvem também o corpo vertebral e pouquíssimos envolvem somente o corpo vertebral. Dentro dos ossos tubulares, os osteoblastomas podem ter localização intracortical, subperiosteal ou central. Eles são maiores que os osteomas osteoides, com geralmente 1 a 10 cm de diâmetro. Costuma haver muito menos osso reativo circundando um osteoblastoma do que um osteoma osteoide. Os pacientes com osteoblastomas tipicamente se apresentam com dor de vários meses de duração. Se a lesão for superficial, o edema localizado e a sensibilidade estão presentes. Na coluna, as lesões podem produzir escoliose dolorosa; elas também podem interferir mecanicamente no cordão ou nas raízes nervosas. A aparência radiográfica é uma lesão expansível parcialmente luminosa, com margens bem definidas e quantidade variável de mineralização de matriz (Figs. 9.3 e 9.4; ver também Fig. 7.5). A área luminosa de destruição óssea geográfica corresponde à reposição do osso pelo tecido tumoral não mineralizado. O tumor osteoide pode apresentar mineralização densamente sólida ou de vidro fosco. Lesões maiores podem ter uma camada óssea cortical expandida proveniente da lenta erosão cortical endosteal equilibrada contra uma camada alargada de novo osso periosteal. A penetração cortical nos tecidos moles é ausente, mas a tomografia pode ser requerida para demonstrar a camada cortical. O tecido tumoral pode ter alta

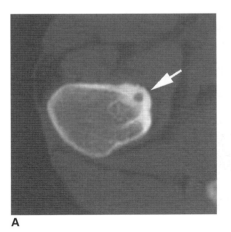
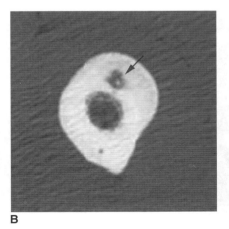
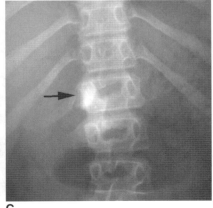

Figura 9.2 Osteoma osteoide (pacientes diferentes). **A:** TC axial mostra um *nidus* redondo (*seta*) no trocanter menor com formação óssea reativa moderada. **B:** TC axial mostra um *nidus* redondo com calcificação central (*seta*) no cortex da diáfise femoral, com esclerose reativa exuberante. **C:** Radiografia AP mostra escoliose reativa com um osteoma osteoide na vertebra T12 (*seta*).

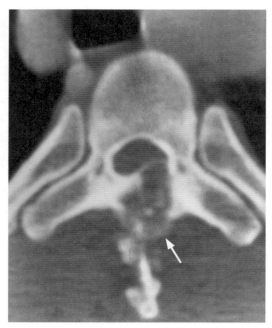

Figura 9.3 Osteoblastoma. TC mostra uma lesão expansiva no arco neural de uma vértebra torácica inferior (seta).

Ilha óssea

Uma ilha óssea (enostose) é um nódulo circular ou oblongo de osso do tipo cortical situado dentro do osso esponjoso. As ilhas ósseas têm, tipicamente, 1 cm de tamanho, mas variam até 4 cm. Elas consistem em osso compacto histologicamente normal com sistemas de Havers e podem ser encontradas em qualquer local do esqueleto. Radiograficamente, são homogêneas e tão densas quanto o osso cortical. São bem definidas, mas têm espicularidades periféricas que se fundem com as trabéculas circundantes (Fig. 9.5). Ocasionalmente, podem mudar de tamanho ou se remodelar. No exame ósseo com radionuclídeo, a captação de isótopo está ausente ou mínima. As ilhas ósseas são comuns e, quando grandes ou gigantes, podem ser confundidas com outras lesões, como tumores osteoblásticos; elas não têm outro significado clínico. Pequenas ilhas ósseas são achados incidentais comuns na TC ou na RM.

Lesões de cartilagem benignas

Encondroma

Encondromas solitários são neoplasmas benignos localizados dentro da cavidade medular compostos de cartilagem de hialina madura. Eles provavelmente surgem dos restos cartilaginosos deslocados da placa de crescimento. A incidência é igual em ambos os gêneros e a maioria dos pacientes tem entre 10 e 50 anos de idade. As lesões costumam ser assintomáticas e descobertas incidentalmente, mas muitos pacientes se apresentam com fraturas patológicas. As localizações mais comuns para encondromas solitários são as mãos (aproximadamente 50% dos casos), o fêmur proximal e distal e o úmero proximal. Nas mãos, costumam estar envolvidas as porções distal e média dos metacarpais e as porções proximais das falanges. Radiograficamente, essas lesões são luminosas da reposição do

atenuação na TC proveniente da mineralização difusa. Os osteoblastomas são quentes no exame ósseo. Eles costumam crescer lentamente e respondem bem à excisão; são poucos os casos registrados de osteoblastomas que se tornaram localmente agressivos.

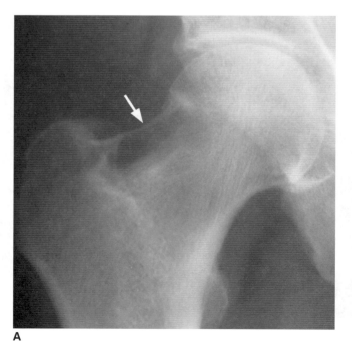

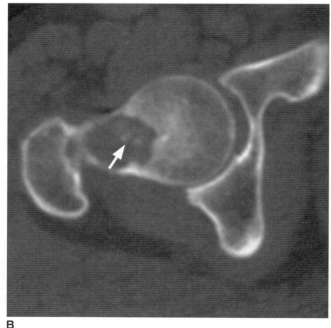

Figura 9.4 Osteoblastoma. A: Radiografia mostra uma lesão radioluzente (seta) no colo do fêmur com uma margem esclerótica. B: TC mostra mineralização parcial (seta).

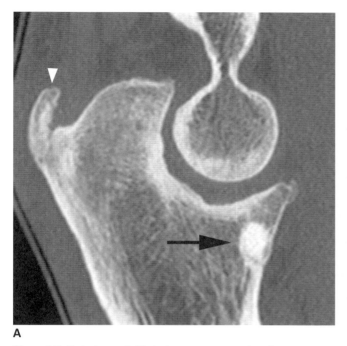 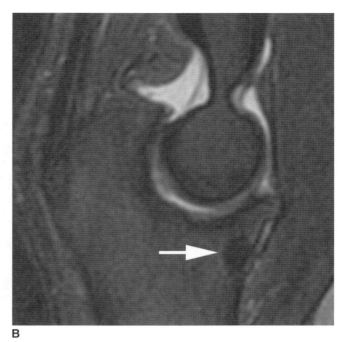

Figura 9.5 Ilhota óssea. **A:** Ilhota óssea no osso esponjoso do processo coronoide do cotovelo (*seta*) em uma imagem de TC reformatada. As margens são espiculadas onde elas se misturam dentro do osso esponjoso normal. A lesão é tão densa quanto o córtex. Há um entesófito incidental no olécrano (*ponta de seta*). **B:** RM sagital ponderada em T2 com supressão de gordura mostra que a ilhota óssea tem baixa intensidade de sinal (*seta*).

osso pela cartilagem não mineralizada, mas os padrões de mineralização típicos da matriz fibrocartilaginosa podem estar presentes: calcificações puntiformes densas ou floculentas ou densidades em formato de anel ou arco proveniente da ossificação encondral ou cartilagem lobular (Fig. 9.6; ver também Figs. 7.12 e 7.13). O lento alargamento endosteal ocasiona um córtex expandido, afinado, mas a penetração cortical está ausente. Na RM, os encondromas têm baixo sinal nas imagens de densidade de próton e ponderadas em T1, mas alto sinal nas imagens ponderadas em T2 com focos de intensidade de sinal baixa correspondendo a áreas de calcificação. Uma configuração lobular característica é praticamente diagnóstica (Fig. 9.7). No exame ósseo com radionuclídeo, a captação de isótopo aumentada é observada, refletindo ossificação encondral, hiperemia e formação óssea reativa.

Ocasionalmente, pode ser difícil distinguir, por radiografias, um encondroma de um condrossarcoma de baixo grau. Os achados de imagem que sugerem um condrossarcoma incluem entalhes endosteais (maiores que dois terços de espessura cortical), destruição cortical e massa de tecido mole (na TC ou RM), reação periosteal (na radiografia), captação acentuada de radionuclídeo (maior do que a crista ilíaca anterior) na cintigrafia óssea e destruição da matriz condroide com o tempo. O desenvolvimento de condrossarcoma do encondroma solitário não foi provado conclusivamente.

A encondromatose múltipla (doença de Ollier) é uma anormalidade de crescimento difusa não hereditária e não familiar, na qual os ossos tubulares podem estar arqueados e encurtados a uma extensão variável e preenchidos com encondromas múltiplos (Fig. 9.8). A gravidade do envolvimento pode variar de poucas lesões com deformidades brandas a incontáveis lesões com deformidades graves. As lesões, muitas vezes, se tornam estáveis na puberdade, mas seu crescimento pode prosseguir por toda a vida. As lesões individuais são radiológica e histologicamente idênticas aos encondromas solitários, mas os pacientes com encondromatose múltipla têm um risco de 30 a 50% de desenvolver condrossarcoma. Uma lesão que se torna dolorosa na ausência de fratura patológica deve desencadear consideração de malignidade. A encondromatose múltipla com hemangiomas de tecido mole múltiplos é chamada de síndrome de Maffucci. A hemangiomatose é localizada ou extensa e pode ocorrer em qualquer local na pele ou nos tecidos subcutâneos.

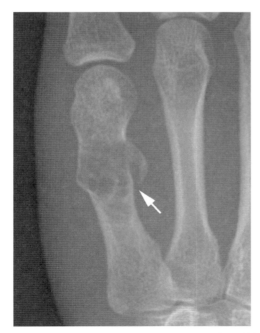

Figura 9.6 Encondroma com matriz radioluzente ocupando a diáfise média do quinto metacarpal. O córtex sobreposto é afilado. Uma fratura patológica está presente (*seta*).

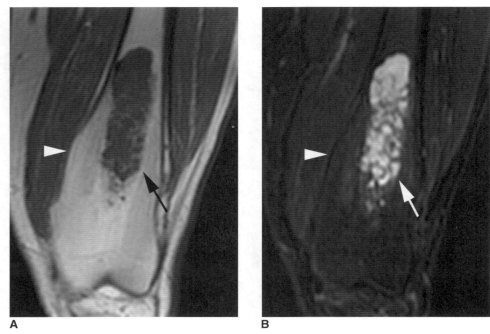

Figura 9.7 Encondroma. **A:** RM ponderada em T1 coronal mostra sinal baixo e configuração lobular (*seta*). A deformidade da diáfise femoral distal (*ponta de seta*) é decorrente de um osteocondroma séssil. **B:** RM com recuperação de inversão (IR) coronal mostra sinal alto na lesão (*seta*) e sinal baixo no osteocondroma (*ponta de seta*).

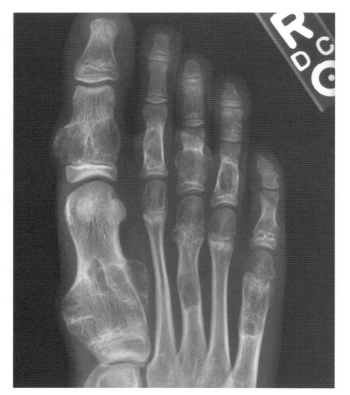

Figura 9.8 Encondromatose múltipla (doença de Ollier) deformando o pé. Algumas lesões possuem matriz calcificada.

Osteocondroma

Osteocondromas (também chamados de exostose benigna) são protuberâncias de um osso histologicamente normal que surgem próximas uma placa de crescimento. Eles são extremamente comuns e se apresentam durante o final da infância e início da adolescência. Embora qualquer osso com ossificação encondral possa estar envolvido, o fêmur, a tíbia proximal e o úmero proximal são responsáveis por dois terços dos casos. O local típico é metafisário, mas os osteocondromas podem surgir em qualquer local próximo a uma placa de crescimento, incluindo centros de ossificação acessórios. Os osteocondromas não são considerados neoplásicos, mas resultam do crescimento de focos aberrantes de cartilagem sobre a superfície óssea. À medida que a cartilagem cresce, ela forma um envoltório sobre a massa óssea que se desenvolve por ossificação encondral progressiva. A porção óssea contém osso cortical e medular maduro normal com um espaço de medula contíguo ao osso antigo. Lóbulos profundos de cartilagem podem estar presentes, muitas vezes pesadamente ossificados. A lesão pode ser pedunculada na base, assemelhando-se a uma couve-flor em alguns casos (Figs. 9.9 e 9.10). Os osteocondromas podem também ser estacionários e se assemelhar a uma lesão expansível. O envoltório da cartilagem desaparece consideravelmente na idade adulta. A apresentação clínica típica é uma massa firme de longa duração que pode mecanicamente interferir na função. Uma bolsa pode se formar sobre a superfície e gerar dor; na presença de hemorragia na bolsa, há o desenvolvimento de uma grande massa.

Capítulo 9 • Lesões benignas   163

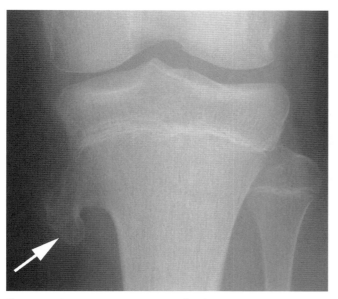

Figura 9.9 Osteocondroma pedunculado (*seta*) que surge a partir da metáfise tibial medial.

Figura 9.10 TC axial de um osteocondroma mostrando sua medula contígua à do osso subjacente (*seta*). A placa de crescimento do tubérculo tibial aberta é visível anteriormente (*ponta de seta*).

Osteocondromatose

A osteocondromatose (exostoses hereditárias múltiplas, osteocondromas múltiplos e uma aclasia diafisária) é uma das displasias esqueléticas mais comuns. A condição é familiar, com manifestações mais graves nos homens. O esqueleto está envolvido simetricamente e os membros são mais afetados que a coluna. O número de exostoses varia. As deformidades dos ossos tubulares estão presentes (Fig. 9.11) e ocasionam membros desproporcionalmente curtos, mas o grau de encurtamento não parece estar relacionado com o número de exostoses. O crescimento das lesões diminui à medida que o esqueleto amadurece e novas lesões não aparecem na idade adulta. As exostoses múltiplas são radiológica e histologicamente indistinguíveis das exostoses solitárias. O desenvolvimento secundário de condrossar-

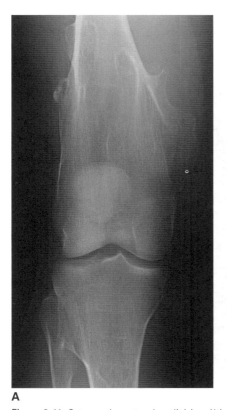

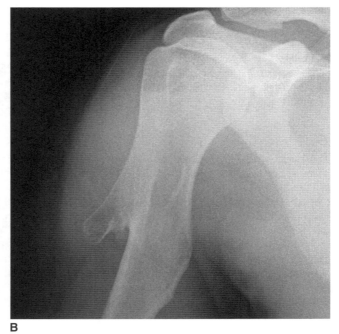

A   B

Figura 9.11 Osteocondromatose hereditária múltipla. A e B: Radiografias do joelho e do ombro mostram exostoses ósseas múltiplas e deformidade dos ossos tubulares.

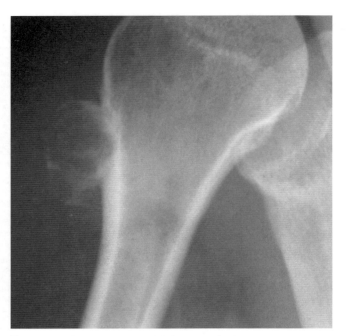

Figura 9.12 Condroma periosteal do úmero proximal.

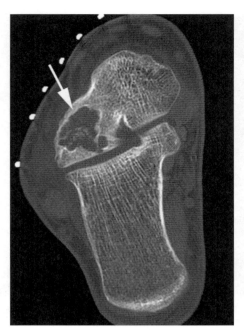

Figura 9.13 Condroblastoma na TC axial mostra uma lesão hipodensa (*seta*) com uma margem esclerótica e matriz cartilaginosa no tálus.

coma em uma exostose solitária ou em uma das exostoses múltiplas é um risco pequeno, porém definitivo, provavelmente entre 1 e 2%; o início da dor ou crescimento em um adulto sugere a possibilidade. A distinção radiológica entre uma exostose benigna e um condrossarcoma exostótico é difícil, a menos que o crescimento e a mudança na aparência possam ser demonstrados em filmes seriados.

Condroma periosteal

O condroma periosteal é um neoplasma benigno composto de cartilagem madura localizada debaixo do periósteo. A superfície cortical apresenta erosão, mas a cavidade medular não é envolvida. A maioria está localizada na metáfise ou diáfise de um osso longo; o úmero é o local mais comum. As lesões são luminosas e estão caracteristicamente circundadas por osso reativo periosteal sólido, suavemente contornado (Fig. 9.12). A calcificação da matriz de cartilagem pode estar presente. Os sintomas são não específicos; a excisão local é curativa.

Condroblastoma

O condroblastoma (tumor de Codman) é um neoplasma benigno incomum que consiste em tecido condroide misturado a tecidos mais celulares. A localização na epífise é característica (aproximadamente 98%), muitas vezes com extensão para dentro da metáfise (Fig. 9.13). Dois terços surgem nos membros inferiores e metade surge ao redor do joelho. A maioria dos pacientes é jovem; 80% têm entre 5 e 25 anos de idade. Quando os condroblastomas ocorrem fora da faixa etária normal, surgem em locais incomuns. A apresentação é não específica, tipicamente dor. A aparência radiográfica é uma lesão epifisária ovoide ou arredondada que está excentricamente localizada. As margens são geográficas, geralmente com uma borda óssea reativa e fina. Calcificações mosqueadas ou puntiformes espalhadas, como aquelas de outros tumores da cartilagem, podem estar presentes. Os condroblastomas tratados pela curetagem geralmente não recorrem, mas alguns são localmente agressivos.

Fibroma condromixoide

Os fibromas condromixoides são neoplasmas formadores de cartilagem raros, com quantidades variáveis de tecido mixoide ou fibroso. Adultos jovens são afetados com mais frequência, mas há uma ampla variação de idade. A apresentação é geralmente a dor. A maioria dos fibromas condromixoides é encontrada nos membros inferiores. A aparência radiográfica típica é uma lesão luminosa metafisária excêntrica, ovoide ou arredondada e lobulada, com uma borda esclerótica (Fig. 9.14). A mineralização de matriz intralesional é rara. Às vezes, a borda possui paredes espessamente trabeculadas, correspondendo a um tumor amplamente lobular. A expansão cortical pode resultar em uma camada cortical fina, talvez imperceptível. O tratamento é a curetagem.

Lesões fibrosas benignas

Defeitos corticais fibrosos e fibromas não ossificantes

Os defeitos corticais fibrosos e fibromas não ossificantes (fibroxantomas) são lesões não neoplásicas histologicamente idênticas, consideradas o resultado de uma ossificação defeituosa na placa de crescimento. Uma relação causal com o estresse ou o trauma foi sugerida, mas não comprovada. Esses são defeitos autolimitados, sem potencial para crescimento ou alastramento. Os dois regridem espontaneamente, sendo preenchidos com osso da periferia e desaparecem. As lesões estão presentes em algum momento em talvez um terço de todas as crianças. Os defeitos corticais fibrosos (defeitos fibrosos metafisários) são vistos mais tipicamente em crianças com idades entre 4 e 8 anos. Eles estão localizados na superfície cortical da metáfise, na inserção de um tendão ou ligamento (em sua maioria ao redor do joelho) e produzem defeito entalhado entre 1 e 4 cm no osso subjacente. Eles são redondos ou ovais, luminosos e nitidamente margeados por uma borda esclerótica (Fig. 9.15). Alguns têm uma aparência bolhosa. As fraturas patológicas podem ocorrer, mas os defeitos corticais fibrosos são, em geral, clinicamente silentes e desaparecem em dois anos

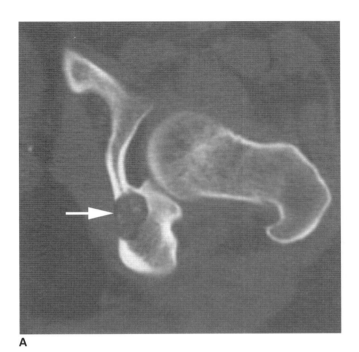
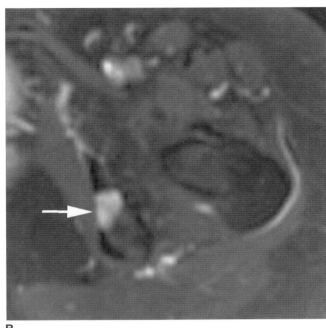

Figura 9.14 Fibroma condromixoide. **A:** TC axial mostra uma lesão hipodensa com mineralização de matriz condroide no ísquio (*seta*). **B:** RM axial ponderada em T2 com supressão de gordura mostrando sinal alto dentro da lesão (*seta*).

a partir da descoberta. Os fibromas não ossificantes podem ser considerados defeitos corticais fibrosos com uma aparência radiográfica um tanto diferente; a distinção não é importante para o paciente. Eles são menos comuns que os defeitos corticais fibrosos e são descobertos em crianças mais velhas ou em adolescentes. Eles estão excentricamente localizados dentro da cavidade medular, mas ainda dentro de um córtex expandido, e são luminosos com uma margem esclerótica.

Algumas lesões têm aparência trabeculada, entalhada, multilocular ou bolhosa (Figs. 9.16 e 9.17; ver também Fig. 7.4). A variação de tamanho é de 1 a 7 cm e lesões maiores podem fraturar ou causar dor. Essas lesões mostram uma quantidade variável de captação na imagem 18F-FDG PET e podem imitar a doença metastática, desse modo tornando a revisão das radiografias, TC ou RM de suprema importância para a aparência na imagem típica dessas lesões benignas.

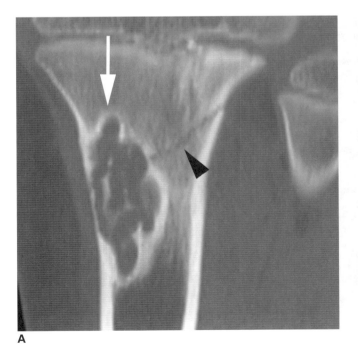
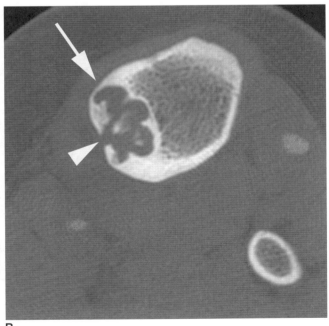

Figura 9.15 Defeito cortical fibroso com borda esclerótica lobulada (*seta*) e fratura patológica (*ponta de seta*). **A:** TC coronal reformada. **B:** TC axial.

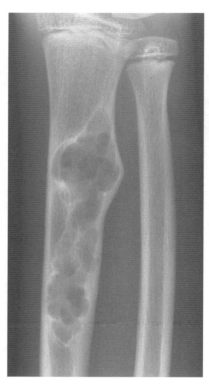

Figura 9.16 Fibroma não ossificante na diáfise radial distal. A lesão tem uma aparência bolhosa com uma margem esclerótica, camada cortical expandida e sem matriz de calcificação.

Displasia fibrosa

A displasia fibrosa é uma lesão fibro-óssea benigna que não é nem familiar nem hereditária. A displasia fibrosa parece ser uma anormalidade de desenvolvimento que envolve a proliferação e a maturação dos fibroblastos nos quais o tecido fibroso benigno com trabéculas displásicas, anormalmente dispostos de osso entrelaçado imaturo, substitui o osso normal. As trabéculas displásicas não são mais espessas do que 0,1 mm, portanto, não são individualmente visíveis nas radiografias clínicas. Se presentes em quantidade suficiente, contudo, conferem às lesões uma densidade de vidro fosco; se não, as lesões são luminosas. As lesões são medulares, mas podem repor os ossos esponjoso e cortical. A área anormal pode ser nitidamente circunscrita e margeada por uma grossa camada de osso reativo, ou pode se misturar gradualmente com o osso normal adjacente. O córtex pode estar engrossado ou afinado, mas o tamanho externo e a forma do osso afetado muitas vezes são imutáveis (ver Fig. 7.14). As deformidades angulares resultam de osso biomecanicamente insuficiente e da consolidação viciosa de fraturas patológicas. A displasia fibrosa possui uma aparência radiográfica variável e muitas vezes imita a aparência de outras lesões ósseas. A displasia fibrosa ocorre em formas monostóticas e poliostóticas. Aproximadamente 80% dos casos de displasia fibrosa são monostóticos. O pico da idade do diagnóstico é de 5 a 20 anos de idade. Os locais típicos de envolvimento são o fêmur proximal, a tíbia, as costelas e os ossos da face. A displasia fibrosa monostótica raramente ocorre na coluna ou na pelve. As lesões nos ossos longos são quase sempre descobertas em decorrência de fratura ou deformidade. A terapia é restrita ao manejo ortopédico das complicações. A forma monostótica não está associada com outras anormalidades ou doenças.

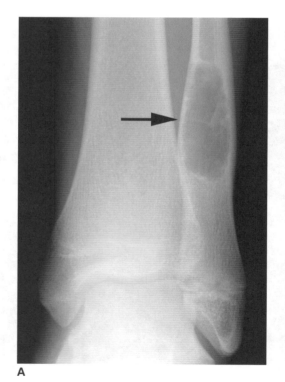
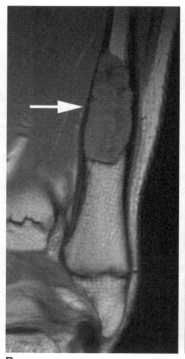
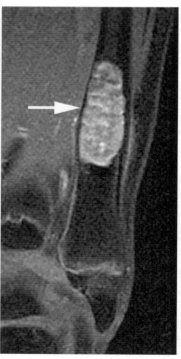

A **B**

Figura 9.17 Fibroma não ossificante (seta) expandindo a fibula distal. **A:** Radiografia AP. **B:** RM ponderada em T1 (à esquerda) e com supressão de gordura após contraste (à direita).

Capítulo 9 • Lesões benignas 167

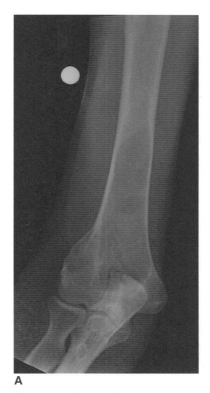 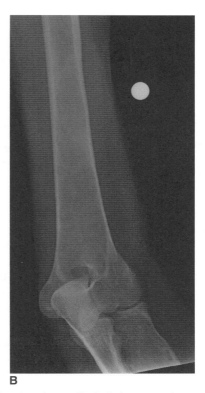

Figura 9.18 Displasia fibrosa poliostótica envolvendo os úmeros distais direito e esquerdo e o rádio proximal esquerdo. **A:** Lado direito. **B:** Lado esquerdo.

Na displasia fibrosa poliostótica, a distribuição das lesões pode ser monomélica, unilateral ou disseminada (Fig. 9.18). A extensão do envolvimento ósseo pode ser documentada na apresentação pela análise esquelética; a displasia fibrosa não se dissemina ou prolifera, embora as lesões possam alargar à medida que o esqueleto cresce. A maioria das lesões ósseas ocorre nos membros inferiores, incluindo pelve, pernas e pés. Lesões na costela e no crânio também são observadas. As deformidades comuns incluem discrepância no comprimento da perna (lesões estão na perna mais longa), deformidades de angulação dos ossos longos e costelas, incluindo angulação em varo do fêmur proximal (deformidade em cajado de pastor) e, no crânio, fronte ampla, assimetria facial e deslocamento orbital inferolateral. A maioria dos pacientes tem apenas lesões ósseas ou lesões ósseas e cutâneas; até 30% das mulheres com displasia fibrosa poliostótica podem ter manchas café com leite e puberdade precoce (síndrome de McCune-Albright). O curso clínico varia de fraturas assintomáticas (mesmo na presença de deformidades esqueléticas graves) a fraturas patológicas múltiplas, deformidades de avanço rápido, dor grave, debilitação e até mesmo morte (Fig. 9.19). A transformação maligna foi documentada, mas é rara. A displasia fibrosa poliostótica com mixomas intramusculares associados (geralmente adjacentes ao osso afetado) é conhecida como síndrome de Mazabraud.

Fibroma desmoplásico

Os fibromas desmoplásicos são raras lesões fibrosas intraósseas histologicamente idênticas à fibromatose de tecido mole. Geralmente, são observados em adolescentes e adultos jovens. Sua localização costuma ser central, na metáfise de um osso longo. São lesões líticas geográficas com uma zona estreita de transição, mas muitas vezes sem borda esclerótica. Não há mineralização da matriz, mas pode haver um sequestro. A erosão endosteal e a expansão cortical

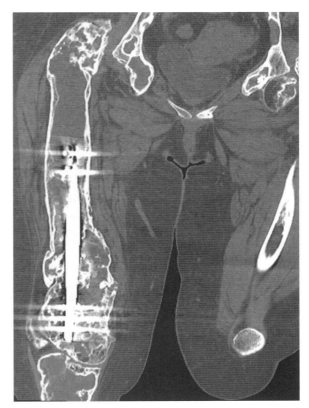

Figura 9.19 Displasia fibrosa poliostótica envolvendo a pelve e os membros inferiores com fixação de haste intramedular por uma fratura patológica do fêmur distal vista na TC reformada coronal. As articulações do quadril são cronicamente luxadas.

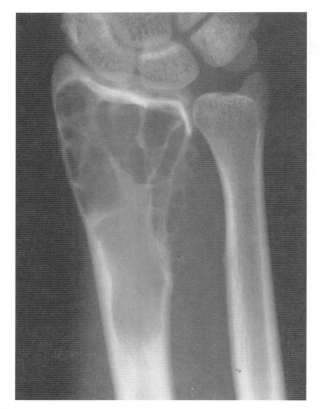

Figura 9.20 Fibroma desmoplásico do rádio distal.

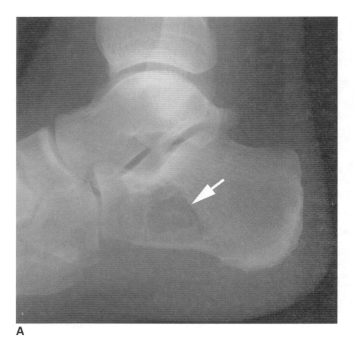

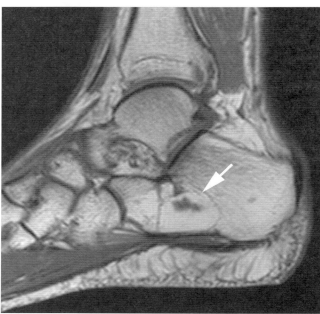

Figura 9.21 Lipoma intraósseo. **A:** Radiografia lateral mostra uma lesão radioluzente geográfica no calcâneo com uma margem esclerótica e com tênues calcificações internas (*seta*). **B:** RM ponderada em T1 sagital mostra um lipoma intraósseo com foco central hipointenso correspondendo à calcificação (*seta*).

modesta estão presentes, mas o avanço cortical geralmente não está. As margens endosteais possuem cristas espessas de osso que podem sugerir o diagnóstico nessas lesões por outro lado de aparência não específica (Fig. 9.20). Elas podem ser infiltrativas e localmente agressivas, mas não têm potencial metastático.

Fibromatose agressiva

A fibromatose agressiva é uma neoplasia verdadeira dos tecidos moles que surge das coberturas fascial e musculoaponeuróticas, algumas vezes no local de uma cicatriz traumática ou pós-cirúrgica. A fibromatose agressiva não encapsulada, muito mal circunscrita e infiltrativa, cresce insidiosamente e invade localmente, mas não apresenta metástase. A lesão pode crescer e se tornar aderente às estruturas vizinhas, como os feixes neurovasculares. A fibromatose agressiva se assemelha em grande parte a um tecido cicatrizado. Ela é composta de fibroblastos bem diferenciados encravados em uma matriz de colágeno abundante com celularidade aumentada na periferia. As radiografias podem mostrar massa de tecido mole, engrossamento periosteal localizado e destruição óssea nítida. Em razão dos variados graus de celularidade, de conteúdo líquido na matriz e infiltração, a fibromatose agressiva pode ser bem ou muito mal definida, demonstrar uma atenuação variável e intensificação na TC e intensidade de sinal variável na RM. O tratamento é a ressecção ampla. A mortalidade é baixa, mas as recorrências locais são frequentes (18 a 54%).

Lesões gordurosas benignas

Lipoma intraósseo

Os lipomas intraósseos são lesões ósseas benignas. Os pacientes são assintomáticos e as lesões costumam ser descobertas incidentalmente. Elas são observadas nos adultos jovens, mas há uma ampla variação de idade (5 a 85 anos). Elas são tipicamente encontradas na metáfise ou epífise dos ossos longos, crânio e mandíbulas, costelas, pelve e calcâneo (Fig. 9.21). São lesões líticas geográficas com uma borda esclerótica. As densidades calcificadas centrais são ocasionalmente vistas, representando calcificação decorrente de necrose gordurosa. A TC e a RM podem demonstrar atenuação e intensidade de sinal similar à gordura subcutânea, com áreas de mudanças císticas. Se a estabilidade estrutural do osso é comprometida pela lesão, o tratamento constitui-se da curetagem e do enxerto ósseo.

Tumor ósseo mixofibroso com lipoesclerose

O tumor ósseo mixofibroso com lipoesclerose é uma lesão fibro-óssea do osso (Fig. 9.22). Essas lesões são tipicamente observadas em adultos de meia-idade, mas há uma ampla variação de idades (15 a 85 anos). A dor é o sintoma mais comum, mas muitas lesões são descobertas incidentalmente. A maioria das lesões (85%) é encontrada no fêmur e 91% das lesões femorais estão localizadas na cavidade medular da região intertrocantérica. As radiografias mostram uma lesão lítica geográfica bem definida com uma margem esclerótica. A maioria das lesões (72%) tem matriz mineralizada, que incluem áreas globulares e lineares de densa opacidade, bem como regiões com configurações pequenas, arredondadas e de linha de arco. O potencial para a degeneração sarcomatosa parece ser significativo, talvez tão elevado quanto 10 e 16% em duas séries relativamente pequenas patologicamente comprovadas.

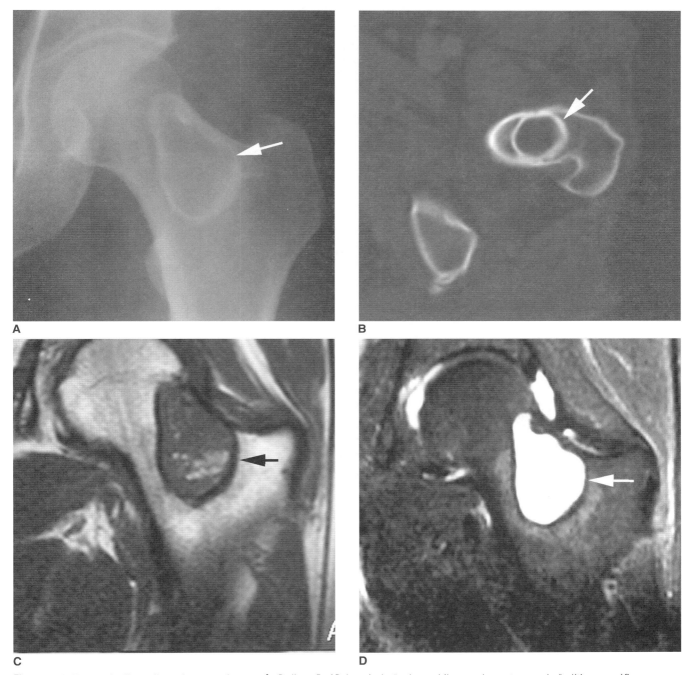

Figura 9.22 Tumor mixofibroso lipoesclerosante do osso. **A:** Radiografia AP da articulação do quadril esquerdo mostra uma lesão lítica geográfica com uma margem esclerótica (*seta*) no colo do fêmur estendendo-se para a região intertrocantérica. **B:** TC axial da pelve mostra massa cística na cavidade intramedular com margens escleróticas (*seta*). **C:** RM ponderada em T1 coronal mostra a lesão com componentes lipomatoso e cístico (*seta*). **D:** RM ponderada em T2 coronal demonstra componente predominantemente cístico da massa (*seta*).

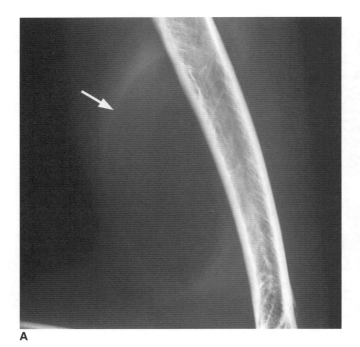
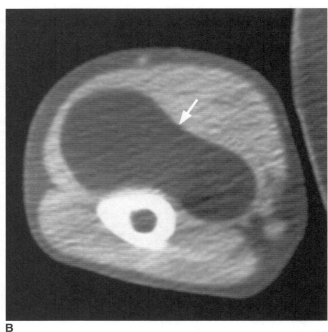

A **B**

Figura 9.23 Lipoma no aspecto flexor do braço. **A:** Radiografia mostra lucência de gordura no bíceps (*seta*). **B:** TC mostra gordura dentro da lesão (*seta*).

Lipoma

Os lipomas são tumores benignos comuns de gordura madura. Eles são clinicamente evidentes como massas moles e indolores que se alargam gradualmente. Embora a maioria seja subcutânea, podem ocorrer em localização intramuscular. Um diagnóstico definitivo é feito por meio da TC quando a lesão possui características atenuantes da gordura (Fig. 9.23). A gordura também possui características de sinal distintas na RM. As variantes incomuns de lipomas do tecido mole incluem lipoma ossificante, lipoma parosteal e lipoma atípico.

Elastofibroma

O elastofibroma é uma lesão fibrosa reativa benigna que produz fibras elásticas anormais. Esse pseudotumor é considerado o resultado da fricção mecânica crônica entre a ponta da escápula e a parede torácica. Uma predominância incidental de 2% foi encontrada em uma população de pacientes idosos estudados por TC torácica, mas uma série de autópsia encontrou uma frequência de 11,2% nos homens e 24,4% nas mulheres. A localização característica está entre a parede torácica e a ponta inferior da escápula, mas 5% dos elastofibromas são encontrados em outros lugares. A maioria das lesões é assintomática, mas os pacientes podem se apresentar com massa ou dor. Lesões grandes podem ulcerar ou causar impedimento do plexo braquial. As lesões bilaterais são comuns, mas são muitas vezes assimétricas. Na sonografia, o elastofibroma aparece como matrizes de filamentos hipoecoicos curvilíneos ou lineares interpostos (fibras elásticas) contra uma base ecogênica (gordura encravada). A TC mostra uma atenuação de tecido mole com estrias de atenuação de gordura (Fig. 9.24). Na RM, o elastofibroma é uma massa de tecido mole heterogênea, semilunar, muito mal circunscrita, com intensidade de sinal similar àquela do músculo esquelético, entrelaçada com filamentos de gordura. O elastofibroma pode ter uma intensificação acentuada após a administração de gadolínio. A cirurgia é curativa; as recorrências (7%) são provavelmente decorrentes da excisão incompleta.

Histiocitose de células de Langerhans

O histiocitoma da célula de Langerhans é um processo reativo, não maligno, de etiologia incerta que está relacionado com outras síndromes de histiocitose proliferativa, incluindo as doenças de Hand-Schüller-Christian e Letterer-Siwe. Quando o envolvimento parece limitado ao osso, a condição é muitas vezes referida como

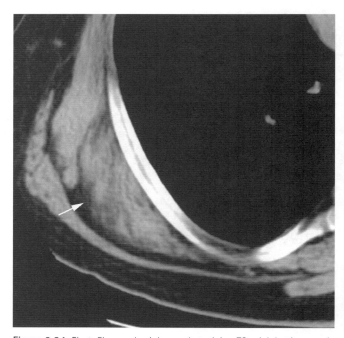

Figura 9.24 Elastofibroma dorsi da parede torácica. TC axial do tórax revela a massa de tecido mole subescapular direita (*seta*) aderida à parede torácica com aparência estriada causada por faixas alternadas de tecido mole e atenuação de gordura.

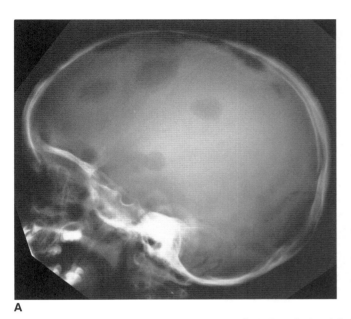
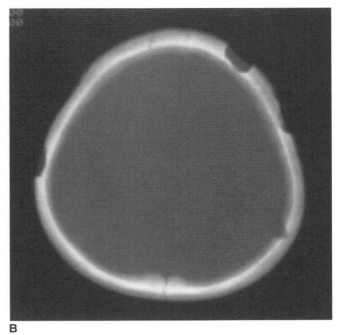

Figura 9.25 Histiocitose das células de Langerhans. **A:** Radiografia do crânio lateral mostra lesões com bordas chanfradas por destruição variável das tábuas internas e externas. **B:** TC axial mostra a destruição óssea envolvendo tábuas internas e externas.

granuloma eosinofílico (do osso). Um granuloma eosinofílico é uma lesão granulomatosa caracterizada por uma proliferação focal de macrófagos (células de Langerhans) infiltrada com eosinófilos e outras células inflamatórias. As lesões são mais frequentemente isoladas do que múltiplas e, embora o pico da incidência seja entre os 5 e 15 anos, as lesões podem ser encontradas em qualquer idade. Os locais de envolvimento incluem o crânio e outros ossos chatos; na coluna, especialmente os corpos vertebrais e o esqueleto periférico. O envolvimento dos corpos vertebrais resulta caracteristicamente em achatamento do corpo vertebral ou vértebra plana. Contudo, a vértebra plana não é patognomônica para o granuloma eosinofílico. Nos ossos longos, as lesões costumam ser diafisárias ou metafisárias, raramente epifisárias, e podem ter vários centímetros de tamanho. A destruição e a substituição do osso pelo granuloma eosinofílico produz uma lesão lítica e geográfica de aparência agressiva cedo no curso clínico (Figs. 9.25-9.27), algumas vezes com reação periosteal lamelada. Posteriormente no curso clínico, as lesões se tornam bem definidas, à medida que são consolidadas, tornam-se escleróticas e, por fim, remodelam-se. No exame ósseo com radionuclídeo, o grau de captação de isótopo pode ser alto, normal ou baixo, dependendo da reação óssea e do tamanho da lesão. A apresentação clínica é geralmente dor localizada ou uma claudicação, mas as lesões na coluna podem causar sintomas neurológicos e as lesões no crânio podem causar drenagem ótica crônica. Os cursos clínicos dos granulomas eosinofílicos isolados ou múltiplos do osso são benignos; as lesões podem regredir espontaneamente. O manejo pode incluir curetagem, injeção de esteroide, radioterapia de baixa dose e, raramente, quimioterapia. Não há potencial para metástase.

Tumor de células gigantes

O tumor da célula gigante (osteoclastoma) é uma lesão incomum considerada proveniente dos osteoclastos. A presença das células gigantes é apenas um componente histológico do tumor, e outros tipos de tumores podem ter células gigantes. Os tumores de células gigantes podem ocorrer em qualquer idade, mas o paciente típico é um adulto jovem. Os tumores estão localizados quase invariavelmente na epífise, com extensão para o córtex subcondral e para dentro da metáfise. Menos de 2% ocorrem adjacentes às placas de crescimento abertas. Os tumores de células gigantes provavelmente surgem na zona de corte da metáfise, onde os osteoclastos são plenos e ativos. Aproximadamente 50% dos tumores são encontrados ao redor do joelho, mas outros ossos longos e o sacro também estão comumente envolvidos. A aparência radiográfica típica é um tumor

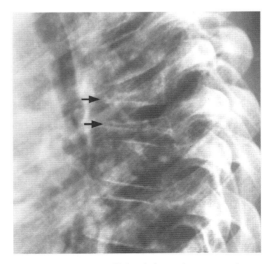

Figura 9.26 Histiocitose das células de Langerhans com colapso vertebral patológico (vértebra plana). Radiografia lateral mostra colapso de T6 e T7 com cifose (*setas*).

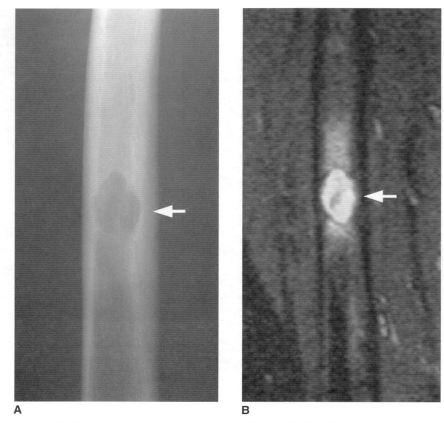

Figura 9.27 Histiocitose das células de Langerhans no fêmur. **A:** Radiografia mostra uma lesão radioluzente, bem delimitada (*seta*) sem margens escleróticas. **B:** RM sagital ponderada em T2 com supressão de gordura mostra sinal alto na lesão (*seta*) e edema circundante.

geográfico, lítico próximo do final de um osso longo, se estendendo para o córtex subarticular ou muito próximo dele (Fig. 9.28; ver também Figs. 7.1, 7.9 e 7.18). As regiões líticas correspondem ao tecido tumoral não mineralizado, que destrói e substitui o osso esponjoso. Um padrão lobular de crescimento pode deixar cristas ou trabeculações no osso circundante. Os tumores de células gigantes são, muitas vezes, expansíveis e podem ter regiões preenchidas com osso cístico similares aos cistos ósseos aneurismáticos. A zona de transição do tumor para o osso normal é geralmente aguda e abrupta, mas sem uma margem esclerótica. Algumas lesões erodem da epífise para dentro da cavidade articular e provocam sinovite. Aproximadamente 10% dos pacientes se apresentam com fratura patológica. A TC ou a RM pode ser requerida para mostrar a extensão do tumor e a relação com a articulação adjacente. Os tumores de células gigantes aparecem como áreas de intensa captação de isótopo no exame ósseo e às vezes têm uma aparência de "rosquinha" com atividade maior nas margens. O tratamento típico do tumor de células gigantes é curetagem; o tratamento adjuvante do leito cirúrgico deve ser feito com um trépano de alta velocidade, fenol ou crioterapia e compressa com metil metacrilato (cimento ósseo). A taxa global registrada de recorrência é de aproximadamente 25%. Existem relatos de caso de metástases pulmonares dos tumores de células gigantes. Estudos mais antigos sugerem a existência de tumores de células gigantes malignos, mas estes provavelmente representam lesões malignas primárias, como o osteossarcoma ou o histiocitoma fibroso maligno, que têm células gigantes proeminentes na histologia.

Lesões císticas do osso

Cisto ósseo aneurismático

Os cistos ósseos aneurismáticos são lesões expansíveis, císticas do osso. Eles resultam provavelmente de um distúrbio vascular causado por trauma ou tumor subjacente; e, em um terço ou mais dos casos, uma lesão óssea benigna ou maligna primária adjacente pode ser reconhecida pelo patologista. A lesão subjacente mais comum é o tumor de células gigantes. Muitos pesquisadores acreditam que certas lesões subjacentes possam ser obliteradas como formas de cistos ósseos aneurismáticos, expandindo-se rapidamente. A maioria ocorre nas idades entre 10 e 20 anos e os pacientes, em geral, apresentam dor ou edema de duração inferior a seis meses. Mais de 50% são encontrados nos ossos longos, geralmente metafisário; 12 a 30% são encontrados na coluna, muitas vezes nos elementos posteriores, e o restante é encontrado na pelve ou em outros ossos planos. Os cistos ósseos aneurismáticos são lesões excêntricas e luminosas que se expandem ao osso hospedeiro e lhe conferem uma aparência de balão ou estourada (em virtude disso, o termo aneurismático) (Fig. 9.29). Algumas vezes, a camada cortical expandida é interrompida quando o crescimento ósseo periosteal é ultrapassado pela expansão da lesão, mas o periósteo permanece intacto, embora radiograficamente invisível. As paredes podem ter trabeculações, mas as septações verdadeiras são raras. A lesão consiste em tecido fibrovascular com espaços císticos ou cavidades preenchidas com sangue ou

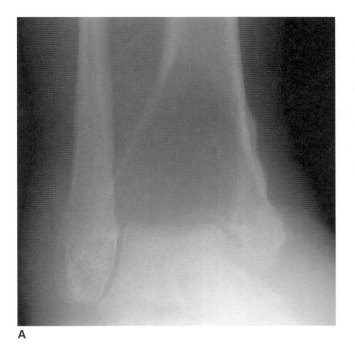
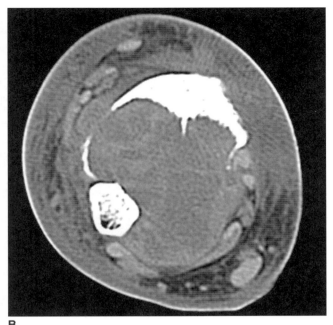
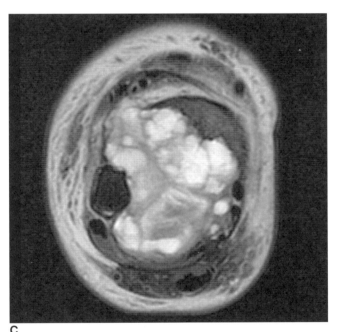

Figura 9.28 Tumor de células gigantes na tíbia distal. **A:** Radiografia com incidência do encaixe mostra lesão lítica que se estende para a extremidade do osso sem uma borda esclerótica. **B:** TC axial mostra lesão destrutiva com regiões de densidade baixa. **C:** RM axial ponderada em T2 com supressão de gordura mostra espaços cheios de líquido com sinal alto dentro do tumor.

líquido sorossanguinolento. A placa de crescimento pode ser invadida. As lesões vertebrais envolvem comumente níveis contíguos ou costelas adjacentes. Os níveis de líquido-líquido podem ser demonstrados por TC ou RM; os valores de atenuação da TC de 20 a 78 unidades Hounsfield (UH) refletem líquido, sangue e componentes de tecido sólido da lesão (Fig. 9.30). Exames ósseos mostram captação aumentada ao redor da periferia da lesão, mas nenhuma dentro da própria lesão. Os cistos ósseos aneurismáticos são tratados de uma maneira similar aos tumores de células gigantes, a menos que seja encontrada uma lesão subjacente que requeira um tratamento mais agressivo. O curso clínico pode variar de indolente e de autocura a um crescimento rápido, implacável. Os cistos ósseos aneurismáticos não possuem potencial para metástase.

Cisto ósseo simples

Cistos ósseos simples (unicamerais) são lesões não neoplásicas preenchidas com líquido, razoavelmente comuns na cavidade medular, que podem estar relacionadas à obstrução de fluxo venoso. Quase todos são encontrados em pacientes entre 2 e 20 anos de idade e desaparecem com a maturidade. Os homens são afetados com maior frequência que as mulheres, em uma razão de 3:1.

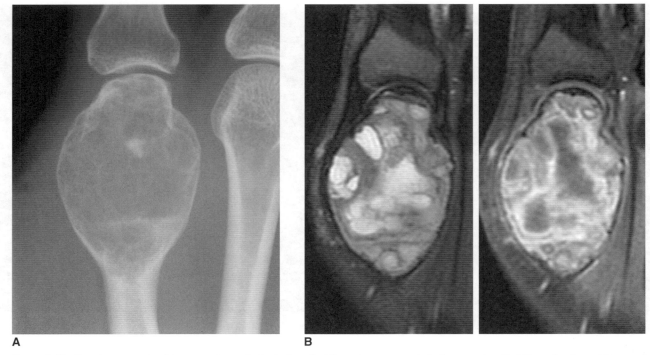

Figura 9.29 Cisto ósseo aneurismático no metacarpal. **A:** Radiografia AP mostra uma grande lesão expansiva. **B:** RM ponderada em T2 coronal (*à esquerda*) e ponderada em T1 com supressão de gordura com gadolínio (*à direita*) mostra espaços cheios de líquido com sinal alto ponderado em T2.

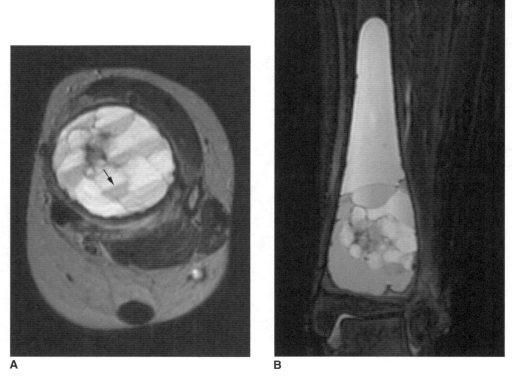

Figura 9.30 Cisto ósseo aneurismático da tíbia distal. **A:** RM axial ponderada em T2 mostra níveis líquido-líquido (*seta*). **B:** RM coronal intensificada ponderada em T1 com supressão de gordura mostra realce dos septos.

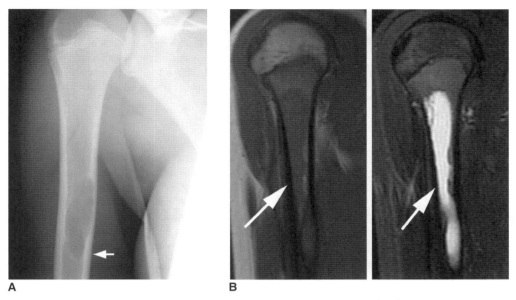

Figura 9.31 Cisto ósseo simples no úmero. **A:** Radiografia mostra a extensão inferior (*seta*) da lesão, mas a extensão superior é de difícil caracterização. **B:** RM sagital ponderada em T1 e com recuperação de inversão mostra sinal baixo e alto da lesão (*setas*), respectivamente.

Os locais mais comuns são o úmero proximal e o fêmur proximal. A localização transversalmente é intramedular, geralmente ocupando toda a secção transversal do osso; a localização longitudinalmente é metafisária, algumas vezes se estendendo para a diáfise. Nos adultos jovens, os cistos podem ser encontrados nos ossos planos. Os cistos simples possuem um revestimento fino com líquido seroso ou sorossanguinolento dentro e tecido sólido esparso. A pressão interna é maior do que aquela na medula normal. A maioria é unicameral (tendo um compartimento simples), mas algumas possuem septos fibrosos que os tornam multiloculares. As cristas ósseas na parede cística podem conferir a falsa impressão de cistos múltiplos. O córtex é afinado e expandido, mas a penetração cortical ou o envolvimento de tecido mole nunca ocorre (Fig. 9.31). A lesão é considerada ativa se for limítrofe com a placa de crescimento. Após tornar-se inativa, a lesão é separada da fise à medida que a formação óssea normal é retomada. As lesões são radioluzentes e podem atingir um tamanho maior. Um exame de TC mostra uma lesão avascular homogênea com valores de atenuação típicos dos cistos (15 a 20 UH); a RM mostra líquido. A fratura patológica pode levar à descoberta de um cisto insuspeito (Fig. 9.32). Essas fraturas se consolidam com uma camada sólida de osso periosteal que, por fim, engrossa o córtex. Em alguns casos, um fragmento ósseo pode realmente cair dentro do cisto; tal fragmento caído é indicativo de lesão preenchida com líquido. O tratamento dos cistos ósseos simples pode ser necessário para evitar a fratura patológica e a deformidade. A terapia consiste em injeção de esteroide intralesional, curetagem e tamponamento com fragmentos ósseos. Aproximadamente 20% recorrem depois da curetagem; as lesões recorrentes podem ter sido lesões multiloculares não reconhecidas.

Gânglio intraósseo

Um gânglio intraósseo (cisto ósseo justarticular) é um cisto não neoplásico, preenchido com mucina e alinhado ao tecido fibroso. De patogênese incerta, é geralmente encontrado em pacientes entre 30 e 60 anos de idade. Está sempre localizado na epífise e tende a ser excêntrico, luminoso e nitidamente definido, com uma margem esclerótica fina. Diferente de um cisto subcondral, um gânglio intraósseo não se comunica com o espaço articular adjacente. A curetagem, com tamponamento de enxerto ósseo, se necessário, é curativa.

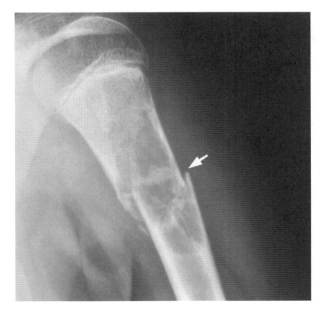

Figura 9.32 Cisto ósseo simples apresentando-se com uma fratura patológica (*seta*).

Cisto de inclusão epidermoide

Um cisto de inclusão epidermoide pode se desenvolver depois que um trauma penetrante desloca os elementos epidermoides dentro da substância do osso. Esses cistos são geralmente observados na falange terminal da mão após o trauma remoto ao dedo. Eles são radioluzentes, escleroticamente marginados e quase perfeitamente redondos.

Massas císticas dos tecidos moles

Gânglio

Os gânglios são lesões císticas iguais aos tumores e que costumam estar inseridas a uma bainha de tendão, comumente encontradas nas mãos, nos punhos e nos pés. Elas podem ser encontradas próximas a uma articulação, como um cisto meniscal ou gânglio de ligamento cruzado do joelho e cisto paralabial do ombro ou quadril. Os gânglios podem ser massas císticas uniloculares ou multiloculares. A RM revela massa cística com intensificação periférica após a administração de gadolínio. Há uma alta associação de cistos meniscais e paralabiais com rompimentos labiais e meniscais (ver Figs. 2.46 e 4.17). Uma vez que eles se tornam largos, podem erodir o osso adjacente, estimular a formação de novo osso periosteal ou causar neuropatia compressiva.

Cistos sinoviais

Os cistos sinoviais são massas justarticulares preenchidas com líquido. Diferente dos gânglios, os cistos sinoviais são alinhados por uma membrana sinovial que pode ou não se comunicar com a articulação adjacente. O cisto sinovial sintomático mais comum é o cisto de Baker, encontrado na fossa poplítea (ver Cap. 13).

Bursite

As bolsas são sacos encravados e achatados que consistem em revestimento sinovial e um fino filme de líquido sinovial. Eles facilitam o movimento entre tecidos apostos. A bursite é uma inflamação das bolsas decorrente de trauma, estresse repetitivo, infecção ou artrite. Além dos locais anatômicos normais, as bolsas adventícias podem se desenvolver em locais onde há movimento entre os tecidos apostos. Por exemplo, as bolsas podem se desenvolver sobre osteocondromas ou outras proeminências ósseas. Similares às bolsas em outros locais, as adventícias podem se tornar inflamadas e gerar sintomas.

Mixoma

Os mixomas são tumores do tecido conjuntivo caracterizados por uma matriz mixoide abundante e uma escassez de células estromais. Os mixomas podem aparecer em qualquer idade. Podem ser encontrados no tecido subcutâneo, dentro de um músculo ou próximo a uma articulação. Os mixomas intramusculares predominam nas mulheres da quinta até a sétima década de vida, sobretudo na coxa. Os mixomas intramusculares são massas císticas bem circunscritas de intensidade de sinal baixa homogênea na imagem ponderada em T1, com intensidade de sinal alta na imagem ponderada em T2 e intensificação septal e periférica após a administração de gadolínio. Muitas vezes, os mixomas têm uma crosta gordurosa perilesional (65 a 71%), correspondendo histologicamente à atrofia do músculo circundante.

Lesões vasculares

Lesões vasculares ósseas

As lesões vasculares benignas do osso são comuns e, em geral, descobertas incidentalmente nos adultos. O hemangioma é uma proliferação benigna dos vasos sanguíneos e o linfangioma é uma proliferação benigna dos canais linfáticos; histologicamente, eles são indistinguíveis de suas partes contrárias de tecido mole. A aparência típica do envolvimento ósseo por essas lesões nas radiografias é uma lesão focal, bem definida e luminosa, circundada por trabéculas irregulares, ásperas e engrossadas (Fig. 9.33). Os espaços vasculares anormais se infiltram e substituem o osso, sendo circundados por

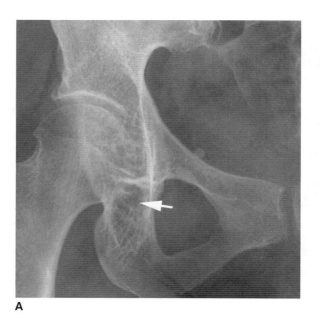
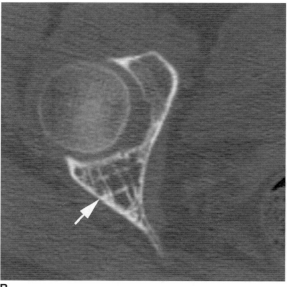

Figura 9.33 Hemangioma envolvendo a pelve óssea. **A:** Radiografia AP mostra um padrão ósseo trabecular proeminente (*seta*) no ísquio direito. **B:** TC axial mostra as trabéculas proeminentes dentro de uma lesão hipodensa, cheia de gordura (*seta*).

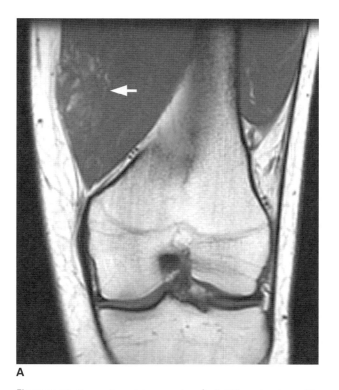 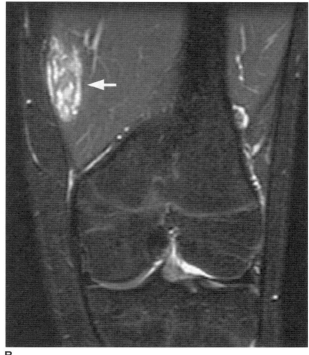

Figura 9.34 Hemangioma intramuscular. **A:** A RM ponderada em T1 coronal da coxa mostra lesão gordurosa heterogênea (*seta*) no vasto medial. **B:** A RM com recuperação de inversão coronal mostra estruturas serpiginosas com alto sinal (*seta*).

trabéculas irregulares, reativamente engrossadas. Qualquer parte do esqueleto pode ser afetada, mas a maioria dessas lesões é encontrada nos corpos vertebrais, onde as trabéculas engrossadas estão verticalmente orientadas e conferem à lesão uma aparência em veludo de cotelê. Na TC, elas aparecem como uma região localizada de trabéculas grossas, verticais interpostas com gordura. Essa aparência é diagnóstica. A RM mostra a presença de gordura e espaços vasculares. A angiomatose esquelética difusa com ou sem angiomatose de tecido mole é rara. Não há potencial para degeneração maligna.

Lesões vasculares do tecido mole

O hemangioma é um dos tumores mais comuns do tecido mole, sendo responsável por 7% de todos os tumores benignos. Trata-se de uma lesão vascular benigna que pode conter elementos não vasculares, como gordura, tecidos fibrosos e mixoides, músculo liso, trombo e até mesmo osso. Os hemangiomas são classificados histologicamente pelo tipo predominante de canal vascular (capilar, cavernoso, arteriovenoso ou venoso). Eles podem ser encontrados no tecido subcutâneo, dentro de um músculo ou em uma articulação. Na radiografia, os hemangiomas aparecem como uma massa de tecido mole não específica. Flebólitos são observados em 30% dos hemangiomas, mais frequentemente nos cavernosos. A TC revela uma massa de tecido mole com crescimento excessivo de gordura e componentes vasculares tortuosos, que podem se intensificar após a administração de contraste. A sonografia mostra uma massa complexa com densidade de vaso alta (> 5 por cm^2) e um pico de deslocamento de Doppler arterial que excede 2 kHz (sensibilidade, 84%; especificidade, 98%). A RM é considerada a melhor modalidade para a avaliação de hemangiomas. Os aspectos de RM característicos incluem lobulação, septação, pontos de intensidade de sinal baixa centrais e intensificação acentuada após a administração de gadolínio (Fig. 9.34). A aparência septada-lobulada nas imagens ponderadas em T2 se correlaciona com septos fibrosos e gordurosos (baixo sinal) entre os canais vasculares revestidos com endotélio (alto sinal). O sinal de ponto de intensidade baixa central na imagem ponderada em T2 pode representar septos fibrogordurosos na secção cruzada, nos canais vasculares hialinizados ou com trombose, componentes musculares lisos, fluxo rápido dentro dos vasos sanguíneos, calcificação ou ossificação. Muitas formas de terapia foram usadas para controlar ou curar os hemangiomas: esteroides, radioterapia, agentes esclerosantes, alfa-2a interferon, pentoxifilina e excisão cirúrgica. Os hemangiomas podem ter associação com várias síndromes ou lesões ósseas.

Lesões neurogênicas

Tumores da bainha nervosa periférica

Os tumores da bainha nervosa periférica benigna (schwannoma e neurofibroma) podem surgir de qualquer nervo central ou periférico. Eles são encontrados nos adultos jovens entre a terceira e quinta décadas de vida. A maioria é encontrada incidentalmente, mas outros, quando grandes, podem causar dor, massa de tecido mole e achados neurológicos. Eles se apresentam como uma massa de tecido mole fusiforme relacionada com o feixe neurovascular. O nervo afetado é observado entrando e saindo da massa. No neurofibroma, o nervo é central ou obliterado pela massa. No schwannoma, o nervo é excêntrico à massa (Fig. 9.35). Nas imagens ponderadas em T1, o sinal de gordura dividida descreve uma borda de gordura ao redor do tumor. Nas imagens ponderadas em T2, o sinal fascicular ou alvo descreve uma estrutura semelhante a um anel com intensidade de sinal baixa central e intensidade de sinal alta periférica. O tratamento é a excisão cirúrgica.

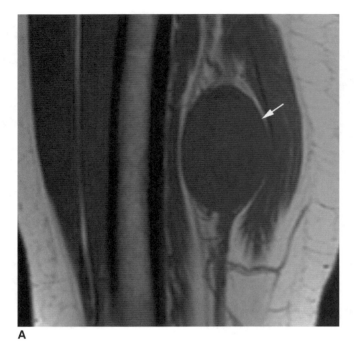
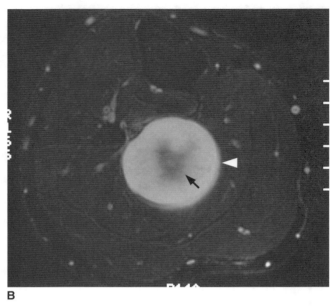

Figura 9.35 Schwannoma (diferentes pacientes). **A:** Schwannoma do nervo isquiático (*seta*) mostrado por uma RM ponderada em T1 sagital. **B:** Schwannoma com alto sinal (*seta*) circundando um centro de sinal mais baixo (*seta*), o sinal-alvo, mostrado pela RM com supressão de gordura ponderada em T2 axial.

Neuroma de Morton

O neuroma de Morton é uma lesão igual a um tumor que é fibrose perineural do nervo digital plantar. Ele possui uma predileção acentuada por mulheres de meia-idade (tão alta quanto 18:1). Tem-se formulado a hipótese que o uso de sapatos de salto alto comprime o nervo contra os ligamentos intermetatarsais. Os pacientes se queixam de dor que se irradia para os dedos ou para a perna que é extraída pelo exercício e aliviada com o repouso. A sonografia revela uma massa hipoecoica que mostra vascularidade aumentada no modo de Doppler de força. A RM mostra uma massa de intensidade baixa focal circundada pela gordura nas imagens ponderadas em T1, sinal alto nas imagens ponderadas em T2 e intenso aumento após a administração de gadolínio. Uma bolsa intermetatarsal preenchida com líquido é muitas vezes observada próxima ao neuroma. Existem várias opções de tratamento, incluindo modificação do calçado do paciente, neurólise, injeção de esteroide, terapia por ultrassonografia, liberação cirúrgica do ligamento metatarsal transverso para descompressão e excisão cirúrgica do neuroma.

Lesões pós-traumáticas

Miosite ossificante

A miosite ossificante se refere comumente à ossificação heterotópica pós-traumática nos músculos e em outros tecidos moles após o trauma cego e a hemorragia. Mais comum nos músculos quadríceps ou ao redor do cotovelo, ela avança durante algumas semanas de hematoma para uma calcificação mal definida a ossos corticais e trabeculares bem organizados. O processo é similar à formação e à maturação do calo da fratura e pode ser inicialmente confundida com o sarcoma (Fig. 9.36). Contudo, a miosite ossificante se desenvolve durante um período de semanas para uma massa organizada, perifericamente calcificada à medida que ela começa a se ossificar. O osso ectópico pode, por fim, se misturar com o osso subjacente, algumas vezes causando problemas mecânicos. A miosite ossificante pode complicar o trauma ósseo agudo ou crônico ou do tecido mole e pode ocorrer em associação com doenças neurológicas de uma

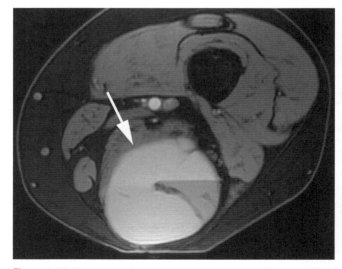

Figura 9.36 Hematoma pós-operatório com miosite ossificante periférica precoce (*seta*) na RM gradiente ecoaxial.

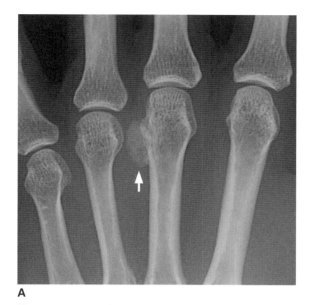
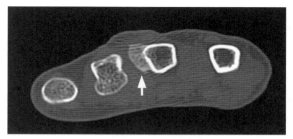
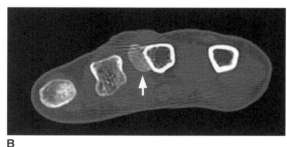

Figura 9.37 POPB. **A:** A radiografia mostra massa parosteal mineralizada (*seta*) no terceiro metacarpal. **B:** Exames de TC axiais mostram a ausência de espaço de medula contíguo entre a lesão (*setas*) e o osso subjacente.

ampla variedade, incluindo paralisia e coma. Uma forma localizada que ocorre sem história de trauma significativo é chamada de miosite ossificante circunscrita. O tratamento raramente é indicado.

Proliferação osteocondromatosa parosteal bizarra

A proliferação osteocondromatosa parosteal bizarra (POPB), ou lesão de Nora, é uma forma de ossificação heterotópica observada mais comumente nos ossos das mãos e dos pés. Ela também pode ocorrer nos ossos tubulares longos e, raramente, no crânio. Apresenta-se como uma massa palpável, indolor e uma história de trauma é inconstante. Radiograficamente, imita um osteocondroma pedunculado ou séssil. A principal distinção é a ausência de continuidade medular entre a lesão e o osso adjacente (Fig. 9.37). Yuen et al. (1992) propuseram uma hipótese unindo os conceitos de periostite ossificante florida e POPB. O estímulo inicial é muitas vezes decorrente do trauma. O hematoma no tecido mole se desenvolve em miosite ossificante. A hemorragia subperiosteal ou proliferação amadurece em periostite fusiforme localizada. Se o periósteo estiver violado, o processo reativo pode se estender para o tecido mole, formando um POPB.

Granuloma de corpo estranho

O granuloma de corpo estranho é uma causa comum de massa de tecido mole em uma extremidade, particularmente no aspecto plantar do pé. Uma reação granulomatosa pode ser provocada por um material orgânico como madeira ou espinhos de plantas bem como vidro, plástico ou metal. O paciente muitas vezes não se lembra de um episódio de trauma penetrante. A TC é melhor do que a RM para a identificação de um corpo estranho. Na RM, um corpo estranho metálico é sugerido quando há um artefato florescente nas sequências de gradiente eco. No osso, o granuloma de corpo estranho causa osteólise e está geralmente associado com as substituições articulares totais (ver Cap. 17).

Referências bibliográficas e leituras sugeridas

Bancroft LW, Kransdorf MJ, Peterson JJ, O'Connor MI. Benign fatty tumors: Classification, clinical course, imaging appearance, and treatment. *Skeletal Radiol.* 2006;35(10):719–733.

eMedicine. http://emedicine.medscape.com.

Enneking WF. *Musculoskeletal Tumor Surgery.* Edinburgh: Churchill–Livingstone; 1983.

Fechner RE, Mills SE. *Tumors of the Bones and Joints.* Washington, DC: Armed Forces Institute of Pathology; 1993.

Goodin GS, Shulkin BL, Kaufman RA, McCarville MB. PET/CT characterization of fibroosseous defects in children: 18F-FDG uptake can mimic metastatic disease. *AJR.* 2006;187(4):1124–1128.

Hoover KB, Rosenthal DI, Mankin H. Langerhans cell histiocytosis. *Skeletal Radiol.* 2007;36(2):95–104.

Hudson TM. *Radiologic-Pathologic Correlation of Musculoskeletal Lesions.* Baltimore, MD: Williams & Wilkins; 1987.

Huvos AG. *Bone Tumors: Diagnosis, Treatment, and Prognosis.* 2nd Ed. Philadelphia, PA: WB Saunders; 1991.

Keats TE, Anderson MW. *Atlas of Normal Roentgen Variants that May Simulate Disease.* 8th Ed. St. Louis, MO: Mosby–Year Book; 2006.

Kransdorf MJ, Murphey MD. *Imaging of Soft Tissue Tumors.* 2nd Ed. Philadelphia, PA: Lippincott Williams & Wilkins; 2006.

Kransdorf MJ, Sweet DE. Aneurysmal bone cyst: Concept, controversy, clinical presentation, and imaging. *AJR.* 1995;64:573–580.

Kransdorf MJ, Peterson JJ, Bancroft LW. MR imaging of the knee: Incidental osseous lesions. *Magn Reson Imaging Clin N Am.* 2007;15(1):13–24.

Kudo S. Elastofibroma dorsi: CT and MR imaging findings. *Semin Musculoskelet Radiol.* 2001;5(2):103–105.

Liu PT, Chivers FS, Roberts CC, Schultz CJ, Beauchamp CP. Imaging of osteoid osteoma with dynamic gadolinium-enhanced MR imaging. *Radiology.* 2003; 227(3):691–700.

Murphey MD, Choi JJ, Kransdorf MJ, et al. Imaging of osteochondroma: Variants and complications with radiologic-pathologic correlation. *Radiographics.* 2000;20:1407–1434.

Murphey MD, Nomikos GC, Flemming DJ, et al. Imaging of giant cell tumor and giant cell reparative granuloma of the bone: Radiologic-pathologic correlation. *Radiographics.* 2001;21:1283–1309.

Propeck T, Bullard MA, Lin J, et al. Radiologic-pathologic correlation of intraosseous lipomas. *AJR*. 2000;175:673–678.

Resnick D. *Diagnosis of Bone and Joint Disorders*. 4th Ed. Philadelphia, PA: WB Saunders; 2002.

Ryzewicz M, Manaster BJ, Naar E, Lindeque B. Low-grade cartilage tumors: Diagnosis and treatment. *Orthopedics*. 2007;30(1):35–46.

Schmidt H, Freyschmidt J. *Köhler/Zimmer Borderlands of Normal and Early Pathologic Findings in Skeletal Radiography*. 4th Ed. New York, NY: Thieme; 1993.

Stull MA, Kransdorf MJ, Devaney KO. Langerhans' cell histiocytosis of bone. *Radiographics*. 1992;12:801–823.

Sundaram M, Wang LH, Rotman M, et al. Florid reactive periostitis and bizarre parosteal osteochondromatous proliferation: Pre-biopsy imaging evaluation, treatment and outcome. *Skeletal Radiol*. 2001;30: 192–198.

Unni KK. Dahlin's bone tumors. *General Aspects and Data on 11,087 Cases*. 5th Ed. Philadelphia, PA: Lippincott–Raven; 1996.

Yuen M, Friedman L, Orr W, et al. Proliferative periosteal processes of phalanges: A unitary hypothesis. *Skeletal Radiol*. 1992;21:301.

10 Tumores metastáticos

Incidência	Malignidades hematológicas que	Fratura patológica
Disseminação do tumor	envolvem secundariamente o osso	Metástases para o tecido mole
Aparência radiológica	Leucemia	Biópsia com agulha percutânea
Rastreamento de metástases	Linfoma de Hodgkin	Tratamento
	Linfoma não Hodgkin	Alterações radioterápicas

Este capítulo descreve a radiologia dos tumores que são metastáticos ao osso e ao tecido mole.

Incidência

Mais de 95% dos pacientes adultos com doença maligna envolvendo o osso têm metástases, em vez de mieloma ou sarcomas do osso primário. A predominância de envolvimento ósseo na série de autópsias de pacientes com câncer varia de 3 a 85%, dependendo do local de origem e da eficácia da necrópsia. Com a melhora no tratamento e o aumento da sobrevida, cada vez mais pacientes com câncer terão envolvimento esquelético por volta do final do seu curso clínico. A maioria das metástases esqueléticas ocorre em pacientes de meia-idade e em idosos com cânceres primários de próstata, de mama, pulmonar ou renal. Nos homens, as malignidades de próstata são responsáveis por 60% de todos os pacientes com metástases esqueléticas; nas mulheres, as malignidades mamárias são responsáveis por 70% (Tab. 10.1). Em crianças com metástases ósseas, o neuroblastoma é a lesão primária mais comum (Tab. 10.2). A incidência relativa de tumores primários que têm probabilidade de sofrer metástases para o osso pode ser afetada no futuro pela crescente incidência de câncer pulmonar entre mulheres (decorrente do tabagismo), pela diminuição na proporção de cânceres de mama avançados (por causa da mamografia de rastreamento) e pela crescente incidência global de cânceres de próstata e de mama (explicada pelo envelhecimento populacional). A maioria das metástases esqueléticas é subclínica e assintomática. Quando sintomáticas, elas se apresentam como dor óssea ou fraturas patológicas. A dor óssea varia em gravidade de mínima a extrema e intolerável, mas as metástases esqueléticas são, em si, raramente uma causa de morte.

Na avaliação radiológica dos tumores ósseos metastáticos, dá-se menor ênfase à delineação anatômica completa das lesões individuais e maior aos locais de descoberta da doença e ao planejamento e acompanhamento do curso da terapia paliativa. Algumas vezes, a metástase esquelética é a apresentação inicial da doença maligna em um paciente cujo local primário é assintomático ou minimamente sintomático. Os tumores primários ocultos que se apresentam com as metástases ósseas costumam ser lesões renais, pulmonares e do trato gastrintestinal. É possível que a localização do tumor primário beneficie o paciente, mas, na maioria dos casos, o prognóstico se torna inalterável com a disseminação metastática. Nessas circunstâncias, a biópsia da metástase esquelética muitas vezes mostra adenocarcinoma sem aspectos específicos do órgão.

Tabela 10.1 Frequência dos locais primários entre adultos com metástases esqueléticas

Local primário	Frequência (%)
Mulheres	
Mama	70
Pulmão	6
Rim	4
Útero	4
Tireoide	3
Outros/desconhecido	13
Total	100
Homens	
Próstata	60
Pulmão	14
Rim	6
Trato gastrintestinal	3
Outros/desconhecido	17
Total	100

Tabela 10.2 Tumores primários (em crianças) que podem sofrer metástase para o osso

Neuroblastoma
Leucemia
Linfoma
Sarcoma de Ewing
Osteossarcoma
Sarcomas malignos do tecido mole
Retinoblastoma
Rabdomiossarcoma embrionário
Meduloblastoma
Tumor de Wilms

Disseminação do tumor

As células tumorais ganham acesso ao esqueleto por intermédio de (a) disseminação hematogênica através da circulação arterial, (b) fluxo venoso retrógrado e (c) extensão direta. As porções do esqueleto que contêm medula óssea vermelha possuem um rico suprimento vascular e a embolia tumoral frequentemente se abriga dentro dos canais sinusoidais lá encontrados. A disseminação do tumor através do fluxo venoso retrógrado ocorre no plexo vertebral sem valva de Batson. Esse plexo venoso interconecta a coluna vertebral, as costelas e a pelve, dando acesso ao esqueleto axial. O fluxo sanguíneo através do plexo pode ser transitoriamente invertido pelo aumento da pressão intra-abdominal causado por atividades como a tosse. A extensão direta é muito menos frequente do que a disseminação hematogênica; quando ela ocorre, é geralmente uma extensão de um tumor intratorácico para a parede torácica, um tumor intrapélvico para a parede pélvica ou um processo retroperitoneal para a coluna lombar. Na prática, a disseminação linfática do tumor para o osso não ocorre.

As metástases no osso esponjoso do esqueleto axial e no osso metafisário esponjoso do fêmur proximal e do úmero proximal são responsáveis por quase 90% das lesões, uma distribuição que está relacionada com a disseminação hematogênica. As metástases para a coluna vertebral geralmente envolvem o corpo vertebral, em vez dos elementos posteriores. São mais comuns na região lombar do que na região torácica e menos comuns na região cervical. As metástases são incomuns distais aos joelhos ou cotovelos. Cerca de 90% dos pacientes com metástases ósseas possuem envolvimento multifocal.

As metástases esqueléticas são comuns ao redor das articulações, especialmente nos quadris, ombros, joelhos e discos intervertebrais. As metástases periarticulares com extensão subcondral, intra-articular ou sinovial podem ter uma apresentação clínica que simula a artrite inflamatória. As lesões nas mãos ou nos pés são relativamente raras e costumam provir de cânceres pulmonares primários. O disco intervertebral é uma barreira relativa à disseminação do tumor, de modo que o padrão geral de envolvimento metastático vertebral é a destruição vertebral com preservação do disco, mesmo quando níveis vertebrais contíguos múltiplos apresentam tumor. É extremamente incomum que o disco esteja envolvido pelo tumor. A coexistência de doença degenerativa do disco é frequente, podendo esta ser causada ou secundariamente exacerbada pela presença de tumor. Na região subcondral do corpo vertebral, uma metástase pode interferir na nutrição do disco ou enfraquecer a placa terminal, de modo que o material discal sofre herniação através dela. O primeiro processo produz doença degenerativa do disco e o último produz um nodo de Schmorl.

Aparência radiológica

A aparência de uma metástase óssea na radiografia reflete o equilíbrio entre a destruição e a formação ósseas (Tab. 10.3). Os tumores metastáticos secretam fatores estimuladores de osteoclasto; o osteoclasto desenterra um defeito no osso onde a metástase se estabelece. Os osteoclastos não são parte da massa tumoral, mas podem ser encontrados na periferia, algumas vezes separados pelo tecido fibroso. O crescimento do tumor é precedido pela reabsorção óssea osteoclástica. Quando as trabéculas ósseas forem envolvidas por completo, o tumor pode destruir o osso de modo direto pela produção enzimática. A proliferação de osteoclasto e a reabsorção óssea osteoclástica ocorrem em todas as metástases ósseas, independentemente de também formarem ou não o osso. A formação óssea pode ser estromal ou de osso reativo. Em tumores associados

Tabela 10.3 Aparências radiológicas típicas de metástases de tumores primários específicos

Local do tumor primário específico	Aparência nas radiografias	Aparência no exame ósseo
Mama	Lítico, misto ou blástico	Aumento na captação de isótopo
Próstata	Blástico, ocasionalmente misto ou lítico	Aumento na captação de isótopo
Pulmão	Lítico, misto, ocasionalmente blástico	Aumento na captação de isótopo
Rim	Lítico, expansível ou insuflativo	Captação de isótopo muitas vezes diminuída
Tireoide	Lítico, expansível ou insuflativo	Captação de isótopo normal ou muitas vezes diminuída

a um estroma fibroso acelular, as células osteoprogenitoras formam o osso sob a influência dos fatores humorais osteoinduzidos secretados pelo tumor. As metástases provenientes do carcinoma prostático produzem um estroma fibroso e, dessa maneira, formam o osso; as metástases dos carcinomas de mama e de pulmão não o produzem. Na formação óssea reativa, o tecido ósseo imaturo se forma ao mesmo tempo que a destruição óssea ocorre. Os mecanismos propostos para o osso reativo incluem uma resposta mecânica ao enfraquecimento do osso decorrente da metástase crescente, uma tentativa do osso de conter a lesão, ou talvez uma separação dos fatores humorais que normalmente controlam a formação e a reabsorção óssea.

As lesões líticas correspondem à destruição e à reposição do osso pelo tumor não mineralizado, sem formação óssea significativa. O padrão de destruição pode ser geográfico, permeado ou em roído de traça; e, embora haja uma difícil correspondência ao da crescente agressividade biológica, todos os padrões podem estar presentes no mesmo paciente em caso de doença extensa (Figs. 10.1 e 10.2). Como 30 a 50% da mineralização óssea devem ser perdidos antes que uma lesão se torne visível no filme simples, as metásta-

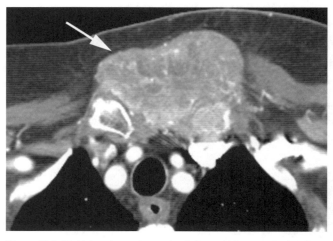

Figura 10.1 Metástase de carcinoma de célula renal hipervascular (*seta*) que destrói o esterno e clavícula esquerda proximal com grande massa de tecido mole na TC axial.

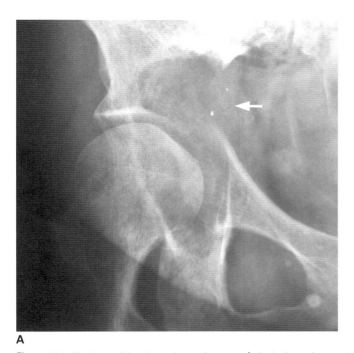 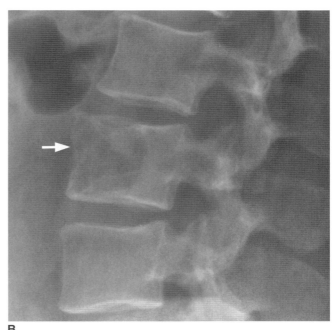

Figura 10.2 Metástases líticas do carcinoma de mama. **A:** Lesão destrutiva grande (*seta*) no ílio. **B:** Lesão lítica (*seta*) nos dois terços anteriores do corpo vertebral L3.

ses líticas amplamente disseminadas podem não ser aparentes nas radiografias. As lesões blásticas correspondem à formação óssea nos implantes tumorais ou ao redor deles por meio da proliferação óssea reativa ou da ossificação no estroma fibroso. A aposição reativa do osso novo sobre as superfícies de osso esponjoso resulta em uma aparência densa, blástica. A proliferação do novo osso endosteal é observada como engrossamento endosteal ou densidades irregulares projetadas sobre a cavidade da medula. A deposição do novo osso periosteal causa engrossamento cortical ou camadas de novo osso periosteal. As lesões metastáticas geralmente não estimulam o novo osso periosteal, mas, quando o fazem, ele tende a ser escasso. O padrão de proliferação óssea reativa costuma refletir a taxa de crescimento tumoral, com tumores de crescimento rápido, altamente anaplásticos, e malignidades dos elementos da medula (mieloma e leucemia) que fazem com que os ossos reativos não sejam radiograficamente reconhecíveis. As metástases blásticas tendem a ter uma aparência homogênea densa, com margens que somem imperceptivelmente para dentro do osso normal (Figs. 10.3 e 10.4). As lesões

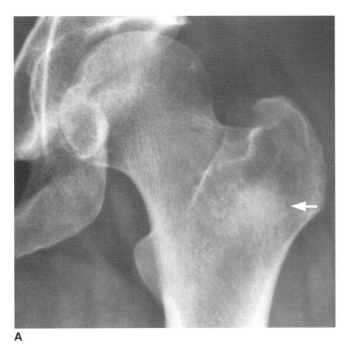 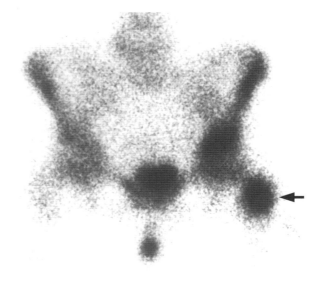

Figura 10.3 Metástases blásticas do carcinoma de mama na região intertrocantérica do fêmur. **A:** Uma lesão blástica homogeneamente densa (*seta*) com margens muito maldefinidas. **B:** A cintilografia óssea demonstra acúmulo de radionuclídeo aumentado na lesão (*seta*) e no acetábulo ipsilateral.

184 Parte II • Tumores

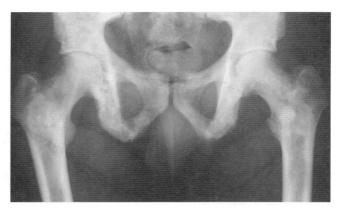

Figura 10.4 Metástases blásticas difusas de carcinoma de próstata por toda a pelve e fêmures proximais.

mistas contêm áreas líticas e blásticas, refletindo a destruição óssea e a formação óssea em diferentes porções da mesma lesão (Fig. 10.5). Na verdade, o processo ocorre de modo simultâneo em praticamente todas as metástases.

O rastreamento ósseo por radionuclídeo é mais sensível que as radiografias para a detecção de metástases, mas possui menor especificidade. Os agentes da cintilografia óssea por radionuclídeo, como o tecnécio-99m metileno difosfonato, acumulam-se no osso estromal e no novo osso reativo (Fig. 10.6; ver Fig. 10.3). A própria

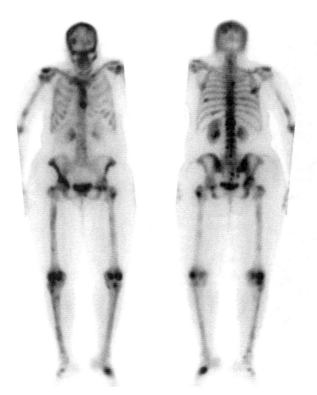

Figura 10.6 Cintilografia óssea demonstra metástases múltiplas do carcinoma de mama.

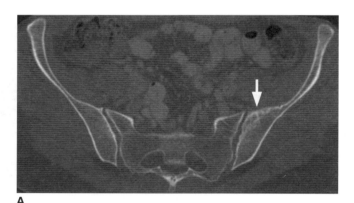

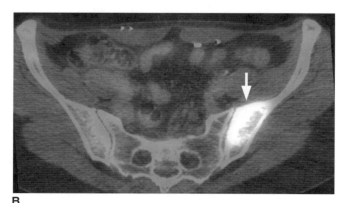

Figura 10.5 Metástase do câncer de mama detectada por PET/TC. **A:** O exame de TC mostra lesão esclerótica lítica mista (*seta*) na asa ilíaca esquerda, adjacente à articulação sacroilíaca. **B:** A imagem de FDG PET/TC fundida mostra valor de captação padrão alto (*seta*) na lesão. A biópsia orientada por TC confirmou o diagnóstico.

metástase pode não se acumular no traçador a menos que a lesão primária se forme no osso ou na cartilagem. A maioria das lesões líticas, bem como todas as lesões blásticas e mistas, tem formação de novo osso suficiente para aparecer como área de intensa captação nos exames. Se a atividade nos ossos reativos e estromais for igual àquela do osso normal ou se a metástase estiver no espaço da medula, mas não afetar o osso, o exame é falsamente negativo. Se um osso for destruído e substituído por um tumor sem provocar osso reativo detectável, a área de captação pode ficar diminuída. As lesões anaplásicas e puramente líticas tendem a ter captação diminuída. Um "superexame", isto é, a acumulação aumentada difusa de radionuclídeo por todo o esqueleto, pode indicar doença metastática óssea difusa.

A tomografia por emissão de pósitron (PET) com uso de 18-fluordesoxiglicose (18-FDG), um análogo de glicose marcado por radioativo que permite a imagem com base na taxa metabólica, possui considerável utilidade na imagem oncológica. Com respeito ao rastreamento de metástases esqueléticas, comparado ao rastreamento ósseo por radionuclídeo, a PET com 18-FDG parece ter sensibilidade e especificidade mais altas para a detecção de metástases osteolíticas. As metástases osteoblásticas e as metástases de osteossarcoma parecem ter taxas metabólicas mais baixas do que as metástases osteolíticas e o rastreamento ósseo por radionuclídeo parece melhor que o PET nessas circunstâncias. A PET/TC possui a vantagem adicional de combinar a sensibilidade e a especificidade da PET com a resolução espacial da TC (ver Fig. 10.5).

A TC mostra a extensão do envolvimento ósseo mais nitidamente do que as radiografias (Fig. 10.7). O delineamento da extensão do envolvimento cortical é importante quando a fixação interna profilática é contemplada. Além disso, a TC pode mostrar

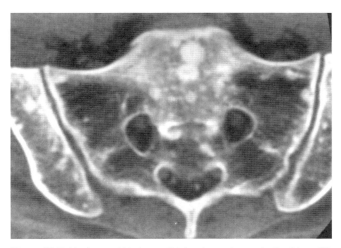

Figura 10.7 Metástases blásticas múltiplas do carcinoma de tireoide na TC. As radiografias e o exame ósseo estavam normais.

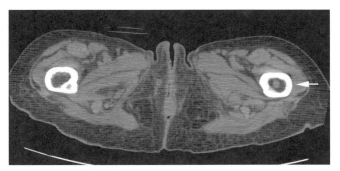

Figura 10.8 Metástase de câncer de pulmão na medula óssea do fêmur esquerdo (*seta*), demonstrada por TC. A cintilografia óssea foi negativa na região da lesão.

tumor nos espaços de medula na ausência de destruição óssea. A atenuação aumentada na cavidade medular reflete a reposição da medula gordurosa por tumor, edema ou tecido mesenquimatoso reativo (Fig. 10.8).

Na RM, as lesões metastáticas são vistas como áreas focais de sinal anormal substituindo o sinal de medula normal (Fig. 10.9). As metástases são geralmente distinguíveis do tecido normal, a menos que sejam tão extensas que o sinal de medula normal esteja ausente. Nas imagens ponderadas em T1, os focos de metástases têm intensidade de sinal baixa; nas imagens ponderadas em T2, eles têm intensidade de sinal alta; após a administração de gadolínio intravenoso, eles se intensificam. As sequências de RM de fase oposta podem ser usadas para avaliar a obliteração da gordura de medula normal, que é tipicamente observada com os tumores. Quando a gordura e a água estão presentes no mesmo voxel, como no caso da medula óssea vermelha, a queda de sinal será observada na imagem fora da fase comparada com a imagem de dentro da fase. As metástases obliteram a gordura da medula, tendo, desse modo, aproximadamente a mesma intensidade de sinal entre as imagens de dentro e fora da fase (Fig. 10.10). A RM é mais sensível do que o exame ósseo e possui detalhes anatômicos superiores. A RM de todo o corpo foi usada para a detecção de metástases ósseas em crianças e adultos jovens, usando sequências ponderadas em T1 de *spin echo* e de recuperação de inversão. A RM é o melhor exame para investigar sintomas agudos da medula espinal em pacientes com doença metastática conhecida e para a avaliação da coluna quando o exame ósseo é negativo e a osteopenia profunda está presente (Fig. 10.11). A RM também pode ser particularmente útil na tomada de decisões sobre estadiamento e tratamento quando uma lesão isolada é encontrada no exame de rastreamento ósseo e as radiografias são normais.

As metástases podem aparecer em qualquer localização, transversa ou longitudinal, dentro de um osso envolvido, incluindo espaço medular, córtex ou superfície e epífise, metáfise ou diáfise. As localizações intracorticais ou subperiosteais são comuns para metástases (Fig. 10.12), mas raras para tumores ósseos comuns.

Em crianças jovens, as metástases esqueléticas tendem a ser disseminadas e geralmente simétricas em seu envolvimento do esqueleto (Fig. 10.13). A osteólise e a destruição permeada são proeminentes, e o colapso dos corpos vertebrais ocorre com frequência.

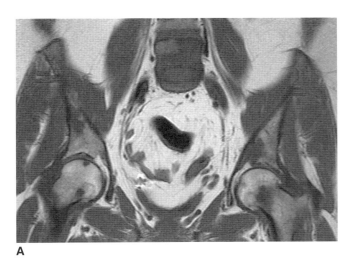

A

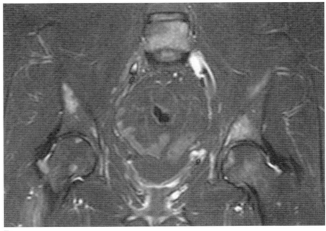

B

Figura 10.9 Metástases para a coluna lombar, pelve e fêmures do carcinoma de mama. A e B: A RM ponderada em T1 e com recuperação de inversão coronal mostra lesões focais, espalhadas na medula.

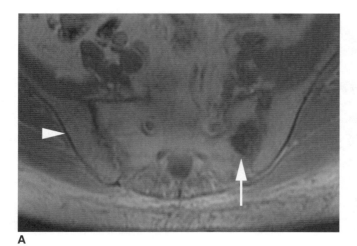 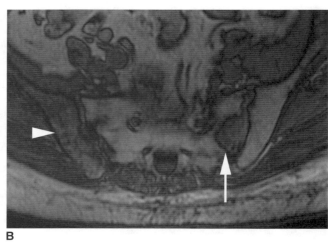

Figura 10.10 Metástase de carcinoma de pulmão na RM com duplo gradiente eco ponderada em T1 axial. **A:** A imagem dentro da fase interna mostra uma lesão arredondada no sacro esquerdo (*seta*) e medula heterogênea no ílio direito (*ponta de seta*). **B:** A imagem de fora de fase demonstra falta de queda de sinal da metástase (*seta*) decorrente da escassez de gordura na medula residual e queda de sinal normal da medula vermelha no ílio direito (*ponta de seta*). A medula óssea amarela reconvertida na hemipelve esquerda é consequente à radiação anterior, e não cai o sinal em decorrência da falta de elementos de medula óssea celular.

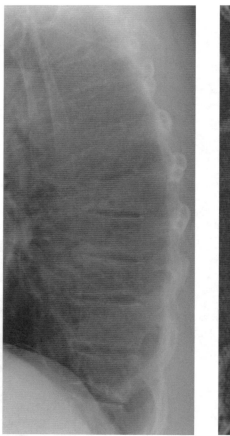 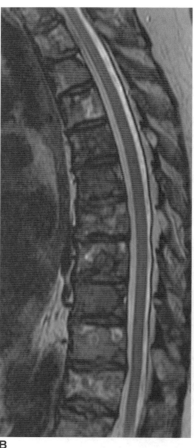

Figura 10.11 Metástases da coluna amplamente disseminada de carcinoma de mama. **A:** A radiografia lateral mostra osteopenia e fraturas por compressão na coluna torácica. **B:** A RM ponderada em T2 sagital mostra reposição amplamente disseminada do sinal de medula normal pelas lesões de alto sinal.

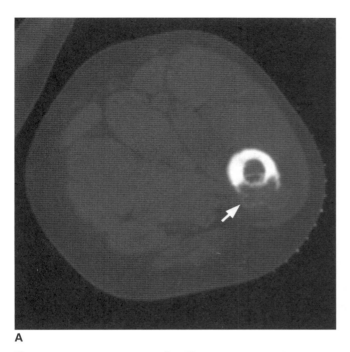
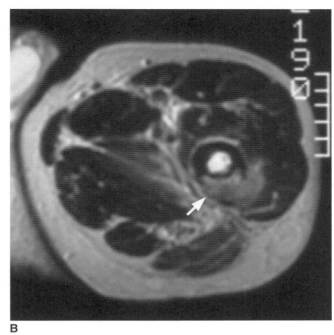

Figura 10.12 Metástase cortical. **A:** A TC mostra lesão destrutiva no córtex posterior do fêmur com reação periosteal irregular (*seta*). **B:** A RM ponderada em T2 axial mostra a lesão (*seta*) com edema circundante.

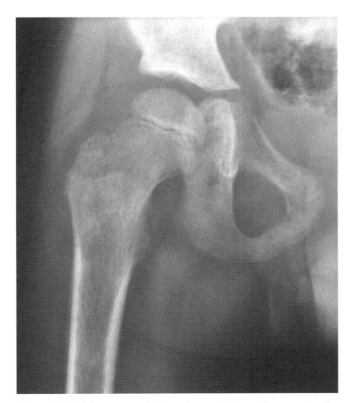

Figura 10.13 Criança com metástases do neuroblastoma. Os ossos são difusamente anormais, com perda de padrão trabecular normal e bordas corticais.

Rastreamento de metástases

O rastreamento de metástases esqueléticas em pacientes com malignidades primárias conhecidas costuma ser executado com exame ósseo; 30% das lesões metastáticas detectadas pelo exame não o são pelas radiografias e 2% das lesões metastáticas detectadas pelas radiografias não o são pelos exames. Como a maioria dos pacientes tem lesões múltiplas, é raro que um paciente com metástases ósseas apresente um exame ósseo completamente normal. O exame ósseo pode ser falsamente negativo ou não diagnóstico em pacientes debilitados com baixa resposta do hospedeiro ou em pacientes que não se submeteram à radioterapia.

Quando a presença de metástases ósseas é verificada, a resposta à terapia pode ser documentada por exames ósseos em série. Com o tratamento bem-sucedido, as lesões com captação de isótopo aumentada tendem a se tornar normais e o número de lesões diminui. Algumas vezes, na presença de melhora clínica, um aumento na intensidade da lesão é observado após a terapia. Este "fenômeno de chama" presumivelmente corresponde à cura das lesões metastáticas com formação crescente do osso reativo. Exames de acompanhamento em 2 a 3 meses definem a situação, mostrando a diminuição esperada na atividade. O crescimento de lesões e o início de novas lesões indicam a piora da doença. Quando há suspeita de lesões adicionais em áreas específicas de novas dores, piores ou recorrentes, as radiografias planas são geralmente obtidas em primeiro lugar. Se elas forem negativas, dependendo das circunstâncias, uma avaliação de imagem adicional pode incluir exame ósseo, TC, PET/TC, RM, ou alguma combinação desses (Fig. 10.14).

Em pacientes com malignidades primárias e sintomas focais conhecidos, é razoável obter radiografias como um exame de rastreamento inicial da doença metastática. Alguns protocolos de tratamento podem ser baseados na ameaça da doença, como indicado pela inspeção óssea radiográfica, apesar da maior sensibilidade e especificidade de outras modalidades de imagem.

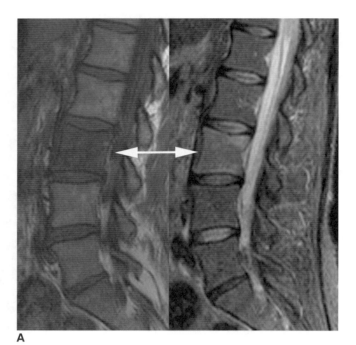
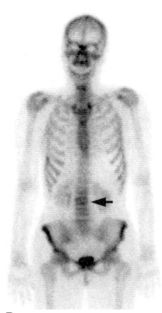
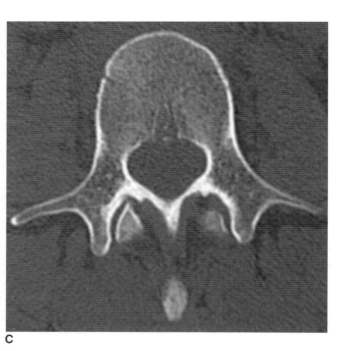

Figura 10.14 Metástase do carcinoma de cólon não evidente nas radiografias. **A:** A RM com recuperação de inversão e ponderada em T1 sagital mostra reposição da medula em L3 (*seta*) com baixo sinal em T1 e sinal aumentado na sequência sensível ao líquido. **B:** O exame ósseo anterior demonstra leve captação do radioisótopo em L3 (*seta*). **C:** TC antes da biópsia demonstra esclerose sutil do corpo vertebral.

Malignidades hematológicas que envolvem secundariamente o osso

As malignidades da medula óssea tendem a se infiltrar e envolver o esqueleto difusamente e não apresentam os pequenos depósitos de tumor multifocais mais típicos das metástases de tumores primários dos órgãos dos parênquimas. Os tumores do elemento da medula primário (mieloma múltiplo, sarcoma de Ewing, tumor neuroectodérmico primitivo e linfoma primário do osso) são discutidos no Capítulo 8.

Leucemia

A leucemia é um neoplasma dos leucócitos que pode envolver secundariamente o osso, consistindo na malignidade mais comum em crianças. A infiltração leucêmica de muitos órgãos e tecidos, inclusive dos espaços medulares, está presente e pode ter caráter difuso ou nodular. O tamponamento dos espaços medulares com células leucêmicas causa atrofia de pressão das trabéculas esponjosas e é radiograficamente observado como osteopenia difusa. Em crianças, podem ocorrer bandas metafisárias luminosas, refletindo zonas de trabéculas que são mais finas e mais esparsas que o normal

Capítulo 10 • Tumores metastáticos   189

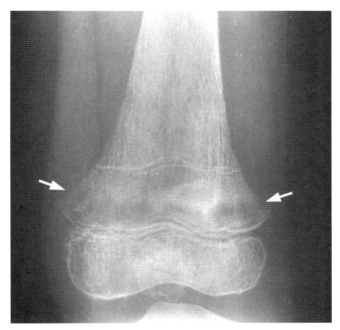

Figura 10.15 Criança com leucemia. Linhas radioluzentes metafisárias (*setas*) estão presentes, correspondendo a substituição medular por infiltrações leucêmicas.

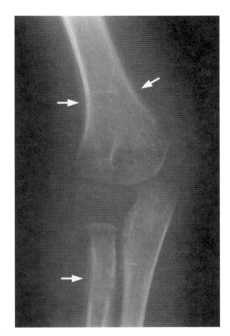

Figura 10.16 Criança com leucemia. A reação periosteal difusa (*setas*) e zonas radioluzentes metafisárias estão presentes.

em áreas de rápido crescimento ósseo (Fig. 10.15). Embora sejam muitas vezes observadas em crianças com leucemia, essas bandas metafisárias radioluzentes não são específicas e refletem simplesmente a presença de doença sistêmica ou mesmo variação normal. As coleções nodulares de células leucêmicas causam áreas focais de destruição óssea medular, cortical ou subperiosteal.

A infiltração leucêmica pode se estender ao longo do córtex através dos sistemas de Havers, alargando-os pela erosão do osso. Isso faz com que o córtex pareça felpudo e osteopênico, muitas vezes com estrias luminosas. A infiltração nos espaços subperiosteais ergue o periósteo e estimula a formação de osso (Fig. 10.16). A formação de osso periosteal que ocorre à medida que o periósteo é erguido resulta

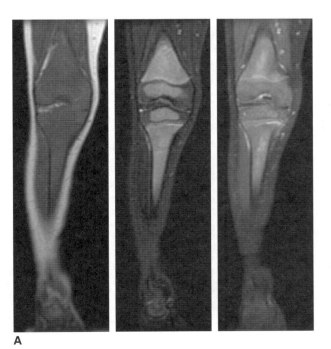

A

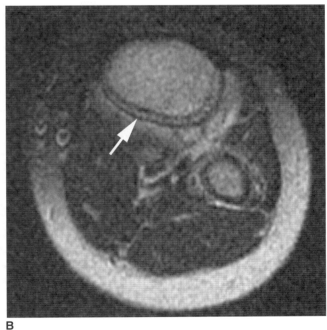

B

Figura 10.17 Leucemia linfoblástica aguda em uma criança jovem. **A:** A RM ponderada em T1 coronal (*à esquerda*) mostra reposição da medula; a RM com supressão de gordura ponderada em T2 coronal (*centro*) demonstra sinal alto por todos os espaços da medula; e a RM com supressão de gordura ponderada em T1 coronal após a injeção de gadolínio (*à direita*) mostra realce difuso. **B:** A RM ponderada em T2 axial através da perna mostra reação periosteal (*seta*) e edema circundante.

em espículas de osso em "raio de sol" perpendiculares, enquanto o periósteo deixa para trás uma trilha de osso reativo. Ainda que as radiografias do osso estejam normais, o envolvimento do espaço medular amplamente disseminado é um padrão e pode ser confirmado pela aspiração de medula óssea com RM. Na RM, a leucemia é evidente como reposição da medula e reação periosteal (Fig. 10.17).

Linfoma de Hodgkin

O linfoma de Hodgkin é um tumor maligno dos linfonodos. O envolvimento ósseo secundário é clinicamente detectado em 5 a 21% dos pacientes, mas uma incidência muito maior pode ser demonstrada pela biópsia da medula ou na autópsia. Em geral, o envolvimento ósseo ocorre pela extensão direta dos nodos preenchidos com tumor, de modo que a coluna lombar é afetada mais comumente. A erosão da pressão da superfície cortical através dos nodos periaórticos alargados, sem invasão real, causa uma série de erosões dos aspectos anteriores dos corpos vertebrais. A disseminação hematogênica também pode ocorrer. A reação osteoblástica extensa é geral, mas lesões líticas e mistas podem estar presentes. As lesões permeadas mal definidas refletem a disseminação do tumor através dos espaços medulares e dos sistemas de Havers. O colapso parcial dos corpos vertebrais envolvidos é possível, representando fraturas por compressão patológicas. Um corpo vertebral densamente esclerótico, a assim chamada vértebra de marfim, é um clássico sinal radiográfico com o diagnóstico diferencial de linfoma, metástase blástica, doença de Paget e, raramente, mielosclerose, fluorose ou osteopetrose.

Linfoma não Hodgkin

O envolvimento ósseo é observado em 5 a 15% dos pacientes com linfoma não Hodgkin (extranodal). A predominância de envolvimento da medula óssea em uma série de autópsia é muito mais alta. A aparência radiográfica do envolvimento secundário do osso pelo linfoma é idêntica àquela do envolvimento primário (ver Cap. 8).

Fratura patológica

As fraturas patológicas em ossos envolvidos pelas metástases são comuns. Elas localizam-se tipicamente nos corpos vertebrais, nas costelas, na pelve, no fêmur proximal e no úmero proximal (Figs. 10.18 e 10.19). As metástases de aparência radiológica lítica, blástica e mista causam enfraquecimento do osso.

Na coluna, as fraturas por compressão com colapso vertebral ocorrem presumivelmente como resultado de uma destruição gradual das trabéculas que sustentam as cargas compressivas. O envolvimento dos elementos posteriores pode representar algumas fraturas vertebrais instáveis. Certa massa epidural pode estar presente e bloquear o canal vertebral. A RM ou mielografia com TC pode demonstrar a massa epidural, indicar o estado da medula espinal e delinear a extensão da doença vertebral. Nos ossos longos, as lesões destrutivas com penetração cortical de espessura total levam a fraturas patológicas. Hiatos no córtex enfraquecem o osso e causam uma distribuição desnivelada e anormal dos estresses do carregamento, impedindo a dispersão normal de força biomecânica. O enfraquecimento ocorre gradualmente, à medida que o osso cortical é infiltrado, erodido e destruído. As lesões blásticas também destroem o córtex, e os ossos reativo e estromal, que conferem às lesões blásticas sua radiodensidade, estão estruturalmente em mau estado. O osso pode fraturar sob o estresse de atividades normais. O enfraquecimento cortical torna o osso mais vulnerável às forças de tração; portanto, nos ossos longos, as características patológicas são geralmente transversas. O início da dor em um local de envolvimento metastático pode indicar a presença de microfraturas em um córtex enfraquecido.

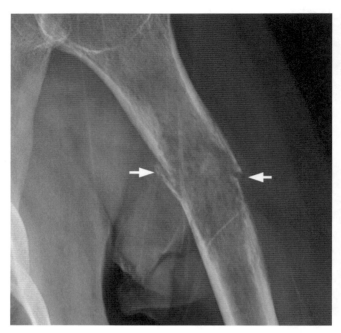

Figura 10.18 Fratura patológica (*setas*) transversalmente através de metástase lítica na diáfise umeral.

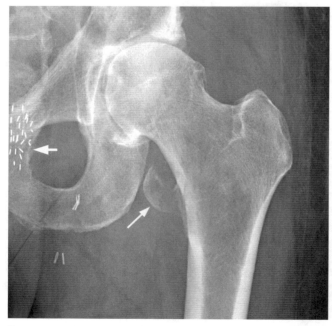

Figura 10.19 Carcinoma de próstata com fratura por avulsão patológica do trocanter menor (*seta longa*). As sementes de braquiterapia (*seta curta*) estão presentes na próstata.

O objetivo do tratamento das metástases ósseas é aliviar a dor e prevenir a fratura patológica; a ressecção curativa geralmente não é realística. Na maioria dos casos, considera-se a fixação interna profilática do osso metastaticamente envolvido. A decisão clínica deve se basear nas preocupações do paciente, no nível de atividade, na localização e multiplicidade do envolvimento ósseo e na extensão da destruição. Em geral, a fixação é indicada para lesões líticas de dimensões maiores do que 2,5 cm ou que envolvam mais do que a metade da circunferência do osso. As fraturas patológicas costumam ser tratadas de modo cirúrgico. As reposições protéticas permitem a remoção do osso destruído pelo tumor. O metil metacrilato é, muitas vezes, usado para sustentar as porções destruídas do osso e preencher os defeitos ósseos. A radioterapia pode interferir na consolidação secundária pela destruição da condrogênese. A osteogênese primária que ocorre com a fixação interna é mais resistente à radiação, de modo que a radioterapia geralmente não interfere na consolidação de fraturas internamente fixadas. Se a expectativa de vida do paciente for longa o suficiente, as fraturas patológicas irão se consolidar, mas esse processo pode ser demorado. A sobrevida média após a descoberta de uma fratura patológica decorrente de metástase óssea, independente de qual sítio primário, é de aproximadamente 18 meses.

Metástases para o tecido mole

Embora a massa muscular esquelética do corpo humano seja responsável por uma grande porcentagem de seu peso total (aproximadamente 50%), na experiência clínica, o músculo esquelético é um local incomum para metástases. O músculo é resistente aos cânceres primário e metastático, em razão de fatores que incluem atividade contrátil, mudanças locais no pH, oxigenação, acúmulo de ácido láctico e outros metabólitos, fluxo sanguíneo por unidade de peso (mL/min/g), pressão arterial intramuscular e temperatura local. Weiss demonstrou experimentalmente que a sobrevida da célula cancerígena é maior no músculo desnervado incapaz de contrair quando oposto ao músculo eletricamente estimulado. O trabalho do autor sustenta a hipótese de que a rápida morte da maioria das células cancerígenas após a liberação para alguns órgãos-alvo é uma consequência de suas interações mecânicas dentro da microvasculatura. As metástases musculares foram registradas em locais de trauma muscular esquelético previamente documentado.

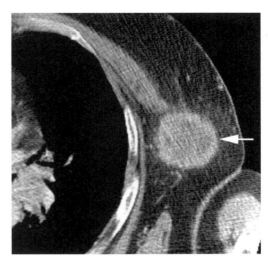

Figura 10.20 Metástase em tecido mole proveniente do câncer de pulmão. O exame de TC com contraste mostra metástase em tecidos moles com realce periférico (seta).

Autópsias em duas séries de pacientes mostraram que a predominância de metástases ao músculo foi 16 e 17,5%. Os neoplasmas com a maior incidência de metástases aos músculos eram carcinoma, leucemia e linfoma. Diafragma, músculo reto do abdome, músculo deltoide, músculo psoas e músculos intercostais eram os mais comumente envolvidos. Os pacientes com metástases musculares tinham de 26 a 84 anos de idade (idade média de 62 anos de idade). A maioria dos pacientes se apresentou com dor nos músculos envolvidos ou uma massa clinicamente palpável e tem neoplasmas de estágio avançado.

Nos exames de TC sem intensificação, a metástase muscular é revelada como o alargamento de um músculo. Ocasionalmente, os achados podem ser sutis, pois o tumor é isodenso ao músculo circundante e a assimetria contralateral é necessária para compor o diagnóstico. Na TC intensificada por contraste, as metástases do músculo esquelético aparecem como lesões intramusculares aumentadas na borda com hipoatenuação central (Fig. 10.20). Na RM, as metástases musculares têm intensidade de sinal alta na STIR ou sequências ponderadas em T2, morfologia lobulada, grandes áreas de necrose central e edema perineural extenso (Fig. 10.21).

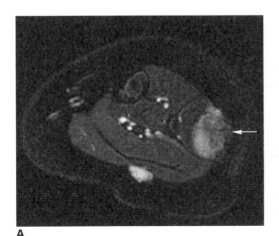
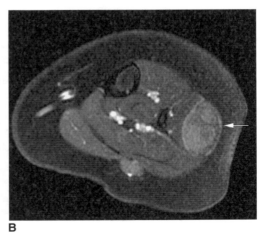

Figura 10.21 Metástases do câncer de pulmão para o músculo. **A:** A RM com supressão de gordura ponderada em T2 axial mostra sinal alto (seta) nos músculos do compartimento lateral da perna. **B:** A RM com supressão de gordura ponderada em T1 axial após a injeção de gadolínio mostra realce moderado (seta) na lesão.

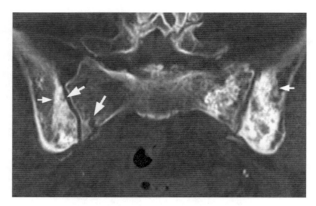

Figura 10.22 Fraturas por insuficiência (*setas*) do ílio direito e asa sacral direita mostradas pela TC coronal reformatada em uma paciente com irradiação pélvica prévia para o câncer de colo uterino. Observe as margens retas, verticais (*setas pequenas*) da esclerose ilíaca bilateral, demarcando o sítio da radiação.

Os achados de RM de carcinoma metastático ao músculo não são patognomônicos, e o diagnóstico diferencial deve incluir sarcoma ao tecido mole, hematoma e abscesso.

As metástases para pele, tecidos subcutâneos e linfonodos podem se apresentar como massas de tecidos moles. Na TC, essas lesões tendem a ser isodensas ao músculo e podem se intensificar. Tipicamente, as metástases ao tecido mole têm baixo sinal na RM ponderada em T1, alto sinal na RM ponderada em T2 e intensificação após a injeção de gadolínio.

Biópsia com agulha percutânea

Em muitos casos, a biópsia com agulha percutânea é o procedimento invasivo de escolha na avaliação de um paciente com uma ou mais lesões focais no ambiente de um tumor primário conhecido ou mesmo nenhum tumor primário conhecido. Tipicamente executada sob a orientação da TC ou da ultrassonografia, a acurácia diagnóstica é alta e a morbidade é baixa. Praticamente qualquer local anatômico pode ser acessível à biópsia com agulha, e alguns locais que poderiam ser problemáticos para o cirurgião são diretos para o radiologista ósseo intervencionista. Uma variedade de agulhas especializadas está disponível para a obtenção de espécimes do núcleo de lesões ósseas ou de tecido mole. Um componente extraósseo de um tumor ósseo maligno é representativo do tumor, assim como o próprio tumor. Uma secção congelada de uma "core biopsy" ou preparação citológica por meio de uma aspiração por agulha fina podem fornecer um diagnóstico patológico imediato. Os diagnósticos benignos específicos que podem ser responsáveis pelos sintomas clínicos ou pelas anormalidades radiológicas são realizados por um patologista experiente a partir de espécimes de biópsia com agulha. Em muitos pacientes, uma aspiração da medula óssea a partir da crista ilíaca pode indicar a presença de tumores, mas estes correspondem às células tumorais circulantes que foram compartilhadas na corrente sanguínea. Elas não se tornam necessariamente metástases esqueléticas estabelecidas. Os espécimes de aspiração também podem ser submetidos a uma bacteriologia.

Tratamento

As modalidades básicas de tratamento para as metástases ósseas, com ou sem fraturas patológicas, são radioterapia, quimioterapia e estabilização cirúrgica. A radiação paliativa de lesões sintomáticas sem fratura patológica fornece alívio da dor em aproximadamente 80% dos pacientes. Se uma fratura patológica está presente, o alívio da dor pode ser experimentado por aproximadamente 60% dos pacientes; sem a fixação interna, as fraturas patológicas podem avançar para a pseudartrose.

Alterações radioterápicas

A irradiação terapêutica é uma maneira comum de tratamento das metástases ósseas. Locais de dor óssea confirmados como anormais por exames de imagem em pacientes com metástases conhecidas são muitas vezes tratados de modo paliativo com radiação. As lesões ósseas irradiadas se consolidam pela esclerose e pelo preenchimento das áreas líticas. Os efeitos da radiação são independentes de sua fonte. No esqueleto imaturo, a radiação em doses totais de 2.000 cGy ou mais prejudica o crescimento ósseo. A epífise é especialmente sensível; a radiação causa lesão celular direta aos condrócitos e possivelmente dano vascular aos finos vasos sanguíneos fiseais. Quanto maior o potencial de crescimento no momento da irradiação, mais profundo é seu efeito. Se a totalidade de um osso crescente é irradiada, a perda de crescimento ósseo em todo o osso resulta em diminuição de seu tamanho. As doses focais afetam a porção irradiada; por exemplo, as deformidades angulares podem ser provenientes de uma placa de crescimento assimetricamente irradiada. A radioterapia também aumenta o risco de trauma para

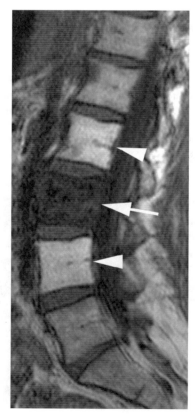

Figura 10.23 Mudanças na radiação na medula na RM ponderada em T1 sagital. A medula óssea reconvertida por gordura em L2 e L4 (*pontas de setas*) denota o feixe de radiação circundando uma metástase de carcinoma pulmonar (*seta*) em L3. O restante dos níveis tem sinal de medula normal.

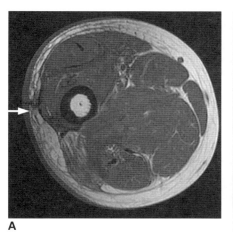 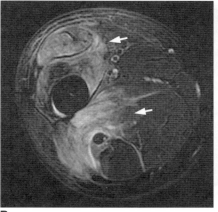 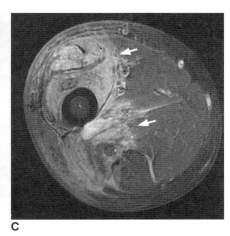

Figura 10.24 Mudanças na radiação no músculo seis meses após o tratamento. **A:** A RM em T1 axial mostra ressecção prévia do sarcoma de tecido mole proveniente da porção lateral do compartimento anterior (*seta*). **B:** A RM com recuperação de inversão axial mostra sinal alto nos tecidos moles da parte lateral da coxa, incluindo músculo e tecidos subcutâneos, com uma demarcação linear (*setas*) que corresponde ao feixe de radiação. **C:** A RM com supressão de gordura em T1 axial após a injeção de contraste de gadolínio demonstra realce (*setas*) dos tecidos moles afetados.

a placa epifisária, incluindo o risco de ocorrência de epífise femoral capital escorregadia e necrose avascular.

No esqueleto maduro, a mudança primária é necrose por radiação, um fenômeno relacionado à dose. As radiografias e a TC mostram esclerose irregular no osso irradiado. A fratura por insuficiência é uma complicação relativamente comum da necrose por radiação (Fig. 10.22). No exame ósseo, o osso irradiado pode inicialmente mostrar acúmulo de radionuclídeo aumentado, proveniente da hiperemia, e formação de novo osso. Após várias semanas ou meses, o exame ósseo indica diminuição no acúmulo de radionuclídeo decorrente de formação óssea diminuída e vascularidade diminuída. Na RM, o osso irradiado possui as características de sinal da medula gordurosa. A localização anatômica e a extensão dessas mudanças se moldam ao tamanho e à forma do portal de radiação (Fig. 10.23).

Nos pacientes que receberam radioterapia antes dos dois anos de idade, os tumores induzidos são geralmente benignos. Os mais comuns são exostoses (osteocondromas), histológica e biologicamente indistinguíveis daqueles que ocorrem de forma natural. O fibrossarcoma ou histiocitoma fibroso maligno, o condrossarcoma e outros sarcomas incomuns apresentam probabilidade de ocorrência muito mais baixa. Os tumores malignos podem ocorrer em pacientes idosos que receberam radioterapia. Os seguintes critérios devem ser preenchidos para compor um diagnóstico de sarcoma induzido por radiação: (a) o sarcoma surge dentro do campo irradiado; (b) o período latente é de pelo menos quatro anos; e (c) o sarcoma é histologicamente diferente de um tumor prévio ou a radiação foi liberada na ausência de um diagnóstico maligno. O período latente é de cerca de onze anos. A presença de dor, massa no tecido mole e progressão nos filmes em série deve levantar suspeita e exigir uma biópsia.

A miosite por radiação pode ocorrer após a radiação com feixe externo e é manifestada na RM como um edema muscular e uma inflamação que atinge seu pico vários meses após o tratamento (Fig. 10.24). As margens da anormalidade irão corresponder ao campo de radiação e podem se estender diretamente sobre diferentes grupos musculares e outros tecidos moles. A atrofia e a perda de volume são efeitos tardios da miosite por radiação.

Referências bibliográficas e leituras sugeridas

Berger FH, Verstraete KL, Gooding CA, et al. MR imaging of musculoskeletal neoplasm. *Magn Reson Imaging Clin North Am*. 2000;8:929–951.

Bui-Mansfield LT, Chew FS, Lenchik L, et al. Nontraumatic avulsions of the pelvis. *AJR*. 2001;178:423–427.

Damron TA, Heiner J. Management of metastatic disease to soft tissue. *Orthop Clin North Am*. 2000;31:661–673.

eMedicine. http://emedicine.medscape.com.

Fogelman I, Cook G, Israel O, Van der Wall H. Positron emission tomography and bone metastases. *Semin Nucl Med*. 2005;35(2):135–142.

Galasko CSB. *Skeletal Metastases*. London: Butterworths; 1986.

Glockner JF, White LM, Sundaram M, et al. Unsuspected metastases presenting as solitary soft tissue lesions: A fourteen-year review. *Skeletal Radiol*. 2000;29:270–274.

Herring CL, Harrelson JM, Scully SP. Metastatic carcinoma to skeletal muscle—a report of 15 patients. *Clin Orthop*. 1998;355:272–281.

Hudson TM. *Radiologic-Pathologic Correlation of Musculoskeletal Lesions*. Baltimore, MD: Williams & Wilkins; 1987:421–440.

Kagan AR, Bassett LW, Steckel RJ, et al. Radiologic contributions to cancer management. Bone metastases. *AJR*. 1986;147:305–312.

Lipton A. Future treatment of bone metastases. *Clin Cancer Res*. 2006 Oct 15;12(20 Pt 2):6305s–6308s.

Magee T, Rosenthal H. Skeletal muscle metastases at sites of documented trauma. *AJR*. 2002;178:985–988.

Mollabashy A, Scarborough M. The mechanism of metastasis. *Orthop Clin North Am*. 2000;31:529– 535.

Orr FW, Lee J, Duivenvoorden WC, et al. Pathophysiologic interactions in skeletal metastasis. *Cancer*. 2000;88(Suppl.):2912–2918.

Panicek DM, Schwartz LH. MR imaging after surgery for musculoskeletal neoplasm. *Semin Musculoskelet Radiol*. 2002;6:57–66.

Plaza JA, Perez-Montiel D, Mayerson J, et al. Metastases to soft tissue: A review of 118 cases over a 30-year period. *Cancer*. 2008; 112:193–203.

Resnick D. *Diagnosis of Bone and Joint Disorders*. 4th Ed. Philadelphia, PA: WB Saunders; 2002.

Taira AV, Herfkens RJ, Gambhir SS, Quon A. Detection of bone metastases: Assessment of integrated FDG PET/CT imaging. *Radiology*. 2007; 243(1):204–211.

Virk MS, Lieberman JR. Tumor metastasis to bone. *Arthritis Res Ther*. 2007;9(Suppl. 1):S5.

PARTE III

Doença articular

11 Abordagem da doença articular

Princípios gerais	Osso	Distribuição da doença
Articulações sinoviais	Alinhamento	Achados laboratoriais
Tecidos moles	Articulações do disco intervertebral	
Cartilagem	Entese	

Este capítulo descreve uma abordagem pragmática da radiologia da doença articular, baseada na anatomia, fisiopatologia e análise radiográfica. Essa abordagem se baseia fortemente no trabalho de Forrester, Brower e Resnick (Tab. 11.1). Formas clínicas específicas da artrite são apresentadas com mais detalhes nos Capítulos 12 e 13.

Princípios gerais

As radiografias espelham os processos patológicos que afetam as articulações e as adaptações funcionais que podem se manifestar. Em geral, o diagnóstico radiológico da artrite pode ser altamente específico e confiável quando as mudanças clássicas estão presentes nas distribuições esperadas, mas muito menos específico nos estágios iniciais, antes de o processo da doença evoluir por completo. Independentemente da abordagem, contudo, vários problemas são inevitáveis: nem sempre é possível obter um diagnóstico radiológico específico; muitos tipos de doença articular se sobrepõem em seus aspectos radiológicos e clínicos; duas ou mais doenças podem coexistir no mesmo paciente; e, por fim, a doença clínica pode preceder as anormalidades radiológicas e vice-versa, algumas vezes em anos.

As doenças que afetam as articulações o fazem por meio de três amplos mecanismos fisiopatológicos, cada um com sua aparência radiográfica distinta: degeneração, inflamação e deposição metabólica. Para propósitos práticos, um mecanismo é geralmente predominante. A degeneração de uma articulação se refere ao dano mecânico e às adaptações reparadoras; em essência, a articulação é desgastada. A inflamação de uma articulação pode ser aguda e/ou crônica; e a articulação é dissolvida pelo processo inflamatório. A deposição

Tabela 11.1 Abordagem da análise radiográfica das mudanças artríticas na mão

A	Alinhamento
B	Mineralização óssea e produção óssea
C	Cartilagem (espaço articular) e calcificação
D	Distribuição
E	Erosões
S	Edema do tecido mole

Fonte: Dados de Brower AC. *Arthritis in Black and White.* 2nd Ed. Philadelphia, PA: WB Saunders; 1997 e Forrester DM, Brown JC. *The Radiology of Joint Disease.* 3rd. Ed. Philadelphia, PA: WB Saunders; 1987.

Tabela 11.2 Sinais radiográficos característicos da artrite

Fisiopatologia	Sinais radiográficos característicos
Inflamação	Erosões agudas
	Osteoporose
	Edema do tecido mole
	Perda uniforme de espaço articular
Degeneração	Osteófitos
	Esclerose subcondral
	Perda desnivelada de espaço articular
	Condrocalcinose
Deposição metabólica	Edema do tecido mole
	Erosões crônicas com bordas protuberantes

metabólica se refere à infiltração de uma articulação pelos produtos metabólicos aberrantes. Cada um desses mecanismos afeta as articulações de maneiras radiograficamente distintas (Tab. 11.2).

Articulações sinoviais

A maioria das articulações do esqueleto apendicular é composta de articulações sinoviais. No esqueleto axial, as articulações de faceta da coluna, a articulação atlantoaxial (C1-2), as articulações uncovertebrais da coluna cervical e os dois terços inferiores das articulações sacroilíacas são sinoviais.

Tecidos moles

As articulações sinoviais têm uma cavidade articular e são cobertas pela cápsula articular que consiste em uma camada sinovial interna (a sinóvia), uma subsinóvia média e uma camada fibrosa externa (Fig. 11.1). A sinóvia é uma mucosa secretória celular que produz líquido sinovial, o qual é viscoso em razão da alta concentração de ácido hialurônico. As cápsulas articulares têm um suprimento sanguíneo ativo com uma grande área de superfície capilar. A sinóvia possui origem mesenquimatosa em vez de epitelial; portanto, nenhuma membrana de base ou outra barreira estrutural está presente entre o líquido sinovial e o leito capilar. A mudança da sinóvia para a cápsula fibrosa é gradual; não há limites distintos entre as camadas. As cápsulas articulares são densamente inervadas. As bainhas de tendões envolvem os tendões e reduzem a fricção entre o

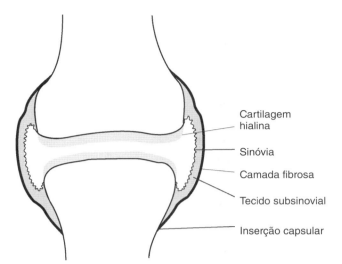

Figura 11.1 Anatomia de uma articulação sinovial.

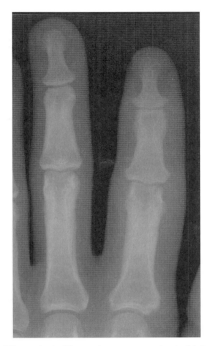

Figura 11.3 Edema de tecidos moles com aspecto de "dedo em salsicha" (artrite psoriática).

movimento. As bolsas estão localizadas onde a completa liberdade de movimento entre as estruturas é necessária, por exemplo, onde um tendão passa diretamente sobre o periósteo. Como as bainhas dos tendões e bolsas são estruturas sinoviais, as doenças que afetam as articulações sinoviais podem também envolvê-las.

O edema do tecido mole em uma articulação pode refletir a distensão capsular proveniente da efusão, hipertrofia sinovial, edema no tecido mole ou uma massa. O edema simétrico e fusiforme sugere um processo inflamatório com efusão, edema sinovial, hipertrofia sinovial ou alguma combinação deles (Fig. 11.2). A distensão inflamatória de uma bainha de tendão também pode produzir edema no tecido mole, mas o edema se estende além da articulação. Em um dedo, esse tipo de edema produz uma aparência que se asse-

melha a uma salsicha (dedo em salsicha). O do tecido mole generalizado pode ser causado por edema subcutâneo ou hiperemia e causa inflamação (Fig. 11.3). O edema do tipo "granuloso-esburacado", que não é simétrico ou está centrado próximo a uma articulação, sugere massas e pode ser causado pela doença de deposição metabólica com depósitos iguais a uma massa de produtos metabólicos nos tecidos moles periarticulares (Fig. 11.4). As proeminências do

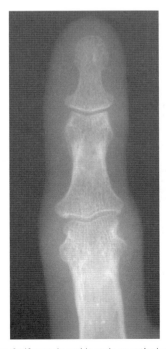

Figura 11.2 Edema fusiforme do tecido mole na articulação IFP (artrite reumatoide).

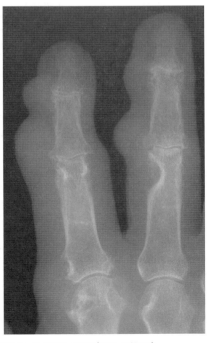

Figura 11.4 Edema do tecido mole (gota tofácea).

tecido mole nas articulações, que são detectadas no exame físico, podem realmente resultar de alargamentos ósseos ou cartilaginosos; os tecidos moles sobrepostos podem ser normais. Os nodos de Heberden e Bouchard são edemas desse tipo nas articulações interfalângica distal (IFD) e interfalângica proximal (IFP) da mão, respectivamente, e são características de um processo degenerativo. A calcificação nos tecidos moles pode afetar cartilagem, pele, músculos, tendões ou outros tecidos conjuntivos e está associada com as doenças do tecido conjuntivo. A atrofia ou perda do tecido mole estão presentes em várias condições.

Cartilagem

As extremidades dos ossos articulados, isto é, as superfícies articulares, são cobertas com cartilagem articular de hialina. A cartilagem de hialina é composta de uma estrutura de fibrila de colágeno e uma substância fundamental. Uma série de fibrilas de colágeno densamente reunidas está posicionada em paralelo com a superfície articular, formando uma camada de placa de armadura com pequenos poros de superfície que permitem a passagem de água e pequenos eletrólitos. Uma segunda série, menos densamente reunida de fibrilas de colágeno, está disposta em arcadas, ligando a camada em placa de armadura ao osso subcondral (Fig. 11.5). A substância fundamental é um gel que consiste em água e grandes macromoléculas agregadas de proteoglicano que são livremente fixadas à estrutura de colágeno. As macromoléculas de proteoglicano são muito grandes para passar entre os poros da camada em placa de armadura. As propriedades físicas e químicas dessas macromoléculas as permitem atrair e unir água, fornecendo pressão de edema suficiente por debaixo da camada de placa em armadura para "inflar" a cartilagem articular, mesmo durante a sustentação de peso. Durante o movimento, evidencia-se uma fina camada de água através dos pequenos poros da superfície, exibindo uma superfície com menos contato para uma vida inteira de mobilidade. A cartilagem articular tem uma capacidade de amortecimento de carga que espalha as cargas transmitidas sobre uma grande área do osso subcondral. Sob a carga rápida e transitória, a cartilagem articular possui propriedades elásticas. Sob uma carga estável, ela desliza e se deforma como uma esponja. A porção de cartilagem adjacente ao osso subcondral é calcificada. As interdigitações entre a cartilagem calcificada e o osso subcondral fornecem um forte mecanismo de união. Os condrócitos são as células cuja atividade metabólica mantém as estruturas especializadas da cartilagem articular. Menos de 1% do volume da cartilagem articular é composto de células. Como a cartilagem é avascular e alinfática, os condrócitos extraem seus nutrientes pela difusão do líquido sinovial. A cartilagem articular possui somente uma capacidade limitada de se autorreparar. As lesões profundas podem ser reparadas com a cartilagem que é densamente fibrosa.

As anormalidades da cartilagem são inferidas a partir do hiato radioluzente entre os ossos articulados, o espaço articular e o espaço da articulação. A cartilagem articular preenche esse espaço. Existe um espaço potencial onde as superfícies articuladas se encontram. A perda de cartilagem articular causa o estreitamento do espaço articular. A perda de cartilagem dentro de uma articulação pode ser difusa e concêntrica – indicando um processo inflamatório (com dissolução enzimática da cartilagem) – ou focal e desnivelada, indicando um processo mecânico (Fig. 11.6). Se houver perda completa de cartilagem, as extremidades dos ossos podem ficar desgastadas, fazendo o espaço articular parecer mais amplo. As extremidades do osso podem formar uma pseudartrose (Fig. 11.7) ou pode ocorrer anquilose fibrosa ou óssea (fusão) da articulação (Fig. 11.8). O alargamento do espaço articular pode indicar proliferação anormal da

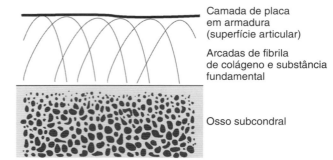

Figura 11.5 Estrutura da cartilagem articular.

cartilagem ou líquido intra-articular. As incidências de sustentação de peso podem ser necessárias para avaliar com precisão o grau de perda de cartilagem no joelho. A perda de cartilagem assimétrica pode resultar em mudanças no estreitamento do espaço articular radiográfico com mudanças na posição.

A calcificação da cartilagem é chamada de *condrocalcinose*. A condrocalcinose pode envolver estruturas fibrocartilaginosas como os meniscos do joelho (Fig. 11.9) ou o complexo de fibrocartilagem triangular do punho. A cartilagem articular também pode calcificar (Fig. 11.10).

Osso

As mudanças ósseas na artrite incluem proliferação óssea. A osteoporose é a perda de osso pela ação de osteoclasto e pode ser generalizada ou regional, aguda ou crônica. A osteoporose reflete a hiperemia proveniente da inflamação sinovial ou do desuso de uma parte do corpo. A osteoporose aguda é reconhecida pela reabsorção do osso por parte das trabéculas subcondrais, uma localização onde o fluxo sanguíneo e a atividade metabólica são maiores. O processo

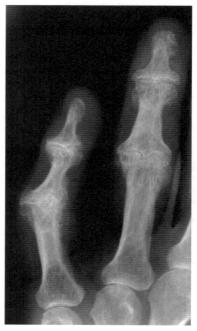

Figura 11.6 Estreitamento do espaço articular assimétrico, osteófitos e esclerose subcondral (osteoartrite).

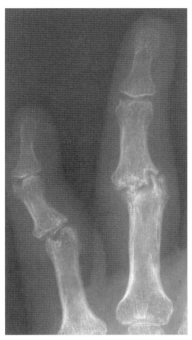

Figura 11.7 Erosões ósseas subcondrais graves da articulação IFP (artrite psoriática).

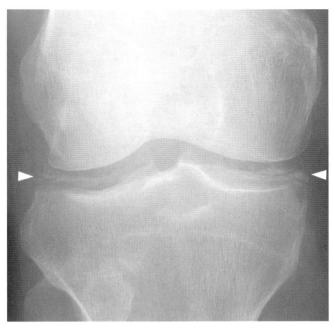

Figura 11.9 Condrocalcinose dos meniscos (*pontas de setas*).

de osteoporose afeta o osso trabecular e o córtex. Contudo, como a área de superfície sujeita à reabsorção osteoclástica é maior no osso trabecular, o processo agudo é mais evidente lá. Se o processo continuar, a tunelização pode se tornar evidente no córtex e pode ser

reconhecida por ser porótica e fina. Na doença articular não inflamatória, a mineralização normal do osso é mantida. As condições artríticas são comumente tratadas com corticosteroides, o que pode causar osteoporose.

As erosões ósseas representam perdas focais de osso provenientes da superfície cortical. As erosões com perda de córtex indicam um processo agudo e agressivo. Na artrite reumatoide, por exemplo, o osso cortical sofre desgaste pela ação de enzimas produzidas pelos tecidos sinoviais inflamados (pano). Essas enzimas literalmente dissolvem o osso e produzem erosões agudas sem córtex (Fig. 11.11). As erosões com córtex indicam um processo crônico não agressivo,

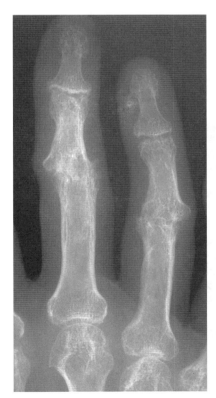

Figura 11.8 Anquilose óssea (artrite psoriática).

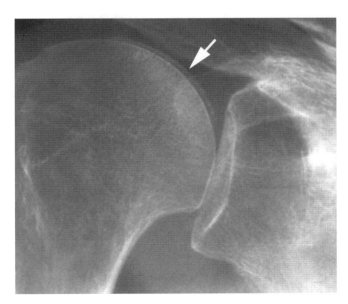

Figura 11.10 Condrocalcinose da cartilagem articular (*seta*).

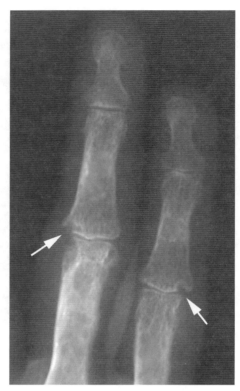

Figura 11.11 Erosões marginais agudas (*setas*), estreitamento do espaço articular difuso e osteoporose (artrite reumatoide).

podem causar erosões crônicas do osso. O local inicial característico de erosões na artrite é a margem da cartilagem articular, onde um hiato entre a cartilagem e a inserção da sinóvia deixa uma "área exposta" de osso contida dentro da cápsula articular. Uma vez que a cartilagem esteja destruída, as erosões podem se estender sobre toda a superfície articular.

Os cistos subcondrais, também chamados de *geodos*, ocorrem quando rachaduras ou fissuras na superfície articular permitem a intrusão de líquido sinovial para dentro do osso esponjoso subcondral ou quando a necrose do osso subcondral é seguida por colapso (Fig. 11.13). Os cistos subcondrais podem também resultar de erosões da superfície articular pelos tecidos sinoviais inflamados. Os cistos subcondrais são vistos em praticamente todos os tipos de artrite e não têm significância diagnóstica diferencial particular. O novo osso proliferativo pode representar tentativas de cura do cisto.

A formação de osso proliferativo nas articulações sinoviais artríticas ocorre de quatro maneiras. A periostite é a aposição periosteal de um novo osso para a superfície cortical (Fig. 11.14). A esclerose, também chamada de *eburnação*, é um novo osso oposto às trabéculas do osso existente, geralmente em uma localização subcondral (imediatamente abaixo da cartilagem articular), contudo, algumas vezes na superfície após o rompimento da cartilagem. Os osteófitos ocorrem quando há perda de cartilagem e representam novas excrescências de cartilagem e osso que alargam a superfície articular em suas margens. A proliferação óssea também pode ocorrer na inserção das cápsulas articulares (assunto abordado em "Entese").

Alinhamento

O alinhamento passa a ser anormal quando as cápsulas articulares ou ligamentos estão rompidos ou frouxos, a tensão normalmente equilibrada sobre as articulações encontra-se desequilibrada ou as superfícies articulares perdem seu tamanho ou forma normal. O resultado é deformidade, subluxação, deslocamento e perda de função. O uso prolongado de uma articulação danificada e mal alinhada leva à adaptação funcional e a mudanças anatômicas secundárias; por fim, pode ser difícil distinguir essas adaptações funcionais do processo artrítico primário. A perda de função e a dor são as principais causas de morbidade na artrite.

no qual o osso se remodela na borda da erosão. As erosões crônicas observadas na doença de deposição metabólica são causadas pelas massas anormais de produtos metabólicos que levam o osso adjacente a se remodelar em virtude da pressão mecânica. O osso pode tentar envolver o depósito; tal tentativa incompleta deixa uma borda saliente (Fig. 11.12). Outros processos iguais à massa na articulação

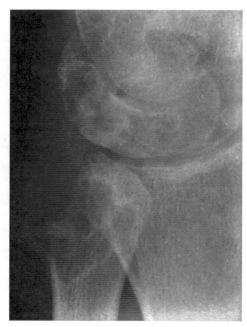

Figura 11.12 Erosão crônica e bordas protuberantes (gota tofácea).

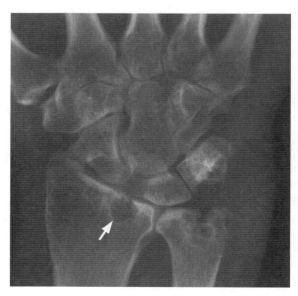

Figura 11.13 Formação de cisto subcondral (artrite reumatoide) (*seta*).

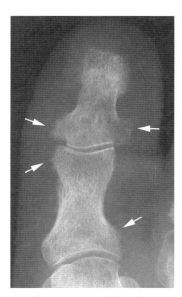

Figura 11.14 Periostite (artrite psoriática) (*setas*).

As deformidades de alinhamento na mão podem levar à incapacidade funcional de enorme significado clínico. As deformidades na mão resultam de perda de tensão muscular equilibrada e restrição ligamentosa que mantêm seu alinhamento normal. As deformidades comuns do dedo incluem a deformidade em pescoço de cisne (hiperextensão IFP com flexão IFD) (Fig. 11.15A), a deformidade em botoeira (flexão IFP com hiperextensão IFD) (Fig. 11.15B), o dedo em martelo (flexão IFD isolada) e o polegar da carona ou colapso em forma de Z do polegar (flexão da articulação metacarpofalângica [MCF], hiperextensão da articulação interfalângica [IF]). Podem-se observar subluxações e luxações das articulações individuais, ou toda a mão entra em colapso em uma deformidade em ziguezague (desvio radial do punho com desvio ulnar das articulações MCF). Essas deformidades refletem a perda de anatomia funcional normal proveniente de uma causa subjacente, uma das quais pode ser artrite.

As anormalidades do alinhamento resultante da doença articular são comuns no punho, joelho e pé. As deformidades de alinhamento do punho podem acompanhar ou preceder as reais mudanças articulares nas radiografias; o mau alinhamento pode ter grande significância clínica porque a função normal do punho é um pré-requisito para a função normal da mão. Os padrões de instabilidade ligamentar que podem acompanhar o rompimento traumático dos ligamentos carpais (ver Cap. 2) também podem resultar do envolvimento artrítico dos ligamentos carpais. O envolvimento seletivo do compartimento tibiofemoral medial ou lateral do joelho com afinamento assimétrico da cartilagem pode levar à deformidade em varo ou em valgo. No pé, podem ser encontradas várias deformidades digitais similares àquelas que ocorrem na mão.

Articulações do disco intervertebral

As articulações do disco intervertebral estão localizadas ao longo da porção anterior da coluna. Uma articulação de disco intervertebral abrange placas terminais cartilaginosas que cobrem as superfícies articulares dos corpos vertebrais adjacentes, um núcleo pulposo central e um ânulo fibroso circunferencial (Fig. 11.16). Na criança, o núcleo pulposo possui um caráter gelatinoso; no adulto, o núcleo pulposo é transformado em fibrocartilagem. O ânulo fibroso contém uma zona externa de fibras de colágeno e uma zona interna de fibrocartilagem. O ânulo fibroso está ancorado às placas terminais cartilaginosas, à borda vertebral e ao periósteo do corpo vertebral. O ligamento longitudinal anterior é aplicado à face anterior da coluna vertebral com firmes inserções ao periósteo próximo dos cantos dos corpos vertebrais. Um ligamento longitudinal posterior é aplicado à face posterior dos corpos vertebrais. As mesmas estruturas e fisiologias são encontradas na sínfise pubiana.

Na coluna anterior, pode-se avaliar o alinhamento, os espaços intervertebrais e as mudanças ósseas. As mudanças de tecido mole no esqueleto axial são de difícil reconhecimento. As anormalidades de alinhamento incluem subluxação intervertebral, cifose ou lordose exageradas, cifose ou lordose em níveis inapropriados e

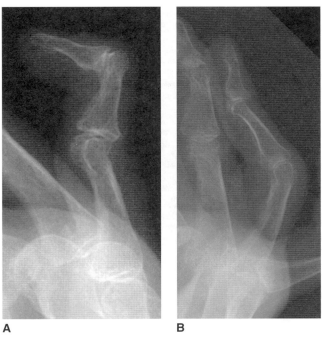

Figura 11.15 Artrite reumatoide. **A:** Deformidade em pescoço de cisne. **B:** Deformidade em botoeira.

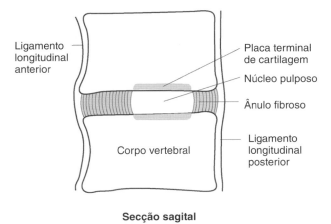

Secção sagital

Figura 11.16 Anatomia de uma articulação de disco intervertebral.

escoliose. Pode ser necessário solicitar filmes do paciente em flexão, extensão ou inclinação lateral para demonstrar a mobilidade anormal ou a perda de mobilidade.

Os espaços do disco intervertebral devem ser proporcionais à largura do corpo vertebral. Eles são relativamente pequenos na região cervical, porém, se tornam gradualmente mais espessos nas regiões torácica e lombar. O estreitamento é característico da doença do disco degenerativa, e a calcificação ou gás no espaço do disco é patognomônica.

A morfologia das protuberâncias ósseas da coluna, chamadas de *osteófitos vertebrais*, pode ser de grande valor diagnóstico (Tab. 11.3). A ossificação na periferia do ânulo fibroso pode levar a uma concha de osso que liga o espaço intervertebral (Fig. 11.17). São chamados de *sindesmófitos de ligação* e são característicos da espondilite anquilosante. A ossificação do ligamento longitudinal anterior nos níveis contíguos múltiplos é característica da hiperostose esquelética idiopática difusa (HEID). Essa ossificação é, muitas vezes, abundante e adjacente ao corpo vertebral, mas separada dele (Fig. 11.18). Os osteófitos são extensões horizontais das placas terminais

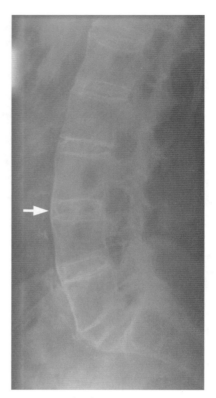

Tabela 11.3 Osteófitos vertebrais: associações com doenças específicas

Tipo de fito	Condição associada
Sindesmófitos	Espondilite anquilosante
Ossificação paravertebral contínua e difusa	HEID
Osteófitos	Discopatia degenerativa, espondilose deformante
Ossificação paravertebral focal	Artrite psoriática (comum), síndrome de Reiter (incomum)

Figura 11.17 Sindesmófitos (*seta*) formados pela ossificação das camadas externas do ânulo fibroso (espondilite anquilosante).

vertebrais que possuem uma configuração triangular (Fig. 11.19). Se osteófitos suficientemente grandes estiverem presentes nas placas terminais adjacentes, eles podem formar uma ponte extra-articular

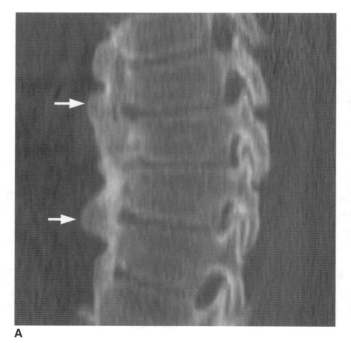

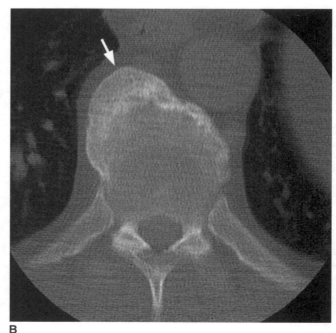

Figura 11.18 Ossificação contínua e difusa (*setas*) dos tecidos moles paravertebrais (HEID). **A:** A TC reformatada no plano sagital mostra a ossificação se estendendo (*setas*) sobre níveis contíguos múltiplos. **B:** A TC axial demonstra que a ossificação é assimétrica.

Capítulo 11 • Abordagem da doença articular   203

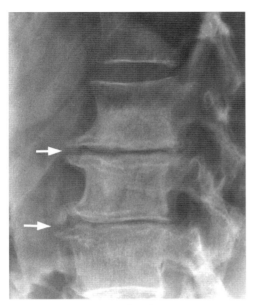

Figura 11.19 Osteófitos triangulares (*setas*) de espondilose deformante com alterações degenerativas do disco. O espaço discal encontra-se estreitado, e o osso subcondral está esclerótico.

Entese

Entese é o local de inserção óssea de um tendão, ligamento ou cápsula articular. Tendões, ligamentos e cápsulas articulares são fortes bandas de fibras de colágeno em uma disposição paralela. Próximo da inserção ao osso, os condrócitos estão entremeados entre as fibras de colágeno. As fibras de colágeno nas bandas ou bainhas se tornam mais compactas, então cartilaginosas e por fim calcificadas à medida que penetram no osso (Fig. 11.21). A interdigitação da cartilagem calcificada e do osso fornece uma forte inserção. As enteses possuem um suprimento sanguíneo ativo e uma inervação proeminente. A entesopatia é uma doença em uma entese. Os entesófitos e a calcificação e a ossificação de uma entese são os principais sinais radiográficos de entesopatia (Fig. 11.22). A ossificação geralmente avança a partir da inserção óssea na substância da estrutura que se insere. A RM pode demonstrar diretamente modificações inflamatórias e degenerativas dos tendões e ligamentos muito mais cedo que as radiografias. Os tendões e ligamentos normais possuem sinal baixo na RM ponderada em T1 e T2. Líquido, edema e mudança mixoide dentro dos tendões ou ligamentos são identificáveis como regiões de alto sinal.

Distribuição da doença

Existem duas situações clínicas: artrite monoarticular (uma articulação afetada) e artrite poliarticular (muitas articulações afetadas). O diagnóstico diferencial de artrite monoarticular é bem limitado (Tab. 11.4). Cada tipo de artrite poliarticular tem uma predileção por locais específicos no esqueleto e pode, muitas vezes, ser reconhecido simplesmente a partir da distribuição do envolvimento (Tab. 11.5). A explanação para as distribuições altamente específicas da doença é desconhecida. Existem algumas articulações na mão e no pé onde o envolvimento pode ser praticamente diagnóstico dos tipos específicos de artrite poliarticular degenerativa ou inflamatória (Tab. 11.6).

sobre o espaço intervertebral. Pequenos osteófitos estão associados com condições degenerativas. Ossificações de tecido mole grandes, focais e paravertebrais são observadas na artrite psoriática e na síndrome de Reiter. Essas excrescências ósseas se tornam muitas vezes coalescentes e contíguas com os corpos vertebrais, resultando em pontes extra-articulares na face lateral da coluna vertebral (Fig. 11.20). Tipicamente, elas ocorrem nas faces laterais dos corpos vertebrais e não envolvem níveis múltiplos e contíguos no mesmo lado.

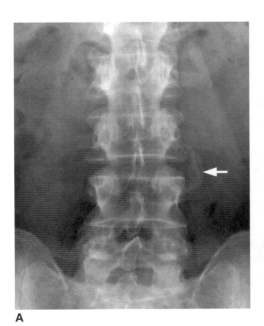 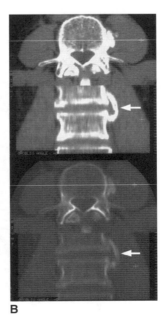

Figura 11.20 Ossificação nos tecidos moles paraespinais que leva à formação de osteófitos em ponte (*setas*) (artrite reativa). **A:** Radiografia em AP. **B:** TC axial e reformatações coronais.

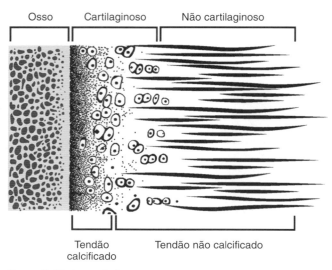

Figura 11.21 Anatomia de uma entese.

Tabela 11.4 Causas comuns de artrite monoarticular
Relacionada a cristais
Artropatia hemofílica
Reumatoide (incluindo artrite crônica juvenil)
Infecciosa
Lesões sinoviais (condromatose, SVNP)
Traumática

Na mão, o envolvimento degenerativo das articulações IFD múltiplas sugere osteoartrite, ao passo que o envolvimento inflamatório sugere artrite psoriática. O envolvimento degenerativo das articulações MCF múltiplas sugere artropatia por pirofosfato, enquanto o envolvimento das articulações MCF sugere artrite reumatoide. O envolvimento degenerativo da primeira articulação carpometacarpal (CMC) sugere osteoartrite. O envolvimento inflamatório das múltiplas articulações intercarpais sugere artrite reumatoide, artrite psoriática ou artrite gotosa. O envolvimento degenerativo da articulação radiocarpal sugere artropatia por pirofosfato. No pé, o envolvimento degenerativo da primeira articulação metatarsofalângica (MTF) sugere osteoartrite. O envolvimento inflamatório da combinação das articulações MTF e IF múltiplas sugere artrite psoriática ou síndrome de Reiter, ao passo que o envolvimento inflamatório das articulações MTF múltiplas sem envolvimento da articulação IF sugere espondilite anquilosante ou artrite reumatoide. O envolvimento degenerativo da primeira articulação tarsometatarsal (TMT) sugere osteoartrite. O envolvimento inflamatório das articulações metatarsais múltiplas sugere artrite reumatoide. O envolvimento degenerativo da articulação talonavicular sugere artropatia por pirofosfato.

Achados laboratoriais

Achados anormais nos exames laboratoriais são fundamentais no diagnóstico de doenças articulares. Eles são de maior valor quando correlacionados com radiografias e com outras informações clínicas. O material para a análise laboratorial é geralmente obtido a partir do sangue ou da articulação. O líquido sinovial pode ser colhido com aspiração por agulha fina. As amostras de membrana sinovial, cartilagem articular ou tecidos moles periarticulares são geralmente obtidas por biópsia.

O fator reumatoide (FR) é um grupo de autoanticorpos não específicos encontrados não somente no soro dos pacientes com artrite reumatoide, mas também naquele dos pacientes com outras doenças inflamatórias agudas e crônicas. Essas doenças incluem infecções virais como AIDS, mononucleose e influenza; infecções bacterianas crônicas como tuberculose e endocardite bacteriana subaguda; infecções parasíticas; neoplasmas após quimioterapia ou radioterapia; e vários locais hiperglobulinêmicos. A sensibilidade e a especificidade da detecção do FR variam com o método particular de medidas. O método mais comum é o teste de fixação de látex, no qual o soro do paciente é provocado com partículas de látex revestidas com imunoglobulina G humana tratada com calor. Um resultado positivo – isto é, aglutinação das partículas de látex em razão da presença de FR – torna o paciente soropositivo ou positivo FR. Um resultado negativo também possui importância clínica porque é um fator que distingue a artrite reumatoide do grupo clinicamente sobreposto de espondiloartropatias soronegativas. A força de um resultado positivo possui significância terapêutica e prognóstica. Todavia, apenas 80% dos pacientes com artrite reumatoide clássica têm FR positivo, assim como são 30% dos pacientes com doenças não reumáticas, 25% dos pacientes com outras doenças reumáticas e 5% da população normal.

Os ANA são uma população heterogênea de anticorpos do soro que reagem a vários componentes nucleares humanos, incluindo DNA. Eles são detectados por um teste de rastreamento por imunofluorescência. Um teste ANA positivo é um marcador empírico para a doença do tecido conjuntivo. O teste é positivo em aproximadamente todos os pacientes com lúpus eritematoso sistêmico, esclerodermia e doença do tecido conjuntivo mista e em aproximadamente 80% dos pacientes com polimiosite/dermatomiosite. A real significância patogenética é obscura. As mudanças nos níveis de ANA

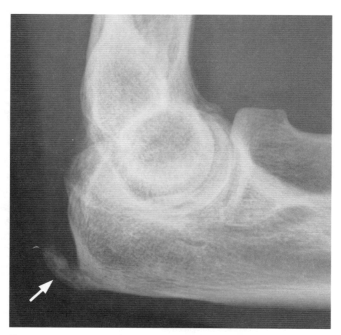

Figura 11.22 Entesófito (seta) na inserção do tendão do tríceps.

Capítulo 11 • Abordagem da doença articular   205

Tabela 11.5 Distribuição da artrite poliarticular

Artrite	Simetria	Locais predominantes de envolvimento
Artrite reumatoide	Simétrica	Mão (IFPs, MCFs), punho (pancompartimental), cotovelo, ombro, quadril, joelho, pé (intertarsal múltiplo, MTFs) e coluna cervical
Espondilite anquilosante	Simétrica	Articulação SI, ascendente à coluna lombar, torácica e cervical, quadril e pé (MTFs)
Síndrome de Reiter	Assimétrica	Articulação SI, pé (MTFs, IFs, calcâneo) e coluna lombar
Artrite psoriática	Assimétrica	Mão (muitas vezes quirodáctilos inteiros), punho, pé (MTFs, IFs, calcâneo), coluna lombar e articulação SI
Osteoartrite primária	Assimétrica	Mão (IFDs, IFPs, primeira CMC), joelho (especialmente compartimento medial), quadril (superolateral ou medial) e pé (primeira MTF, primeira TMT)
Doença de deposição de PFCD	Assimétrica	Punho (radiocarpal), ombro (glenoumeral), joelho (especialmente patelofemoral), cotovelo, tornozelo e pé (talonavicular)
Gota	Assimétrica	Mão (articulações aleatórias), cotovelo, joelho e pé (primeira MTF e articulações aleatórias)

Tabela 11.6 Artrite poliarticular: locais que sugerem doenças específicas quando envolvidos por mudanças degenerativas ou inflamatórias

Local(is) envolvido(s)	Tipo de mudanças articulares degenerativas	Inflamatórias
Mão e punho		
Articulações IFD múltiplas	Osteoartrite	Artrite psoriática
Articulações MCF múltiplas	Doença de deposição de PFCD	Artrite reumatoide
Primeira articulação CMC	Osteoartrite	
Articulações intercarpais múltiplas		Artrite reumatoide
		Artrite psoriática
		Artrite gotosa
Articulação radiocarpal	Doença de deposição de PFCD	
Pé		
Primeira articulação MTF	Osteoartrite	
Articulações MTF e IF múltiplas		Artrite psoriática
		Síndrome de Reiter
Articulações MTF múltiplas		Espondilite anquilosante
		Artrite reumatoide
Primeira articulação TMT	Osteoartrite	
Articulações intertarsais múltiplas		Artrite reumatoide
Articulação talonavicular	Doença de deposição de PFCD	

séricos podem estar em paralelo com o curso clínico e ser usadas para acompanhar a atividade da doença.

Os antígenos ALH representam um grupo polimórfico de antígenos herdados encontrados nas membranas da superfície das células; os antígenos ALH têm um papel biológico incerto. Os genes para os antígenos ALH estão localizados no sexto cromossomo no complexo de histocompatibilidade maior. Embora esteja bem estabelecido que determinados antígenos ALH específicos estão associados com determinadas doenças reumáticas, a relação precisa desses marcadores genéticos com a doença é incerta. Eles

podem influenciar não somente a probabilidade de uma doença, mas também a idade do início, a gravidade e os aspectos clínicos individuais. Existem três principais associações de antígenos ALH com as doenças reumáticas: (a) ALH-B27 com espondilite anquilosante, síndrome de Reiter, artrite psoriática e artrite enteropática; (b) ALH-Cw6 com psoríase e artrite psoriática; e (c) ALH-DR4 com artrite reumatoide. A associação mais forte é entre ALH-B27 e espondilite anquilosante. A predominância desse antígeno em pacientes com espondilite anquilosante é de 90%, comparada com 9% na população branca geral.

Referências bibliográficas e leituras sugeridas

Brower AC. *Arthritis in Black and White*. 2nd Ed. Philadelphia, PA: WB Saunders; 1997.

eMedicine. http://emedicine.medscape.com.

Firestein GS, Budd RC, Harris ED Jr, et al. *Kelley's Textbook of Rheumatology*. 8th Ed. Philadelphia, PA: Saunders; 2008.

Forrester DM, Brown JC. *The Radiology of Joint Disease*. 3rd Ed. Philadelphia, PA: WB Saunders; 1987.

Frediani B, Falsetti P, Storri L, et al. Quadricepital tendon enthesitis in psoriatic arthritis and rheumatoid arthritis: Ultrasound examinations and clinical correlations. *J Rheumatol*. 2001;28:2566–2568.

Griffin LY. *Essentials of Musculoskeletal Care*. 3rd Ed. Rosemont, IL: American Academy of Orthopedics; 2005.

Groshar D, Rozenbaum M, Rosner I. Enthesopathies, inflammatory spondyloarthropathies and bone scintigraphy. *J Nucl Med*. 1997;38:2003–2005.

Koopman WJ, Boulware DW, Heudebert G. *Clinical Primer of Rheumatology*. Philadelphia, PA: Lippincott Williams & Wilkins; 2003.

Koopman WJ, Moreland LW, eds. *Arthritis and Allied Conditions: A Textbook of Rheumatology*. 15th Ed. Philadelphia, PA: Lippincott Williams & Wilkins; 2004.

McGonagle D, Gibbon W, Emery P. Classification of inflammatory arthritis by enthesitis. *Lancet*. 1998;352:1137–1140.

Resnick D, ed. Diagnosis of Bone and Joint Disorders. 4th Ed. Philadelphia, PA: WB Saunders; 2002.

Resnick D, Niwayama G. Entheses and enthesopathy. Anatomical, pathological, and radiological correlation. *Radiology*. 1983;146:1–9.

Salvarani C, Cantini F, Olivieri I, et al. Magnetic resonance imaging and polymyalgia rheumatica. *J Rheumatol*. 2001;28:918–919.

12 Artrite inflamatória

Artrite reumatoide	Dermatomiosite e polimiosite	Artrite séptica
Aspectos patológico-radiológicos	Síndromes de sobreposição	Miscelânea
Mão e punho	Espondiloartropatia	Sinovite granulomatosa
Outras articulações periféricas	Espondilite anquilosante	Sinovite viral
Coluna vertebral	Artrite reativa	Doença de Lyme
Manifestações extra-articulares	Artrite psoriática	
Doença do tecido conjuntivo	Espondiloartropatia enteropática	
Lúpus eritematoso sistêmico	Diagnóstico diferencial	
Esclerodermia	Artrite idiopática juvenil	

Este capítulo aborda as formas clínicas de artrite e as doenças do tecido conjuntivo que se apresentam nas radiografias com uma preponderância de mudanças inflamatórias.

Artrite reumatoide

A artrite reumatoide é uma doença autoimune sistêmica manifestada no sistema musculoesquelético pela poliartrite inflamatória das pequenas articulações sinoviais. A patogênese não é compreendida e nenhum agente causador foi provado. A suscetibilidade à doença e sua expressão são afetadas por fatores genéticos. A artrite reumatoide geralmente se distingue de outras artrites pela presença do fator reumatoide (FR) no soro (ver Cap. 11). A predominância de artrite reumatoide na população geral é de 1%, com mais mulheres afetadas do que homens, em uma razão de 3:1. Em geral, altos títulos de FR correlacionam-se com a doença mais grave. A variação de idade típica na apresentação é de 25 a 55 anos. Em 70% dos casos, o início é insidioso e ocorre de semanas a meses; em 20%, o início ocorre de dias a semanas e em 10%, o início é agudo e ocorre em uma questão de horas a dias. O início agudo imita o início da artrite séptica. O curso clínico da artrite reumatoide é progressivo em 70% dos casos, levando à doença incapacitante, destrutiva. O avanço clínico pode ser rápido ou lento. Em 20% dos casos, a doença é intermitente com as remissões geralmente durando mais tempo que as exacerbações e, em 10%, as remissões duram vários anos. O diagnóstico clínico é baseado nos critérios que incluem rigidez matinal, edema simétrico da articulação interfalângica proximal (IFP), articulações metacarpofalângicas (MCF) ou do punho, nódulos reumatoides, FR do soro e achados radiográficos específicos.

Aspectos patológico-radiológicos

A mudança patológica subjacente na artrite reumatoide é inflamação sinovial crônica com hiperemia, edema e produção de líquido em excesso. A cronicidade leva à hipertrofia e à fibrose. A sinóvia hipertrófica, cronicamente inflamada, é chamada de *pano*. O pano dissolve a cartilagem e o osso pelas ações das enzimas ao longo de sua margem em avanço. Achados radiográficos iniciais comumente observados incluem edema do tecido mole periarticular fusiforme – correspondendo à hipertrofia sinovial e à efusão articular – e erosões agudas nas margens da articulação. A cartilagem articular também pode ser dissolvida pelas enzimas liberadas dentro do espaço articular, causando estreitamento uniforme do espaço articular nas radiografias. A hiperemia sinovial causa osteoporose justa-articular. Há uma falta característica de formação de osso reativo. Achados radiográficos tardios comuns incluem osteoporose cronicamente generalizada, progressão das erosões marginais para erosões graves envolvendo osso subcondral, formação de cisto sinovial, subluxações e anormalidades de alinhamento e osteoartrite secundária. Nem todos os achados estão presentes em qualquer momento nos pacientes individuais; a observação das combinações desses achados deve levar ao diagnóstico correto. O padrão radiográfico distinto de osteoporose crônica, erosões marginais e pouca formação de osso reativo, se houver, é o marco da artrite reumatoide. Embora o esqueleto apendicular tenda a estar extremamente afetado, o esqueleto axial é geralmente preservado, com exceção da coluna cervical superior. O envolvimento clínico bilateralmente simétrico é normal, mas a gravidade do envolvimento radiológico não é necessariamente simétrica, especialmente quando as radiografias são obtidas cedo no curso clínico. As mudanças degenerativas secundárias podem ocorrer se o processo inflamatório diminuir durante vários anos. A artrite reumatoide e a osteoartrite primária são condições comuns; os pacientes com as duas doenças podem ter achados radiográficos confusos.

A ultrassonografia e a RM são mais sensíveis do que a radiografia na detecção da sinovite, a principal anormalidade na artrite reumatoide. O edema da medula óssea subcondral pode ocorrer com a sinovite e ambos são precursores das erosões ósseas. As erosões não ocorrerão na ausência de sinovite. Os critérios da RM para o diagnóstico da artrite reumatoide incluem intensificação com contraste periarticular do punho ou das articulações MCF ou IFP nas duas mãos, no edema da medula, nas erosões, na efusão articular, na efusão na bainha sinovial e na irregularidade e afinamento da cartilagem. O gadolínio ajuda a distinguir líquido articular não intensificado da proliferação sinovial intensificada e o pano. O tratamento bem-sucedido da artrite reumatoide inicial com drogas antirreumáticas modificadoras da doença que suprimem a sinovite pode ser evidente na RM como reversão da sinovite e edema da medula para o normal. A RM também é útil na avaliação das complicações da artrite reumatoide na junção craniocervical e em outros locais.

Mão e punho

Há uma variabilidade considerável na distribuição das anormalidades radiográficas na artrite reumatoide e os achados nas radiografias podem não se correlacionar com os aspectos clínicos. As primeiras mudanças radiográficas são edema do tecido mole fusiforme e osteoporose justa-articular (Figs. 12.1 e 12.2). Na mão, a artrite reumatoide envolve classicamente as articulações MCF e IFP. As erosões ósseas mais precoces geralmente ocorrem nas articulações MCF (Fig. 12.3), muitas vezes a segunda e a terceira no lado radial. A articulação IFP do dedo médio é outro local de envolvimento inicial típico. As radiografias oblíquas podem mostrar reabsorção de osso subcondral sutil. O edema do tecido mole fusiforme, a osteoporose justa-articular, a perda concêntrica de espaço de cartilagem e as erosões marginais agudas podem ser observadas (Fig. 12.4). As erosões compressivas e a remodelagem óssea podem resultar do colapso do osso osteoporótico pela tensão muscular, especialmente comum nas articulações MCF. A perda de tensão equilibrada normal nos dedos resulta em várias deformidades de alinhamento, incluindo as deformidades em pescoço de cisne e botoeira dos dedos (ver Fig. 11.15) e a deformidade em forma de Z do polegar (Fig. 12.5). As erosões superficiais do córtex podem ocorrer debaixo das bainhas dos tendões inflamados, especialmente junto com o aspecto externo da ulna distal, o aspecto dorsal do primeiro metacarpal e a falange proximal do primeiro dedo.

No punho, o envolvimento pan-compartimental é normal (Fig. 12.6). As primeiras mudanças ósseas são erosões nos processos estiloides ulnar e radial e nas cinturas dos ossos capitato e escafoide. Na RM, as erosões são evidentes como defeitos focais no osso que tem sinal baixo a intermediário nas imagens ponderadas em T1 e sinal alto nas imagens ponderadas em T2 (Fig. 12.7). Nas imagens ponderadas em T1 com o uso do gadolínio, o *pannus* dentro das erosões apresenta realce. O desalinhamento ósseo nas doenças avançadas resulta da perda de tensão muscular equilibrada e da restrição ligamentosa. O envolvimento dos tendões pode ser demonstrado pela RM (Fig. 12.8). Nas imagens ponderadas em T2, as bainhas sinoviais mostram líquido e sinal alto. Nas imagens ponderadas em T1 após a injeção de gadolínio, a sinóvia inflamada mostra intensificação. Os padrões de instabilidade ligamentosa pós-traumática do punho, descritos no Capítulo 2, são muitas vezes observados na artrite reumatoide avançada.

Outras articulações periféricas

No cotovelo, a hipertrofia sinovial e a efusão fornecem um sinal de coxim adiposo. Assim como nas outras articulações, são observados o estreitamento do espaço articular uniforme, a osteoporose periarticular e as erosões. Na articulação glenoumeral, as erosões são especialmente proeminentes ao redor do úmero proximal, e a

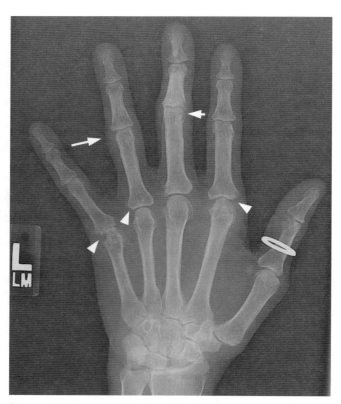

Figura 12.1 Mão reumatoide. Uma deformidade em botoeira está presente no dedo médio. As erosões afetam a articulação IFP do dedo médio (*seta curta*) e as articulações MCF dos dedos indicador, anelar e mínimo (*pontas de setas*). O edema do tecido mole fusiforme aparece na articulação IFP do dedo anelar (*seta longa*).

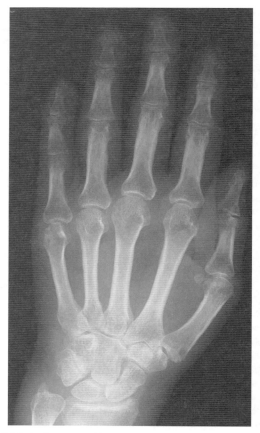

Figura 12.2 Artrite reumatoide com mudanças erosivas precoces nas articulações MCF.

Capítulo 12 • Artrite inflamatória   209

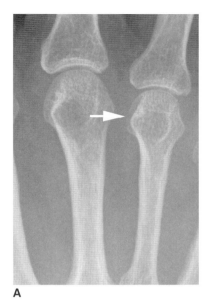
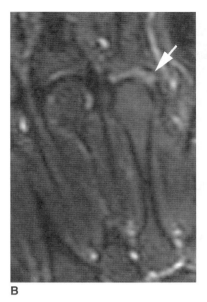
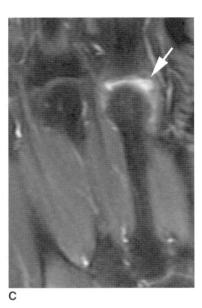

A **B** **C**

Figura 12.3 Artrite reumatoide envolvendo a articulação MCF do dedo anelar. **A:** A radiografia mostra erosão óssea subcondral precoce (*seta*). **B:** A RM com supressão de gordura ponderada em T2 coronal mostra efusão *(seta)*. **C:** A RM com supressão de gordura ponderada em T1 coronal após a injeção de gadolínio mostra realce *(seta)*.

ruptura ou a atrofia do manguito rotador causa subluxação superior da cabeça umeral e mudanças adaptativas na superfície inferior do acrômio proveniente da cabeça do úmero (Figs. 12.9 e 12.10). A reabsorção da clavícula distal e a ampliação da articulação acromioclavicular são frequentemente observadas na artrite reumatoide. No joelho, a invasão do menisco pelo pano ocorre cedo e pode ser detectável na RM. As mudanças inflamatórias típicas podem ser

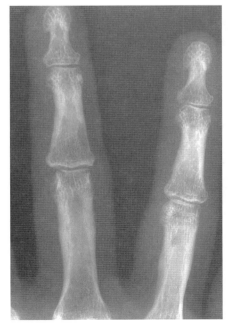

Figura 12.4 Artrite reumatoide com osteoporose justa-articular.

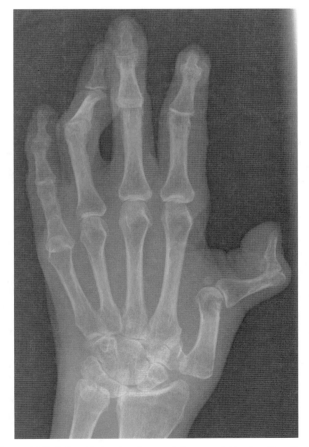

Figura 12.5 Deformidades da mão na artrite reumatoide. A radiografia PA mostra deformidade em botoeira no dedo anelar, deformidade em forma de Z do polegar, luxação proximal da primeira articulação CMC, luxação volar da articulação MCF do dedo mínimo e translocação ulnar do carpo.

210   Parte III • Doença articular

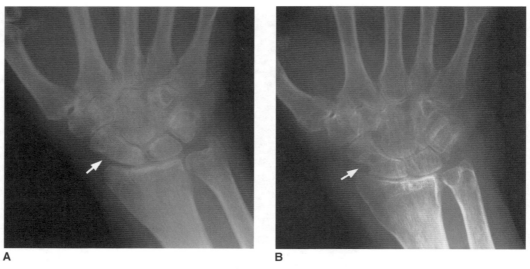

Figura 12.6 Punho reumatoide. **A:** Os achados iniciais incluem osteoporose justa-articular e erosões súbitas, incluindo a cintura escafoide (*seta*). **B:** O mesmo paciente, seis anos depois, tem erosões graves e subluxações. A translocação ulnar está presente. Os ossos estão difusamente osteoporóticos, sem mudanças proliferativas. A erosão da cintura escafoide aumentou (*seta*).

superimpostas nas mudanças degenerativas secundárias, mas a resposta óssea proliferativa é desproporcionalmente modesta em comparação com a perda do espaço articular (Fig. 12.11). Na RM, efusões, erosões, perda de cartilagem difusa, edema da medula óssea e pano podem ser demonstrados no joelho (Fig. 12.12). O quadril é envolvido com menos frequência que o joelho. A perda uniforme concêntrica do espaço articular com migração axial é normal, mas a migração superior similar àquela na osteoartrite também pode ocorrer. São comuns a protrusão do acetábulo (ace-tábulo protruso), a anquilose fibrosa, cistos subcondrais, erosões e mudanças reparadoras secundárias e degenerativas. Se forem administrados esteroides, a osteonecrose da cabeça femoral é uma complicação potencial. No pé, as mudanças podem ser observadas cedo nas articulações metatarsofalângica (MTF) e interfalângica (IF) do hálux (Fig. 12.13). Embora as mudanças gerais da artrite reumatoide encontradas em outro local no esqueleto possam estar presentes no pé, as erosões tendem a ser pequenas e infrequentes. O envolvimento do tecido mole pode levar à deformidade do

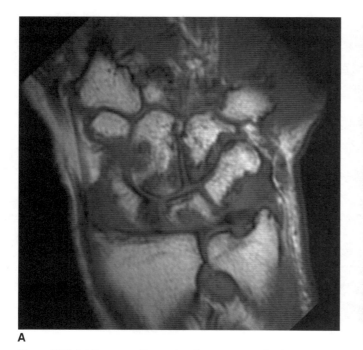
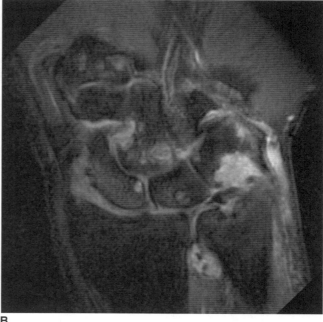

Figura 12.7 Artrite reumatoide envolvendo os ossos carpais. **A:** A RM ponderada em T1 coronal mostra erosões. **B:** A RM com supressão de gordura ponderada em T1 coronal após a injeção de gadolínio demonstra realce das erosões, correspondendo ao *pannus* inflamatório.

Coluna vertebral

Na coluna, a parte cervical superior é o único lugar comum de envolvimento. Até 70% dos pacientes com artrite reumatoide são sintomaticamente afetados em algum momento e até 85% daqueles com artrite reumatoide clássica apresentam mudanças radiológicas na coluna cervical superior. A articulação atlantoaxial (C1-C2) possui uma articulação sinovial anteriormente onde o processo odontoide se articula com o arco anterior de C1 e é estabilizado posteriormente pelo ligamento transverso. Uma bolsa é interposta entre o processo odontoide e o ligamento transverso. A sinovite nesses locais pode causar erosões no processo odontoide e ruptura do ligamento transverso (Figs. 12.15 e 12.16), resultando em um alargamento do espaço pré-dentário. Uma consequência é a instabilidade atlantoaxial, com perigo iminente de quadriplegia ou morte. Abaixo do nível de C2, a coluna cervical pode estar difusamente envolvida pelo estreitamento do espaço articular. O pano inflamatório nas articulações uncovertebrais sinoviais (articulações de Luschka) pode se estender para dentro dos discos intervertebrais. A coluna torácica e a coluna lombar geralmente são preservadas. O envolvimento da articulação sacroilíaca (SI) não é frequente, mas, quando presente, é moderado e assimétrico.

Manifestações extra-articulares

As manifestações extra-articulares de artrite reumatoide incluem nódulos reumatoides, desenvolvimento de fístulas cutâneas, infecções, anormalidades hematológicas, vasculite, doença renal, doença pulmonar e complicações cardíacas.

Doença do tecido conjuntivo

Lúpus eritematoso sistêmico

O lúpus eritematoso sistêmico (LES) é uma doença sistêmica crônica, patogênese relacionada com a deposição do complexo imune. É mais comum nas mulheres, com uma razão de 8:1, e há

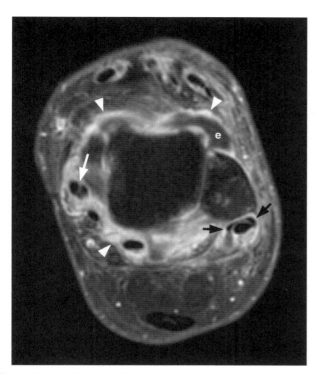

Figura 12.8 Artrite reumatoide do tornozelo esquerdo com tenossinovite. A RM com supressão de gordura ponderada em T1 axial após a administração de gadolínio mostra sinóvia espessa e com captação intensa (*pontas de seta*). A efusão (*e*) é detectada na parte anterior do tornozelo e pode-se observar as fissuras longitudinais do tendão do tibial posterior (*seta branca*) e o tendão fibular curto (*setas pretas*).

hálux valgo e à deformidade em plano valgo do pé. No calcanhar, a bursite retrocalcânea, a tendinite do calcâneo e a fasciíte plantar podem causar edema e erosões calcâneas (Fig. 12.14). Pode ocorrer ruptura espontânea do tendão do calcâneo.

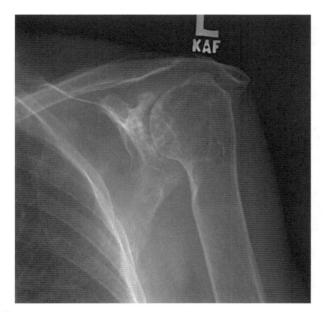

Figura 12.9 Radiografia do ombro na artrite reumatoide avançada mostra osteopenia, erosão da clavícula distal e remodelação da superfície inferior do acrômio e diáfise umeral medial.

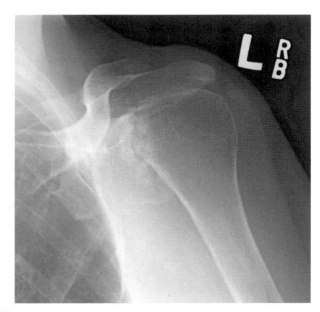

Figura 12.10 Ombro reumatoide com ossos osteoporóticos e alterações degenerativas glenoumeral secundária. A clavícula distal está desgastada e remodelada.

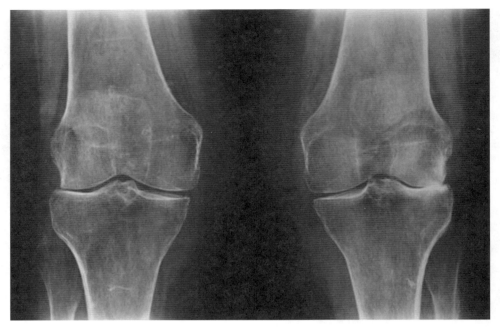

Figura 12.11 Joelhos reumatoides. Os ossos são osteoporóticos. A perda de espaço articular uniforme está presente com mudanças ósseas proliferativas mínimas. Observam-se algumas alterações osteoartríticas secundárias no compartimento lateral do joelho esquerdo.

um componente de suscetibilidade genética. O teste de ANA fluorescente praticamente é sempre positivo no início da doença clínica. As manifestações no sistema musculoesquelético são comuns e podem preceder outras manifestações sistêmicas por meses ou anos. A poliartrite simétrica não erosiva está presente em 75 a 90% dos pacientes com LES. Os achados iniciais nas radiografias são edema do tecido mole fusiforme e osteoporose justa-articular, mas não deve haver estreitamento ou erosões do espaço articular. Uma neuropatia não erosiva deformante também é comum no LES. As mãos são tipicamente afetadas nas articulações MCF e IF (Figs. 12.17 e 12.18). O envolvimento do polegar, punho e pé é mais comum que do ombro e do joelho, e 10% dos pacientes podem desenvolver subluxação atlantoaxial. Essas deformidades são inicialmente redutíveis e as radiografias podem ser normais. As deformidades fixas e as mudanças degenerativas secundárias podem se desenvolver com o tempo. A osteonecrose pode envolver a cabeça femoral, o côndilo femoral, a cabeça umeral e outros locais e comumente tem uma distribuição simétrica. A miosite, o enfraquecimento do tendão e a ruptura espontânea e a calcificação do tecido mole são outras manifestações musculoesqueléticas.

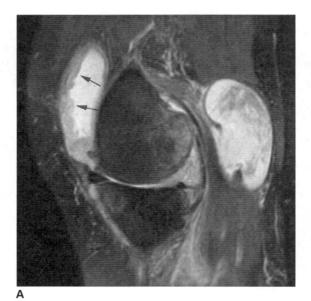
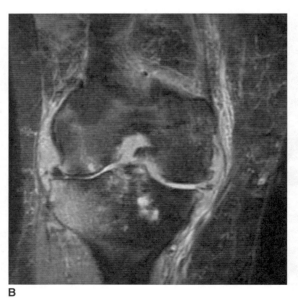

A   **B**

Figura 12.12 Joelho reumatoide. **A:** A RM com supressão de gordura ponderada em T2 sagital mostra grande efusão e cisto de Baker com espessamento sinovial (*setas*). A perda difusa da cartilagem e edema subcondral estão presentes. **B:** A RM com supressão de gordura ponderada em T1 coronal após a administração de gadolínio mostra realce sinovial e subcondral.

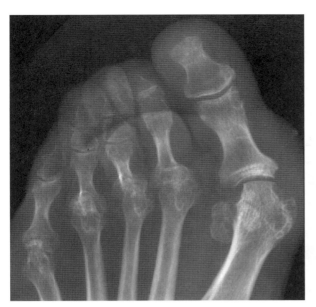

Figura 12.13 Pé reumatoide. O hálux é desviado lateralmente e as articulações MTF remanescentes estão subluxadas. As erosões estão presentes em todas as articulações MTF e na articulação IF do hálux; as outras articulações parecem preservadas. Algumas erosões parecem escleróticas, sugerindo estabilidade clínica.

Esclerodermia

O esclerodermia (esclerose sistêmica progressiva) é uma doença do tecido conjuntivo, autoimune, fibrosa e multissistêmica de curso clínico variável. Caracteristicamente, a pele fica fibrótica, grossa e esticada. O envolvimento gastrintestinal e renal é proeminente. As manifestações radiológicas no sistema musculoesquelético estão presentes na maioria dos pacientes. Essas anormalidades geralmente

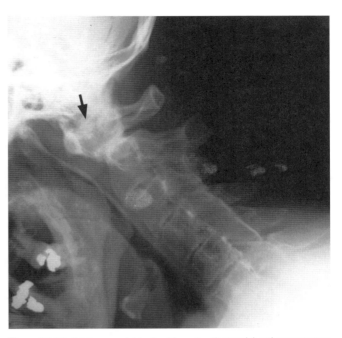

Figura 12.15 Artrite reumatoide. A subluxação atlantoaxial está presente com um grande hiato entre o arco anterior de C1 e o processo odontoide (*seta*).

são observadas nas mãos e consistem em atrofia do tecido mole, calcificação do tecido mole, reabsorção dos tufos falângicos e erosões da articulação interfalângica (IF) distal. A destruição óssea e as erosões ósseas são comuns nos tufos falângicos (Fig. 12.19). A atrofia do tecido mole resulta em pontas dos dedos em forma de cone. Em geral, as calcificações subcutâneas estão presentes nos dedos múltiplos e em outros lugares nos membros; os depósitos de cálcio são distróficos e consistem em depósitos de hidroxiapatita de cálcio onde há

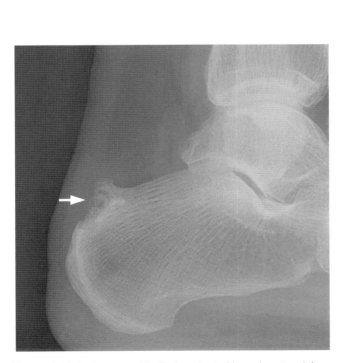

Figura 12.14 Artrite reumatoide. O edema dos tecidos moles retrocalcâneos está presente, com uma grande erosão no osso adjacente (*seta*).

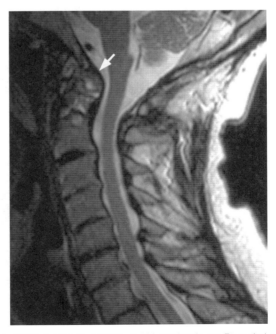

Figura 12.16 Artrite reumatoide. A RM ponderada em T2 sagital mostra *pannus* (*seta*) erodindo o processo odontoide e causando um efeito de massa sobre a medula espinal.

214   Parte III • Doença articular

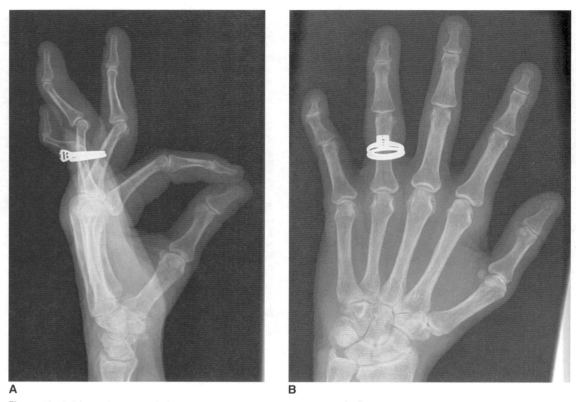

Figura 12.17 Lúpus eritematoso sistêmico com deformidades de alinhamento. **A, B:** Radiografias lateral e PA mostram deformidades em pescoço de cisne dos dedos anelar e mínimo, com hiperextensão IFP do dedo médio.

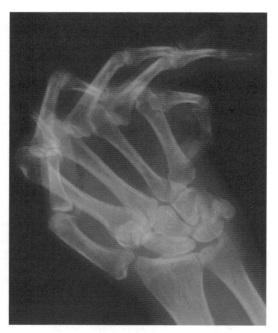

Figura 12.18 Lúpus eritematoso sistêmico com subluxações graves. As erosões estão ausentes.

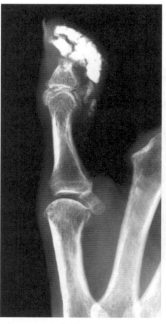

Figura 12.19 Esclerodermia com depósitos de hidroxiapatita de cálcio no polegar e atrofia dos tecidos moles.

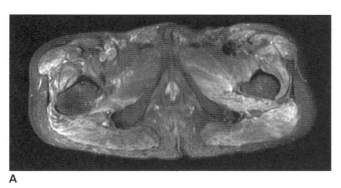 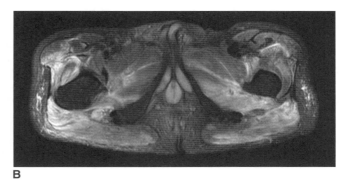

Figura 12.20 Dermatomiosite. **A:** A RM STIR axial mostra edema muscular (alto sinal) simetricamente distribuído nos músculos glúteo e adutor. **B:** A RM com supressão de gordura ponderada em T1 axial após a administração de gadolínio intravenoso demonstra realce que corresponde às regiões de edema.

dano tecidual local. A calcificação também pode ocorrer nos tendões e nas bainhas dos tendões, nas cápsulas articulares e mesmo dentro da cavidade articular. A fibrose sinovial sem inflamação pode causar contraturas de flexão.

Dermatomiosite e polimiosite

A dermatomiosite e a polimiosite são doenças de etiologia desconhecida que afetam o músculo estriado por inflamação difusa, não supurativa e pela degeneração. A patogênese envolve um mecanismo autoimune. Na dermatomiosite, a pele também é afetada. Múltiplas classificações clínicas são baseadas em vários aspectos, particularmente fraqueza muscular progressiva e exantema. Há risco associado de malignidade nos pacientes com mais de quarenta anos de idade com dermatomiosite, especialmente os homens. O diagnóstico é feito por meio de estudos de enzima do soro, eletromiografia e biópsia muscular. Os achados de imagem iniciais de dermatomiosite e polimiosite podem ser realizados na RM. A RM ponderada em T2 mostra sinal alto nos músculos envolvidos (Fig. 12.20). O envolvimento é em geral bilateralmente simétrico e o curso da doença pode ser seguido pela RM. Nas radiografias, a anormalidade característica é a calcificação de tecido mole disseminada, particularmente dos planos fasciais intermusculares entre os grandes músculos do membro proximal (Figs. 12.21 e 12.22). Também pode haver calcificações subcutâneas similares às do esclerodermia (Fig. 12.23). A atrofia muscular, as contraturas e a osteoporose crônica são achados tardios no curso clínico.

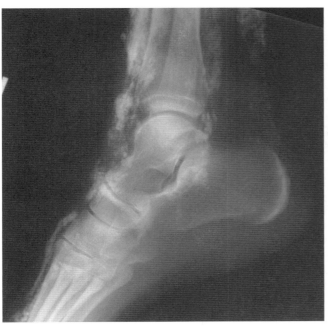

Figura 12.21 Dermatomiosite no tornozelo com calcificação de tecidos moles.

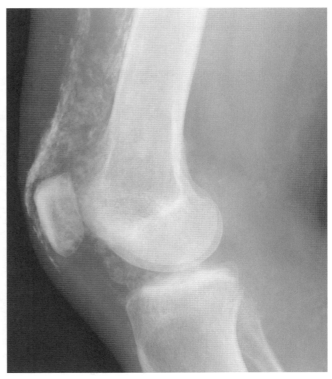

Figura 12.22 Dermatomiosite no joelho com calcificação de tecidos moles proeminente ao redor dos músculos do quadríceps.

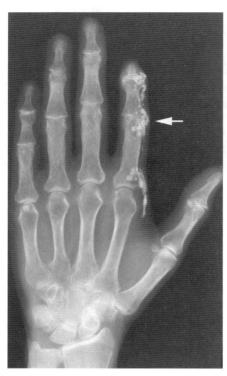

Figura 12.23 Polimiosite com calcificação do tecido mole (*seta*) envolvendo o dedo indicador.

Síndromes de sobreposição

Os pacientes podem ter doenças reumáticas com aspectos clínicos que se sobrepõem aos de várias doenças reumatoides mais bem definidas no início ou no final do curso clínico. Os aspectos radiográficos da doença também podem ser sobrepostos, de modo que um caso individual pode mostrar combinações de aspectos de artrite reumatoide, esclerodermia, LES e dermatomiosite. Essas síndromes de sobreposição também podem ser chamadas de *doença do tecido conjuntivo mista*.

Espondiloartropatia

As espondiloartropatias são um grupo heterogêneo de condições inter-relacionadas. As manifestações musculoesqueléticas comuns a essas doenças incluem envolvimento vertebral, especialmente nas articulações SI, entesopatia e artrite periférica assimétrica dos membros inferiores. Os aspectos adicionais comuns são predisposição genética, manifestações extra-articulares na pele, no intestino, no trato urogenital ou nos olhos, FR negativo e uma associação com ALH-B27. Essas condições foram chamadas, no passado, de *variantes reumatoides,* de modo a distingui-las da artrite reumatoide e da *espondiloartropatia soronegativa* para refletir o FR negativo.

Espondilite anquilosante

A espondilite anquilosante é uma doença inflamatória crônica da coluna vertebral e das articulações SI. A etiologia é desconhecida, mas há um componente genético; 90 a 95% dos pacientes brancos com espondilite anquilosante clássica têm ALH-B27 (comparado com 9% de todos os pacientes brancos). A doença sintomática afeta aproximadamente 1% da população geral; a predominância da doença grave é de aproximadamente 0,1%. O início típico é dor lombar insidiosa e rigidez, nos adolescentes do sexo masculino. Na forma clássica grave, há anquilose ampla e deformidade da coluna; nas formas brandas, pode haver somente artralgias ocasionais. Na maioria dos casos, a espondilite anquilosante é uma doença benigna, autolimitada e subdiagnosticada, com mudanças radiográficas ausentes ou mínimas. A distribuição por sexo global é provavelmente igual, mas os homens geralmente têm a doença grave, progressiva, ao passo que as mulheres têm a doença branda, autolimitada.

A espondilite anquilosante começa na região lombossacra e ascende para a coluna cervical. Radiograficamente, os corpos vertebrais envolvidos se tornam quadrados por causa das erosões provenientes da inflamação nos tecidos moles pré-vertebrais (Fig. 12.24).

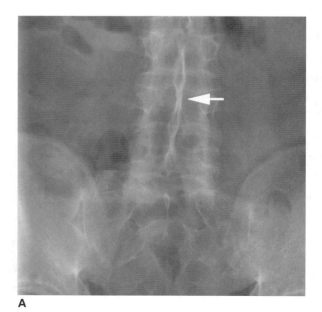
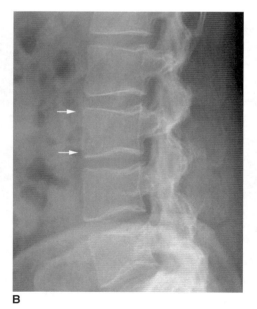

A **B**

Figura 12.24 Espondilite anquilosante. **A:** A radiografia AP da coluna lombar mostra que as articulações SI e os elementos posteriores da coluna (*seta*) estão com anquilose. **B:** A radiografia lateral da coluna lombar demonstra a quadratura (*setas*) dos aspectos anteriores dos corpos vertebrais lombares e anquilose dos elementos posteriores.

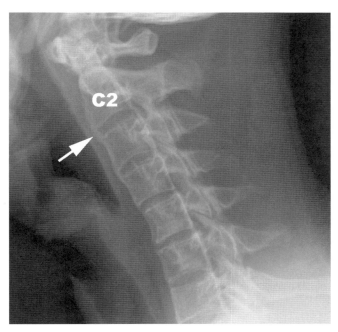

Figura 12.25 Espondilite anquilosante da coluna cervical. A radiografia lateral mostra sindesmófitos (*seta*) ligando os corpos vertebrais C2 até C4.

As articulações de faceta tornam-se inflamadas e então fundidas e os sindesmófitos, ossificações dentro e ao redor da periferia do ânulo fibroso se formam em níveis contíguos, levando por fim à coluna vertebral, que se assemelha a um bambu (Figs. 12.25 e 12.26). A dor nas costas diminui ou desaparece à medida que a coluna se funde, mas a coluna fundida se torna osteoporótica, frágil e sujeita a fraturas por insuficiência. Na pelve, as articulações SI tornam-se assimetricamente sombreadas, escleróticas e fundidas (Fig. 12.27). No início do processo, as articulações SI possuem tecido de granulação subcondral e a cartilagem articular é substituída pelo tecido fibroso. A anquilose acompanha a formação de nova cartilagem e do novo osso no espaço articular.

Aproximadamente 20% dos pacientes com espondilite anquilosante se apresentam inicialmente com poliartrite periférica e, por fim, aproximadamente 35% desenvolverá doença periférica. Essa poliartrite periférica é similar à artrite reumatoide nas manifestações clínicas, na aparência radiográfica e na fisiopatologia, mas a distribuição da doença tende a ser diferente. Pés, tornozelos, joelhos, quadris e ombros costumam ser afetados de maneira assimétrica; as mãos são geralmente poupadas. É provável que ocorra rigidez permanente ou anquilose óssea. A poliartrite periférica pode preceder, coincidir com, ou seguir o início das manifestações espinais.

A RM provou ser mais sensível do que a radiografia na detecção prematura da sacroileíte. A administração de gadolínio com supressão de gordura ponderada em T1 e a recuperação de inversão rápida são superiores às imagens ponderadas em T1 e T2. Os achados de RM de sacroileíte incluem intensidade de sinal de cartilagem anormal, erosões, intensidade aumentada na articulação e edema na medula óssea subcondral. A RM também pode ser capaz de distinguir a sacroileíte por causa da espondiloartropatia proveniente da artrite séptica da articulação SI.

Uma grande complicação ortopédica da espondilite anquilosante é a fragilidade biomecânica aumentada da coluna. Os sindesmófitos que ligam os corpos vertebrais e a anquilose dos elementos posteriores resultam em uma coluna vertebral rígida que não pode se mover ou dissipar as forças traumáticas. A remodelagem óssea de uma coluna vertebral com anquilose não melhora sua força biomecânica como uma unidade. Quando os pacientes com espondilite anquilosante estão envolvidos em quedas ou outros acidentes, as fraturas e luxações da coluna vertebral são comuns (Fig. 12.28). Essas fraturas podem avançar para a pseudartrose.

Artrite reativa

A artrite reativa é uma artrite inflamatória aguda que surge em razão de uma infecção em outro lugar do corpo, mas os organismos infecciosos não podem sofrer cultura a partir do líquido articular

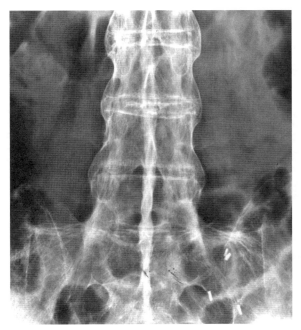

Figura 12.26 Espondilite anquilosante com sindesmófitos e ossificação das estruturas ligamentares posteriores. As articulações SI se fundiram.

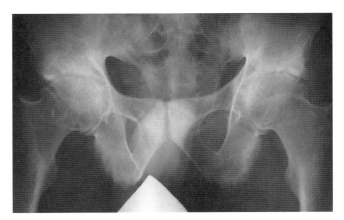

Figura 12.27 Espondilite anquilosante com artrite simétrica inflamatória do quadril, anquilose das articulações SI e hiperostose no ramo isquiático.

218   Parte III • Doença articular

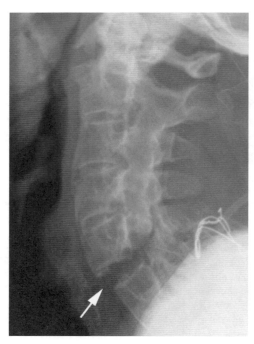

Figura 12.28 Espondilite anquilosante com fratura traumática da coluna cervical em C5-6 (*seta*).

ou sinóvia. A patogênese da doença é considerada de natureza imunológica, com predisposição genética. Após as infecções gastrintestinais por *Shigella, Salmonella, Yersinia,* ou *Campylobacter,* ou uma infecção do trato genitourinário por *Chlamydia,* aproximadamente 1 a 4% dos pacientes desenvolvem artrite reativa. Embora a tríade de artrite periférica, conjuntivite e uretrite tenha estado classicamente associada com a artrite reativa, a definição atual geralmente inclui casos de artrite que ocorrem dentro de dois meses de um episódio de infecção venérea ou disenteria epidêmica. A tríade clássica está presente em apenas um terço dos casos de artrite reativa. O diagnóstico pode ser de difícil execução, porque não há teste laboratorial definitivo e o episódio disentérico ou venéreo pode ser brando ou silente. Há uma acentuada predominância masculina de pelo menos 5:1. A idade típica do início é de 15 a 40 anos. O ALH-B27 está presente em 70 a 80% dos casos e o FR do soro é negativo. Clinicamente, a artrite reativa é uma oligoartrite do membro inferior assimétrico manifestada por dedos em salsicha, dor no calcanhar, edema, dor lombar e sensibilidade na articulação SI. Os sinais clínicos iniciais incluem efusão, edema periarticular e tendinite. Em muitos casos se desevolvem periostite leve, entesopatia, ossificação em forma de curva paravertebral e sacroileíte assimétrica. A densidade óssea é preservada na doença crônica.

As anormalidades radiográficas se desenvolvem em 60 a 80% dos casos, com envolvimento das articulações sinoviais, sínfises e enteses. A doença tem uma predileção pelo pé – especialmente hálux, tornozelos, joelhos e articulações SI – e manifestações raramente são observadas acima do nível do umbigo. As erosões ósseas combinadas com a proliferação óssea caracterizam uma artrite assimétrica. As erosões primeiro aparecem nas margens articulares e podem avançar para envolver o osso subcondral na porção central da articulação. A proliferação óssea pode assumir a forma de periostite (linear ou leve), calcificação e ossificação na entese e produção de osso intra-articular com anquilose óssea. Anormalidades adicionais podem incluir edema do tecido mole fusiforme, efusões, osteoporose regional ou periarticular e estreitamento do espaço articular simétrico ou concêntrico.

A sacroileíte é a manifestação mais comum. A incidência de sacroileíte aumenta com a cronicidade da doença, aumentando de 5 a 10% dos casos no início e talvez 75% após vários anos. A sacroileíte é evidente nas radiografias, aparece sombreada e com eburnação das superfícies articulares sacral e ilíaca adjacentes, inicialmente pior no lado ilíaco (Fig. 12.29). As mudanças bilaterais são típicas e podem ser simétricas ou assimétricas.

O envolvimento espinal na artrite reativa é muito menos frequente do que a espondilite anquilosante ou a psoríase. A ossificação paravertebral assimétrica sobre a vértebra lombar três superior e a três inferior na artrite reativa é indistinguível das mudanças correspondentes na espondilite psoriática. Considera-se essas ossificações resultado das mudanças inflamatórias no tecido conjuntivo paravertebral que levam à calcificação e à ossificação. Diferentemente da espondilite anquilosante, o endireitamento dos corpos vertebrais, a erosão da articulação de faceta, a esclerose e a fusão óssea são incomuns na artrite reativa.

Artrite psoriática

A psoríase é uma doença cutânea comum caracterizada por lesões secas, róseas, escamosas, não pruríticas e com predisposição genética. Muitas vezes, até 5% dos pacientes com psoríase têm uma artrite associada. O início e o curso clínico das lesões cutâneas e da artrite geralmente são assíncronos e independentes, mas 80 a 85% têm envolvimento cutâneo primeiro. Há alguma evidência de que a artrite psoriática possa ser uma forma de artrite reativa incitada pela infecção estreptocócica e estafilocócica das placas psoriáticas e unhas afetadas. O ALH-B27 é encontrado em 60 a 80% dos pacientes com espondilite psoriática, mas em apenas 20%

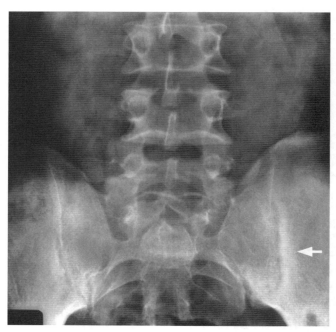

Figura 12.29 Artrite reativa com sacroileíte maior na esquerda do que na direita (*seta*).

dos pacientes com artrite periférica psoriática. O FR do soro está ausente. A artrite psoriática possui cinco padrões de apresentação clínica: (a) oligoartrite assimétrica, observada em mais de 50% dos casos; (b) poliartrite com envolvimento predominantemente da articulação IFD, a apresentação clássica, observada em 5 a 19% dos pacientes; (c) poliartrite soronegativa simétrica simulando a artrite reumatoide, observada em até 25% dos casos; (d) sacroileíte e espondilite, similar à espondilite anquilosante, observada em 20 a 40%; e (e) artrite mutilante com reabsorção das falanges, observada em 5%. Os pacientes individuais podem mudar de um padrão clínico para outro. Dois terços dos pacientes têm um início insidioso, ao passo que um terço tem um início agudo imitando gota ou artrite séptica. A idade do início é de 35 a 45 anos e não há predominância de sexo.

As anormalidades radiológicas predominantes são assimetricamente encontradas nos membros superiores e resultam de uma sinovite que é similar, na fisiopatologia, à artrite reumatoide. A distribuição do envolvimento articular nas mãos tende a ser distal, comumente nas articulações IFD dos dedos e geralmente acompanha o envolvimento das unhas dos dedos. O edema do tecido mole dos dedos tende a ser de variedade "em salsicha", na qual todo o dedo está inchado, não somente as articulações (Fig. 12.30). A dramática perda de espaço articular no ponto de erosão e a reabsorção das extremidades articuladas dos ossos pode ocorrer. Erosões do tipo "lápis na taça" (Fig. 12.31) e excrescências ósseas periosteais (Fig. 12.32) são outros achados típicos. A artrite é altamente erosiva e nas mãos ou nos pés pode levar à *artrite mutilante*, que é a artrite de reabsorção grave das falanges (Figs. 12.33 e 12.34). Na coluna, aparecem excrescências paravertebrais assimétricas do osso; elas podem ser bem salientes e fundir-se com os corpos e discos vertebrais subjacentes (ver Fig. 11.20). As mudanças na coluna e nas articulações SI na artrite psoriática tendem a ser mais acentuadas do que na artrite reativa, mas elas são, muitas vezes, indistinguíveis. A sacroileíte pode progredir para anquilose.

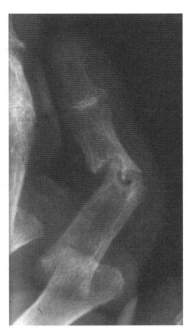

Figura 12.31 Artrite psoriática com erosões com aspecto de interdigitações (aparência de "lápis na taça").

Espondiloartropatia enteropática

Os pacientes com doença intestinal inflamatória (doença de Crohn, colite ulcerativa) podem ter espondiloartropatia associada com sua doença. A predominância de doença articular nos pacientes com colite ulcerativa é de aproximadamente 10 a 15%; ocasionalmente, ela precede a doença gastrintestinal. As manifestações articulares comuns incluem artralgias articulares periféricas, edema do tecido mole e osteoporose periarticular; manifestações menos

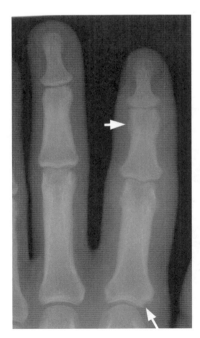

Figura 12.30 Artrite psoriática com edema do tipo "dedo em salsicha", erosões (*seta longa*) e periostite (*seta curta*) do dedo indicador.

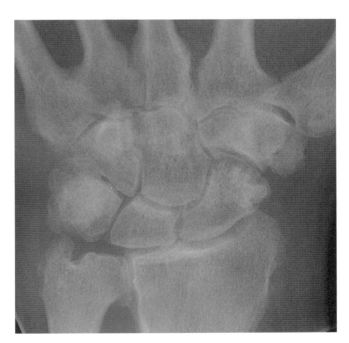

Figura 12.32 Artrite psoriática com periostite inflamatória.

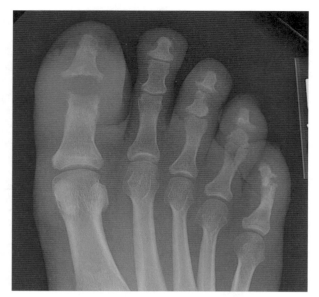

Figura 12.33 Artrite psoriática envolvendo o pé. A articulação IF do hálux está gravemente erodida, assim como as articulações IFD do terceiro até o quinto dedo.

comuns incluem mudanças erosivas similares à artrite reumatoide. A artrite periférica pode aumentar e diminuir de acordo com exacerbações e remissões na doença intestinal. A sacroileíte e a espondilite, semelhantes ou idênticas à espondilite anquilosante, também podem ocorrer na colite ulcerativa. Até 20% dos pacientes com a doença de Crohn podem ter sacroileíte bilateral, e 25% desse total desenvolvem espondilite anquilosante. A sacroileíte e a espondilite tendem a ser progressivas e não particularmente relacionadas com a doença intestinal (Fig. 12.35). Determinadas infecções disentéricas estão associadas com a artrite reativa, como abordado anteriormente neste capítulo.

Diagnóstico diferencial

Embora as espondiloartropatias tenham características comuns, é frequentemente possível distinguir uma da outra nos pacientes individuais (Tabela 12.1). As manifestações da espondilite anquilosante geralmente são graves na coluna vertebral e nas articulações SI e menos graves nas articulações periféricas. As manifestações de artrite psoriática geralmente são graves nas pequenas articulações periféricas e menos graves nas articulações periféricas grandes, na coluna ou nas articulações SI. As manifestações de artrite reativa geralmente são brandas e raramente envolvem a parte superior do corpo. Quando a doença é branda e os achados radiográficos são mínimos, pode ser difícil reconhecer uma forma específica de espondiloartropatia.

Artrite idiopática juvenil

A artrite idiopática juvenil é um grupo heterogêneo de condições da artrite inflamatória idiopática que tem em comum (1) envolvimento durante seis semanas ou mais e (2) início antes dos 16 anos de idade. Essa classificação da Liga Internacional de Reumatologia (Tabela 12.2) substituiu as classificações antigas de "artrite reumatoide juvenil" e "artrite crônica juvenil". Os achados radiológicos na artrite idiopática juvenil refletem o efeito de uma artrite inflamatória crônica em um esqueleto em crescimento e geralmente não são específicos para uma entidade clínica particular. Os aspectos radiológicos incluem sinovite, edema do tecido mole, osteoporose, periostite, erosões, anquilose e distúrbios de crescimento (Fig. 12.36). Quanto menor a idade em que inicia, mais graves são os achados. Nem todos os achados provavelmente estarão presentes ao mesmo tempo, mas as combinações desses achados podem apontar o diagnóstico. A doença pode ter remissão na idade adulta, mas o desgaste muscular permanente, as deformidades de crescimento provenientes do crescimento epifisário excessivo e do fechamento de placa prematuro, a perda de função, anquilose e contraturas articulares e osteoartrite secundária são sequelas comuns (Fig. 12.37).

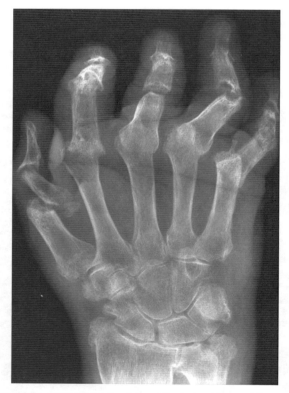

Figura 12.34 Apresentação de artrite mutilante da artrite psoriática na mão e no punho. As articulações IFD e IFP de todos os dedos estão gravemente afetadas. Há um envolvimento pan-compartimental do punho, com erosões e osso periosteal maduro.

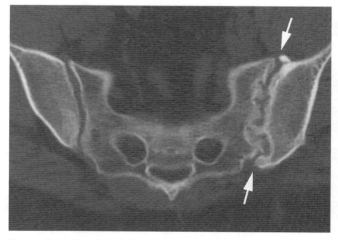

Figura 12.35 Sacroileíte inflamatória unilateral em um paciente com doença intestinal inflamatória. O exame de TC axial mostra erosões na articulação SI esquerda (*setas*).

Capítulo 12 • Artrite inflamatória

Tabela 12.1 Características distintas da espondiloartropatia

Característica	Espondilite anquilosante	Artrite reativa	Artrite psoriática
Ambiente clínico	Dor lombar, adolescentes	Após infecção disentérica ou venérea	Psoríase
Predominância por sexo	Masculino (doença clássica)	Masculino	Nenhum
Distribuição articular	SI, toda a coluna vertebral	SI, coluna lombar, pés	Mãos, pés, coluna toracolombar
Gravidade do envolvimento	Anquilose grave	Branda	Erosões graves
Envolvimento da articulação SI	Sacroileíte bilateral, simétrica, invariavelmente levando à anquilose	Sacroileíte bilateral, assimétrica	Sacroileíte bilateral, assimétrica, pode avançar para anquilose
Tipo de osteófitos	Sindesmófitos delicados	Ossificação paravertebral	Ossificação paravertebral

Tabela 12.2 Frequência dos tipos clínicos de artrite idiopática juvenil

Tipo clínico	Frequência (%)
Artrite sistêmica	9
Oligoartrite (uma a quatro articulações)	45
Persistente	
Estendida	
Poliartrite (cinco ou mais articulações)	
Soronegativa	21
Soropositiva	2
Artrite relacionada a entese	10
Artrite psoriática	13

Fonte: Johnson K, Gardner-Medwin J. Childhood arthritis: Classification and radiology. *Clin Radiol.* 2002;57(1): 47-58.

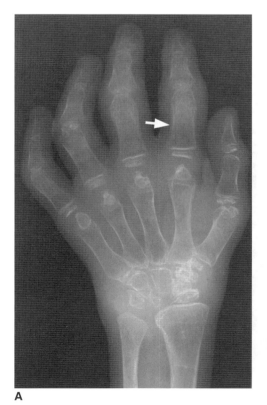 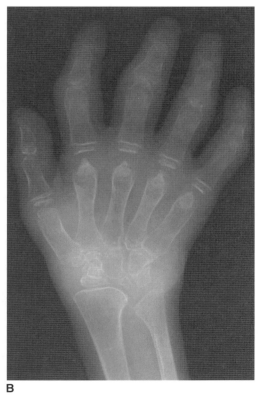

Figura 12.36 Artrite idiopática juvenil nas mãos. **A:** A porção esquerda mostra que os ossos estão osteoporóticos. O edema do tecido mole está evidente em todas as articulações. A periostite está presente (*seta*). As margens articulares dos ossos estão erodidas e reduzidas. **B:** O lado direito mostra achados similares.

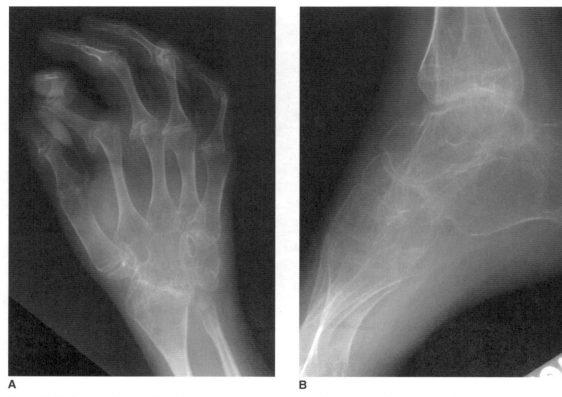

Figura 12.37 Sequelas da artrite idiopática juvenil em um adulto jovem. **A:** A mão possui ossos curtos cujas placas de crescimento se fundiram prematuramente. **B:** As fusões tarsais intra-articulares estão presentes; os ossos estão osteoporóticos.

Comparadas com a radiografia, a RM e a ultrassonografia são indicadores de imagem mais sensíveis da atividade da doença e podem demonstrar sinovite, erosões e o estado da cartilagem articular. A RM também pode demonstrar o edema na medula óssea.

O envolvimento simétrico ocorre na artrite sistêmica, poliartrite de soronegativo e soropositivo e nas formas de oligoartrite estendida da artrite idiopática juvenil. Os locais típicos de envolvimento podem incluir articulações MCF e IF da mão, do punho, cotovelo e quadril (Fig. 12.38), joelho, tornozelo, pé e coluna cervical. Na mão, os achados comuns incluem edema do tecido ósseo, osteoporose, anquilose óssea, periostite, distúrbios de crescimento, fraturas por compressão epifisárias e subluxação articular. O envolvimento assimétrico ocorre na oligoartrite persistente, artrite relacionada a entese e formas de artrite psoriática da artrite idiopática juvenil. Diferentemente das formas adultas de artrite inflamatória, o início monoarticular em um joelho parece ser uma apresentação comum para todas as formas de artrite idiopática juvenil (Fig. 12.39).

Artrite séptica

A artrite séptica geralmente é causada por bactérias não gonocócicas em crianças pequenas ou em idosos. As infecções das articulações geralmente surgem após a disseminação hematogênica dos organismos da sinóvia proveniente de uma infecção preexistente em um local remoto. Menos comumente, a osteomielite adjacente se estende para uma articulação, ou, raramente, uma ferida penetrante introduz organismos. O organismo infeccioso mais comum nos adultos é o *Staphylococcus aureus*; em bebês é o *Streptococcus* beta-hemolítico; e, em crianças em idade pré-escolar, é o *Haemophilus influenzae*. Nos pacientes com uma doença subjacente crônica, como diabetes ou alcoolismo, as bactérias de Gram-negativo são uma causa comum de artrite séptica em indivíduos com infecções do trato genitourinário simultânea; o *Streptococcus pneumoniae* é uma causa comum em indivíduos com infecções pulmonares simultâneas. Outros fatores de risco para a artrite séptica incluem artrite reumatoide, LES, prótese articular do quadril e idade avançada.

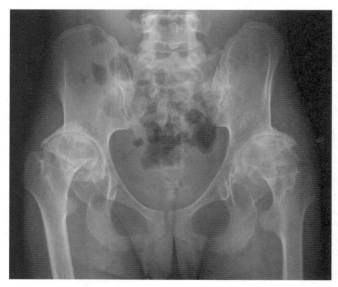

Figura 12.38 Artrite idiopática juvenil envolvendo os quadris. A radiografia mostra estreitamento de espaço articular difuso, displasia secundária e mudanças degenerativas superpostas.

Capítulo 12 • Artrite inflamatória   223

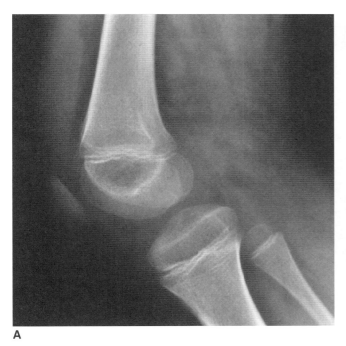
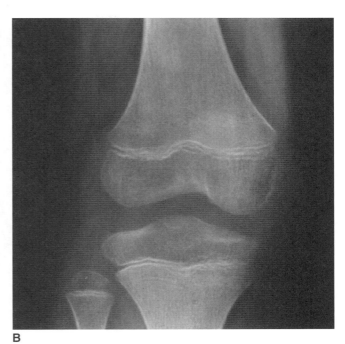

Figura 12.39 Artrite idiopática juvenil em uma criança de 4 anos de idade. A efusão está evidente, mas a doença é de início muito recente para ter causado alterações no desenvolvimento. A aparência é inespecífica. **A:** Radiografia lateral. **B:** Radiografia AP.

A partir do local inicial da inflamação e da formação de microabscesso na sinóvia, a infecção pode se alastrar para o espaço articular, os ossos e os tecidos moles. As enzimas proteolíticas liberadas para o espaço articular pelas células sinoviais e PMN ativados destroem a substância fundamental e então a estrutura de colágeno da cartilagem articular. A destruição da articulação leva apenas alguns dias. A apresentação clínica normal é início abrupto de dor em uma articulação edematosa, sensível, inflamada. Os sinais físicos e laboratoriais não específicos de infecção local e sistêmica podem estar presentes, mas uma fonte preexistente de infecção nem sempre é óbvia. O diagnóstico é feito pela artrocentese; a injeção de meio de contraste sob fluoroscopia pode confirmar a colocação de agulha intra-articular quando necessário. O líquido articular é opaco, com uma contagem celular de mais de 100.000 WBC/cm^3, um diferencial com mais de 85% de PNM e um nível de glicose pelo menos 50 mg/dL menor que o nível seroso simultâneo. As culturas do líquido são quase sempre positivas e as culturas de sangue são positivas em 50% dos casos. O joelho é o local mais comum. Nas radiografias, a artrite séptica aguda é evidente como edema e efusão do tecido mole. A osteoporose justa-articular se desenvolve e dentro de 7 a 10 dias, a cartilagem articular se perde e o espaço articular é estreitado. Os achados nas crianças jovens podem ser sutis e a ultrassonografia (à procura de efusão) ou RM (à procura de efusão e osteomielite) pode ser útil (Fig. 12.40). O tratamento por antibiótico prolongado e a drenagem cirúrgica são, muitas vezes, requeridos, mas a articulação geralmente é destruída apesar do tratamento. As mudanças degenerativas secundárias, por fim, se desenvolvem.

A artrite gonocócica ocorre em adultos jovens sexualmente ativos, especialmente mulheres (80% dos casos) e é a artrite infecciosa mais comum nessa faixa etária. A infecção por HIV preexistente é um fator de risco. A disseminação hematogênica do organismo causa febre e artralgias, tipicamente evidente duas semanas após a infecção inicial. O envolvimento poliarticular e assimétrico é normal e há uma predileção para joelhos, punhos e tornozelos. As culturas de líquido de artrocentese são positivas em menos de 25% dos casos, mas a resposta aos antibióticos é rápida e o resultado é bom em quase todos os casos. As radiografias podem mostrar apenas efusão articular e edema do tecido mole.

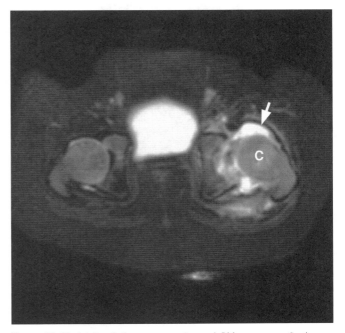

Figura 12.40 Artrite séptica em uma criança. A RM com supressão de gordura ponderada em T2 axial mostra grande efusão do quadril esquerdo distendendo a cápsula (*seta*) e subluxando a cabeça do fêmur (C).

Miscelânea

Sinovite granulomatosa

A tuberculose, as micobactérias e os fungos podem se disseminar para as articulações, resultando em infecção sinovial granulomatosa, que requer biópsia sinovial ou aspiração articular para o diagnóstico. Esses processos são crônicos, insidiosamente destrutivos. Na situação normal, a infecção subjacente está no pulmão, o processo é monoarticular e há osteomielite adjacente à articulação envolvida. Nas radiografias, a osteopenia é proeminente e a osteólise, com pouca ou nenhuma formação óssea reativa, é característica (Fig. 12.41). Pode haver grande efusão articular. Essas infecções se tornaram progressivamente menos raras nos Estados Unidos desde o início do HIV epidêmico (ver Cap. 16).

Sinovite viral

A sinovite viral (sinovite tóxica) é passageira e autolimitada em aproximadamente todos os casos. A sinovite pode ser causada pela infecção viral direta da sinóvia ou pela deposição dos complexos imunes na sinóvia à medida que a viremia sistêmica é liberada. Os vírus associados com a artrite incluem hepatite B, rubéola, enterovírus, adenovírus, varicela-zóster, Epstein-Barr, citomegalovírus e herpes simples. Nenhum tratamento específico está disponível, ou é necessário, mas a aspiração das articulações pode ser indicada para as crianças, de modo a excluir a infecção bacteriana.

Doença de Lyme

A doença de Lyme é uma doença multissistêmica inflamatória que ocorre por causa de infecção pela espiroqueta *Borrelia burgdorferi*. O vetor é o carrapato do veado, um inseto endêmico nas áreas de florestas dos Estados Unidos, da Europa e da Austrália. Os achados clínicos na infecção aguda incluem exantema e sintomas iguais à gripe. Meses mais tarde, o envolvimento multissistêmico pode se tornar aparente. No sistema musculoesquelético, surgem artralgias de início súbito e de curta duração, algumas vezes migratórias e recorrentes. Uma ou mais articulações podem estar envolvidas, mais frequentemente as grandes articulações, mas também as articulações temporomandibular e SI e as mãos e os pés. A aparência radiográfica não é específica e pode incluir entesopatia periférica e periostite. Ocasionalmente, pode desenvolver-se uma oligoartrite inflamatória crônica semelhante à artrite reumatoide, particularmente nos joelhos.

Referências bibliográficas e leituras sugeridas

Arnett FC, Edworthy SM, Bloch DA, et al. The American Rheumatism Association 1987 revised criteria for the classification of rheumatoid arthritis. *Arthritis Rheum*. 1988;31:315–324.

Brower AC. *Arthritis in Black and White*. 2nd Ed. Philadelphia, PA: WB Saunders; 1997.

eMedicine. http://emedicine.medscape.com.

Firestein GS, Budd RC, Harris ED Jr, et al. *Kelley's Textbook of Rheumatology*. 8th Ed. Philadelphia, PA: Saunders; 2008.

Forrester DM, Brown JC. *The Radiology of Joint Disease*. 3rd Ed. Philadelphia, PA: WB Saunders; 1987.

Griffin LY. *Essentials of Musculoskeletal Care*. 3rd Ed. Rosemont, IL: American Academy of Orthopedics; 2005.

Jacobson JA. *Fundamentals of Musculoskeletal Ultrasound*. Philadelphia, PA: Saunders; 2007.

Johnson K, Gardner-Medwin J. Childhood arthritis: Classification and radiology. *Clin Radiol*. 2002;57(1):47–58.

Koopman WJ, Boulware DW, Heudebert G. *Clinical Primer of Rheumatology*. Philadelphia, PA: Lippincott Williams & Wilkins; 2003.

Koopman WJ, Moreland LW, eds. *Arthritis and Allied Conditions: A Textbook of Rheumatology*. 15th Ed. Philadelphia, PA: Lippincott Williams & Wilkins; 2004.

Martino F, Silvestri E, Grassi W, Garlaschi G. *Musculoskeletal Sonography: Technique, Anatomy, Semeiotics and Pathological Findings in Rheumatic Diseases*. Berlin: Springer; 2007.

Oostveen JC, van de Laar MA. Magnetic resonance imaging in rheumatic disorders of the spine and sacroiliac joints. *Semin Arthritis Rheum*. 2000;30:52–69.

Resnick D, ed. *Diagnosis of Bone and Joint Disorders*. 4th Ed. Philadelphia, PA: Saunders; 2002.

Sommer OJ, Kladosek A, Weiler V, Czembirek H, Boeck M, Stiskal M. Rheumatoid arthritis: A practical guide to state-of-the-art imaging, image interpretation, and clinical implications. *Radiographics*. 2005; 25:381–398.

Sugimoto H, Takeda A, Hyodoh K. Early-stage rheumatoid arthritis: Prospective study of the effectiveness of MR imaging for diagnosis. *Radiology*. 2000;216:569–575.

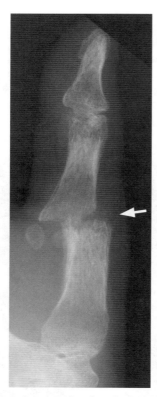

Figura 12.41 Artrite tuberculosa. A radiografia do polegar mostra destruição da articulação MCF (*seta*) com osteoporose e formação mínima de osso reativo.

13 Doença articular não inflamatória

Osteoartrite	Doença de deposição metabólica	Condições degenerativas do pé
Osteoartrite primária	Gota tofácea	Pé plano
Osteoartrite secundária	Retículo-histiocitose multicêntrica	Calcâneo
Impacto femoroacetabular	Artropatia amiloide	Hálux
Impacto subacromial	Condições articulares variadas	Dedos menores
Osteoartropatia neuropática	Sinovite vilonodular pigmentada	Degeneração do disco intervertebral
Doenças associadas a cristais	Condromatose sinovial	Hiperostose esquelética idiopática difusa
Doença de deposição de cristais de	Hemangiomatose sinovial	Doença de Baastrup
pirofosfato de cálcio	Cisto de Baker	
Doença de deposição de hidroxiapatita	Osteólise pós-traumática da clavícula	
Gota	distal	

Este capítulo aborda as doenças articulares que apresentam aspectos predominantemente não inflamatórios nas radiografias.

Osteoartrite

A osteoartrite (doença articular degenerativa) é uma forma de doença articular caracterizada por mudanças degenerativas envolvendo as articulações sinoviais. A osteoartrite pode ser classificada em tipo primário e tipo secundário, mas essa divisão é artificial. A causa subjacente é evidente na osteoartrite secundária, mas não na osteoartrite primária ou idiopática. A distinção possui algum valor prático na compreensão do processo e planejamento do manejo clínico. A osteoartrite é a forma mais comum de artrite. Sua predominância aumenta com a idade, de modo que a osteoartrite é quase ubíqua em pacientes com mais de 65 anos de idade. Até os 45 anos de idade, ela é mais predominante nos homens; dos 45 aos 55 anos, sua predominância é igual e após os 55 anos, é mais predominante nas mulheres. A apresentação mais comum de osteoartrite é dor articular e limitação da atividade. Os testes laboratoriais são usados para eliminar outras formas de artrite como possibilidades clínicas.

Osteoartrite primária

A anormalidade morfológica inicial na osteoartrite primária é a fibrilação da cartilagem articular. A superfície desenvolve projeções como fibrilas e se torna irregular. Subjacente a essa mudança morfológica está um rompimento molecular da camada rígida superficial cartilaginosa e da estrutura de colágeno, o que resulta em perda progressiva de proteoglicanos da substância fundamental e de colágeno da estrutura. Os condrócitos aumentam a síntese de proteína, presumivelmente em resposta à perda continuada de componentes estruturais. A erosão progressiva e a formação de fissuras na superfície, por fim, expõe o osso subcondral. O evento inicial que incita a fibrilação da superfície de cartilagem é desconhecido; algumas formas de osteoartrite primária podem resultar de uma alteração inicial na fisiologia da cartilagem articular.

Os achados radiográficos não aparecem na osteoartrite até que a perda da cartilagem articular resulte em mudanças adaptativas secundárias no osso. Esses achados incluem perda desequilibrada de espaço articular, esclerose subcondral, osteófitos e cistos subcondrais (Fig. 13.1); a ausência de osteoporose, de anquilose e de erosões é característica. Os osteófitos tendem a ser maiores no plano de movimento; portanto, nas articulações interfalângica distal (IFD) e interfalângica proximal (IFP) os osteófitos são mais bem observados na incidência lateral. Na mão e no punho, a osteoartrite primária afeta tipicamente as articulações IFD e IFP e as articulações basais do polegar (Fig. 13.2). As articulações basais do polegar são compostas da primeira articulação carpometacarpal (CMC) e das articulações escafoide-trapézio-trapezoide. O envolvimento degenerativo isolado nesse local específico é praticamente diagnóstico de osteoartrite primária. A primeira articulação metatarsofalângica (MTF), os quadris e os joelhos e as colunas cervical e lombar também são locais comuns de envolvimento. As articulações metacarpofalângicas (MCF), o punho, o cotovelo, o ombro e o tornozelo são tipicamente preservados. A gravidade das mudanças radiográficas não se correlaciona necessariamente com a gravidade dos sintomas.

No joelho, a distribuição característica de envolvimento é o compartimento medial e, em um grau menos danoso, o compartimento patelofemoral. O estreitamento do espaço articular, a esclerose subcondral, os osteófitos e os cistos subcondrais são achados típicos (Fig. 13.3). Ocasionalmente, ocorre o envolvimento mais grave dos compartimentos lateral ou patelofemoral. As deformidades angulares e o estreitamento do espaço articular são mais bem demonstrados nas incidências em pé. Uma vez que a gravidade do envolvimento das porções anterior e posterior da cartilagem femoral é tipicamente desigual, a quantidade de estreitamento do espaço articular pode variar entre radiografias com o joelho em extensão e flexão. Na RM, a osteoartrite precoce é evidente pela presença de hipersinal anormal na cartilagem patelar nas ponderações em T2. Quando isolada à patela, essa condição é chamada de condromalácea patelar (Fig. 13.4). A fibrilação da superfície da cartilagem, o afinamento da cartilagem e a perda evidente de cartilagem podem ser observados em casos

225

226   Parte III • Doença articular

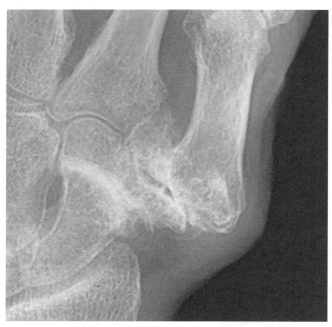

Figura 13.1 Osteoartrite nas primeiras articulações CMC e escafotrapézio com estreitamento dos espaços articulares, formação de osteófito, esclerose subcondral e subluxação.

progressivamente mais graves. Na osteoartrite estabelecida, podem estar presentes edema ósseo subcondral em locais de perda de cartilagem, formação de osteófito, corpos livres e efusões (Figs. 13.5 a 13.7).

No quadril, a perda de espaço articular é geralmente encontrada junto da porção superior (horizontal) da articulação (Fig. 13.8). Com menor frequência, o espaço articular medial é estreitado. A formação de osteófito na cabeça do fêmur muitas vezes forma um colar de ossos ao redor do colo femoral na margem da superfície articular, geralmente melhor observado nas incidências laterais em perna de rã. Assim como o joelho, o envolvimento desigual da cartilagem articular resulta em variadas quantidades de estreitamento do espaço articular de posição para posição. O mapeamento da espessura da cartilagem com radiografias de ponto fluoroscopicamente posicionadas ou com parâmetros de imagem específicos da cartilagem na RM podem ser úteis no planejamento das osteotomias rotacionais para o tratamento.

A osteoartrite das articulações sinoviais da coluna pode ser a característica predominante da doença degenerativa da coluna ou pode ocorrer em associação com outras características, como doença degenerativa do disco, trauma prévio, escoliose, cifose ou anomalias vertebrais. Os locais comuns de osteoartrite da articulação sinovial são a coluna lombar inferior e cervical inferior. A articulação atlantoaxial também é sinovial e pode ser afetada. O processo patológico é idêntico àquele de outras articulações sinoviais, levando ao estreitamento do espaço articular, à esclerose subcondral e a osteófitos. A perda de cartilagem articular pode possibilitar a subluxação ou o movimento excessivo; a hipertrofia óssea pode reduzir o movimento. Os osteófitos e o engrossamento ligamentoso podem levar ao envolvimento da raiz nervosa. Esses achados são mais bem demonstrados pela TC (Fig. 13.9).

A osteoartrite da articulação acromioclavicular é um achado comum na imagem de ombro. Nas radiografias, os osteófitos podem ser observados. Na RM, os osteófitos e a hipertrofia da articulação são típicos, muitas vezes com edema subcondral na clavícula distal e acrômio e líquido na articulação (Fig. 13.10).

A osteoartrite inflamatória erosiva é uma condição na qual a sinovite aguda acompanha a osteoartrite primária. Embora a degeneração articular sempre tenha algum componente de inflamação sinovial em razão da presença de sujeira articular e de produtos de

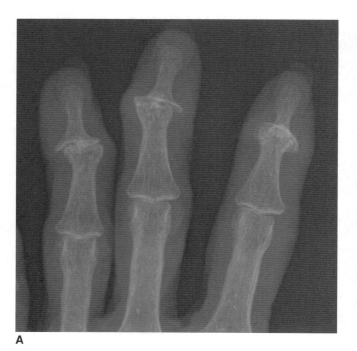
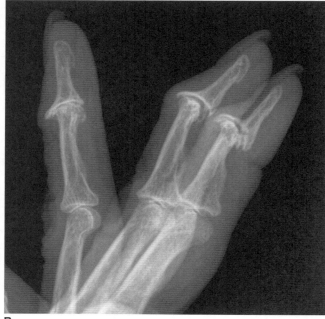

Figura 13.2 Osteoartrite nas articulações IFD dos dedos. **A:** Radiografia PA. **B:** Radiografia lateral.

Capítulo 13 • Doença articular não inflamatória 227

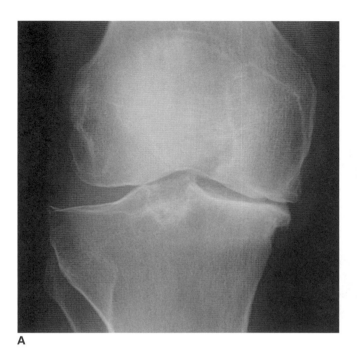
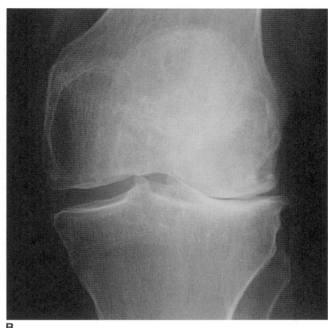

Figura 13.3 Osteoartrite com estreitamento do espaço articular assimétrico, osteófitos e esclerose subcondral. **A:** Joelho direito. **B:** Joelho esquerdo.

ruptura de cartilagem, a inflamação domina a apresentação clínica na osteoartrite erosiva. As radiografias mostram os aspectos degenerativos e a distribuição da osteoartrite primária, mas a sinovite aguda causa erosões inflamatórias, estreitamento uniforme do espaço articular e, algumas vezes, anquilose (Fig. 13.11). Uma aparência de "gaivota" característica pode ser observada nas radiografias PA nas articulações interfalângicas (IF) dos dedos, correspondendo a erosões centrais e hipertrofia óssea. A idade típica no início é dos 50 aos 60 anos de idade e as mulheres são afetadas com frequência bem mais acentuada do que os homens. A inflamação geralmente cede no período de alguns meses a dois anos, deixando as mudanças degenerativas. Na mão, a osteoartrite erosiva caracteristicamente afeta as articulações IFD e IFP e as articulações basais do polegar, da mesma forma que a osteoartrite primária não erosiva.

Osteoartrite secundária

As mudanças degenerativas secundárias nas articulações resultam de três fatores principais: uma anormalidade da cartilagem articular, perda de suporte ósseo subcondral debaixo da cartilagem articular normal e alinhamento anormal e estresse mecânico. Qualquer condição com uma dessas características pode levar à osteoartrite progressiva permanente. A osteoartrite secundária pode acompanhar a artrite inflamatória se o processo inflamatório tiver causado dano permanente à cartilagem e for quiescente por tempo suficiente para as mudanças degenerativas se desenvolverem. O trauma mecânico pode lesionar a cartilagem articular, que tem capacidade limitada de reparo. Uma cicatriz de fibrocartilagem pode substituir áreas danificadas de cartilagem de hialina. Fragmentos articulares, corpos livres ou fragmentos meniscais deslocados dentro de uma articulação podem erodir a cartilagem articular. Corpos livres osteocondrais são nutridos pelo líquido sinovial e podem aumentar. A cartilagem saudável se desgasta prematuramente quando seu suporte ósseo subjacente é perdido. Por exemplo, o colapso do osso subcondral da cabeça femoral após a osteonecrose leva rapidamente à degeneração secundária. Mudanças menos óbvias no osso subcondral por causa de trauma subclínico repetitivo também podem levar à osteoartrite. Uma articulação anormalmente alinhada ou sujeita à desvantagem mecânica ou a estresses anormais pode se desgastar

Figura 13.4 Condromalácia da patela com efusão, bem como cartilagem patelar fissurada e fibrilada (*seta*), mostrada na RM com saturação de gordura ponderada em T2 axial.

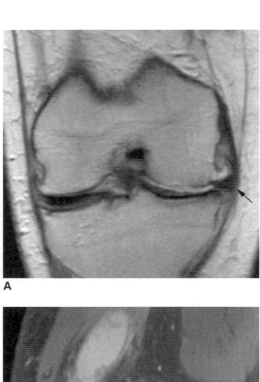

A

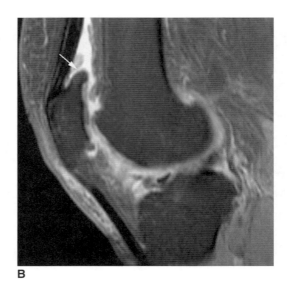

B

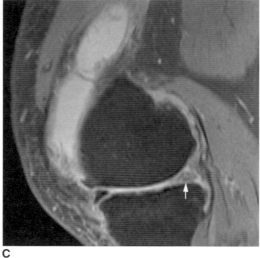

C

Figura 13.5 Osteoartrite. **A:** A RM ponderada em T1 coronal demonstra perda de cartilagem e extrusão meniscal (*seta*) no compartimento medial. Os compartimentos medial e lateral estão envolvidos pelos osteófitos. **B:** A RM com supressão de gordura ponderada em T2 sagital demonstra osteófitos no compartimento patelofemoral (*seta*) e perda de cartilagem. **C:** A RM com supressão de gordura ponderada em T2 sagital através do compartimento medial demonstra efusão, perda de cartilagem, osteófitos e rotura de aspecto degenerativo do corno posterior do menisco medial (*seta*).

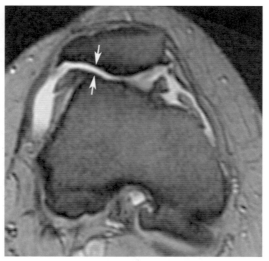

Figura 13.6 Osteoartrite patelofemoral. A RM de gradiente eco no plano axial mostra perda de cartilagem a partir da faceta lateral da patela e o sulco patelofemoral (*setas*). Os osteófitos estão presentes em ambos os lados da articulação patelofemoral e na margem posterior do côndilo lateral. Uma efusão está presente.

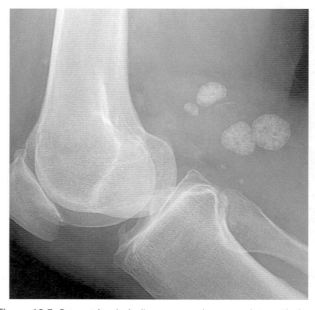

Figura 13.7 Osteoartrite do joelho com grandes corpos intra-articulares, calcificados em um cisto poplíteo.

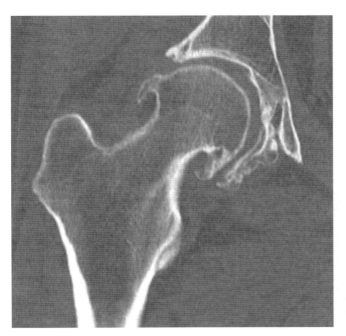

Figura 13.8 Osteoartrite do quadril com intenso estreitamento assimétrico do espaço articular e osteófitos proeminentes.

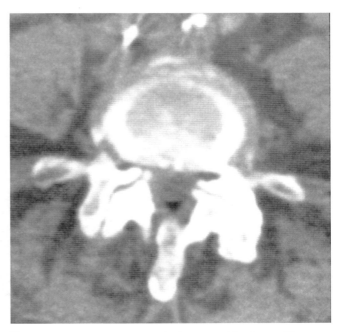

Figura 13.9 Osteoartrite da faceta lombar tomográfica. Os osteófitos se estendem para dentro dos recessos laterais bilateralmente, causando compressão das raízes nervosas.

prematuramente. A osteoartrite pós-traumática pode acompanhar a consolidação viciosa das fraturas no osso longo, fraturas intra-articulares imperfeitamente reduzidas (Fig. 13.12) ou instabilidade articular pós-traumática. Muitas formas de displasias ósseas ou adquiridas ou oriundas do desenvolvimento levam à osteoartrite precoce, incluindo displasia de desenvolvimento do quadril (DDQ) (Fig. 13.13), doença de Legg-Calvé-Perthes e displasia epifisária múltipla. O desgaste prematuro resultante da geometria articular anormal piora em um ciclo vicioso de mau alinhamento progressivo, desvantagem mecânica e estresse anormal.

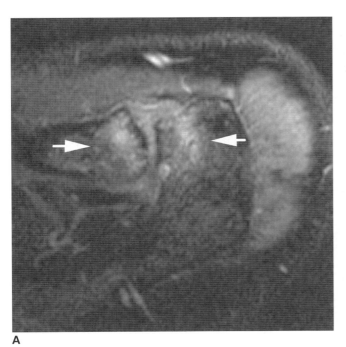

A

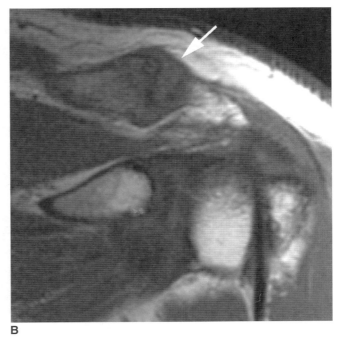

B

Figura 13.10 Osteoartrite da articulação acromioclavicular. **A:** A RM com supressão de gordura ponderada em T2 axial mostra edema subcondral na clavícula e no acrômio (*setas*). **B:** A RM ponderada em T1 coronal oblíqua mostra hipertrofia da articulação acromioclavicular (*seta*) com efeito de massa sobre o músculo supraespinal.

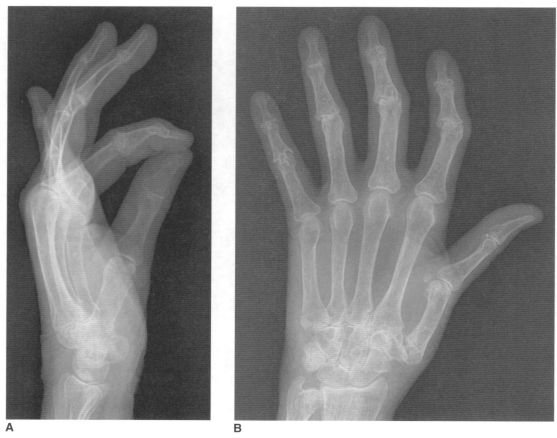

Figura 13.11 Osteoartrite inflamatória com erosões e osteófitos nas articulações IFP e na primeira articulação CMC. **A:** Radiografia lateral. **B:** Radiografia PA.

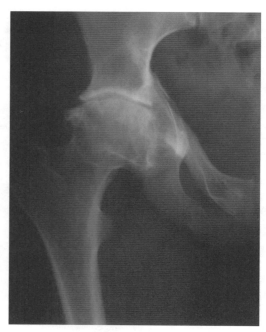

Figura 13.12 Osteoartrite pós-traumática 12 anos após fratura do acetábulo.

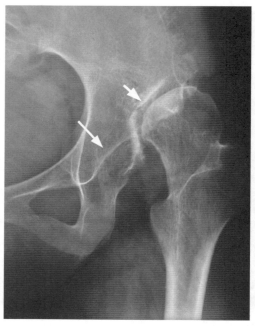

Figura 13.13 Osteoartrite secundária no pseudoacetábulo esquerdo (*seta curta*) em uma mulher de 20 anos de idade com DDQ não tratada. O acetábulo nativo (*seta longa*) está vazio.

Impacto femoroacetabular

O impacto femoroacetabular designa um espectro de condições de desenvolvimento e adquiridas do quadril nas quais uma incompatibilidade morfológica entre a cabeça femoral e o acetábulo do quadril pode levar ao impacto mecânico da borda acetabular no colo femoral nos extremos de movimento, restringindo a amplitude de movimento, causando dor e levando à patologia acetabular labial e a mudanças degenerativas. No impacto femoroacetabular do tipo came (*cam*), a morfologia da cabeça e do colo femorais é anormal, resultado de condições como trauma prévio, epífise femoral capital escorregadia ou doença de Legg-Perthes. No impacto femoroacetabular do tipo pinçamento (*pincer*), a morfologia do acetábulo é anormal por causa de condições como retroversão acetabular ou protrusão acetabular. Os pacientes que podem estar anatomicamente predispostos ao impacto femoroacetabular podem ser assintomáticos se não se envolverem em atividades que requeiram amplitudes de movimento extremas, como o balé ou ioga. Os aspectos radiológicos do impacto femoroacetabular incluem mudanças reativas no colo do fêmur (Fig. 13.14) e evidência de morfologia acetabular ou femoral anormal.

Impacto subacromial

A síndrome do impacto subacromial do ombro refere-se ao aprisionamento do manguito rotador entre o topo do úmero e a porção inferior do arco coracoacromial. O processo coracoide, o ligamento coracoacromial e o processo do acrômio formam o arco coracoacromial. Uma excrescência óssea de projeção para baixo, ou hipertrofia degenerativa da articulação acromioclavicular, está comumente associada com a síndrome do impacto (Fig. 13.15). Contudo, a síndrome do impacto é considerada um diagnóstico clínico em vez de radiológico. Outras condições que podem impactar o manguito rotador incluem variações congênitas, de desenvolvimento ou adquiridas, no tamanho e na forma das estruturas ao redor do arco coracoacromial, incluindo o acrômio e o coracoide. Outros tipos de impacto sobre o ombro incluem impacto glenoide superior posterior e impacto subcoracoide.

Osteoartropatia neuropática

As articulações neuropáticas (articulações de Charcot) perderam a propriocepção e a sensação de dor profunda. Com o uso continuado da articulação, o relaxamento e a hipotonia das estruturas de suporte levam ao mau alinhamento e à lesão recorrente. A erosão rapidamente progressiva da cartilagem articular, a esclerose subcondral reativa, as fraturas e a fragmentação do osso subcondral resultam em articulação desorganizada. A presença de fragmentos articulares induz à sinovite e à efusão crônica. O dano e o desarranjo podem ocorrer em um período de dias a semanas com sintomatologia relativamente pequena. As lesões do neurônio motor inferior (periférica) e do neurônio motor superior (central) podem resultar em osteoartropatia neuropática. A neuropatia diabética é a lesão do neurônio motor inferior mais comum, que causa osteoartropatia neuropática; outras causas incluem alcoolismo, tuberculose, amiloidose, lepra, trauma nervoso periférico, esteroides e indiferença congênita à dor. A siringomielia é a lesão do neurônio motor superior mais comum; outras causas incluem menigomielocele, trauma, esclerose múltipla, tabe dorsal (sífilis) e compressão do cordão.

A osteoartropatia neuropática ocorre em 0,1% de todos os diabéticos e em 5% daqueles com neuropatia diabética. A neuropatia periférica diabética causa perda de sensação de dor e propriocepção, levando ao desgaste excepcional sem que o paciente tenha consciência da lesão. O local de envolvimento mais frequente é o pé (80%), especialmente nas articulações tarsometatarsal, intertarsal e MTF; o envolvimento pode ser unilateral ou bilateral. A fratura-luxação tarsometatarsal (fratura-luxação de Lisfranc) pode ocorrer espontaneamente ou com trauma mínimo. Esclerose extensa, osteofitose, fraturas, fragmentação óssea, subluxação, luxação, debris ósseos,

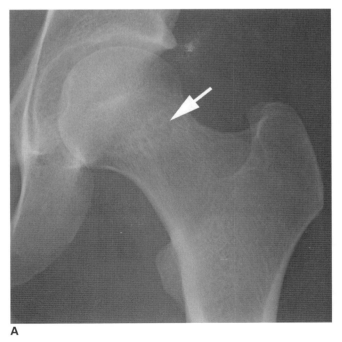
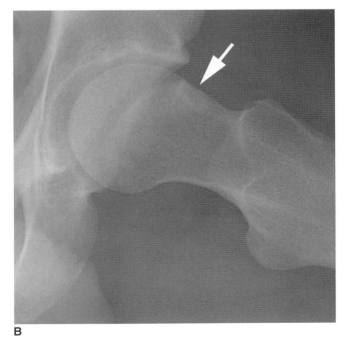

Figura 13.14 Impacto femoroacetabular com alterações ósseas reativas no colo do fêmur (*setas*). **A:** Radiografia AP. **B:** Radiografia lateral na incidência em rã.

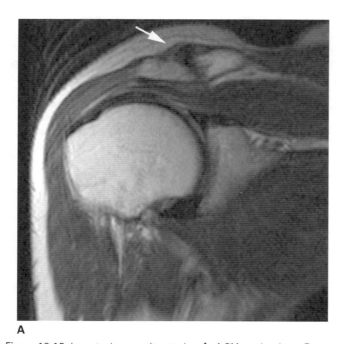 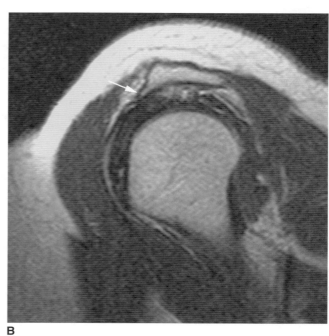

Figura 13.15 Impacto do manguito rotador. **A:** A RM ponderada em T1 coronal oblíqua mostra osteoartrite da articulação acromioclavicular com hipertrofia (*seta*) e efeito de massa sobre o músculo supraespinal. **B:** A RM ponderada em T1 sagital oblíqua mostra impressão anterior (*seta*) do processo do acrômio.

efusão e cistos subcondrais são achados comuns. A osteomielite crônica também é relativamente comum no pé diabético e a possível combinação de osteoartropatia neuropática com infecção pode resultar em um dilema diagnóstico (Fig. 13.16). A RM com gadolínio pode ser útil nessa circunstância.

A osteoartropatia neuropática ocorre em 25% dos pacientes com siringomielia. As mudanças articulares estão geralmente no membro superior (80%) e podem ser atróficas em vez de proliferativas. A reabsorção aguda das extremidades articuladas do osso sem evidência de reparo, o edema amplo do tecido mole e os fragmentos ósseos nos tecidos moles são achados comuns. Esse processo pode imitar a destruição proveniente de tumor ou infecção. A articulação mais comumente envolvida é o ombro (Fig. 13.17).

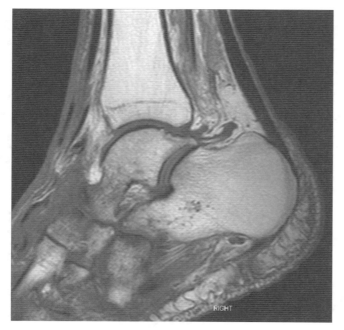 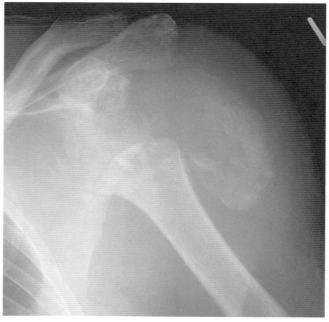

Figura 13.16 Osteoartropatia neuropática. A RM ponderada em T1 sagital do pé mostra infiltração, desorganização e edema do mediopé.

Figura 13.17 Articulação neuropática do ombro em um paciente com siringomielia.

Doenças associadas a cristais

As doenças articulares associadas a cristais são condições patológicas que ocorrem na presença de cristais. Os cristais contribuem para o dano tecidual, mas a relação causal entre cristais e dano tecidual não é bem entendida. Os cristais se precipitam pelo espaço de líquido extracelular para dentro dos tecidos articulares, onde se acumulam. Os depósitos de cristais podem então ser derramados episodicamente para dentro do espaço articular. A liberação de cristais provenientes do espaço articular e da cartilagem articular é pobre porque essas estruturas são avasculares, não linfáticas e grandemente desprovidas de células removedoras. A presença de partículas altera as propriedades mecânicas dos tecidos, com a tendência de torná-las menos elásticas. A cartilagem articular é particularmente vulnerável ao dano e, por fim, sofre mudanças degenerativas. Grandes partículas de cristalina no espaço articular podem causar dano abrasivo direto às superfícies articulares. Pequenas partículas podem causar dano pelas interações biofísicas e bioquímicas com as membranas celulares e macromoléculas e podem também provocar uma sinovite aguda. Embora os mecanismos precisos que medeiam a inflamação sinovial aguda não sejam completamente entendidos, diferentes mecanismos parecem ser ativados por diferentes cristais. Essas reações inflamatórias induzidas por cristais tendem a ter início súbito e curso rápido, autolimitado. O início súbito está provavelmente relacionado com o derramamento abrupto de cristais no espaço articular a partir de um depósito nos tecidos articulares.

As doenças de deposição de cristal têm três apresentações clínicas: (a) um estado assintomático, no qual os cristais podem ser detectados; (b) uma artrite inflamatória; e (c) uma artropatia destrutiva crônica. As doenças particulares são definidas pela presença de cristais característicos dentro das articulações afetadas. A aspiração da articulação durante um episódio inflamatório agudo pode produzir material no qual o cristal associado seja demonstrado. Os três tipos de cristais comumente associados às doenças articulares são pirofosfato de cálcio (PFCD), hidroxiapatita de cálcio e monoidrato de urato monossódico (Tab. 13.1).

Doença de deposição de cristais de pirofosfato de cálcio

A doença de deposição de cristal PFCD é uma artrite poliarticular com deposição de cristais de PFCD nos tecidos articulares. Sua apresentação inicial pode ser monoarticular. O diagnóstico clínico definitivo requer a identificação de cristais de PFCD provenientes do líquido articular, mas os achados radiológicos podem ser diagnósticos. A doença de deposição de cristal PFCD tem sido associada com hiperparatireoidismo, hemocromatose, envelhecimento e osteoartrite. Ela tem sido muito mal associada com hipotireoidismo, ocronose, doença de Paget, doença de Wilson, acromegalia, diabetes e gota. A doença de deposição de cristais PFCD tem três manifestações: condrocalcinose, sinovite induzida por cristal e artropatia por pirofosfato (Tab. 13.2).

Os cristais PFCD são gerados localmente nos tecidos articulares, onde os depósitos assintomáticos podem se acumular na cartilagem, nas cápsulas articulares, nos discos intervertebrais, tendões e ligamentos. Na cartilagem, esses depósitos podem ser evidentes radiograficamente como condrocalcinose. A condrocalcinose é mais comum em joelhos, punhos, cotovelos e quadris e é encontrada na fibrocartilagem e na cartilagem de hialina. A condrocalcinose nos meniscos possui intensidade de sinal alta, que pode imitar um rompimento meniscal na RM. A condrocalcinose na cartilagem de hialina apresenta áreas lineares ou pontilhadas de intensidade de sinal baixa, que se torna mais visível na sequência de *gradient recalled echo* (GRE) devido ao artefato em "*blooming*".

O derramamento de cristais para dentro do espaço articular, após a ruptura de um depósito, causa uma sinovite aguda, autolimitada, induzida por cristal. Essa sinovite aguda é clinicamente similar à artrite gotosa aguda e tem sido conhecida como *pseudogota*. Assim como a artrite gotosa, os episódios agudos de sinovite inflamatória podem recorrer intermitentemente. Durante um episódio agudo, os cristais PFCD podem ser recuperados pela aspiração articular e identificados pela microscopia à luz polarizada ou por maneiras clínicas mais definitivas. De maneira incomum, esses episódios podem estar juntos em uma sinovite de cristal subaguda ou crônica, semelhante ao que ocorre na artrite reumatoide, com a diferença de que as grandes articulações dos membros tendem a estar envolvidas, em vez das pequenas articulações das mãos e dos pés.

A artropatia por pirofosfato é o resultado degenerativo do dano articular estrutural causado pela deposição crônica de cristais PFCD e pela destruição irreversível da cartilagem articular. As mudanças degenerativas podem ser idênticas à osteoartrite, mas a distribuição do envolvimento é diferente. Na mão, as articulações MCF estão caracteristicamente envolvidas. No punho, a articulação radiocarpal está caracteristicamente envolvida. Nos casos graves, o processo causa dissociação ampla do escafossemilunar em associação com mudanças radiocarpais degenerativas. O escafoide e o semilunar se separam e o capitato migra de modo proximal para o hiato resultante. Essa síndrome é chamada de "punho em *colapso avançado escafossemilunar*", ou *SLAC* (Figs. 13.18 e 13.19). O punho SLAC geralmente inclui envolvimento degenerativo pan-compartimental. O ombro (glenoumeral), o joelho (especialmente patelofemoral), cotovelo, tornozelo e pé (talonavicular) são outros

Tabela 13.1	Doenças de deposição de cristal das articulações
Cristal	**Condições clínicas associadas**
PFCD	Condrocalcinose
	Pseudogota
	Artropatia por pirofosfato
Hidroxiapatita de cálcio	Calcificação assintomática
	Tendinite calcificada, bursite e periartrite
	Doença articular destrutiva crônica
Monoidrato de urato monossódico	Hiperuricemia
	Artrite gotosa
	Gota tofácea

Tabela 13.2	Síndromes clínicas de doença de deposição de PFCD

Condrocalcinose assintomática

Sinovite por cristal
    Aguda, intermitente (pseudogota)
    Subaguda ou crônica (se assemelha à artrite reumatoide)

Artropatia por pirofosfato (se assemelha à osteoartrite)
    Sem ataques de pseudogota
    Sem ataques intermitentes de pseudogota
    Igual à neuropática (se assemelha à osteoartropatia neuropática)

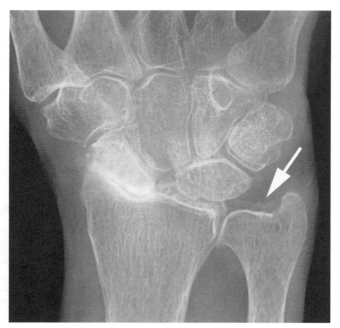

Figura 13.18 Artropatia por pirofosfato em punho com colapso escafossemilunar. A condrocalcinose envolve o complexo da fibrocartilagem triangular (*seta*).

Doença de deposição de hidroxiapatita

A doença de deposição de hidroxiapatita é um grupo heterogêneo de condições que tem em comum a presença anormal de cristais de hidroxiapatita amorfa (fosfato de cálcio básico) nos tecidos moles. Os contaminantes de íon, como carbonato, magnésio, flúor e cloreto, estão presentes. Ela é provavelmente o resultado de múltiplas causas e pode haver mais de um mecanismo de deposição. As manifestações radiológicas da doença de deposição de hidroxiapatita são similares a outras condições associadas ao cristal: depósitos assintomáticos, sinovite aguda induzida por cristal e artropatia destrutiva crônica. Diferentemente da doença de deposição de PFCD, a doença de deposição de hidroxiapatita tipicamente envolve os tendões, ligamentos e cápsulas articulares em vez da cartilagem articular e do osso subcondral.

Os depósitos de hidroxiapatita nos tecidos moles aparecem nas radiografias como calcificações densas, homogêneas, nitidamente margeadas e amorfas. Elas podem ter formas lineares, anguladas ou arredondadas e, diferente da condrocalcinose, as calcificações não correspondem às estruturas de hialina ou fibrocartilagem. Ocasionalmente, esses depósitos podem imitar uma matriz de tumor osteoide mineralizada, com a qual costumam se assemelhar. As calcificações do tecido mole das doenças do tecido conjuntivo imune mediadas, como esclerodermia, polimiosite e dermatomiosite, também estão na forma de hidroxiapatita, mas a condição clínica da doença de deposição de hidroxiapatita é diferente delas. A doença de deposição de hidroxiapatita é considerada um processo de metabolismo mineral anormal, possivelmente sistêmico, mas talvez localizado apenas nos locais de dano tecidual; a causa e a patogênese não são compreendidas. Esses depósitos podem ocorrer nos tecidos moles periarticulares, bem como nos tendões, ligamentos, cápsulas, enteses e bolsas (Figs. 13.21 a 13.24). Uma minoria dos pacientes com depósitos de hidroxiapatita tem sintomas. Os depósitos do tecido mole metastáticos de hidroxiapatita ao redor das articulações (calcinose periarticular, calcinose tumoral) podem ser encontrados em pacientes em diálise para a insuficiência renal crônica (Fig. 13.25). Como os cristais são muitas vezes suspensões aquosas (leite de cálcio), a TC e as radiografias em perfil direito podem demons-

locais comuns de envolvimento (Fig. 13.20). A condrocalcinose não pode estar presente, e a ausência de cartilagem remanescente comprova a não condrocalcinose. O envolvimento grave isolado do compartimento patelofemoral do joelho ou o envolvimento radiocarpal seletivo do punho é praticamente diagnóstico de artropatia por pirofosfato. A artropatia por pirofostato aparece muitas vezes, mas não necessariamente combinada com episódios agudos de sinovite induzida por cristal. Mudanças degenerativas extremamente graves podem conduzir a uma aparência que se assemelha à osteoartropatia neuropática.

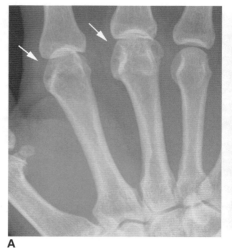 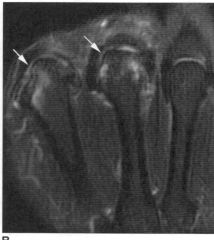 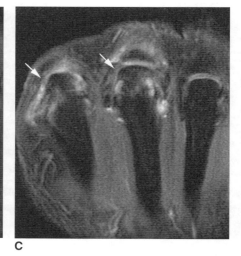

Figura 13.19 Mão com depósito de PFCD na RM. **A:** A radiografia PA demonstra estreitamento do espaço articular (*setas*) nas articulações MCF dos dedos médio e indicador. **B:** A RM ponderada em T2 coronal com supressão de gordura mostra sinal alto (*setas*) nas articulações MCF dos dedos médio e indicador. **C:** A RM ponderada em T1 coronal com supressão de gordura após a injeção de gadolínio mostra realce (*setas*) nas articulações MCF dos dedos médio e indicador.

Capítulo 13 • Doença articular não inflamatória   235

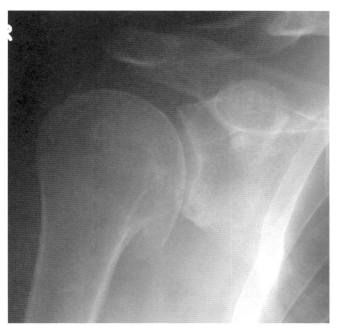

Figura 13.20 Artropatia por pirofosfato da articulação glenoumeral com osteófito umeral proeminente.

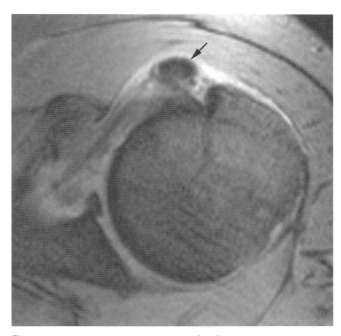

Figura 13.22 Depósito de hidroxiapatita (*seta*) no manguito rotador demonstrado na RM GRE axial.

trar níveis de sedimentação de líquido. A calcificação é de difícil detecção na maioria das sequências de RM, com exceção das sequências de GRE, porque as coleções calcificadas são de sinal baixo e isointensas para os tendões envolvidos. A RM pode mostrar edema muscular e do tecido mole associado com as calcificações.

Episódios recorrentes de tendinite calcificada ou bursite calcificada estão comumente associados com depósitos de hidroxiapatita. A maioria dos pacientes é adulta, por volta dos 40 e 50 anos de idade, e se apresenta com dor aguda, edema e sensibilidade. Os sintomas respondem rapidamente a um agente anti-inflamatório não esteroidal. O ombro, comumente o tendão supraespinal, é um local comum de envolvimento. Os tendões podem atrofiar e romper, mas não se sabe se os depósitos inicialmente causaram o dano tecidual local ou se o dano tecidual preexistente possibilitou o acúmulo dos depósitos. Os depósitos ao redor do ombro são bilaterais em aproximadamente metade dos casos e podem migrar para as estruturas contíguas. Após a resolução clínica, os depósitos podem desaparecer. O processo é geralmente monoarticular, mas articulações múl-

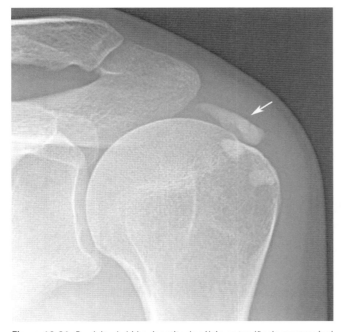

Figura 13.21 Depósito de hidroxiapatita de cálcio no tendão do supraespinal do manguito rotador (*seta*).

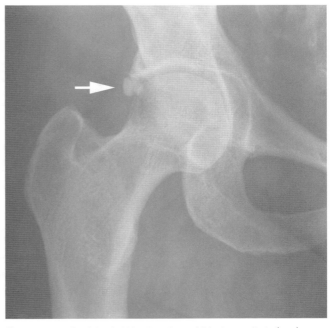

Figura 13.23 Depósito de hidroxiapatita no lábio do acetábulo (*seta*).

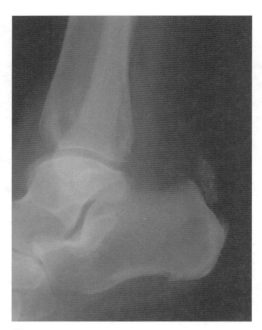

Figura 13.24 Bursite retrocalcânea calcificada.

Gota

A gota é definida pela presença de hiperuricemia (concentração de ácido úrico no soro > 7 mg/dL). A hiperuricemia pode ser idiopática ou secundária a condições conhecidas, incluindo ingestão excessiva (de proteínas), produção excessiva intrínseca ou secreção renal reduzida. Há uma incidência familiar que parece ser controlada por genes múltiplos. Em alguns casos foram encontradas mutações específicas com defeitos biomecânicos no metabolismo da purina levando à hiperuricemia. A gota está associada com a obesidade, o diabetes, a hiperlipidemia, a hipertensão, a aterosclerose, o consumo de álcool, a doença aguda e a gravidez. Há uma associação negativa com a artrite reumatoide. A prevalência de formas sintomáticas de gota, artrite gotosa e gota tofácea decaiu acentuadamente com o uso crescente de drogas que controlam a hiperuricemia. A artrite gotosa é similar a outras doenças articulares relacionadas ao cristal, ao passo que a gota tofácea possui a radiologia de uma doença de deposição metabólica (abordada na seção "Doença de deposição metabólica").

A artrite gotosa é a doença articular associada com o urato monossódico, a forma cristalina na qual o ácido úrico é precipitado a partir da solução para os tecidos moles. A idade do pico da incidência da artrite gotosa é 50 anos e ela se desenvolve somente após décadas de hiperuricemia sustentada. A artrite gotosa comumente se apresenta como uma sinovite aguda induzida por cristal que tende a ser recorrente e episódica. As radiografias podem mostrar apenas edema de tecido mole fusiforme, a menos que haja aspectos simultâneos de gota tofácea. O derramamento de cristais de urato monossódico no líquido sinovial ou nos tecidos sinoviais aparentemente causa sinovite aguda, provocando uma resposta inflamatória. Uma artropatia destrutiva crônica também pode se desenvolver. Aproximadamente 90% dos casos ocorre nos homens. As manifestações de artrite gotosa são geralmente periféricas, nas mãos ou nos pés. A artrite gotosa tem predileção pelas articulações no membro inferior, especialmente a primeira articulação MCF (podagra), articulações intertarsais, tornozelo e joelho. A primeira articulação MCF é o local mais comum de envolvimento inicial; o hálux é o local de 70% dos ataques. O envolvimento das mãos, punhos e cotovelos pode

tiplas podem estar envolvidas ao mesmo tempo ou sucessivamente. Outros locais comuns de envolvimento incluem a cabeça longa do tendão do bíceps, os extensores do punho, as inserções miotendinosas junto da linha áspera (adutores da coxa) e na borda medial da tíbia proximal (pata de ganso), a bolsa do olécrano, a bolsa trocantérica e a bolsa isquiática.

Os cristais de hidroxiapatita têm sido associados com a artrite destrutiva crônica similar à osteoartrite ou doença de deposição de cristais de PFCD. Essa situação é relativamente incomum e ocorre, na maioria das vezes, no cenário de insuficiência renal e hiperparatireoidismo (Fig. 13.26). As combinações de cristais podem ser recuperadas de tais articulações, incluindo PFCD e hidroxiapatita.

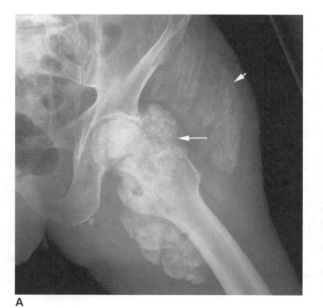
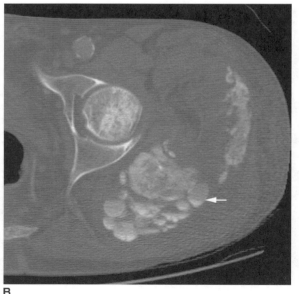

Figura 13.25 Calcinose periarticular em um paciente em hemodiálise por insuficiência renal crônica. **A:** A radiografia mostra depósitos de cálcio ao redor do quadril (*seta longa*) e da musculatura glútea (*seta curta*). **B:** A cintilografia axial mostra níveis de líquido-líquido (*seta*) dentro dos depósitos de cálcio.

Capítulo 13 • Doença articular não inflamatória   237

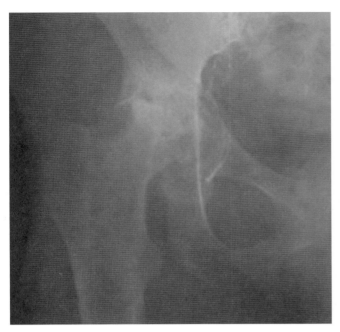

Figura 13.26 Artropatia por hidroxiapatita. O quadril mostra mudanças destrutivas na cabeça do fêmur e no acetábulo. Observe a protrusão acetabular medial (acetábulo protuso).

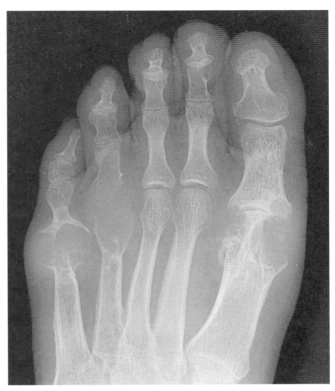

Figura 13.27 Gota tofácea com margens precisas e erosões crônicas nas primeira, quarta e quinta articulações MTF. O espaço articular adjacente na primeira articulação MTF está preservado.

ocorrer posteriormente no curso clínico. Os cíngulos dos membros e o esqueleto axial são tipicamente preservados. O episódio agudo geralmente responde rápida e acentuadamente à colchicina ou a um agente anti-inflamatório não esteroidal.

Doença de deposição metabólica

As doenças de deposição metabólica envolvendo as articulações, nas quais o corpo acumula uma substância que não pode excretar ou metabolizar, inclui gota tofácea, retículo-histiocitose multicêntrica e amiloidose. Com exceção da gota, esses tipos de doença articular são relativamente incomuns. Se focais, os depósitos iguais a uma massa estão localizados no sistema musculoesquelético; o resultado é uma doença clinicamente indolente com depósitos de ocupação de espaço, de alargamento lento, randomicamente distribuídos.

Gota tofácea

Diferentemente das outras condições articulares induzidas por cristal, a gota pode se apresentar com aspectos radiológicos de doença de deposição metabólica. Os depósitos de cristal de urato monossódico são chamados de *tofos*. O desenvolvimento de tofos requer décadas de hiperuricemia sustentada e está relacionado com o grau e a duração da hiperuricemia. O controle da hiperuricemia com drogas reduziu a incidência de tofos nas pessoas com gota de mais de 50% na década de 1950 para aproximadamente 3% nos dias de hoje. Os depósitos próximos às articulações e aos tendões causam uma aparência granulosa-esburacada. Essas áreas localizadas de edema podem causar o lento desenvolvimento de erosões de pressão sobre o osso adjacente. Tais erosões têm margens escleróticas bem definidas. Uma concha de osso novo pode tentar abranger o depósito, deixando uma borda suspensa (Figs. 13.27 a 13.30). Os espaços articulares podem ser preservados até o final da doença. A gota tofácea pode ocorrer em combinação com episódios de artrite gotosa.

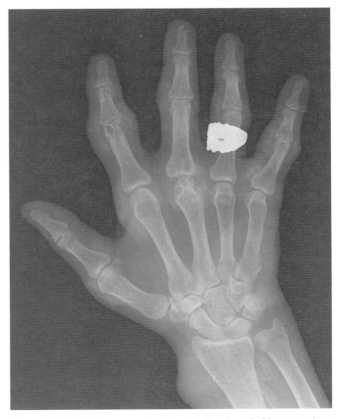

Figura 13.28 Gota tofácea envolvendo a mão. A radiografia PA mostra edema de tecidos moles com aspecto lobulado e erosões ósseas crônicas e focais.

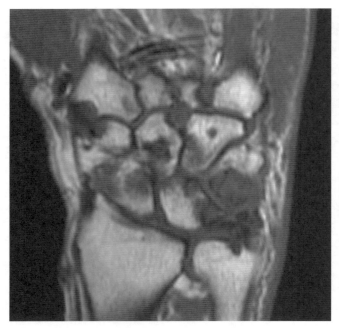

Figura 13.29 Gota tofácea envolvendo o carpo. A RM ponderada em T1 coronal mostra múltiplas massas de sinal baixo erodindo os ossos carpais.

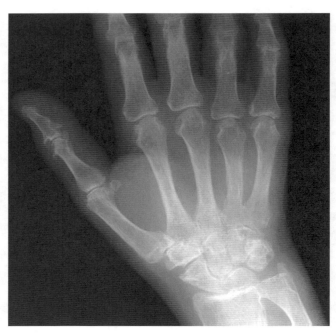

Figura 13.31 Retículo-histiocitose multicêntrica. Os tecidos moles estão espessados e há erosões crônicas com margens precisas.

Retículo-histiocitose multicêntrica

Na rara condição de retículo-histiocitose multicêntrica, os macrófagos contendo lipídeos são depositados nos tecidos moles ao redor das articulações e tendões em distribuição randômica. Nódulos cutâneos são comuns. Assim como a gota e outras doenças de deposição metabólica, a densidade mineral óssea e os espaços articulares normais estão associados com acúmulos intraósseos e justa-articulares. As erosões ósseas com margens escleróticas e bordas suspensas são típicas (Fig. 13.31), mas, algumas vezes, o resultado é uma artrite destrutiva (artrite mutilante). A origem do lipídeo anormal é desconhecida. Em aproximadamente 28% dos casos, a retículo-histiocitose multicêntrica parece ser causada por um distúrbio paraneoplásico relacionado com uma malignidade subjacente.

Artropatia amiloide

A amiloidose é o resultado de várias doenças subjacentes diferentes nas quais um material proteináceo característico se acumula no corpo. Os achados articulares de amiloidose em pacientes com diálise renal crônica têm sido bem documentados. A hemodiálise retira beta-imunoglobulinas insuficientes do sangue. À medida que essas proteínas se acumulam no corpo, elas se polimerizam em folhas plissadas e ficam depositadas nos tecidos subcutâneos, ao redor das articulações e ocasionalmente nos órgãos parenquimatosos. Além das massas periarticulares, uma artropatia simétrica crônica também pode resultar, com aspectos clínicos similares àqueles da artrite reumatoide. A compressão do nervo mediano pode resultar da deposição de amiloide no túnel do carpo. As contraturas e o edema do tecido mole são comuns e sintomas constitucionais graves podem estar presentes. A amiloidose possui aparência na RM variável: baixo sinal nas imagens ponderada em T1 e ponderada em T2 (correspondente ao tecido fibroso, depósitos amiloides, ou ambos), baixo sinal nas imagens ponderadas em T1, com alto sinal nas imagens ponderadas em T2 (correspondente ao líquido) e alto sinal nas imagens ponderadas em T1 e ponderadas em T2 (correspondendo ao componente corduroso) (Fig. 13.32).

Condições articulares variadas

Sinovite vilonodular pigmentada

A sinovite vilonodular pigmentada (SVNP) é um neoplasma benigno (em vez de uma condição inflamatória) da sinóvia, que geralmente se apresenta como efusões hemorrágicas monoarticulares recorrentes nos adultos. Ela pode ter envolvimento localizado ou difuso da articulação. A variedade localizada é representada tipicamente por uma massa nodular focal que se projeta para a articulação. As localizações comuns incluem o joelho ou o quadril, mas qualquer tecido sinovial pode estar envolvido. As mudanças crô-

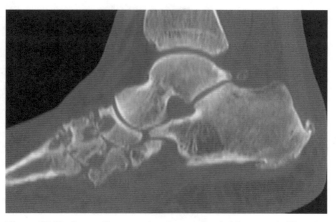

Figura 13.30 Gota tofácea envolvendo o mediopé. A imagem de TC sagital reformatada mostra erosões múltiplas com fragmentação.

Capítulo 13 • Doença articular não inflamatória 239

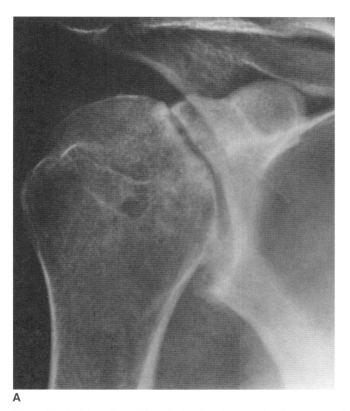
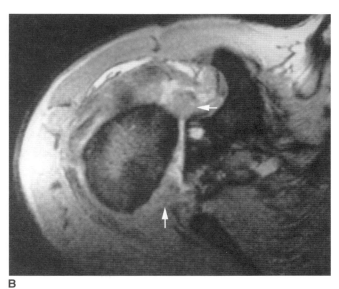

Figura 13.32 Artropatia amiloide. **A:** A radiografia do ombro demonstra perda de espaço de cartilagem e remodelagem da articulação glenoumeral. **B:** A RM GRE axial demonstra massas sinoviais (*setas*) e mudanças degenerativas.

nicas, graves, da proliferação sinovial engrossada, nodular, podem ser observadas nas radiografias. A osteoporose localizada é comum. As mudanças artríticas, como o estreitamento do espaço articular e osteófitos, geralmente estão ausentes. A artrografia mostra defeitos de preenchimento nodular múltiplo. A RM mostra efusão e massas sinoviais múltiplas de baixo sinal (Fig. 13.33). As lesões são pigmentadas no exame amplo, em virtude da deposição de hemossiderina proveniente do sangramento repetido.

A parte contrária extra-articular da SVNP, que é histologicamente idêntica, é chamada de *tumor da célula gigante da bainha do tendão*. Essa lesão se apresenta mais comumente como uma massa do tecido mole indolor na mão, localizada junto a uma bainha de

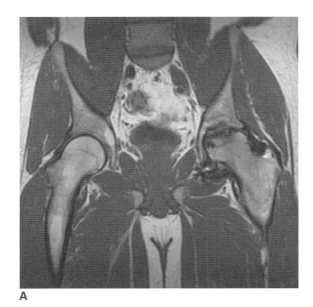
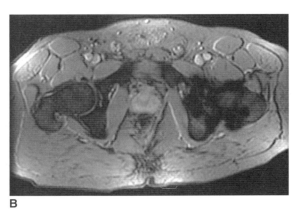

Figura 13.33 SVNP difusa do quadril. **A:** A RM ponderada em T1 coronal mostra massas sinoviais de sinal baixo salientes ao redor do quadril esquerdo com erosões da cabeça do fêmur. **B:** A RM GRE axial mostra sinal escuro de *blooming* ao redor do quadril esquerdo.

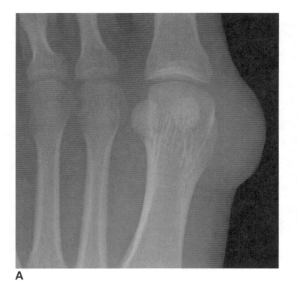
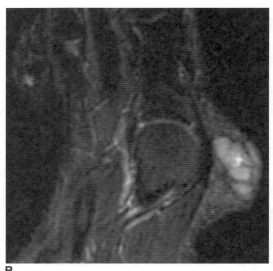
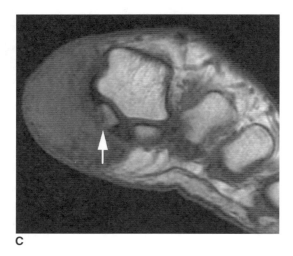

Figura 13.34 Tumor de células gigantes da bainha do tendão. **A:** A radiografia AP mostra uma massa de tecidos moles focal junto ao aspecto medial da primeira cabeça do metatarso. **B:** A RM com supressão de gordura ponderada em T2 axial mostra morfologia lobulada e alto sinal dentro da lesão. **C:** A RM ponderada em T1 coronal mostra sinal baixo dentro da massa. A massa erode o sesamoide medial (*seta*).

tendão. O edema do tecido mole pode ser observado nas radiografias. Na RM, é típica uma massa de tecido mole com intensidade de sinal baixa a intermediária nas imagens ponderadas em T1, e intensidade de sinal alta heterogênea nas imagens ponderadas em T2 (Fig. 13.34). A intensificação após a injeção de gadolínio pode ser observada nas imagens ponderadas em T1. O tumor da célula gigante da bainha do tendão não está relacionado com o tumor da célula gigante do osso.

Condromatose sinovial

A condromatose sinovial (osteocondromatose sinovial, condrometaplasia sinovial) é uma condição caracterizada pela presença de nódulos cartilaginosos múltiplos, benignos, na sinóvia. Eles podem estar livres dentro da articulação ou inseridos na sinóvia. Os nódulos podem estar calcificados, ossificados ou nenhum dos dois. Quando uma condromatose sinovial não está calcificada, o exame de RM mostra uma massa de tecido mole confluente de intensidade de sinal alta nas imagens ponderadas em T2 dentro da articulação. A massa pode ter focos de baixo sinal nas imagens ponderadas em T1 e T2 (Figs. 13.35 e 13.36). A condromatose sinovial parece ser um processo reativo, e não um processo degenerativo ou neoplásico, e pode ser distinguido histologicamente da condrometaplasia sinovial secundária, na qual fragmentos de osso ou cartilagem do trauma ou osteoartrite fica encravada na sinóvia e estimula uma metaplasia cartilaginosa secundária. Como a condromatose sinovial pode causar uma osteoartrite destrutiva mecânica, ela pode coexistir com a condrometaplasia sinovial secundária. Os homens são afetados mais do que as mulheres em uma razão de 2:1 e o auge da idade na apresentação é por volta dos 40 anos.

Hemangiomatose sinovial

A hemangiomatose sinovial é uma condição incomum na qual a cápsula articular está envolvida por hemangiomas. A hemangiomatose resulta em massas de tecido mole intracapsulares que podem causar erosão extrínseca de osso, similar às observadas na SVNP ou na condromatose sinovial. Nas radiografias, são observados efusão, flebólitos e erosões. Na artrografia ou artrografia com TC, as massas sinoviais são observadas. Na RM, a natureza vascular da lesão pode ser evidente, com baixo sinal na RM ponderada em T1, alto sinal na RM ponderada em T2 e intensificação na RM ponderada em T1 após a injeção de gadolínio. A hemartrose repetida é uma complicação potencial.

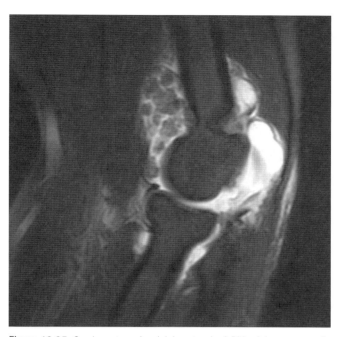

Figura 13.35 Condromatose sinovial do cotovelo. A RM axial com supressão de gordura ponderada em T1 com gadolínio intra-articular demonstra condromas sinoviais.

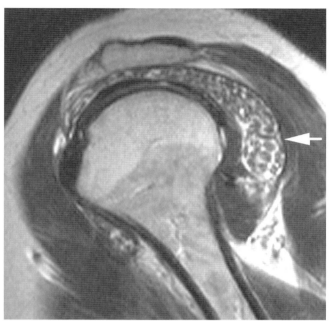

Figura 13.36 Condromatose sinovial (*setas*) do ombro. A RM ponderada em T2 sagital oblíqua demonstra múltiplos pequenos condromas sinoviais preenchendo a bolsa subacromial subdeltoide.

Cisto de Baker

Cisto de Baker é um cisto sinovial comum, localizado na fossa poplítea. Um cisto de Baker resulta da distensão da bolsa gastrocnêmio-semimembranosa através do líquido da articulação do joelho. O líquido penetra por uma comunicação parecida com uma fenda, com o aspecto póstero-medial da cápsula do joelho – logo acima da linha articular – entre os tendões da cabeça medial dos músculos gastrocnêmio e semimembranáceo. Os cistos de Baker podem estar associados a qualquer condição na qual haja uma efusão do joelho, incluindo várias formas de artrite e vários tipos de desarranjos internos. A complicação mais comum do cisto de Baker é ruptura ou dissecção de líquido para dentro do ventre do músculo gastrocnêmio adjacente, resultando muitas vezes em uma síndrome de pseudotromboflebite que imita a trombose venosa profunda da panturrilha. Na RM, um cisto de Baker rompido pode ser reconhecido pela presença de líquido que se estende de um cisto de Baker ou um local de um cisto de Baker para o ventre do músculo gastrocnêmio medial ou músculos da panturrilha ou coxa adjacentes (Fig. 13.37). Uma trombose venosa profunda coexistente pode estar presente.

Osteólise pós-traumática da clavícula distal

A osteólise pós-traumática da clavícula distal é uma condição dolorosa que pode resultar da luxação prévia da articulação acromioclavicular ou do microtrauma repetitivo. Nas radiografias, a osteólise pós-traumática é evidente como uma irregularidade cortical da clavícula distal com erosões císticas de ossos subcondrais, osteopenia e edema do tecido mole (Fig. 13.38). Algumas vezes, pode ser observada osteólise agressiva de toda a clavícula distal. Na RM, o edema da medula óssea na clavícula distal sem edema da medula no processo do acrômio é característico. O edema do tecido mole, as erosões periarticulares e a periostite também podem estar presentes.

Condições degenerativas do pé

Pé plano

O pé plano adquirido em adultos (*pes planus*) é uma condição comum na qual o arco longitudinal medial entra em colapso durante a posição em pé. O arco longitudinal medial consiste de ossos junto da porção medial do pé (calcâneo, tálus, navicular, primeiro cuneiforme e primeiro metatarso) e da fáscia plantar, que ajudam a manter sua posição como uma corda de arco. O músculo tibial posterior é um estabilizador dinâmico do arco que se insere no arco, a chave do arco. Na radiografia lateral de sustentação de peso, o tálus, o navicular, o primeiro cuneiforme e o primeiro metatarso devem estar orientados em linha reta (Fig. 13.39). Se o mediopé estiver dorsalmente convexo, um pé cavo está presente. O pé plano é caracterizado pela flacidez do mediopé abaixo dessa linha hipotética, na articulação talonavicular ou na articulação navicular-cuneiforme, indicando perda do arco medial. Uma característica radiológica adicional do pé plano pode ser a superimposição das bases dos metatarsos, indicando perda do arco transverso. Na radiografia AP de sustentação de peso, os metatarsos podem aparecer esticados e o ângulo talocalcâneo pode ser ampliado. Se o arco longitudinal medial for restaurado para seu alinhamento normal nas radiografias de não sustentação de peso, o pé plano é denominado flexível. A causa mais comum de pé plano é hereditária e a maioria de 15 a 20% da população adulta norte-americana com pé plano é assintomática. Os pacientes com articulações hipermóveis em desenvolvimento – como aqueles com síndrome de Marfan, síndrome de Ehlers-Danlos ou síndrome de Down – muitas vezes têm pé plano flexível. O pé plano flexível também é comum em pessoas com articulações hipermóveis adquiridas em condições como o lúpus eritematoso sistêmico. O pé plano rígido pode resultar de condições como contraturas do cordão do calcanhar e coalizão tarsal.

242 Parte III • Doença articular

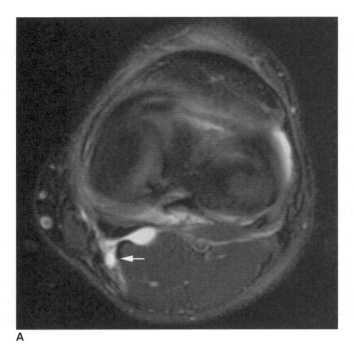

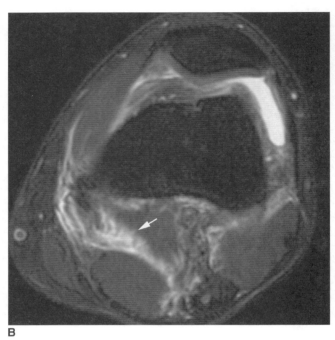

Figura 13.37 Cisto de Baker roto. **A:** A RM com supressão de gordura ponderada em T2 axial no nível da linha da articulação demonstra um cisto de Baker descomprimido (seta). **B:** Imagem axial da coxa distal demonstra uma lâmina líquida (seta) junto à cabeça medial do músculo gastrocnêmio.

Calcâneo

Os esporões do calcâneo são mudanças entesopáticas comuns envolvendo as inserções da aponeurose plantar e o tendão do calcâneo. Eles podem se tornar sintomáticos pela pressão e inflamação dos tecidos moles e das bolsas adjacentes. A ossificação pós-traumática também é comum nesses locais.

Deformidade de Haglund é uma proeminência da margem superior posterior do calcâneo, que se torna sintomática por causa do impacto do calçado inadequadamente encaixado.

A fasciite plantar é uma condição inflamatória envolvendo a origem calcânea do cordão medial da aponeurose plantar. A planta do pé é tipicamente dolorosa com a sustentação de peso ou a ati-

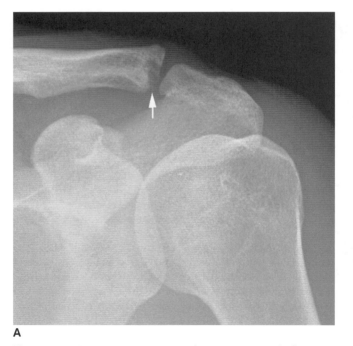

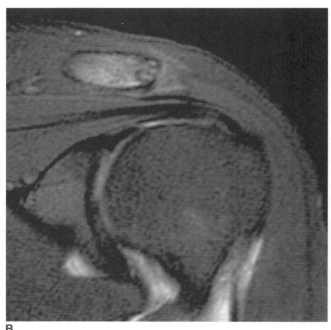

Figura 13.38 Osteólise da clavícula distal (diferentes pacientes). **A:** A radiografia mostra erosões subcondrais (seta). **B:** A RM ponderada em T2 coronal oblíqua mostra erosões e edema medular.

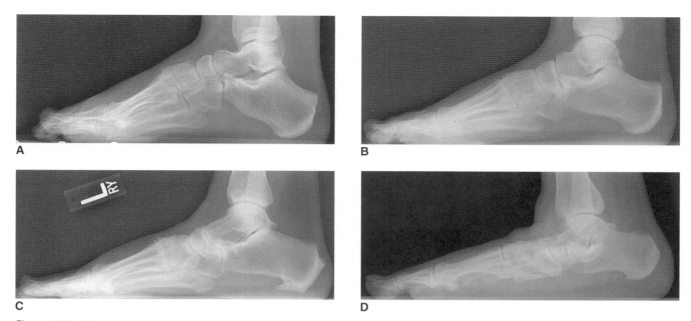

Figura 13.39 Alinhamento do pé nas radiografias laterais de carga. **A:** Pé cavo com um mediopé convexo. **B:** Pé normal no qual os eixos do tálus, navicular, cuneiforme medial e primeiro metatarso são colineares. **C:** Pé plano com flacidez entre o navicular e o cuneiforme medial resulta em mediopé côncavo. **D:** Pé plano com flacidez entre o tálus e o navicular e sobreposição das bases do metatarso.

vidade atlética. Um esporão ósseo pode se desenvolver no aspecto plantar do calcâneo. Na RM, a aponeurose plantar pode ser engrossada na origem e mostrar sinal aumentado nas imagens ponderadas em T1 e ponderadas em T2 (Fig. 13.40). O edema circundante também pode estar presente nos tecidos moles e, ocasionalmente, na tuberosidade calcânea adjacente.

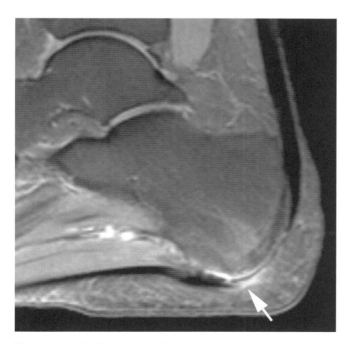

Figura 13.40 Fasciíte plantar. A RM com supressão de gordura ponderada em T2 sagital demonstra alto sinal na origem calcânea do cordão medial da aponeurose plantar (*seta*).

Hálux

Um joanete (*hallux valgus, metatarsus primus varus*) é um complexo sintomático de deformidades caracterizado por uma proeminência óssea do aspecto medial da primeira articulação MTF. Ele consiste de desvio lateral do hálux (hálux valgo), desvio medial do primeiro metatarso (I metatarso), contraturas do tecido mole dos flexores do hálux e mudança degenerativa secundária na primeira articulação MTF. A contratura progressiva dos tecidos moles tensiona como uma corda no sentido de aumentar a deformidade. Um joanete pode ser reconhecido nas radiografias AP de sustentação de peso do pé pelo desvio varo do primeiro metatarso e pelo desvio valgo do hálux. O grau de exposição da superfície articular da cabeça do primeiro metatarso pela falange proximal do hálux depende da gravidade do hálux valgo. Unidas, essas deformidades resultam em subluxação lateral dos sesamoides, relativa à cabeça do primeiro metatarso (Fig. 13.41). Nos casos graves, o segundo dedo pode ultrapassar o hálux devido ao hálux valgo.

O *hallux rigidus* e o *hallux limitus* referem-se à osteoartrite na primeira articulação MTF com rigidez e limitação de movimento. Há tipicamente um osteófito dorsal proeminente na superfície articular distal do primeiro metatarso.

Dedos menores

As deformidades dos dedos menores geralmente são causadas por contraturas dos tendões do flexor ou do extensor do pé. Uma deformidade do dedo em garra é a hiperextensão da articulação MTF e a flexão das articulações IF. Uma deformidade de dedos em martelo é a flexão na articulação IFP, geralmente com hiperextensão na articulação MTF (pode ser similar à deformidade do dedo em garra) (Fig. 13.42). Uma deformidade de dedos em taco de golfe é a flexão IFD. Essas várias deformidades geralmente são tratadas em cirurgias com artroplastia de ressecção ou artrodese. Em vez

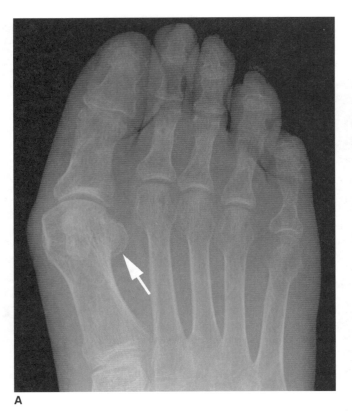 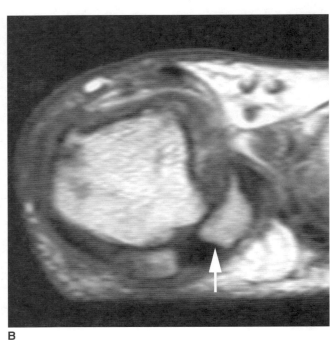

Figura 13.41 Deformidade de joanete (*hallux valgus, metatarsus primus varus*). **A:** A radiografia com carga em AP do pé mostra deformidade em varo do primeiro metatarso combinada com deformidade em valgo do hálux. Observe a predominância do segundo dedo sobre o hálux e a subluxação lateral do sesamoide lateral (*seta*), em relação à cabeça do primeiro metatarso. **B:** A RM ponderada em T1 coronal da cabeça do primeiro metatarso mostra subluxação lateral dos sesamoides (*seta*) com alterações degenerativas.

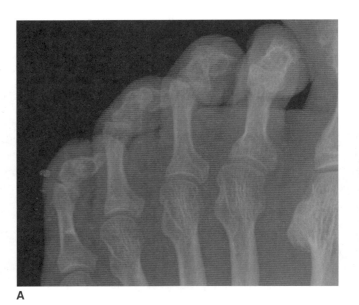 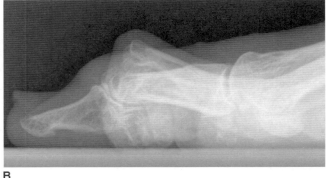

Figura 13.42 Dedos em martelo. **A, B:** As radiografias AP e lateral mostram deformidades da flexão da articulação IFP dos dedos menores.

de alongar os tendões, esses procedimentos encurtam os ossos, de modo que os tendões estejam no comprimento relativo correto. Deformidade em botoeira é uma proeminência óssea na porção lateral da cabeça do quinto metatarso. Quando sintomática, pode haver edema do tecido mole sobreposto.

Degeneração do disco intervertebral

A degeneração do disco intervertebral coexiste comumente com a osteoartrite das articulações sinoviais da coluna. As cargas biomecânicas sobre a coluna são partilhadas entre as articulações do disco intervertebral, as várias articulações fibrosas e as articulações sinoviais, de modo que a integridade de cada componente seja dependente dos outros componentes. Há alguma evidência de que a degeneração primária das placas terminais cartilaginosas, através das quais a água evapora para o disco, leva à desidratação do núcleo pulposo e no ânulo fibroso. A desidratação do núcleo pulposo pode ser demonstrada pela RM em adultos jovens e é, talvez, uma consequência inicial do envelhecimento. O núcleo pulposo normal possui intensidade alta de sinal na RM ponderada em T2; se ela estiver desidratada, tem sinal baixo. Fatores congênitos e anormalidades, como a escoliose e a espondilólise, podem contribuir. A perda de hidratação resulta em resiliência tecidual diminuída e é maior no núcleo pulposo. Perde-se a distribuição hidráulica normal de cargas sobre toda a superfície articular, e podem resultar rompimentos secundários e degeneração do ânulo fibroso. As mudanças adaptativas, por fim, envolvem os ossos. O resultado radiográfico é perda da altura do disco intervertebral de moderada à grave, gás no disco intervertebral e esclerose bem definida das placas terminais do corpo vertebral adjacente (Fig. 13.43). Essa condição de degeneração do disco é chamada de *osteocondrose intervertebral*. A ruptura da inserção das fibras externas (de Sharpey) do ânulo fibroso da borda vertebral possibilita o deslocamento circunferencial (saliência) do disco. Os osteófitos crescem nas inserções do ânulo fibroso e no ligamento longitudinal anterior ao corpo vertebral. Esse processo degenerativo com formação de osteófito é chamado de *espondilose deformante*. Os rompimentos do ânulo fibroso permitem que os fragmentos do disco penetrem a substância do ânulo e sofram herniação por meio dele. Os fragmentos de hérnias do disco podem causar impacto sobre as estruturas neurais, muitas vezes em raízes nervosas, e causar sintomas. As saliências do disco circunferencial podem estreitar o canal vertebral. A TC e a RM podem demonstrar as mudanças degenerativas e a patologia do disco (Fig. 13.44), mas a correlação dos achados radiológicos com os sintomas não é consistente. As articulações de faceta e costovertebrais podem estar secundariamente envolvidas a partir das biomecânicas alteradas causadas pela degeneração do disco.

A cifose senil ocorre na coluna torácica de pacientes idosos. Ela está relacionada com a falha mecânica do aspecto anterior do disco intervertebral, levando à perda de altura do disco anteriormente, à esclerose vertebral secundária e, muitas vezes, à anquilose. A cifose osteoporótica é um processo diferente (mas às vezes coexistente) envolvendo fraturas por insuficiência dos aspectos anteriores dos corpos vertebrais osteoporóticos (ver Cap. 15).

Hiperostose esquelética idiopática difusa

A hiperostose esquelética idiopática difusa (HEID) – hiperostose anquilosante da coluna, doença de Forestier – é uma condição radiograficamente definida, caracterizada pela ossificação dos tecidos moles nas inserções dos músculos, ligamentos e tendões com o osso. A HEID parece representar uma diátese ossificante ou uma tendência de formação óssea de etiologia desconhecida cuja incidência aumenta com a idade.

A HEID é comum em adultos mais velhos, mais frequentemente nos homens, e os sintomas muitas vezes são rigidez e dor nas costas. A definição precisa de HEID ainda está evoluindo. Resnick e Niwayama dão os seguintes critérios para o envolvimento espinal na HEID: (a) calcificação fluente e ossificação junto do aspecto anterolateral de pelo menos quatro corpos vertebrais contíguos; (b) preservação relativa da altura do disco nos segmentos de corpo vertebral envolvidos e ausência de mudanças radiográficas extensas ou doença do disco degenerativo (gás no espaço do disco ou esclerose do corpo vertebral); e (c) ausência de anquilose da articulação de faceta e erosão da articulação sacroilíaca, esclerose ou fusão óssea intra-articular. Esses critérios distinguem a HEID da espondilose deformante, da osteocondrose intervertebral e da espondilite anquilosante. Não há anormalidades laboratoriais associadas. A densidade óssea permanece normal. As manifestações extraespinhais da HEID são extremamente normais em pacientes idosos.

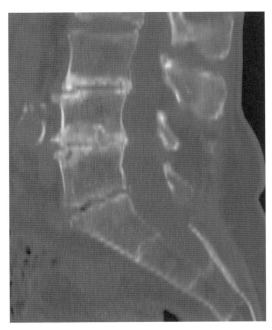

Figura 13.43 Esclerose discogênica na coluna lombar inferior, com perda da altura do disco, demonstrada na imagem reformatada de TC no plano sagital.

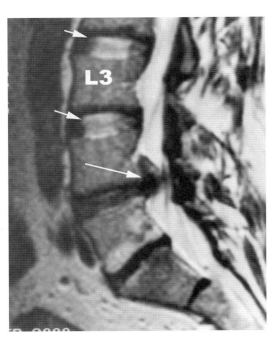

Figura 13.44 Herniação degenerativa do disco lombar. A RM ponderada em T2 sagital mostra doença degenerativa do disco (baixo sinal) em L4–5 e L5–S1. O disco L4–5 sofreu herniação posteriormente (*seta longa*). Observe a altura normal do disco e a hidratação habitual (alto sinal) do núcleo pulposo em L3–4 e L2–3 (*setas curtas*).

A ossificação na inserção dos tendões pode ser observada em todos os membros (Fig. 13.45). Na pelve, a proliferação de franjeamento ósseo é comum em locais onde os músculos e ligamentos se inserem. Os crescimentos ósseos pararticulares correspondem à ossificação nas inserções nas cápsulas articulares. Para propósitos práticos, o diagnóstico da HEID pode ser feito radiograficamente quando há ossificação enteseal, na ausência de outras condições conhecidas como causadoras dessa ossificação (p. ex., espondiloartropatia ou trauma prévio).

A anquilose óssea extra-articular é extremamente comum na coluna torácica e um tanto menos comum nas regiões cervical e lombar (Fig. 13.46). A anquilose extra-articular da coluna a torna rígida. Apesar do aumento na massa óssea, a coluna pode ser mais frágil biomecanicamente quando sujeita a trauma. A falta de movimento e a perda de função de absorção de energia dos discos intervertebrais e ligamentos contribui para a diminuição de sua capacidade de absorver carga. As fraturas e as fraturas-luxações da coluna podem ser catastróficas (Fig. 13.47).

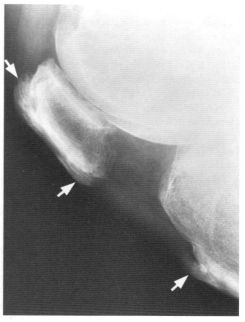

Figura 13.45 HEID com entese ossificada nos tendões do quadríceps e infrapatelar (setas).

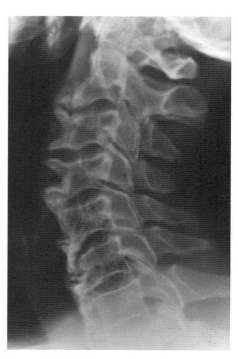

Figura 13.46 HEID envolvendo a coluna cervical.

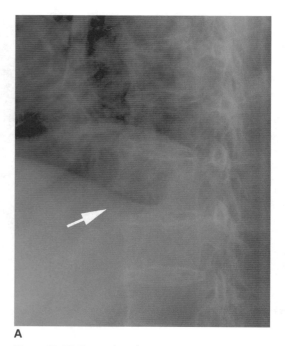

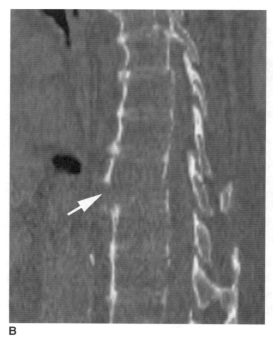

Figura 13.47 Fratura (setas) na junção toracolombar em um paciente com HEID. **A:** Radiografia lateral. **B:** Imagem reformatada de TC no plano sagital.

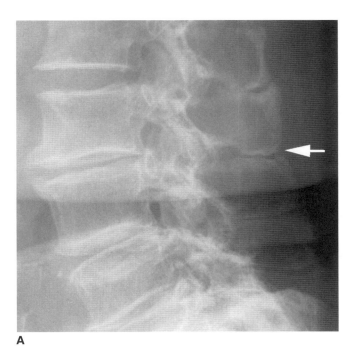
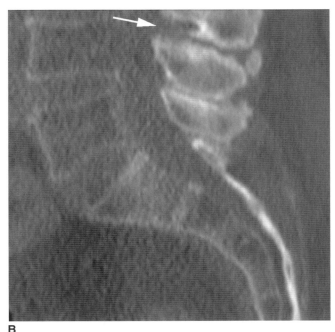

Figura 13.48 Doença de Baastrup (diferentes pacientes). **A:** A radiografia lateral mostra hiperostose dos processos espinhosos com aspecto em *kissing spines* (seta). **B:** A TC reformatada no plano sagital mostra o aspecto em *kissing spines* (seta).

Doença de Baastrup

A doença de Baastrup (osteoartrose interespinhosa) é uma condição degenerativa na coluna lombar na qual há hiperostose dos processos espinhosos que levam ao remodelamento e à formação articular entre os processos espinhosos adjacentes (Fig. 13.48). A condição também foi descrita como *kissing spines*. A relação da doença de Baastrup com a dor lombar crônica é incerta.

Referências bibliográficas e leituras sugeridas

Brandt KD, Doherty M, Lohmander LS, eds. *Osteoarthritis*. 2nd Ed. New York, NY: Oxford University Press; 2003.
Brower AC. *Arthritis in Black and White*. 2nd Ed. Philadelphia, PA: WB Saunders; 1997.
eMedicine. http://emedicine.medscape.com.
Firestein GS, Budd RC, Harris ED Jr, McInnes IB, Ruddy S, Sergent JS. *Kelley's Textbook of Rheumatology*. 8th Ed. Philadelphia, PA: Saunders; 2008.
Forrester DM, Brown JC. *The Radiology of Joint Disease*. 3rd Ed. Philadelphia, PA: WB Saunders; 1987.
Griffin LY. *Essentials of Musculoskeletal Care*. 3rd Ed. Rosemont, IL: American Academy of Orthopedics; 2005.
Helms CA, Major NM, Anderson MW, et al. *Musculoskeletal MRI*. 2nd Ed. Philadelphia, PA: WB Saunders; 2009.
Koopman WJ, Boulware DW, Heudebert G. *Clinical Primer of Rheumatology*. Philadelphia, PA: Lippincott Williams & Wilkins; 2003.
Koopman WJ, Moreland LW, eds. *Arthritis and Allied Conditions: A Textbook of Rheumatology*. 15th Ed. Philadelphia, PA: Lippincott Williams & Wilkins; 2004.
McGonagle D, Gibbon W, Emery P. Classification of inflammatory arthritis by enthesitis. *Lancet*. 1998;352:1137–1140.
Moskowitz RW, Altman RD, Hochberg MC, Buckwalter JA, Goldberg VM, eds. *Osteoarthritis: Diagnosis and Medical/Surgical Management*. 4th Ed. Philadelphia, PA: Lippincott Williams & Wilkins; 2006.
Olivieri I, Barozzi L, Padula A. Enthesiopathy: Clinical manifestations, imaging and treatment. *Bailliere Clin Rheum*. 1998;12:665–681.
Resnick D, ed. *Diagnosis of Bone and Joint Disorders*. 4th Ed. Philadelphia, PA: Saunders; 2002.
Resnick D, Niwayama G. Entheses and enthesopathy. Anatomical, pathological, and radiological correlation. *Radiology*. 1983;146:1–9.
Wortmann RL, Schumacher R, Becker MA, Ryan LM. *Crystal-Induced Arthropathies: Gout, Pseudogout and Apatite-Associated Syndromes*. New York, NY: Taylor & Francis; 2006.

PARTE IV

Tópicos variados

14 Condições congênitas e de desenvolvimento

Maturação esquelética
Distúrbios hereditários do tecido
   conjuntivo
      Osteogênese imperfeita
      Outros distúrbios
Displasias esclerosantes
      Osteopetrose
      Osteopoiquilose
      Osteopatia estriada
      Melorreostose
Nanismo congênito
      Acondroplasia
      Outros tipos
Condições generalizadas variadas
      Neurofibromatose
      Paralisia cerebral
      Distrofia muscular
      Artrogripose múltipla congênita
      Síndrome de Down
      Doença de Charcot-Marie-Tooth

Condições localizadas variadas
      Displasia epifisária múltipla
      Displasia cleidocraniana
      Sinostose radiulnar
      Deficiência femoral focal proximal
      Tíbia vara
      Anomalias digitais
      Coalizão carpal
      Coalizão tarsal
      Anomalias musculares
      Ossículos acessórios
Discrepância rotacional e do comprimento
   do membro
Condições do quadril
      Displasia de desenvolvimento do
         quadril
      Doença de Legg-Calvé-Perthes
      Epifisiólise proximal do fêmur
Fechamento fisário prematuro

Osteocondroses
      Osteocondrite dissecante (joelho)
      Doença de Panner (capítulo)
      Doença de Osgood-Schlatter
         (tubérculo tibial)
      Doença de Sinding-Larsen-Johansson
         (patela)
      Doença de Köhler (navicular do
         tarso)
      Infração de Freiberg (cabeça do
         metatarso)
Deformidades congênitas do pé
      Pé torto
      Metatarso aduto
      Tálus vertical congênito
Condições da coluna vertebral
      Escoliose idiopática
      Escoliose congênita
      Cifose juvenil

Este capítulo descreve a radiologia de muitas condições de desenvolvimento e congênitas que afetam o sistema musculoesquelético. Algumas dessas condições podem não se apresentar até a adolescência ou a idade adulta.

Maturação esquelética

O esqueleto se desenvolve e amadurece com uma sequência consistente e irreversível de mudanças no tamanho e no contorno ósseo. Características particulares nos contornos dos ossos em desenvolvimento são marcos de maturação úteis na sequência da ossificação e são usadas para estimar a idade esquelética. O método mais prático é usar o atlas radiográfico de Greulich e Pyle.

Esse atlas contém radiografias da mão e do punho esquerdos nos meninos e nas meninas de diferentes idades – correlacionadas com sua idade cronológica – do neonato até o esqueleticamente maduro. Uma radiografia da mão e do punho esquerdos do paciente individual é comparada com os padrões e encontra-se uma melhor combinação. Cada idade cronológica tem uma idade óssea média e um desvio padrão na idade óssea. O relato radiológico da idade óssea deve incluir a própria idade óssea, bem como o desvio padrão na idade óssea para a idade cronológica do paciente.

O atlas de Greulich e Pyle é baseado nas radiografias de crianças saudáveis, com descendência do norte da Europa, de Cleveland, Ohio, cujas famílias tinham, incidentalmente, condições econômicas e educacionais acima da média. Essas crianças foram acompanhadas entre 1931 e 1942 como parte de uma investigação de longo prazo longitudinal do crescimento e desenvolvimento humano. O projeto produziu atlas do desenvolvimento esquelético da mão e do punho, do joelho e do pé e do tornozelo. A capacidade de aplicação desses atlas para os indivíduos de outras etnias e populações socioeconômicas é incerta.

Distúrbios hereditários do tecido conjuntivo

Osteogênese imperfeita

A osteogênese imperfeita é um grupo de distúrbios inatos do tecido conjuntivo caracterizado pela densidade óssea radiograficamente diminuída. O problema subjacente é uma síntese do colágeno anormal, no qual uma variedade de diferentes defeitos moleculares no colágeno produz um espectro contínuo de fenótipos. No esqueleto, a matriz óssea é deficiente, resultando em ossos finos, osteoporóticos e frágeis, que estão sujeitos a repetidas fraturas por insuficiência e a consequente deformidade (Fig. 14.1). A condição é hereditária, mas os casos muitas vezes são esporádicos. Em geral, há formas graves autossômicas recessivas que se apresentam no nascimento e formas autossômicas dominantes que se apresentam mais tarde e têm curso brando. A condição varia de envolvimento congênito grave com múltiplas fraturas *in utero* e morte perinatal para manifestações brandas e tardias na idade

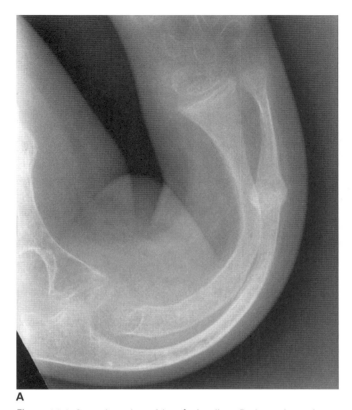
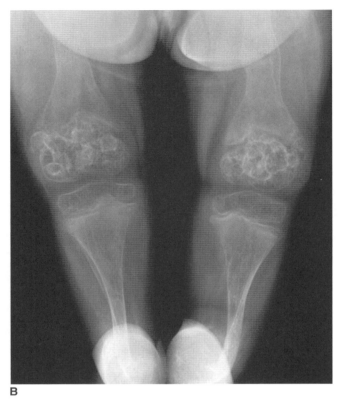

Figura 14.1 Osteogênese imperfeita. **A:** A radiografia do antebraço demonstra osteoporose, deformidade em arco e fraturas por insuficiência consolidadas de diferentes idades. **B:** Os membros inferiores mostram achados similares junto das epífises com aspecto salpicado.

adulta. As formas graves são responsáveis por 10% dos casos e as formas menos graves pelos 90% restantes. A incidência de osteogênese imperfeita é de 1 por 20.000 a 60.000 nascimentos vivos. Aspectos clínicos associados – com expressão variável – incluem escleras azuis (90%); pele fina, translúcida; articulações periféricas flácidas, hipermóveis; dentição anormal (dentinogênese imperfeita) e surdez (ossos óticos frágeis).

Outros distúrbios

A síndrome de Marfan, a homocistinúria e a síndrome de Ehlers-Danlos são grupos heterogêneos de distúrbios hereditários do tecido conjuntivo com manifestações musculoesqueléticas. A síndrome de Marfan está associada com altura excessiva, dedos aranhosos longos (aracnodactilia), articulações hipermóveis e escoliose (Fig. 14.2). As anormalidades oculares e cardiovasculares dominam o quadro clínico. O acúmulo de metabólitos de aminoácidos na homocistinúria interfere com o elo cruzado de colágeno, levando a ossos frágeis, escoliose e comprimento excessivo dos ossos longos. A síndrome de Ehlers-Danlos está associada com pele frágil e articulações hipermóveis.

Displasias esclerosantes

As displasias esqueléticas esclerosantes são um grupo heterogêneo de condições caracterizadas radiograficamente por ossos densos.

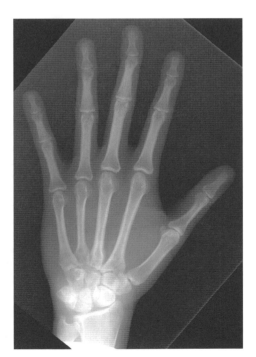

Figura 14.2 Síndrome de Marfan. A radiografia da mão mostra aracnodactilia. A hipermobilidade está presente no carpo, com sobreposição das fileiras carpais proximal e distal.

Osteopetrose

A osteopetrose é um grupo de doenças hereditárias caracterizado pela reabsorção óssea reduzida proveniente da falha de osteoclasto. Muitos defeitos genéticos podem causar falha de osteoclasto, cada um com diferentes anormalidades bioquímicas e histopatológicas subjacentes. Uma forma está associada com acidose tubular renal e raquitismo. O efeito comum final é que o osso se remodela incompletamente ou não se remodela. Há três grupos clínicos principais: autossômico recessivo infantil-maligno, que é fatal nos primeiros anos de vida (na ausência da terapia efetiva); autossômico recessivo intermediário, que aparece durante a primeira década de vida, mas não segue um curso maligno; e autossômico dominante (doença de Albers-Schönberg ou ossos de mármore), em que os pacientes têm expectativa de vida normal, mas com muitos problemas ortopédicos. A variante infantil apresenta manifestações clínicas que se correlacionam com a falta de desenvolvimento da medula (anemia e trombocitopenia) e a falta de alargamento de remodelagem óssea (forames cranianos pequenos resultam em disfunção nervosa craniana, hidrocefalia, convulsões e retardo mental). As radiografias mostram ossos uniformemente densos sem espaço medular, metáfises ampliadas (deformidade de frasco de Erlenmeyer) e uma aparência de osso dentro de osso em tarsais, carpais, falanges, vértebras e alas ilíacas (Fig. 14.3). Fraturas transversas por insuficiência ocorrem com frequência. Os tratamentos médicos envolvem calcitriol (alta dosagem), para estimular a diferenciação de osteoclasto, e transplante de medula óssea, para fornecer precursores de osteoclasto monocítico. As formas intermediárias e autossômicas-dominantes têm manifestações brandas que incluem anemia, paralisias nervosas cranianas e problemas ortopédicos. A fragilidade do osso com osteopetrose e sua incapacidade de se remodelar em resposta ao estresse resultam em repetidas fraturas por insuficiência. Podem ocorrer também coxa vara, encurvamento dos ossos longos, artrite degenerativa do quadril e do joelho e osteomielite mandibular e dos ossos longos. Até mesmo formas mais brandas de osteopetrose podem ser assintomáticas e descobertas incidentalmente nas radiografias (Fig. 14.4).

Osteopoiquilose

A osteopoiquilose (ossos manchados, osteopatia condensada disseminada) é uma displasia osteoesclerótica incomum com ocorrência familiar e esporádica. Os sintomas estão geralmente ausentes ou são brandos e sua descoberta é frequentemente incidental. A condição é definida pela presença de numerosos focos pequenos, bem definidos, ovoides homogêneos ou circulares de radiodensidade aumentada agrupados nas regiões ósseas periarticulares. A distribuição é simétrica, envolvendo tipicamente as epífises e metáfises dos ossos longos, bem como o carpo, o tarso, a escápula e a pelve (Fig. 14.5). As lesões podem aumentar ou diminuir de tamanho ou número. Elas são histologicamente idênticas às ilhas ósseas, mas não têm significância clínica, a menos que confundidas por outras lesões.

Osteopatia estriada

A osteopatia estriada (doença de Voorhove) é uma rara condição cuja transmissão é provavelmente autossômica dominante. A condição é definida pela presença de bandas lineares regulares, de radiodensidade aumentada, se estendendo das metáfises para

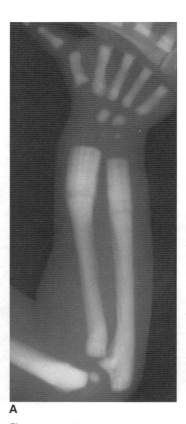
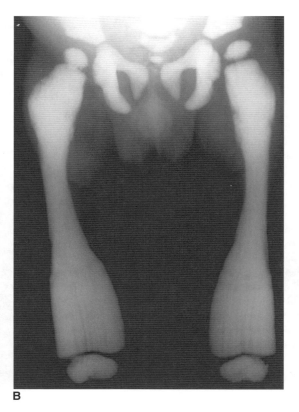

Figura 14.3 Osteopetrose do tipo autossômica recessiva (infantil). **A:** A radiografia do antebraço mostra ossos densos obliterando o espaço medular. **B:** A radiografia dos fêmures mostra metáfises em forma de taco.

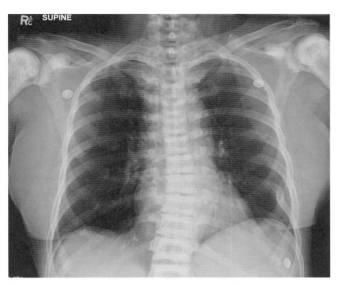

Figura 14.4 Osteopetrose, apresentação adulta incidental. Observe a aparência em sanduíche das vértebras.

as diáfises dos ossos tubulares e da pelve (Fig. 14.6). A osteopatia estriada é geralmente bilateral e é incomum ela envolver os ossos pequenos das mãos ou pés, crânio ou face, ou coluna. A causa e a patogênese são desconhecidas. As manifestações clínicas geralmente estão ausentes, embora a deformidade facial tenha sido descrita. A descoberta é geralmente incidental.

Melorreostose

A melorreostose é uma condição rara, não hereditária, que se apresenta na infância com dor nos membros, limitação de movimentos e edema articular intermitente. Distúrbios de crescimento, envolvimento do tecido mole e aumento de contraturas musculares por causa do encurtamento do tendão e do ligamento podem resultar em deformidade e incapacidade consideráveis. A condição é comumente limitada a um membro simples, geralmente inferior. Radiologicamente, há hiperostose periosteal ou endosteal cortical extensa, com excrescências ósseas junto do comprimento do osso, lhe conferindo um contorno ondulado semelhante à cera caindo de uma vela (Figs. 14.7 e 14.8). A hiperostose endosteal pode preencher a cavidade medular, mas a hiperostose periosteal e endosteal geralmente não ocorrem juntas. A aparência radiográfica é característica. A causa e a patogênese são desconhecidas; as excrescências ósseas são osso histologicamente normal.

Nanismo congênito

O nanismo é a condição de ser desproporcionalmente pequeno. As displasias esqueléticas com nanismo são numerosas. Dúzias de tipos específicos são listadas na Nomenclatura Internacional de Doenças Constitucionais do Osso revisada em 1983 pela European Society of Pediatric Radiology. Para a maioria dessas condições, há apenas um punhado de casos registrados. Muitas condições são letais, nenhuma é reversível e a maioria não é definida em uma base radiológica. A distinção entre as displasias com nanismo muitas vezes requer uma análise genética, bioquímica, histoquímica e histopatológica detalhada.

Acondroplasia

A acondroplasia é o tipo mais comum de nanismo e tem uma aparência radiológica clássica. A acondroplasia é o resultado de um defeito generalizado na formação do osso encondral, levando ao subdesenvolvimento das porções dos ossos que crescem por meio desse mecanismo. O resultado é um nanismo de membros encurtados simétricos no qual os segmentos proximais das extremidades são desproporcionalmente curtos (micromelia rizomélica). Como o crescimento ósseo periosteal não é afetado, as diáfises dos ossos longos são de diâmetro normal. Os dedos são curtos e grossos. A base craniana, composta da formação de osso encondral, é anormalmente curta e tem um forame maior pequeno. A calvária, composta pela formação do osso intramembranoso, é apropriadamente grande

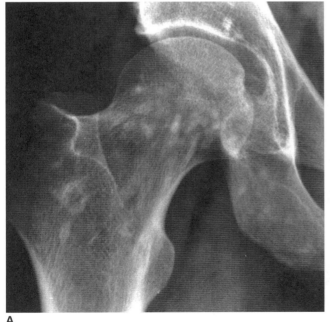
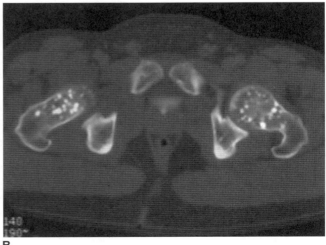

Figura 14.5 Osteopoiquilose. A: Radiografia AP. B: Corte tomográfico.

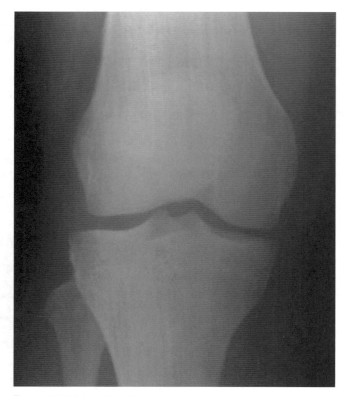

Figura 14.6 Osteopatia estriada.

para os conteúdos intracranianos, conferindo à cabeça uma braquicefalia característica com protuberância frontal e rosto pequeno (Fig. 14.9). O canal vertebral é curto nas dimensões anteroposterior e lateral, mas o comprimento do tronco é quase normal. Há uma lordose lombar exagerada com nádegas proeminentes. Essas anomalias geralmente são evidentes no nascimento e se tornam mais aparentes com a idade. A acondroplasia tem uma transmissão genética autossômica dominante, mas a maioria dos casos é esporádica. A forma clássica é heterozigótica, não possui defeitos congênitos associados e é compatível com uma expectativa de vida normal. As complicações da estenose espinal congênita são comuns na idade adulta (Fig. 14.10). A condição homozigótica é letal na infância e sua aparência radiológica é idêntica ao nanismo tanatofórico. O nanismo tanatofórico ("causador de morte") é a displasia óssea letal mais comum.

Outros tipos

Outros tipos de nanismo podem ser caracterizados e classificados pela localização predominante de encurtamento desproporcional. A micromelia mesomélica se refere ao encurtamento dos antebraços e da parte inferior das pernas. Exemplos de nanismo mesomélico incluem nanismo camptomélico e discondrosteose dos tipos Nievergelt e Langer. A micromelia acromélica se refere ao encurtamento das mãos e pés. Exemplos de nanismo acromélico incluem distrofia torácica asfixiante (síndrome de Jeune), displasia condroectodérmica (síndrome de Ellis-van Creveld) e picnodisostose. Muitas dessas displasias são tratáveis no diagnóstico pré-natal com ultrassonografia obstétrica, reduzindo ainda mais o papel da radiografia.

Condições generalizadas variadas

Neurofibromatose

A neurofibromatose é uma das facomatoses hereditárias caracterizadas pelo envolvimento de vários sistemas de hamartomas, incluindo todas as três camadas de células germinativas. A neuro-

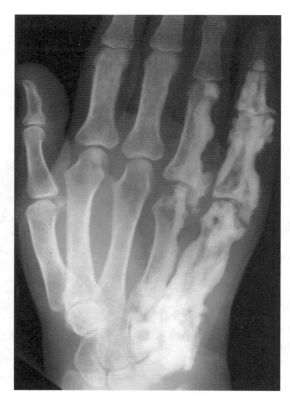

Figura 14.7 Melorreostose envolvendo o quarto e o quinto raios da mão.

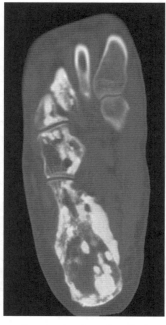

Figura 14.8 Melorreostose envolvendo o pé mostrado na TC axial.

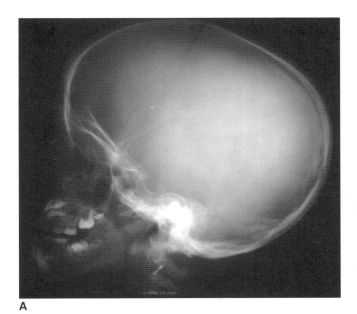
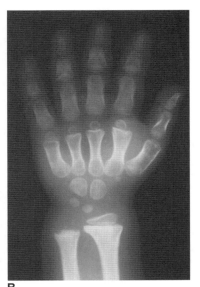
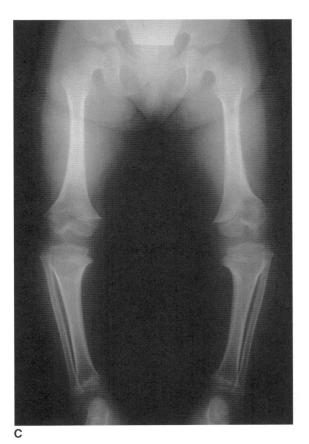

Figura 14.9 Acondroplasia. **A:** A base do crânio é curta e a face é pequena. **B:** Os ossos são desproporcionalmente curtos e os dedos parecem grossos. **C:** Os fêmures são curtos e grossos.

fibromatose tem transmissão autossômica dominante. Os subtipos são vários. As principais manifestações musculoesqueléticas incluem escoliose, displasia mesodérmica e neurofibromas (Fig. 14.11). Embora a escoliose possa estar levemente curvada e idêntica à escoliose idiopática, ocasionalmente uma cifoescoliose torácica displásica extremamente angulada está presente e é praticamente diagnóstica. A displasia mesodérmica pode resultar em formação óssea deficiente ou focalmente anormal. As complicações ortopédicas na neurofibromatose incluem encurvamento, fratura patológica, pseudartrose e consolidação de fratura defeituosa (Fig. 14.12). A tíbia é um local característico para a pseudartrose; repetidas falhas em consolidar após o tratamento muitas vezes levam à amputação. Os neurofibromas podem erodir os ossos adjacentes e se apresentar como massas de tecido mole.

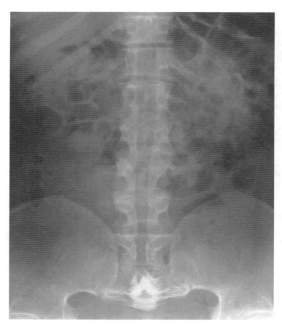

Figura 14.10 Acondroplasia no adulto com estenose do canal vertebral lombar. Foi executada laminectomia em todos os níveis.

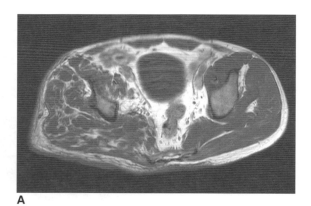

A

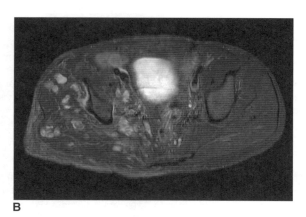

B

Figura 14.11 Neurofibromatose em um adulto. **A:** A RM em T1 axial mostra massa de tecido mole lobulada múltipla dentro e ao redor da nádega direita com osso subjacente displásico e atrofia muscular. **B:** A RM em T2 axial mostra alto sinal dentro das massas.

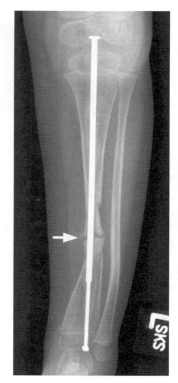

Figura 14.12 Neurofibromatose com pseudartrose (*seta*) da tíbia em uma criança. Uma haste de telescopagem foi colocada para oferecer suporte mecânico.

Paralisia cerebral

A paralisia cerebral pode resultar em doença neuromuscular generalizada ou focal, na qual o osso secundário muda e complicações são observadas. Essas mudanças são o resultado de forças anormais sobre o esqueleto em crescimento provenientes do espasmo muscular, da fraqueza, da atrofia e do desequilíbrio. Quando o esqueleto normal se remodela em resposta às forças anormais, podem ocorrer mudanças displásicas nos ossos e nas articulações. Os ossos longos muitas vezes parecem tubulados em excesso (diáfise estreita, epífise ampla). A displasia do quadril secundária à luxação crônica, espástica é comum. O espasmo dos músculos adutores da coxa posiciona a cabeça do fêmur sobre a borda acetabular lateral, resultando em deformidade, subluxação e, por fim, luxação do quadril (Fig. 14.13). Escoliose, atrofia do tecido mole e contraturas de flexão ou extensão podem ser encontradas. Deformidades do pé, de vários tipos, são comuns. Mudanças de desenvolvimento similares são observadas em condições como artrogripose, distrofia muscular, paralisia nervosa periférica e pólio.

Distrofia muscular

A distrofia muscular compreende um grupo heterogêneo de doenças genéticas caracterizado pela atrofia progressiva do músculo esquelético. Dependendo do defeito genético particular e de sua expressão, fatores como idade do início, distribuição anatômica, gravidade, taxa de progressão e padrão de hereditariedade variam entre os diferentes tipos de distrofia muscular, dúzias dos quais foram descritos. As características radiológicas da distrofia muscular no sistema musculoesquelético incluem reposição gordurosa dos músculos, geralmente simétrica e difusa (Fig. 14.14), e, se o início for durante a maturação esquelética, mudanças ósseas displásicas. As manifestações multissistêmicas também podem estar presentes em algumas formas de distrofia muscular.

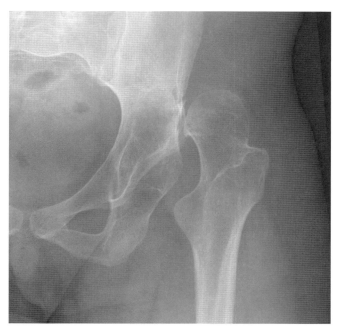

Figura 14.13 Adulto com displasia de desenvolvimento do quadril (DDQ) resultante da paralisia cerebral e luxação crônica do quadril.

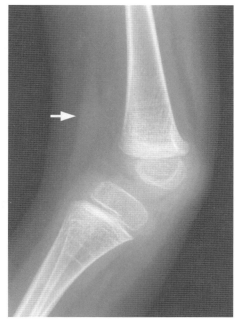

Figura 14.15 Artrogripose com desenvolvimento muscular insuficiente e deformidade recurvada (face anterior à esquerda; a *seta* aponta para a patela cartilaginosa).

Artrogripose múltipla congênita

A artrogripose múltipla congênita é um distúrbio congênito não hereditário incomum que se manifesta com articulações deformadas, luxações e desgaste muscular (Fig. 14.15). As deformidades são disseminadas e bilaterais e geralmente causam incapacidades graves, mas a expectativa de vida do paciente muitas vezes é normal. As deformidades frequentes incluem pé torto (talipe equinovaro, presente em 75% dos casos), deformidade em flexão do joelho (60%), deformidade em flexão do quadril (40%) e luxação do quadril com displasia resultante (40%).

Síndrome de Down

A lassidão ligamentosa generalizada na síndrome de Down (também chamada de trissomia 21) pode ser manifestada por subluxação atlantoaxial (C1-2) (Fig. 14.16), luxação patelar recorrente, pé plano e luxação voluntária dolorosa do quadril. As asas ilíacas

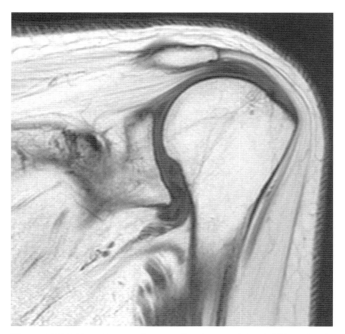

Figura 14.14 Distrofia muscular no ombro de um adulto. A RM ponderada em T1 coronal oblíqua mostra substituição gordurosa de todos os músculos do ombro.

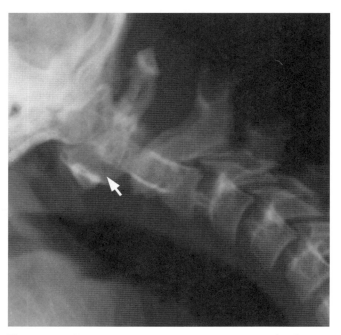

Figura 14.16 Síndrome de Down com subluxação atlantoaxial (*seta*).

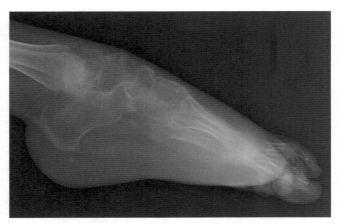

Figura 14.17 Doença de Charcot-Marie-Tooth em um adulto jovem com pé cavo, deformidades de dedo em martelo e atrofia muscular.

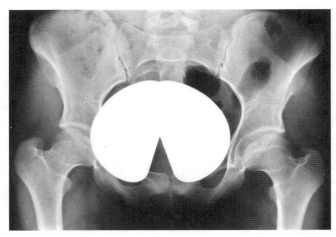

Figura 14.18 Displasia epifisária múltipla.

podem ter uma aparência ampliada. A significância da subluxação atlantoaxial com respeito à participação nos esportes é controversa.

Doença de Charcot-Marie-Tooth

A doença de Charcot-Marie-Tooth (também chamada de neuropatia sensorial e motora hereditária, neuropatia sensoriomotora hereditária ou atrofia muscular peroneal) é uma coleção de neuropatias hereditárias que se apresentam com envolvimento predominante dos membros inferiores no final da infância ou início da vida adulta. Pé caído, pé cavo (Fig. 14.17), deformidades do dedo em martelo, atrofia muscular na distribuição nervosa peroneal e escoliose são características comuns, mas os membros superiores também podem estar envolvidos. Os múltiplos tipos dessa doença são distinguíveis pelas anormalidades cromossômicas específicas.

Condições localizadas variadas

Displasia epifisária múltipla

A displasia epifisária múltipla (doença de Fairbank) é a mais comum do grupo heterogêneo de distúrbios caracterizados pelo crescimento anormal e desenvolvimento de epífises em múltiplos locais. A displasia epifisária múltipla possui transmissão autossômica dominante. O defeito primário envolve uma anormalidade na composição bioquímica da substância fundamental produzida pelos condrócitos epifisários, resultando em ossificação retardada e desordenada, incongruência articular e mudança degenerativa secundária. Após o início, na primeira infância, as manifestações clínicas variáveis incluem dor articular, distúrbios na marcha, baixa estatura e envolvimento de múltiplos locais. Radiograficamente, centros de ossificação secundária ocorrem tardiamente e têm morfologia irregular. Após a maturidade esquelética, as epífises permanecem irregulares e anormais no formato, com tendência a serem planas e achatadas (Fig. 14.18). A osteoartrite precoce é uma sequela comum.

Displasia cleidocraniana

Os aspectos cardinais da displasia cleidocraniana (disostose cleidocraniana) são ausência de uma porção das clavículas e pobre ossificação do crânio com ossos wormianos e seios mastoides e paranasais hipoplásicos (Fig. 14.19). Outros aspectos displásicos podem estar presentes por todo o esqueleto, incluindo cinturas hipoplásicas, ossos longos displásicos com diáfises estreitas e membros expandidos e espinha bífida oculta em múltiplos níveis. A displasia cleidocraniana é uma condição autossômica dominante, com alta penetração.

Sinostose radiulnar

A sinostose radiulnar é uma anomalia de segmentação longitudinal na qual o espaço articular radiulnar proximal não consegue se formar (Fig. 14.20). Ela ocorre esporádica e familiarmente e é bilateral em aproximadamente 60% dos casos. Ela também pode ser observada em uma variedade de outras síndromes de desenvolvimento e pode ser adquirida a partir de condições como a hiperostose cortical infantil ou a infecção. Os pacientes têm um dano funcional da capacidade de pronar e supinar o antebraço.

Deficiência femoral focal proximal

A deficiência femoral focal proximal é um espectro de deficiências ósseas do fêmur proximal, variando de encurtamento e defor-

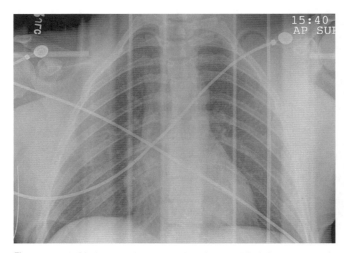

Figura 14.19 Displasia cleidocraniana. A radiografia AP obtida em razão de um trauma mostra incidentalmente a ausência completa de ambas as clavículas.

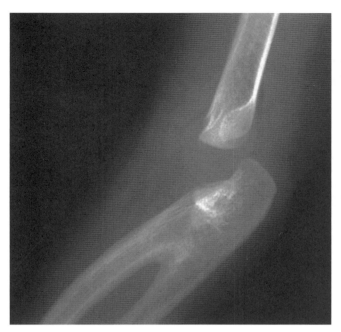

Figura 14.20 Sinostose radiulnar.

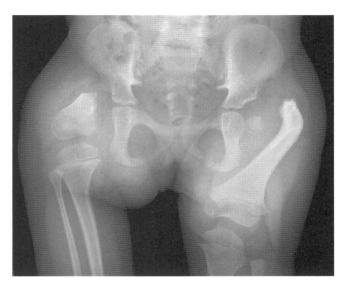

Figura 14.21 Deficiência femoral focal proximal bilateral.

midade em varo da diáfise à aplasia da cabeça do fêmur, colo e diáfise proximal. As mudanças displásicas no acetábulo se correlacionam com o grau de deformidade da cabeça do fêmur ou a hipoplasia. Ela é congênita, porém não hereditária; a causa é desconhecida. A condição pode ser bilateral (Fig. 14.21).

Tíbia vara

A tíbia vara (também chamada de doença de Blount) é um distúrbio de crescimento da porção medial da placa de crescimento tibial proximal que resulta em uma deformidade em varo. As causas da tíbia vara são multifatoriais, mas o resultado final parece ser uma lesão na placa de crescimento média que desacelera seu crescimento e leva à deformidade em varo proveniente do crescimento normal contínuo na porção lateral da placa de crescimento. Nas radiografias, são observadas quebras, irregularidade e distorção das metáfises junto com a deformidade em varo na placa de crescimento (Fig. 14.22).

Anomalias digitais

As anomalias dos dedos das mãos ou dos pés podem ser esporádicas ou hereditárias e podem ser isoladas ou associadas a uma

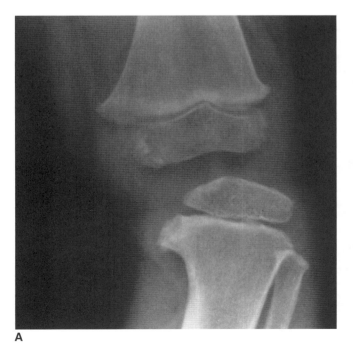

A

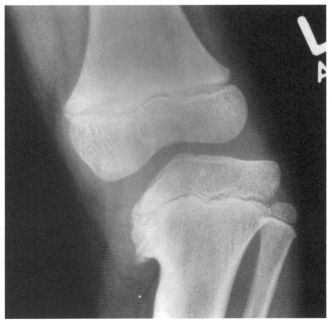

B

Figura 14.22 Tíbia vara. A: Radiografia AP aos 3 anos de idade. B: Radiografia AP aos 7 anos de idade.

síndrome congênita. A sindactilia é uma fusão congênita de dois ou mais dedos. A fusão pode ser de tecido mole ou tecido ósseo, parcial ou completa. A situação mais comum é uma rede no tecido ósseo entre dois dedos. A polidactilia é a presença de dedos supranumerários, parcial (Fig. 14.23) ou completa (Fig. 14.24). O sinfalangismo é a fusão congênita de uma falange com outra no mesmo dedo, presumivelmente de uma falha da articulação interveniente em se desenvolver. Embora outras deformidades do apêndice possam estar presentes, o sinfalangismo é comum nos pequenos dedos e geralmente não é significativo. O hiperfalangismo é a presença de falanges extras no eixo longitudinal de um dedo. Ele é visto quase exclusivamente como um polegar trifalângico.

Coalizão carpal

As coalizões carpais são anomalias relativamente comuns, nas quais dois ou mais ossos carpais não conseguem se segmentar durante o desenvolvimento, resultando em fusão congênita (Fig. 14.25). A fusão pode ser óssea, cartilaginosa ou fibrosa. As coalizões carpais geralmente são anomalias isoladas que envolvem ossos da mesma fileira. A coalizão mais comum é entre o semilunar e o tríqueto. Essas coalizões não têm, muitas vezes, importância clínica, embora alguns pacientes com coalizão carpal possam se queixar de dor.

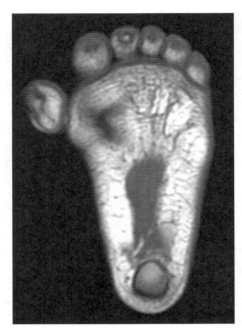

Figura 14.24 Polidactilia do pé mostrada na RM ponderada em T1.

Coalizão tarsal

A coalizão tarsal é uma articulação fibrosa ou óssea anormal entre os dois ossos tarsais. A condição é congênita e parece resultar da falta de segmentação, em vez da fusão de uma articulação completamente desenvolvida. A maioria das coalizões ocorre entre o calcâneo e o navicular ou entre o calcâneo e o tálus. As coalizões talocalcâneas geralmente envolvem a faceta média. As coalizões são bilaterais em aproximadamente 20% dos casos. As coalizões levam o pé a perder um pouco de sua mobilidade normal, causando o pé plano doloroso. A coalizão pode ser fibrosa, cartilaginosa ou óssea. Tipicamente, a coalizão é cartilaginosa, mas se torna ossificada à medida que o esqueleto amadurece; com a ossificação ocorre rigidez e surgem os sintomas. Visões especiais e tomografia convencional ou TC podem ser necessárias para identificar a presença e o local preciso da coalizão. Um sinal indireto de uma coalizão entre o calcâneo e o tálus é a formação de um bico talar. Bico talar é um esporão ósseo proveniente do aspecto superoanterior do tálus subsequente ao movimento subtalar limitado, à hipoplasia da cabeça do tálus e à subluxação dorsal do osso navicular. Um bico talar pode ocorrer em qualquer condição que cause movimento talonavicular anormal. Um sinal em forma de C pode ser evidente nas incidên-

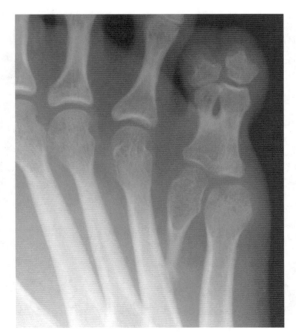

Figura 14.23 Dedo supranumerário parcial entre o quarto e o quinto raio.

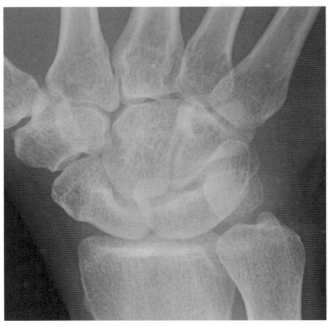

Figura 14.25 Coalizão carpal (semilunar e piramidal).

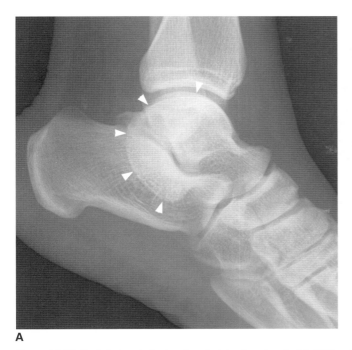
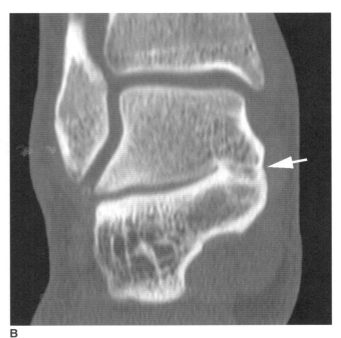

Figura 14.26 Coalizão tarsal. **A:** A radiografia lateral mostra sinal do "C" (*pontas de setas*) da coalizão talocalcânea. **B:** A reconstrução de TC no plano coronal mostra fusão da faceta subtalar média (*seta*).

cias laterais quando uma coalizão de faceta média está presente. A cúpula do tálus forma o topo do C, a coalizão forma o meio e o sustentáculo forma o fundo (Fig. 14.26). A TC é um excelente método para identificar e caracterizar as coalizões tarsais. A TC é mais precisa quando o rastreamento ou a reforma de imagens são obtidos em planos axiais, coronais e sagitais (Fig. 14.27). A RM também é um excelente método para diagnosticar coalizões tarsais (Fig. 14.28) e pode demonstrar coalizões antes de estarem ossificadas.

Anomalias musculares

A anatomia muscular nos membros é variável; algumas vezes, os músculos acessórios ou as inserções ósseas anômalas podem se tornar clinicamente importantes. As síndromes de compressão vascular ou neurológica podem ser causadas por inserções musculares anômalas em várias localizações ou por relações anômalas entre os músculos e as estruturas neurovasculares. Por exemplo, uma

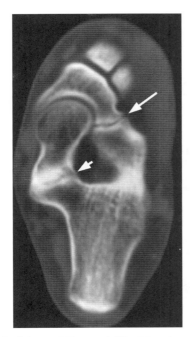

Figura 14.27 Coalizão tarsal. O exame de TC axial mostra coalizões calcaneonavicular (*seta longa*) e da faceta subtalar média (*seta curta*).

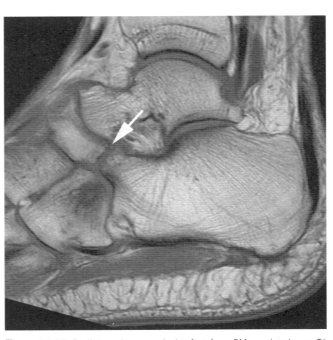

Figura 14.28 Coalizão calcaneonavicular (*seta*) na RM ponderada em T1 sagital.

inserção anômala do gastrocnêmio pode resultar em compressão da artéria poplítea, e um ancôneo acessório pode resultar em compressão do nervo ulnar. Na RM ou TC, a anatomia normal pode ser demonstrada e, no caso de compressão nervosa, a atrofia de denervação pode ser observada nos grupos musculares inervados.

Os músculos acessórios do tornozelo são comumente observados nos exames radiológicos. O músculo anômalo mais comum do tornozelo observado na radiografia é o músculo sóleo acessório. Outros músculos acessórios que podem ser observados na RM do tornozelo incluem os músculos peroneal quarto, flexor longo acessório dos dedos e peroneocalcâneo interno. A identificação correta dos músculos acessórios do tornozelo é baseada em sua relação com o retináculo flexor e o túnel do tarso e sua origem e inserção. O reconhecimento apropriado desses músculos previne o diagnóstico incorreto de uma massa de tecido mole. Adicionalmente, elas podem ser uma causa de neuropatia ou impacto no tornozelo ou podem servir como tendão doador em uma cirurgia de tornozelo.

Ossículos acessórios

As variações mais comuns na anatomia esquelética são pequenos ossos extras em várias localizações, geralmente chamados de ossículos acessórios. Os ossículos acessórios podem ser distinguidos dos fragmentos de fratura aguda por sua forma arredondada e córtex completo sem descontinuidades. Muitos ossículos acessórios são simplesmente ossos sesamoides, que ocorrem onde os tendões atravessam as proeminências ósseas. Outros ossículos acessórios podem resultar de variações na maturação esquelética e ossificação e alguns ossículos podem, na verdade, ser sequelas de trauma remoto, de fragmentos de fratura não fundido ou de osso heterotópico.

Os ossículos acessórios algumas vezes estão associados com os sintomas; por exemplo, um osso acromial (ossículo acessório resultante de um centro de ossificação não fundido da apófise acromial) pode contribuir para a dor no ombro ou a *síndrome do osso acromial*; a RM mostra edema da medula óssea dentro do próprio osso acromial (Fig. 14.29).

Na presença de um osso trígono (ossículo acessório resultante de um centro de ossificação não fundido do processo talar posterior), a flexão plantar extrema em atividades como balé pode causar compressão dos tecidos moles da parte posterior do tornozelo entre o lábio posterior da tíbia e o calcâneo. Essa condição pode ser chamada de síndrome do impacto posterior do tornozelo ou *síndrome do osso trígono*, embora o impacto possa ocorrer sem a presença de um osso trígono. Nas imagens, as radiografias podem mostrar o ossículo acessório, a RM pode mostrar o edema envolvendo o ossículo ou os tecidos moles circundantes (Fig. 14.30) e a cintilografia óssea por radionuclídeo pode mostrar a atividade anormal.

Discrepância rotacional e do comprimento do membro

A discrepância do comprimento do membro (também chamada de anisomelia) geralmente é um problema clínico somente nos membros inferiores, onde pode resultar em marcha anormal e escoliose. A discrepância do comprimento do membro inferior muitas vezes é resultado do subdesenvolvimento de um membro causado por trauma (especialmente trauma da placa de crescimento) ou doença. A deformidade angular do membro também resulta em encurtamento. O crescimento excessivo de um membro é comum em condições hiperêmicas, como aquelas das fraturas acompanhantes ou osso inflamatório, ou doença articular. A presença e a quantidade da discrepância do comprimento da perna pode ser avaliada por um escanograma.

O escanograma radiográfico é uma visão dos tornozelos, joelhos e quadris obtida em exposições separadas com o tubo de raio X centrado no nível das articulações; uma régua de medição radiopaca é radiografada com os membros. Assim, é possível obter o comprimento de cada fêmur e da tíbia. O escanograma computadorizado

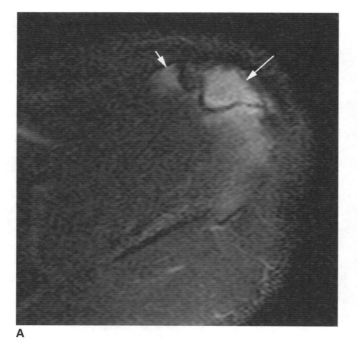
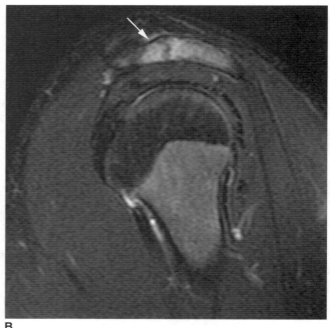

Figura 14.29 Síndrome do osso acromial (*cromiale syndrome*). A RM ponderada em T2 mostra edema na clavícula distal (*seta curta*) e em um osso acromial (*seta longa*). **A:** Axial. **B:** Sagital.

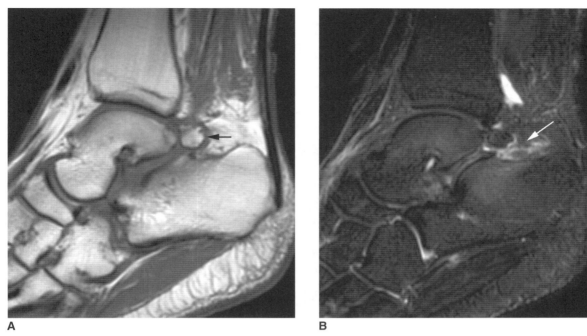

Figura 14.30 Ossículo acessório com síndrome do impacto posterior do tornozelo. **A:** A RM ponderada em T1 sagital mostra um grande osso trígono (*seta*). **B:** A RM com supressão de gordura ponderada em T2 sagital mostra edema nos tecidos moles (*seta*) ao redor do osso trígono e no calcâneo adjacente.

usando TC é mais preciso que o escanograma radiográfico porque ele elimina os efeitos da magnificação e da distorção geométrica inerente nas técnicas radiográficas padrões e possibilita medidas precisas na estação de trabalho. Os marcos normais para a medida nas crianças são o topo da cabeça do fêmur, o fundo do côndilo femoral medial e o pilão tibial.

O colo do fêmur normal é antevertido (externamente girado) em relação aos côndilos femorais no joelho. A tíbia normal tem torção externa (rotação lateral) do encaixe do tornozelo relativa aos côndilos tibiais no joelho. As anormalidades de desenvolvimento ou pós-traumáticas da rotação do membro inferior podem levar a problemas com a marcha. O grau de anteversão do colo do fêmur e da torção tibial pode ser medido pela obtenção de cortes de TC por meio dos quadris, joelhos e tornozelos (Fig. 14.31). Os lados direito e esquerdo devem ser comparados um com o outro e a discrepância deve ser registrada.

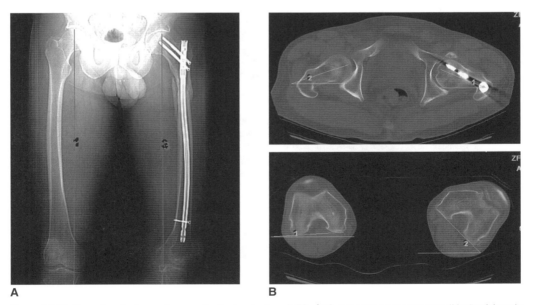

Figura 14.31 Comprimento do membro e avaliação da rotação pela TC. **A:** O escanograma mostra consolidação viciosa da fratura do fêmur esquerdo com haste IM travada. O fêmur direito é 1 cm mais longo que o esquerdo. **B:** Exames axiais por meio dos quadris e joelhos possibilitam a medida da anteversão femoral. Há 15° de anteversão do colo do fêmur à direita (normal) e 23° de retroversão à esquerda (anormal), resultando em uma discrepância de 38°.

Condições do quadril

Três condições crônicas distintas do quadril ocorrem nas crianças; cada condição afeta uma faixa etária diferente (Tab. 14.1).

Displasia de desenvolvimento do quadril

Na displasia de desenvolvimento do quadril (DDQ), uma cápsula articular frouxa faz com que a cabeça do fêmur se desprenda do acetábulo logo antes ou depois do nascimento, levando à deformação congênita ou pós-natal de uma estrutura inicialmente normal. As causas dessa condição são multifatoriais e parecem estar relacionadas com os efeitos do movimento restrito no útero e dos hormônios maternos do feto. O movimento fetal restrito durante o terceiro trimestre resultante de condições como apresentação pélvica ou oligoidrâmnio pode luxar parcial ou completamente o quadril. Os hormônios maternos (p. ex., estrogênio) que relaxam os ligamentos da pelve e facilitam o nascimento também afetam o feto pelo aumento da lassidão dos ligamentos e das cápsulas articulares. Esse efeito é particularmente evidente em fetos femininos e pode ser responsável pela preponderância feminina de 6:1 da DDQ. Essa condição tem tendência familiar, talvez relacionada a uma anormalidade hereditária no metabolismo de estrogênio.

O colo do fêmur e o acetábulo devem estar presentes e se articulando um com o outro para a formação de um quadril normal. Se não houver contato, ocorrem mudanças adaptativas nas duas estruturas. A DDQ é o resultado de forças mecânicas anormais causadas pelo posicionamento anormal da cabeça do fêmur. Se o quadril luxar, a pressão da cabeça do fêmur sobre a pelve condróssea flexível de rápido crescimento produz um falso acetábulo (pseudoacetábulo). O acetábulo nativo torna-se achatado e em formato de prato – em vez da forma de cálice – e se preenche com fragmentos fibrogordurosos. Quanto mais cedo na vida ocorrer a luxação, maior serão as anormalidades adaptativas. Se o quadril subluxar, a pressão da cabeça do fêmur contra o lábio acetabular o leva a deformar-se. O lábio pode se tornar completamente invertido dentro do acetábulo; nessa situação, ele é chamado de limbo. A remodelagem do ílio, à medida que o crescimento prossegue na presença de uma subluxação, é observada radiograficamente como um acetábulo superficial, inclinado. Um pseudoacetábulo pode, por fim, se formar. A posição anormal do fêmur pode causar mudanças secundárias na cápsula e no mecanismo do iliopsoas. Se a posição anormal persistir por mais tempo, mais fixas as anormalidades se tornarão. Se a cabeça do fêmur puder ser recolocada e mantida na posição normal, o desenvolvimento normal muitas vezes pode ser restabelecido.

A DDQ é clinicamente mais bem diagnosticada no período neonatal. A cápsula e o mecanismo do iliopsoas são soltos o suficiente para o quadril ser facilmente deslocado e recolocado; isso é percebido pelo médico por um clique ou estalido característico. O exame clínico torna-se mais difícil à medida que o bebê cresce, porque as contraturas e a deformidade progressiva dificultam recolocar um quadril parcial ou completamente deslocado.

A ultrassonografia é útil e tem a vantagem da correlação imediata com o exame físico (Fig. 14.32). A maioria das imagens ultrassonográficas mostra o quadril do bebê no plano coronal, o assim chamado plano de imagem padrão de Graf. Os aspectos-chave na observação dessa imagem são a localização da cabeça do fêmur em relação ao acetábulo, a forma da cabeça do fêmur (redonda), o tamanho e a ossificação da cabeça do fêmur ("um lado está com atraso no desenvolvimento?"), o acetábulo ósseo e a cobertura da cabeça do fêmur pelo acetábulo ósseo. O acetábulo ósseo é avaliado pela medida do ângulo alfa, o ângulo entre o córtex lateral do ílio e o teto acetabular (60° ou mais é normal). A cobertura óssea da cabeça do fêmur é expressa em porcentagem, mas também pode ser descrita em termos qualitativos como "bom", "adequado" ou "deficiente".

No neonato, as radiografias na suspeita de DDQ não são confiáveis, por causa da escassez de ossificação esquelética. Após um mês de idade, a radiografia AP se torna mais confiável (Fig. 14.33). Cada quadril é dividido em quadrantes traçando-se uma linha horizontal através das cartilagens trirradiadas (linha horizontal de Hilgenreiner) e uma linha perpendicular através da margem ossificada mais lateral do teto do acetábulo (linha de Perkins) (Fig. 14.34). A localização normal da cabeça do fêmur é no quadrante interno inferior (para baixo e para dentro). Uma cabeça do fêmur luxada fica no quadrante externo superior (para cima e para fora) e uma cabeça do fêmur subluxada fica no quadrante externo inferior (para baixo e para fora). O ângulo entre o acetábulo e a linha de base horizontal deve ser menor do que 40° em um recém-nascido, 33° em um bebê de seis meses de idade e 30° em uma criança de um ano de idade. No quadril normal, uma curva suave pode ser traçada junto da margem inferior do ramo púbico e o córtex femoral medial (linha de Shenton). Outros achados incluem um acetábulo superficial, o desenvolvimento de um acetábulo falso e a ossificação retardada da epífise femoral capital envolvida. A TC pode ser necessária para confirmar a recolocação anatômica dos quadris, uma vez que o paciente tenha sido colocado em gesso. A RM pode ser usada para avaliar casos problemáticos (Fig. 14.35). As sequelas de longo prazo da DDQ não tratada são artrites degenerativas.

Doença de Legg-Calvé-Perthes

A doença de Legg-Calvé-Perthes é uma osteonecrose idiopática da epífise femoral capital em uma criança esqueleticamente imatura. Os meninos são afetados com mais frequência que as meninas em uma razão de 4:1. A idade média do início é sete anos e a variação é de dois a treze anos. Em 20% dos casos, a condição é bilateral. A idade óssea da criança afetada é geralmente um a três anos inferior à sua idade cronológica. A interrupção do suprimento sanguíneo para a cabeça do fêmur leva à osteonecrose parcial ou total. Cessam a ossificação encondral da epífise femoral capital e a atividade na placa de crescimento. A cartilagem articular, nutrida pelo líquido sinovial, continua a crescer. Se a doença for detectada nesse estágio, o núcleo ossificado da epífise femoral capital é menor

Tabela 14.1	Doenças do quadril pediátrico		
Doença	Pico da idade no diagnóstico	Predominância do sexo	Bilateralidade (%)
DDQ	Neonatos	Meninas (6:1)	25
Doença de Legg-Calvé-Perthes	7 anos	Meninos (5:1)	10–20
EPF	Meninas: 11 anos; meninos: 14 anos	Meninos (2,5:1)	20–35

Capítulo 14 • Condições congênitas e de desenvolvimento 265

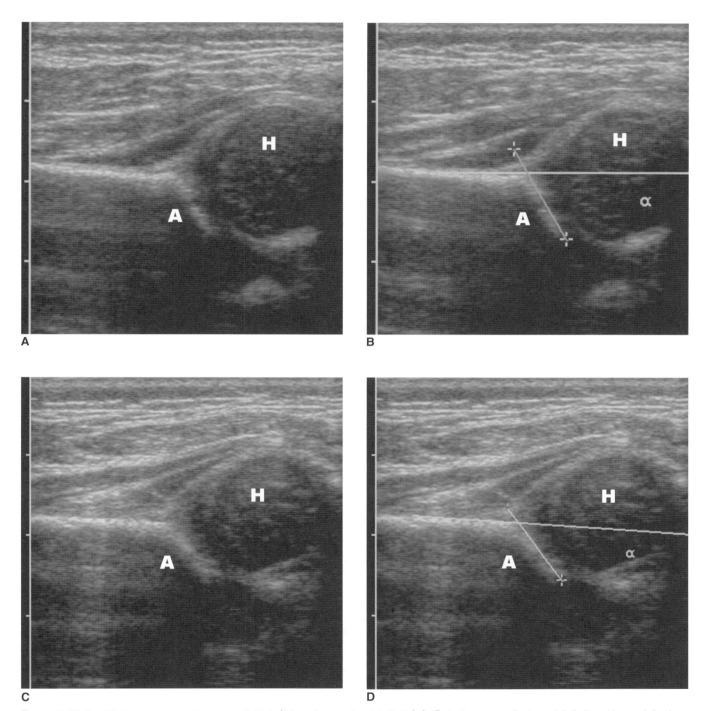

Figura 14.32 Quadril de um neonato em 3 semanas de idade (cabeça à esquerda, pés à direita). **A, B:** A ultrassonografia do quadril direito está normal. A cabeça do fêmur está normalmente localizada e há mais que 50% de cobertura óssea da cabeça. O ângulo α foi medido em 61°. **C, D:** A ultrassonografia do quadril esquerdo mostra displasia do acetábulo. A cabeça do fêmur está normalmente localizada, mas há somente 33% de cobertura óssea da cabeça. O ângulo α foi medido em 50°. *H*, cabeça do fêmur; *A*, teto do acetábulo.

que o normal, e o crescimento excessivo da cartilagem articular é aparente à medida que o espaço articular se amplia. O paciente pode ser assintomático. A revascularização na cabeça do fêmur leva à ossificação centrípeta, geralmente proveniente de locais múltiplos que não são contíguos com o núcleo ossificado original. Isso resulta em uma aparência muitas vezes descrita como fragmentação da ossificação. A aposição de novo osso para o osso morto pode aumentar a densidade radiográfica da cabeça (Fig. 14.36). A reabsorção do osso subcondral pode levar à fratura subcondral e ao início dos sintomas clínicos: dor no quadril e claudicação. A RM parece ser mais sensível na detecção das mudanças precoces da doença de Legg-Calvé-Perthes. Além das mudanças morfológicas que podem ser observadas nas radiografias, a RM pode mostrar alterações medular na cabeça do fêmur (Fig. 14.37). A gravidade dos achados clínicos é altamente

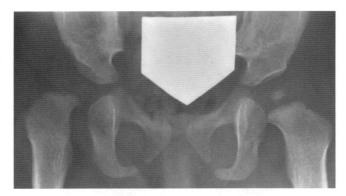

Figura 14.33 DDQ em um bebê de 12 meses de idade. O quadril direito está luxado; o quadril esquerdo está normal. Observe o acetábulo curto, íngreme e a ossificação retardada da cabeça do fêmur direita.

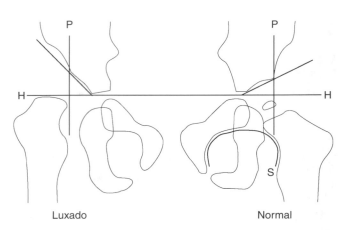

Figura 14.34 Diagnóstico radiológico da DDQ. *P*, linha de Perkins; *H*, linha horizontal de Hilgenreiner; *S*, linha de Shenton.

variável e não se correlaciona necessariamente com os achados radiográficos. O resultado final é um colo do fêmur curto, espesso, e uma cabeça do fêmur alargada (coxa magna). O fechamento prematuro da placa de crescimento acentua a deformidade. A osteoartrite secundária é uma complicação tardia.

O objetivo da terapia é prevenir o desenvolvimento da deformidade da cabeça do fêmur e a subsequente osteoartrite. A centralização da cabeça do fêmur dentro do acetábulo durante os estágios de revascularização e reossificação de consolidação presumivelmente permite que o acetábulo atue como um molde para a cabeça do fêmur em consolidação, impedindo o desenvolvimento da deformidade. A cobertura acetabular para a cabeça do fêmur pode ser obtida pela abdução do fêmur relativo ao acetábulo com imobilização, osteotomia em varo do fêmur proximal, ou osteotomia da pelve. A artrografia ou a RM do quadril pode ser requerida para delinear a morfologia da porção não ossificada da cabeça do fêmur para o planejamento cirúrgico.

A osteonecrose da cabeça do fêmur e outras epífises de crescimento podem ocorrer como resultado do trauma ou de outra doença. A fisiopatologia e a extensão dos achados radiológicos são similares àquelas da doença de Legg-Calvé-Perthes.

Epifisiólise proximal do fêmur

A epifisiólise proximal do fêmur (EPF) é um deslocamento da cabeça do fêmur em relação ao colo do fêmur por uma placa de crescimento aberta em um adolescente. A cabeça permanece no acetábulo à medida que o colo progressivamente se desloca anterior e superiormente (a cabeça se desloca inferior e posteriormente). A EPF ocorre em meninos e meninas aproximadamente com a mesma idade esquelética logo antes do fechamento da placa de crescimento (idade cronológica aproximadamente de 11 anos nas meninas e 14 anos nos meninos). Os meninos são afetados mais do que as meninas por uma razão de 2,5:1. Muitos pacientes estão acima do peso e têm idades esqueléticas levemente retardadas. O envolvimento bilateral está presente em aproximadamente metade dos pacientes. A etiologia não é conhecida; a fisiopatologia pode estar relacionada com um processo endócrino ou um problema biomecânico. O escorregamento entre a cabeça do fêmur e o colo ocorre entre as zonas proliferativas e hipertróficas da cartilagem de crescimento. Isso é diferente de uma fratura de Salter do tipo I, que ocorre entre as zonas de calcificação hipertróficas e provisórias da cartilagem.

A EPF pode ser um processo crônico, lento, que possibilita a remodelagem óssea da cabeça e do colo à medida que a deformidade avança (Fig. 14.38); ou pode ser um processo relativamente agudo (geralmente durante < 3 semanas), apresentação semelhante à da fratura por estresse (Fig. 14.39). Casos brandos podem passar despercebidos, mas a IRM parece ser mais sensível do que as radiografias para a detecção de EPF. O sinal anormalmente aumentado dentro da região da placa de crescimento pode estar presente na RM ponderada em T2 (Fig. 14.40). A EPF é tratada pela estabilização da cabeça sem tentar uma redução anatômica. Pinos múltiplos fixam a posição da cabeça e promovem o fechamento da placa de crescimento. Displasia do quadril e osteoartrite precoce podem se desenvolver; a osteonecrose é uma complicação devastadora, mais comum nos escorregamentos agudos (ver Fig. 14.39).

Fechamento fisário prematuro

O fechamento prematuro de uma placa de crescimento resulta em uma deformidade angular, se o fechamento for parcial, e parada do crescimento. As condições que podem causar fechamento pre-

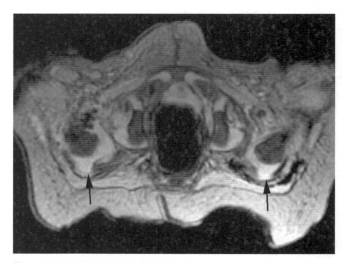

Figura 14.35 RM da DDQ. A RM GRE axial mostra luxação posterior bilateral das cabeças do fêmur (*setas*).

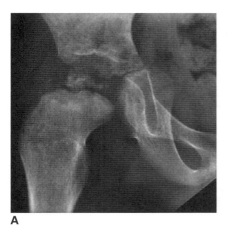 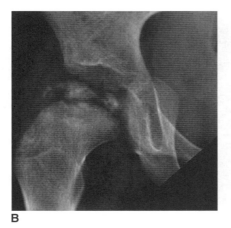 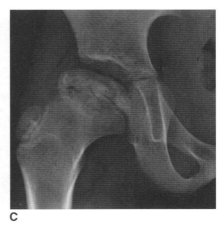

Figura 14.36 Doença de Legg-Calvé-Perthes da cabeça do fêmur direita. **A:** Na apresentação, aos 5 anos de idade, a cabeça do fêmur direita está grande e deformada. O colo do fêmur é curto e largo. **B:** Aos 6 anos de idade, a porção cartilaginosa da epífise está se ossificando a partir de múltiplos focos. **C:** Aos 8 anos de idade, a ossificação da epífise está completa; a cabeça não se encaixa mais dentro do acetábulo.

maturo incluem desuso, radiação, infecção, tumor, dano vascular, envolvimento neural, anormalidade metabólica, geladura, condições de desenvolvimento e iatrogênicas. O desuso resulta na atrofia do músculo e de outros tecidos moles e, se prolongada, também do osso. As linhas de parada do crescimento não são incomuns (Fig. 14.41) e representam a formação óssea na fise durante um período de parada do crescimento. A fise pode fechar, mas é raro. A radiação terapêutica pode inibir ou destruir a cartilagem fisária, resultando no fechamento; a radiação diagnóstica não. A osteomielite envolvendo a metáfise pode se estender pela placa de crescimento para dentro da epífise, levando ao fechamento. Os tumores benignos que envolvem a fise podem levar ao fechamento. O rompimento do suprimento nervoso epifisário pode levar ao fechamento. Condições neuromusculares, como poliomielite, paralisia cerebral e insensibilidade congênita à dor, estão associadas com o fechamento fisário prematuro; o mecanismo é desconhecido. Anormalidades metabólicas, incluindo toxicidade de vitamina A e escorbuto, podem estar associadas com o fechamento fisário prematuro. A lesão por frio pode resultar em fechamento fisário prematuro, especialmente nas falanges, da lesão direta aos condrócitos ou de mudanças vasculares isquêmicas. A cirurgia envolvendo a placa de crescimento pode resultar em fechamento, incluindo a colocação de pinos para estabilização da fratura, curetagem para tumores vizinhos e desbridamento para infecção. Fármacos imunossupressivos podem causar fechamento prematuro.

Nas radiografias, a placa de crescimento é inicialmente normal no momento da lesão e somente se torna anormal na aparência à medida que o fechamento prematuro prossegue. Se o fechamento envolver toda a placa de crescimento, então ela desaparecerá e o osso começará a se remodelar, deixando um osso curto. Se o fechamento for parcial e assimétrico, o crescimento continuado na porção aberta da fise pode levar a uma deformidade angular progressiva, bem como a um osso curto (Fig. 14.42). Se o fechamento for parcial e central, uma epífise em forma de cone se desenvolve (Fig. 14.43).

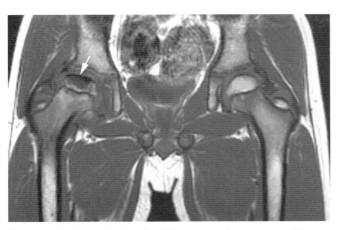

Figura 14.37 Doença de Legg-Calvé-Perthes. A RM ponderada em T1 coronal mostra sinal anormal e colapso da epífise femoral direita (*seta*).

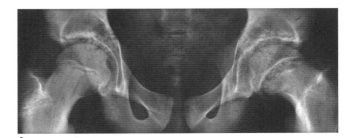
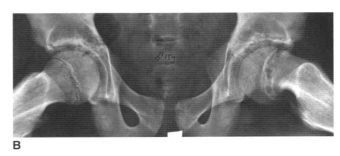

Figura 14.38 EPF crônica. **A:** A radiografia AP mostra fêmur proximal esquerdo anormal. **B:** Radiografia lateral na incidência em rã.

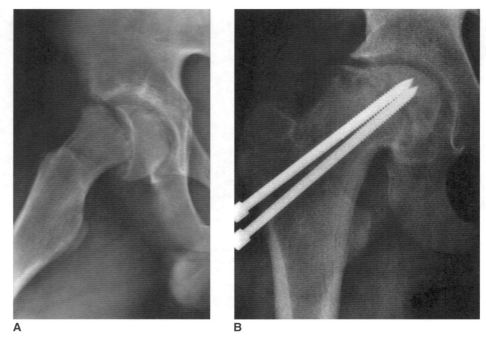

Figura 14.39 EPF em um menino de 12 anos de idade. **A:** Escorregamento agudo na apresentação. **B:** Osteonecrose com colapso da cabeça do fêmur 6 meses após o escorregamento ter sido reduzido e fixado com pinos.

Osteocondroses

As osteocondroses são um grupo variado de condições adquiridas e localizadas da infância na qual um processo de doença é superimposto sobre o processo de crescimento. Agrupadas juntas inicialmente em razão de sua aparência radiográfica, essas lesões são caracterizadas pela fragmentação e esclerose de um centro de ossificação epifisário ou apofisário em uma criança. Essas condições foram descritas em uma ampla variedade de localizações e a maioria dos locais tem epônimos associados a eles. Os epônimos de uso comum são listados na Tabela 14.2. A necrose avascular da epífise de crescimento é tida como a fisiopatologia predominante e a causa subjacente como o microtrauma repetitivo em um local com um tênue suprimento sanguíneo. A fragmentação e o colapso são seguidos pela nova ossificação à medida que o suprimento sanguíneo é restabelecido. Nas radiografias, o centro de ossificação da apófise ou epífise se torna denso e sofre fragmentação, e então nova ossificação. A mudança displásica na forma do osso algumas vezes ocorre, embora ela possa se reconstituir. Esse processo pode ser difícil de distinguir da variação de desenvolvimento normal na ossificação

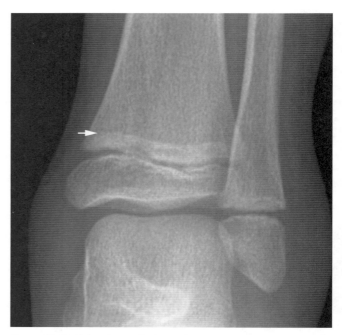

Figura 14.40 Epifisiólise proximal do fêmur. A RM com supressão de gordura ponderada em T2 coronal demonstra escorregamento da epífise à esquerda com sinal aumentado (*seta*) na placa de crescimento femoral.

Figura 14.41 Linhas de parada de crescimento. A radiografia do tornozelo três meses após a cirurgia para osteomielite tibial proximal demonstra uma linha de parada de crescimento (*seta*) em paralelo com a fise tibial distal.

Capítulo 14 • Condições congênitas e de desenvolvimento 269

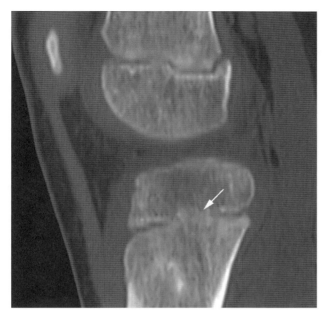

Figura 14.42 Fechamento prematuro da placa de crescimento após a osteomielite. Uma ponte óssea bem desenvolvida (*seta*) atravessa a porção central da fise.

Tabela 14.2	Osteocondroses comuns
Doença de Legg-Calvé-Perthes	Epífise da cabeça do fêmur
Doença de Köhler	Navicular do tarso
Doença de Kienbock	Semilunar
Doença de Osgood-Schlatter	Tuberosidade da tíbia
Doença de Scheuermann	Apófise do corpo vertebral
Infração de Freiberg	Cabeça do metatarso
Osteocondrite dissecante	Côndilo femoral medial
Osteocondrite dissecante	Cúpula do tálus
Doença de Panner	Capítulo
Doença de Sever	Apófise do calcâneo

das epífises e apófises. A presença de dor na faixa etária apropriada e na localização apropriada deve ser estabelecida antes da composição do diagnóstico. Como a consolidação é, na maioria dos casos, espontânea, o tratamento é o manejo dos sintomas e a modificação da atividade agravadora.

Osteocondrite dissecante (joelho)

A osteocondrite dissecante é uma osteocondrose envolvendo o joelho, tipicamente o aspecto lateral de não sustentação de peso do côndilo femoral medial nos adolescentes. (Osteocondrose da cúpula do tálus – uma condição diferente – também pode ser chamada de osteocondrite dissecante.) Há uma predominância masculina de 3:1. Considera-se que o mecanismo de lesão é o trauma repetitivo transmitido ao osso subcondral pela cartilagem articular que resulta em osteonecrose e consolidação. A cartilagem articular pode estar intacta sobre a superfície da lesão, mas, se não estiver, o fragmento pode se tornar um corpo solto dentro da articulação. Nas radiografias, a osteocondrite dissecante pode ser reconhecida pela presença de uma lesão esclerótica no osso subcondral na superfície lateral do côndilo femoral medial (Fig. 14.44). Se o fragmento osteocondral se deslocou, um defeito no osso subcondral é observado. Dependendo da gravidade da lesão, a RM pode mostrar sinal anormal na cartilagem articular, sinal anormal na medula, ou os dois. Se um fragmento bem definido está presente, a RM pode demonstrar se a cartilagem sobreposta está intacta. O sinal de líquido circundando o fragmento nas imagens ponderadas em T2 indica que ele se separou, embora não necessariamente esteja deslocado. Além do côndilo femoral medial, outras porções do joelho podem estar envolvidas, incluindo o côndilo femoral lateral e a patela. Locais múltiplos podem estar envolvidos no mesmo joelho e pode haver doença bilateral em até 25% dos casos.

Doença de Panner (capítulo)

A doença de Panner é a osteocondrose do capítulo. O trauma repetitivo muitas vezes é o resultado da participação em esportes de arremesso, como o lançamento no beisebol. Nas radiografias, a condição é manifestada pela esclerose focal e pelo colapso no centro de ossificação capital (Fig. 14.45).

Doença de Osgood-Schlatter (tubérculo tibial)

A doença de Osgood-Schlatter é a osteocondrose do tubérculo tibial proveniente de microtrauma repetitivo, comumente o resultado da participação em esportes que envolvem saltos, como o basquete. Nas radiografias, há uma separação dos fragmentos do osso pequeno da ossificação em desenvolvimento da tuberosidade tibial, com edema do tecido mole sobreposto. Após o estágio agudo, o edema do tecido mole cede e os fragmentos podem se remodelar e se aglutinar para formar um tubérculo tibial normal, ou os fragmentos ossificados podem persistir no local.

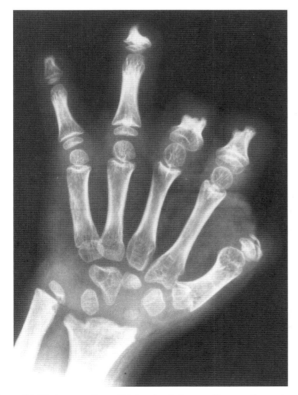

Figura 14.43 Amputações múltiplas dos dedos e epífises em forma de cone na mão proveniente da meningococemia na infância.

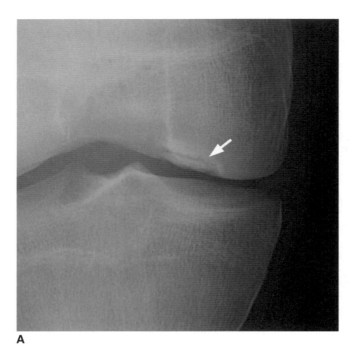
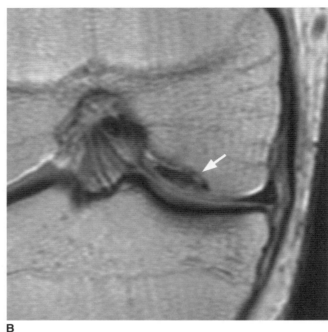

Figura 14.44 Osteocondrite dissecante. **A:** A radiografia do joelho demonstra lesão no aspecto lateral do côndilo femoral medial (*seta*). **B:** A RM ponderada em T1 coronal mostra a lesão (*seta*).

Doença de Sinding-Larsen-Johansson (patela)

A doença de Sinding-Larsen-Johansson é a osteocondrose do polo distal da patela, similar à doença de Osgood-Schlatter por ser, também, considerada resultante de microtrauma repetitivo, como nos esportes que envolvem saltos. Ela também é chamada de joelho do saltador e tem aspectos radiográficos semelhantes aos de Osgood-Schlatter, com a exceção de que eles ocorrem no polo inferior da patela onde o tendão infrapatelar se insere.

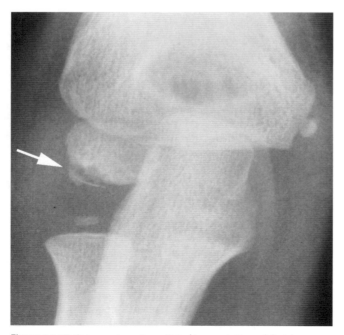

Figura 14.45 Osteocondrose do capítulo (doença de Panner) (*seta*).

Doença de Köhler (navicular do tarso)

A doença de Köhler é a osteocondrose do navicular do tarso. Ela ocorre em meninos com idade entre três e cinco anos e em meninas com idade entre dois e quatro anos. As radiografias mostram colapso e densidade aumentada do núcleo de ossificação do navicular, seguido pela descalcificação irregular e nova ossificação. Inflamação localizada, sensibilidade e hesitação caracterizam a apresentação clínica. Após a reconstituição, a esclerose, a displasia e a fragmentação do navicular do tarso podem persistir (Fig. 14.46) e mudanças degenerativas secundárias podem ocorrer.

Infração de Freiberg (cabeça do metatarso)

A infração de Freiberg é a osteocondrose da cabeça do metatarso, geralmente o segundo metatarso. A condição afeta com mais frequência meninas adolescentes. Após a reconstituição, o crescimento excessivo residual e a irregularidade articular podem levar à osteoartrite secundária (Fig. 14.47).

Deformidades congênitas do pé

A maioria das deformidades clinicamente evidentes do pé no bebê e na criança é flexível e branda e se corrige com o crescimento ou causa pouco, ou nenhum, prejuízo na vida adulta. O diagnóstico das deformidades congênitas do pé é feito principalmente por radiografias. Incidências lateral e AP devem ser obtidas na sustentação de peso ou, no caso de bebês, com forças de dorsiflexão simulando a sustentação de peso. O retropé é constituído do tálus e do calcâneo. No pé normal, até aproximadamente dois anos de idade, o eixo longo do tálus e o eixo longo do calcâneo formam um ângulo (ângulo talocalcâneo) que é de aproximadamente 40° nas radiografias lateral e AP (Fig. 14.48). Se considerarmos o tálus fixo no encaixe do tornozelo, então o alinhamento em varo anor-

Capítulo 14 • Condições congênitas e de desenvolvimento 271

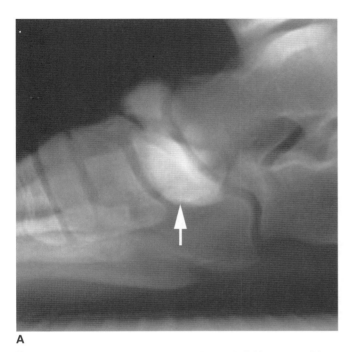
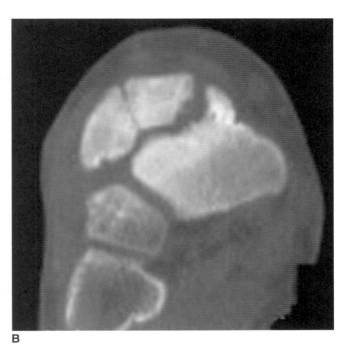

Figura 14.46 Características residuais da doença de Köhler em um adolescente. **A:** A radiografia lateral mostra esclerose e displasia do navicular (*seta*). **B:** A reforma de TC coronal demonstra esclerose e fragmentação do navicular.

mal (medial) do calcâneo relativo ao tálus reduz o ângulo talocalcâneo na projeção AP, e o alinhamento em valgo anormal (lateral) o aumenta. Em virtude da ligação geométrica e ligamentosa entre o tálus e o calcâneo, as mudanças no ângulo talocalcâneo são aproximadamente iguais nas duas radiografias AP e lateral. Assim, nas radiografias AP e lateral, um pequeno ângulo talocalcâneo (próximo ao paralelo aproximadamente 10° ou menos) é chamado de retropé varo e um grande ângulo talocalcâneo (aproximadamente 70° ou mais) é chamado de retropé valgo. Nas radiografias AP, o primeiro metatarso deve estar alinhado com o tálus e o quarto ou o quinto metatarsos devem estar alinhados com o calcâneo. Nas radiografias laterais, o primeiro metatarso deve estar alinhado com o tálus. Se o primeiro metatarso estiver em ângulo plantar em relação ao tálus, o arco plantar está elevado e a deformidade é chamada de arco cavo ou pé cavo. Se o primeiro metatarso estiver angulado dorsalmente em relação ao tálus, o arco plantar está achatado e a deformidade é chamada de pé plano. Há um amplo alcance de variação normal no alinhamento dos ossos do pé e, na verdade, o traçado e a medida de qualquer um desses ângulos podem conferir uma sensação imprecisa de exatidão e precisão.

Pé torto

O pé torto, ou pé torto congênito, é uma anormalidade comum com uma incidência de 1 por 1.000 nascidos vivos. A condição é bilateral em aproximadamente metade dos casos e é três vezes mais comum nos meninos do que nas meninas. Quando unilateral, geralmente ocorre com o pé esquerdo. Considera-se que a causa da deformidade seja uma combinação de fatores intrauterinos e genéticos. O pé torto também pode ocorrer em associação com a artrogripose ou a meningomielocele. O achado radiológico chave é retropé varo (ângulo talocalcâneo diminuído) combinado com desvio medial e inversão do antepé (Fig. 14.49). O arco plantar está elevado. O pé torto pode ser tratado pela manipulação em série e imobilização ou pela liberação cirúrgica dos tecidos moles e o realinhamento do pé.

Metatarso aduto

O termo metatarso aduto denomina um grupo de deformidades do pé relacionadas que produzem uma curva interna do antepé. A incidência é de aproximadamente 1 por 1.000 nascidos vivos. A mais comum dessas deformidades é o desvio medial simples do antepé

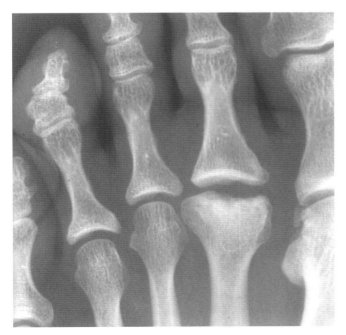

Figura 14.47 Infração de Freiberg da segunda cabeça do metatarso.

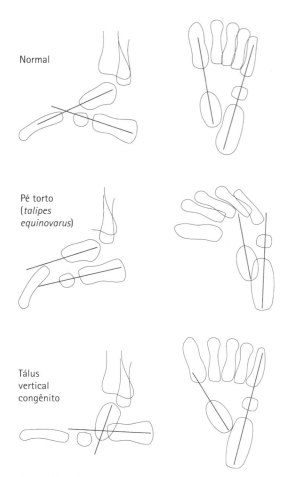

Figura 14.48 Diagnóstico radiográfico das deformidades congênitas do pé.

em relação ao retropé, sem anormalidade do retropé. As variedades menos comuns incluem inversão do antepé ou combinações de desvio medial, inversão e retropé valgo. A maioria dos casos é de deformidades brandas, flexíveis, que se resolvem espontaneamente; as deformidades graves podem ser rígidas e requerem tratamento. A condição é bilateral em 50% dos casos.

Tálus vertical congênito

O tálus vertical congênito é uma deformidade incomum caracterizada pelo retropé valgo (ângulo talocalcâneo aumentado) e luxação dorsal do navicular sobre o tálus (Fig. 14.50). O arco plantar está achatado e, nos casos graves, pode resultar em uma deformidade de pé em mata-borrão (superfície plantar convexa do pé). O tálus vertical congênito pode ocorrer isolado ou em associação com neurofibromatose, artrogripose, meningomielocele e outras síndromes genéticas e do sistema nervoso central.

Condições da coluna vertebral

Escoliose idiopática

A escoliose é a curvatura espinal lateral no plano coronal. Por convenção, ela é nomeada a partir do lado que é convexo, de modo que a escoliose direita é convexa à direita. As causas conhecidas da escoliose incluem desequilíbrio arquitetural congênito; assimetria de crescimento; dano neoplásico, traumático ou infeccioso; irradiação terapêutica; displasia óssea; controle neuromuscular assimétrico; discrepância no comprimento da perna e imobilização reflexiva cau-

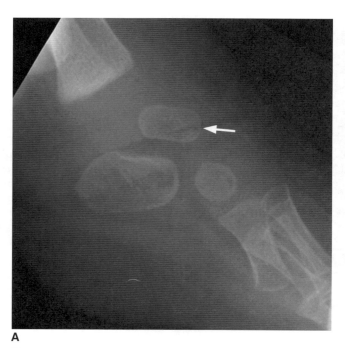
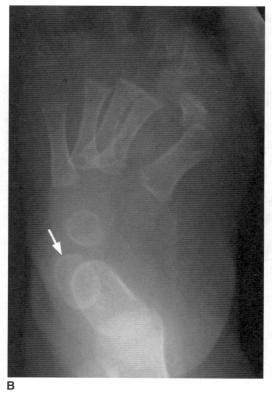

Figura 14.49 Pé torto (*talipes equinovarus*). A, B: As radiografias lateral e AP demonstram um ângulo talocalcâneo estreito (as *setas* indicam o tálus).

Capítulo 14 • Condições congênitas e de desenvolvimento   273

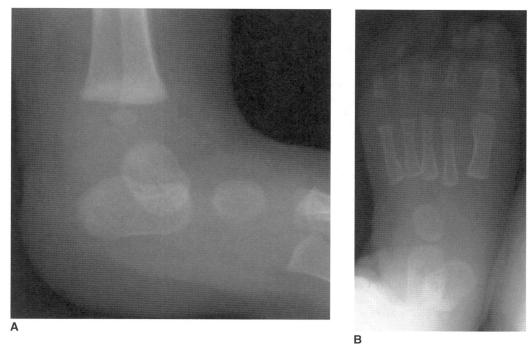

Figura 14.50 Tálus vertical congênito. **A:** Radiografia lateral. **B:** Radiografia AP.

sada por dor ou irritação nervosa. Aproximadamente 85 a 90% dos casos de escoliose são idiopáticos. Considera-se que a escoliose idiopática tem base genética. Nos Estados Unidos, a escoliose idiopática é geralmente encontrada em crianças entre onze e quatorze anos de idade durante um exame a olho nu obrigatório nas escolas. A predominância da escoliose está relacionada com a gravidade da curva (Tabela 14.3). As meninas têm maior probabilidade de ter curvas graves ou progressivas. A curva clássica tem formato de S, é indolor e convexa para a direita na região torácica, entre T5 e T12 (Fig. 14.51). Além da anormalidade mais óbvia do alinhamento de toda a coluna, no qual as relações entre as vértebras são anormais, cada vértebra individual na região das curvas tem forma anormal. Uma curva dolorosa faz surgir a suspeita de lesão subjacente. A radiografia é usada para confirmar a presença da escoliose, documentar sua magnitude e extensão e detectar ou excluir anormalidades congênitas ou de outro tipo. As radiografias são feitas com o paciente em pé, descalço, e devem abranger toda a coluna em um filme longo simples (3 pés); filmes pontuais e modalidades de imagem adicionais são usados quando necessário. O padrão de medida é o método de Cobb, mas a variabilidade do método é de 5 a 10°. É importante

Tabela 14.3 Predominância da escoliose idiopática nos Estados Unidos

Magnitude da curva	Predominância
≥ 10°	25 por 1.000
≥ 20°	5 por 1.000
≥ 30°	1,5 por 1.000

Fonte: Dados de Kane WJ. Scoliosis prevalence: A call for a statement of terms. *Clin Orthop.* 1977; 126: 43-46.

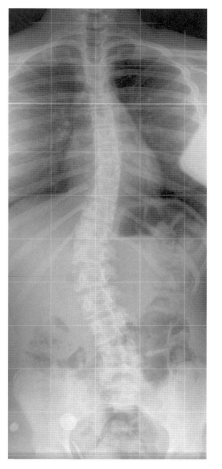

Figura 14.51 Escoliose idiopática em uma menina de 14 anos de idade.

proteger as mamas da radiação, particularmente nas meninas, porque o paciente médio acompanhado para escoliose idiopática terá várias manifestações. Curvas graves na região torácica interferem na mecânica da respiração. O objetivo primário do tratamento é a preservação final da função pulmonar. Curvas escolióticas de 20° ou menos geralmente não são tratadas. As modalidades de tratamento incluem talas rígidas, estimulação elétrica e fusão espinal (ver Cap. 17 para métodos de fusão cirúrgica).

Escoliose congênita

As causas óbvias da escoliose congênita se relacionam com a falha da formação normal das vértebras individuais. Durante a conversão embriônica das vértebras mesenquimatosas para vértebras cartilaginosas antes da nona semana de desenvolvimento, cada corpo vertebral se torna condrificado a partir de dois centros de condrificação em ambos os lados da linha média. Se a condrificação não ocorrer em apenas um lado, o resultado é uma hemivértebra isolada. Se os centros de condrificação não se fundem no mesmo nível (como esperado), mas, em vez disso, se fundem sobre os níveis, o resultado é uma vértebra trapezoidal (Figs. 14.52 e 14.53). Cada lado do arco neural tem seu próprio centro de condrificação; e insuficiências similares de desenvolvimento ou fusão anormal resultam em anomalias. As anomalias vertebrais mais comuns que causam escoliose congênita incluem hemivértebras, vértebras trapezoidais e fusões de arco neural unilateral. São frequentes combinações de anomalias e envolvimento em vários níveis. A escoliose congênita também pode resultar das diferenças de potencial de crescimento entre as vértebras e das condições neurológicas congênitas que resultam em desequilíbrio neuromuscular.

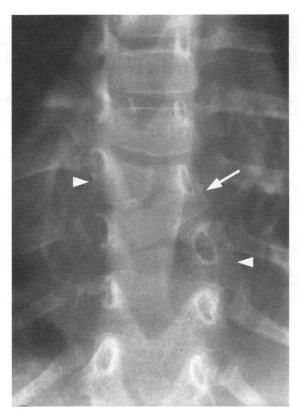

Figura 14.53 Anomalias vertebrais em uma menina de 3 anos de idade com hemivértebras (*pontas de setas*) e vértebra trapezoidal (*seta*).

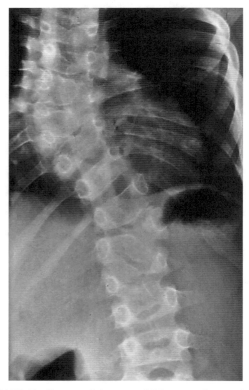

Figura 14.52 Escoliose congênita com múltiplas anomalias vertebrais.

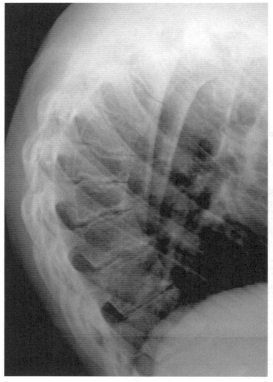

Figura 14.54 Doença de Scheuermann (cifose juvenil).

Cifose juvenil

O termo cifose juvenil é usado para descrever a cifose torácica que excede 40° nos adolescentes, medida a partir da placa terminal superior de T3 e T4 para a placa terminal inferior de T12. A maioria dos casos é considerada cifose postural e pode simplesmente representar os extremos da variação normal. A cifose é o único achado clínico e radiológico. A doença de Scheuermann (cifose torácica juvenil) é diagnosticada nas radiografias pela diminuição do espaço do disco, aumento do diâmetro AP dos corpos vertebrais envolvidos e irregularidade das placas terminais (Fig. 14.54). A cunha anterior de pelo menos 5° envolve tipicamente três ou mais vértebras consecutivas. O processo é considerado resultado das fissuras que se desenvolvem nas placas terminais vertebrais cartilaginosas, pelas quais o material do núcleo pulposo sofre herniação. A fibrose e a esclerose reativa realçam essas bolsas (individualmente chamadas de nodos de Schmorl). A perda de material de disco resulta em cifose. As forças aumentadas sobre a porção anterior dos corpos vertebrais resultam em anormalidade de crescimento, levando ao formato de cunha e à dimensão AP aumentada. Essas fraturas não ocorrem por compressão. Uma explicação alternativa para a doença de Scheuermann é que a condição é uma osteocondrose das apófises vertebrais.

Referências bibliográficas e leituras sugeridas

Davis LA, Hatt WS. Congenital abnormalities of the foot. *Radiology*. 1955;64:818–825.

Del Fattore A, Cappariello A, Teti A. Genetics, pathogenesis and complications of osteopetrosis. *Bone*. 2008;42(1):19–29. Epub 2007 Aug 30.

eMedicine. http://emedicine.medscape.com.

Freyschmidt J, Brossmann J, Weins J, Sternberg A. *Freyschmidt's "Köhler/Zimmer" Borderlands of Normal and Early Pathological Findings in Skeletal Radiography*. 5th Ed. Stuttgart: Thieme Medical Publishers; 2003.

Gilmore A, Thompson GH. Radiographic evaluation of children and adolescents with a spinal deformity. *Sem Musculoskelet Radiol*. 2000;4:349–359.

Greulich WW, Pyle SI. *Radiographic Atlas of Skeletal Development of the Hand and Wrist*. 2nd Ed. Stanford: Stanford University Press; 1959.

Harty MP, Hubbard AM. MR imaging of pediatric abnormalities in the ankle and foot. *Magn Reson Imaging Clin N Am*. 2001;9:579–602.

Hoerr NL, Pyle SI, Francis CC. *Radiographic Atlas of Skeletal Development of the Foot and Ankle. A Standard of Reference*. Springfield, IL: Charles C Thomas; 1962.

Jones KL, Smith DW, Fletcher J, eds. *Smith's Recognizable Patterns of Human Malformation*. Philadelphia, PA: WB Saunders; 1996.

Keats TE, Anderson MW. *Atlas of Normal Roentgen Variants that May Simulate Disease*. 8th Ed. Philadelphia, PA: Elsevier Health Sciences; 2006.

Kozlowski K, Beighton P. *Gamut Index of Skeletal Dysplasias: An Aid to Radiodiagnosis*. 3rd Ed. New York, NY: Springer-Verlag New York; 2001.

Lachman RS. *Taybi and Lachman's Radiology of Syndromes, Metabolic Disorders and Skeletal Dysplasias*. 5th Ed. Philadelphia, PA: Elsevier Health Sciences; 2006.

Loder RT, Aronsson DD, Weinstein SL, Breur GJ, Ganz R, Leunig M. Slipped capital femoral epiphysis. *Instr Course Lect*. 2008;57:473–98.

Lohman M, Kivisaari A, Vehmas T, et al. MRI in the assessment of growth arrest. *Pediatr Radiol*. 2002;32:41–45.

Lovell WW, Weinstein SL, Morrissy BT. *Lovell and Winter's Pediatric Orthopaedics*. 6th Ed. Philadelphia, PA: Lippincott Williams & Wilkins; 2005.

McAlister WH, Shackelford GD. Measurement of spinal curvatures. *Radiol Clin North Am*. 1975;13:113–121.

Oestreich AE. *Growth of the Pediatric Skeleton: A Primer for Radiologists*. New York, NY: Springer-Verlag; 2007.

Offiah AC, Hall CM. Radiological diagnosis of the constitutional disorders of bone. As easy as A, B, C? *Pediatr Radiolol*. 2003;33(3):153–161.

Pyle ST, Hoerr NL. *Radiographic Atlas of Skeletal Development of the Knee*. Springfield, IL: Charles C Thomas Publisher; 1955.

Royce PM, Steinmann B. *Connective Tissue and Its Heritable Disorders: Molecular, Genetic, and Medical Aspects*. New York, NY: Wiley-Liss; 2002.

Shapiro F. Epiphyseal disorders. *N Engl J Med*. 1987;317:1702–1710.

Slovis TL. *Caffey's Pediatric Diagnostic Imaging*. 11th Ed. Philadelphia, PA: Elsevier Health Sciences; 2007.

Staheli LT. Fundamentals of Pediatric Orthopedics. 4th Ed. Philadelphia, PA: Lippincott Williams & Wilkins; 2007.

Storer SK, Skaggs DL. Pearls and pitfalls in the evaluation of pediatric congenital and developmental disorders. *Instr Course Lect*. 2006;55:615–623.

Wheelees CR III, ed. *Wheeless' Textbook of Orthopaedics*. http://www.wheelessonline.com.

15 Condições metabólicas e sistêmicas

Osteoporose	Raquitismo, osteomalacia e	Doença de Paget
Osteoporose primária (osteoporose	osteodistrofia renal	Condições nutricionais
involucional)	Calcinose tumoral idiopática	Escorbuto
Densitometria mineral óssea	Doença óssea endócrina	Toxicidade química
Osteoporose secundária	Hipercortisolismo	Efeitos de drogas
Osteoporose aguda, transitória,	Acromegalia e gigantismo	Condições variadas
regional e migratória	Distúrbios da tireoide	Sarcoidose
Doenças do metabolismo mineral	Distúrbios gonadais	Hiperostose cortical infantil
Hiperparatireoidismo	Diabetes melito	Osteoartropatia hipertrófica

Este capítulo descreve a radiologia de muitas condições sistêmicas, metabólicas e endócrinas que possuem manifestações ósseas ou em tecidos moles.

Osteoporose

A osteoporose é a doença óssea metabólica mais comum. Ela é caracterizada pela perda generalizada de massa de um osso normal. Essa perda de substância óssea resulta em deterioração microarquitetural da estrutura trabecular, fragilidade óssea aumentada e risco aumentado de fratura. A osteoporose pode ser considerada primária ou secundária. A osteoporose primária, também chamada de *osteoporose involucional*, é de etiologia idiopática. A osteoporose secundária tem uma etiologia conhecida, subjacente.

Osteoporose primária (osteoporose involucional)

Mais de 95% dos adultos com osteoporose possuem osteoporose involucional (também chamada de *osteoporose idiopática* ou *primária*). Existem dois tipos clínicos principais: (a) pós-menopausa e (b) senil ou relacionada com a idade. A osteoporose pós-menopausa é caracterizada por perda óssea acelerada, principalmente trabecular, e é causada por fatores relacionados à menopausa. A osteoporose relacionada com a idade é caracterizada por perda óssea lentamente progressiva, principalmente cortical, e é causada por fatores relacionados ao envelhecimento. A patogênese da osteoporose não é completamente compreendida; ela parece envolver não apenas reabsorção óssea excessiva, mas também formação óssea prejudicada. A deterioração da força óssea resulta em vulnerabilidade aumentada para fraturas traumáticas e para fraturas por fadiga. Muitas fraturas da coluna, da porção proximal do fêmur e da porção distal do rádio em adultos com mais de 50 anos de idade, estão associadas à osteoporose (ver Cap. 1). Na osteoporose pós-menopausa, fraturas por esmagamento vertebral e fraturas da parte distal do rádio são as mais comuns; na osteoporose relacionada com a idade, fraturas múltiplas vertebrais em cunha e fraturas do quadril são as mais comuns. As fraturas e a resultante perda de função são as principais causas de morbidade e mortalidade na osteoporose.

Estima-se que a prevalência de osteoporose involucional nos Estados Unidos seja de 28 milhões, ou cerca de 10% de toda a população. Os fatores de risco para desenvolver osteoporose involucional incluem idade avançada; gênero feminino; raça branca ou asiática; história familiar; ossos finos, pequenos; menopausa; baixo consumo de cálcio na dieta; baixo consumo de vitamina D na dieta; álcool, cafeína e sal em excesso; tabagismo e sedentarismo. À medida que a proporção e os números absolutos da população nos Estados Unidos com mais de 50 anos de idade aumentam, a prevalência de osteoporose involucional pode aumentar substancialmente.

A marca radiográfica da osteoporose é a osteopenia, a radioluscência aumentada do osso. A osteopenia pode não ser identificável em radiografias simples até que 30 a 50% do mineral ósseo tenha sido perdido. Um padrão trabecular grosseiro resulta da perda de trabéculas menores, tornando os ossos remanescentes mais proeminentes. Áreas lineares, em banda, ou radioluzentes irregulares também podem ser vistas. O afilamento cortical pode ser um processo generalizado, uniforme, lentamente progressivo (Fig. 15.1). A perda de osso cortical também pode se manifestar por erosões endosteais curvas, áreas radioluzentes intracorticais ou estriações (túneis intracorticais), ou erosões subperiosteais. As deformidades vertebrais são relacionadas com fraturas por insuficiência das placas terminais. Essas podem ter a forma de depressões bicôncavas de placas terminais superiores e inferiores contíguas (chamadas vértebras de peixe do bacalhau, por sua semelhança com as vértebras no bacalhau), fraturas em cunha anterior, fraturas por esmagamento de todos os corpos vertebrais e cifose torácica aumentada (corcunda da viúva) (Figs. 15.2 e 15.3). O resultado final é perda progressiva de estatura.

Densitometria mineral óssea

A densitometria mineral óssea (DMO) é o melhor método não invasivo para o diagnóstico de osteoporose em pacientes assintomáticos. A DMO também pode ser usada para estimar o risco de fratura e monitorar pacientes que recebem tratamento para osteoporose. A disponibilidade de terapias efetivas para a osteoporose – incluindo-se estrogênio, bifosfonatos e outros agentes farmacoló-

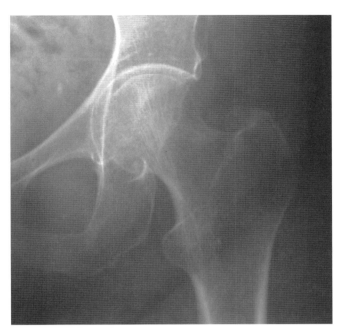

Figura 15.1 Osteoporose do quadril com córtex fino e perda de osso trabecular no colo do fêmur.

gicos – tem aumentado o benefício de rastrear pacientes com vários fatores de risco. A quantidade absoluta de mineral ósseo é preditiva de risco de fratura. A medida radiográfica da DMO avalia acurada e precisamente o conteúdo mineral ósseo. A absorciometria por

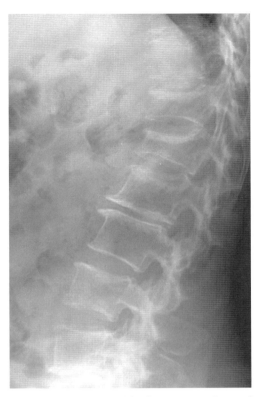

Figura 15.3 Osteoporose com múltiplas fraturas em cunha anterior na coluna torácica.

duplo fóton (AFD) e a absorciometria de raios X de dupla energia (DEXA) utilizam um radionuclídeo de dupla energia e fonte de raio X, respectivamente, para medir a densidade óssea da coluna lombar ou do quadril. A AFD e a DEXA medem a absorção de fótons pelo osso e fornecem uma medida combinada de densidade óssea cortical e trabecular. A TC quantitativa mede a densidade óssea trabecular nos corpos vertebrais lombares comparando os números de TC de osso trabecular com os números de TC de soluções padronizadas de suspensões de cálcio. O ultrassom quantitativo mede a condução de som no osso como um correlato da DMO. A atenuação do ultrassom de faixa ampla também tem sido correlacionada com a DMO como um outro método de ultrassom quantitativo. As medidas da DMO podem ser comparadas a populações combinadas por idade, sexo e raça para se estabelecerem critérios para normalidade e anormalidade. O risco relativo de uma fratura osteoporótica também pode ser estimado para vários níveis de DMO comparando-se a incidência de fraturas em populações grandes com medidas de DMO. Como os ossos cortical e trabecular podem não estar envolvidos na mesma extensão, os métodos que medem um ou outro, ou ambos, podem não produzir resultados idênticos.

A DEXA trabalha sobre o princípio físico de que o mineral ósseo (predominantemente cálcio) e o tecido mole (predominantemente gordura e água) atenuam os raios X de alta e de baixa energia para diferentes graus. Medindo-se a absorção diferencial de raios X de alta e de baixa energia, a absorção devida ao mineral ósseo isolada pode ser determinada e, a partir daí, a quantidade absoluta de mineral ósseo no trajeto dos raios X pode ser calculada. Medir a DMO na coluna e na parte proximal do fêmur (medida central) é considerado mais útil clinicamente do que medir a DMO nos membros (medida periférica). A DEXA fornece medidas que refletem a DMO dos ossos trabecular e cortical juntos.

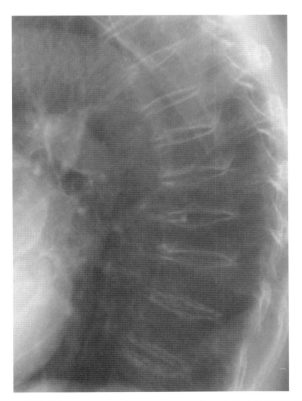

Figura 15.2 Osteoporose na coluna com depressões na placa terminal central dos corpos vertebrais em múltiplos níveis.

Tabela 15.1 Critérios diagnósticos da OMS para osteoporose involutiva

Diagnóstico	Escore T
Normal	-1,0 ou mais
Osteopenia	< -1,0, mas > -2,5
Osteoporose	< -2,5, mas sem fraturas
Osteoporose estabelecida	< -2,5 com fraturas

O escore T é o número de desvios-padrão a partir da média relativo a uma população de adultos jovens normais.

A interpretação clínica dos resultados da DEXA é baseada na estatística da população. A medida da DMO do indivíduo a partir da DEXA é comparada com a das populações normais. Os critérios de consenso usados para diagnóstico clínico são aqueles da Organização Mundial da Saúde (OMS) (Tab. 15.1). De acordo com os critérios da OMS, a DMO do indivíduo é comparada com a de uma população de adultos jovens normais para se obter um "escore T". O escore T está relacionado com o número de desvios-padrão a partir da população jovem normal, significando as quedas de medida do indivíduo, de modo que um escore T de -2,0 seria 2 desvios-padrão abaixo da média da população jovem normal. Foram estabelecidos níveis particulares de mineral ósseo correspondentes à doença. Um escore T menor do que -1,0, mas maior do que -2,5 corresponde a um diagnóstico de *osteopenia*. Um escore T menor do que -2,5 corresponde a um diagnóstico de *osteoporose*. Se fraturas estiverem presentes em um paciente com um escore T menor do que -2,5, o diagnóstico é *osteoporose estabelecida*. A comparação da DMO de um indivíduo com uma população combinada por idade (o escore Z) não é usada nos critérios da OMS. Há controvérsia significativa quanto às populações adultas jovens normais particulares, nas quais os escores T são baseados com relação ao tamanho da amostra, gênero e raça. O uso dos termos *osteopenia* e *osteoporose* também

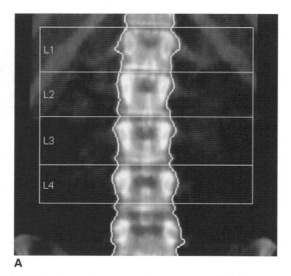
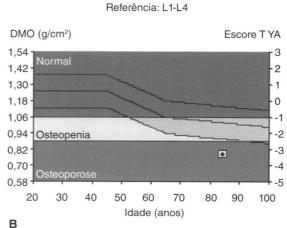

Figura 15.4 DMO da coluna lombar que mostra osteoporose. **A:** A imagem mostra regiões de interesse. **B:** O gráfico mostra a densidade mineral óssea relativa a populações de referência de adultos jovens e populações combinadas por idade. O escore T foi -3,3, diagnóstico de osteoporose.

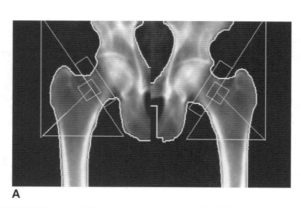
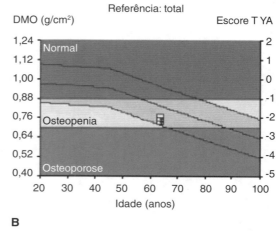

Figura 15.5 DMO do quadril que mostra osteopenia. **A:** A imagem mostra regiões de interesse. **B:** O gráfico mostra densidade mineral óssea relativa a populações de referência de adultos jovens e populações combinadas por idade. O escore T no lado direito foi -2,0 e o escore T no lado esquerdo foi -2,2, ambos diagnósticos de osteopenia.

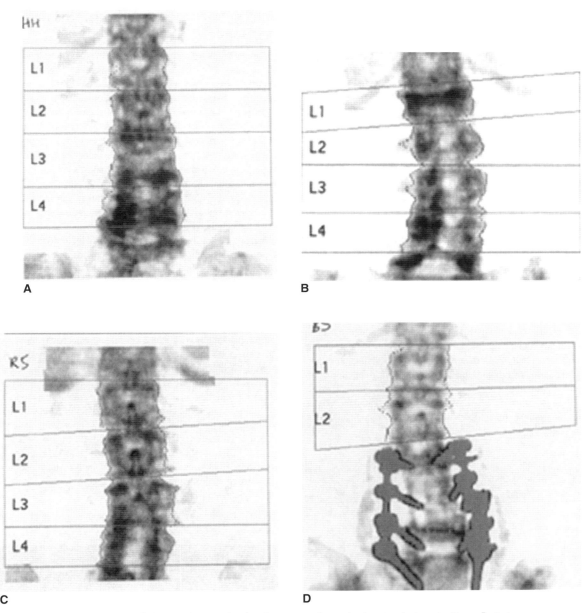

Figura 15.6 Artefatos na DMO. **A:** Doença degenerativa da coluna com esclerose de placa terminal e osteofitose. **B:** Fratura por compressão em L1 e mudanças degenerativas em L4. **C:** Laminectomia e fusão posterolateral em L4. **D:** Artrodese de coluna lombar por instrumental cirúrgico.

pode levar à confusão, a menos que o contexto seja claro; quando esses termos são usados em conjunto com DEXA, eles devem se referir apenas aos diagnósticos de acordo com os critérios da OMS.

Na prática atual, o diagnóstico de osteopenia e de osteoporose por DEXA é baseado nas medidas da DMO da coluna lombar e da parte proximal do fêmur. Na coluna, a projeção frontal é usada e, idealmente, uma média de L1 até L4 é feita para se obter o escore T (Fig. 15.4). Se não for possível usar L1 até L4, quaisquer duas ou três vértebras L1 até L4 consecutivas podem ser utilizadas. O uso de uma única vértebra é considerado inseguro. No quadril, uma região do colo do fêmur é usada (Fig. 15.5). O registro de DEXA deve incluir, no mínimo, uma descrição da base da medida, o escore T, o risco de fratura relativo associado com o escore T e o diagnóstico de acordo com os critérios da OMS.

Como a DEXA é uma técnica de projeção que mede a soma do mineral ósseo entre a fonte de raio X e o detector, doença ou condições pós-cirúrgicas que aumentem ou diminuam a atenuação dos raios X podem comprometer a precisão (Fig. 15.6). A condição mais comum que leva a medidas da DMO falsas (Tab. 15.2) é doença degenerativa da coluna, na qual a esclerose e os osteófitos aumentam a medida da DMO. De forma semelhante, a hiperostose esquelética idiopática difusa (HEID) pode aumentar a medida da DMO. Outras condições comuns que afetam as medidas da DEXA incluem fraturas por compressão, laminectomia, artefatos de metal e enxerto ósseo a partir de fusão da coluna, lesões escleróticas focais, como metástases blásticas ou doença de Paget, e lesões líticas focais, como metástases líticas ou mieloma múltiplo. Condições similares podem afetar as medidas de DEXA da DMO no quadril.

Tabela 15.2 Causas potenciais comuns de medidas de DMO falsas na coluna
Medida de DMO falsamente aumentada
DDA
HEID
Fusão da coluna
Equipamento metálico ortopédico
Fratura por compressão
Metástases blásticas
Doença de Paget
Medida da DMO falsamente diminuída
Laminectomia
Metástases líticas
Mieloma múltiplo

Osteoporose secundária

Osteoporose secundária é a perda de massa óssea de um osso, a princípio normal, como resultado de uma causa conhecida. A osteoporose secundária pode se manifestar aguda ou cronicamente, em uma distribuição regional ou sistêmica. A DEXA e outros métodos para determinar a DMO podem ser aplicados a pacientes com osteoporose secundária, sistêmica, crônica. A DEXA pode ser usada para estabelecer o diagnóstico e acompanhar a terapia. As causas comuns de osteoporose secundária são listadas na Tabela 15.3. Descrições mais detalhadas dessas condições podem ser encontradas nas partes apropriadas deste livro.

Tabela 15.3 Algumas causas de osteoporose secundária em adultos
Hereditária
Osteogênese imperfeita
Homocistinúria
Síndrome de Marfan
Nutricional
Síndromes de má absorção
Doença hepática crônica
Alcoolismo
Deficiência de cálcio
Endócrina
Hipogonadismo
Tireotoxicose
Hipercortisolismo
Hiperparatireoidismo
Drogas
Corticosteroides
Fenobarbital
Hormônios tireoidianos
Fenitoína
Outras
Mieloma múltiplo
Artrite reumatoide
Acromegalia
Mastocitose

Osteoporose aguda, transitória, regional e migratória

A osteoporose aguda acompanha a consolidação de fratura como uma resposta fisiológica normal à hiperemia. Ela também pode acompanhar a imobilização e o desuso, ambos aspectos comuns de fraturas em consolidação, bem como condições como a distrofia simpática reflexa (também chamada de *síndrome da dor regional complexa*). Nas radiografias, a osteoporose aguda pode ser reconhecida no osso esponjoso por reabsorção subcortical de trabéculas, resultando em luscência subcortical, que se assemelha à superfície cortical. Na TC, a reabsorção óssea tende a parecer mais fragmentada (Fig. 15.7).

A osteoporose regional transitória tipicamente apresenta-se com sintomas monoarticulares. Ela é caracterizada por uma osteoporose de desenvolvimento rápido que afeta o osso periarticular, que é autolimitado e reversível, e não tem evento incitador definido. Existem duas síndromes clínicas que ocorrem em adultos, ambas mais comuns em homens. A primeira síndrome clínica é a osteoporose transitória do quadril. Ela se apresenta com o início rápido de dor grave no quadril sem um evento precipitante; é geralmente unilateral, envolvendo o quadril esquerdo ou o direito em homens ou geralmente o quadril esquerdo em mulheres. A dor é autolimitada, porém agravada por atividade e regride em 2 a 6 meses sem sequelas permanentes. A imagem pode mostrar uma osteoporose periarticular de desenvolvimento rápido, principalmente na cabeça do fêmur, que retorna ao normal após a resolução dos sintomas. A RM mostra edema difuso e efusão do quadril, mas sem infarto. As cintilografias ósseas mostram atividade aumentada consistente com osteoporose. Considera-se que a condição tem uma origem neurogênica, possivelmente relacionada com a distrofia simpática reflexa. A segunda síndrome clínica é a osteoporose migratória regional (Fig. 15.8). Isso geralmente envolve os membros inferiores dos adultos. Dor local e edema se desenvolvem rapidamente, duram até 9 meses e depois desaparecem, para serem

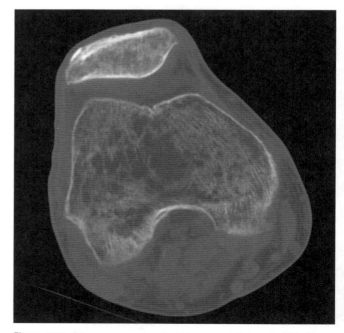

Figura 15.7 Osteoporose aguda, associada com uma fratura da diáfise femoral em consolidação, demonstrada na TC.

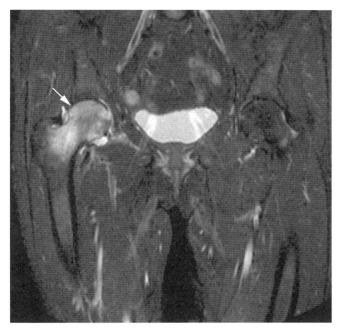

Figura 15.8 Osteoporose transitória do quadril. A RM coronal ponderada em T2 com supressão de gordura demonstra edema amorfo na medula óssea (seta) no fêmur proximal direito.

acompanhados pelo envolvimento de outras regiões apenas meses ou anos mais tarde. Dentro de semanas a partir do início de cada episódio, a osteoporose periarticular é evidente. Essa condição pode começar como osteoporose transitória do quadril.

Doenças do metabolismo mineral

O esqueleto é um reservatório de cálcio e de fósforo metabolicamente ativo no espaço extracelular. Esses minerais são mantidos em minúsculos cristais de hidroxiapatita que possuem no agregado uma vasta área de superfície e são rápida e livremente trocados dentro do espaço de líquido extracelular. Quando necessário, o esqueleto descarta cálcio para manter os níveis séricos corretos. A concentração iônica de cálcio geralmente é determinada pela taxa de filtração glomerular renal, pela reabsorção tubular de cálcio e pela formação e reabsorção de osso. O nível de cálcio no soro é firmemente controlado pelo hormônio da paratireoide e da 1,25-di-hidroxivitamina D. O cálcio pode ser diretamente liberado a partir do cristal de hidroxiapatita ou liberado por destruição osteoclástica de osso. A formação e a destruição de osso estão intimamente ligadas em uma pessoa saudável.

Hiperparatireoidismo

O hiperparatireoidismo estimula a reabsorção osteoclástica de osso. O hormônio da paratireoide em excesso pode ser um resultado de hiperparatireoidismo primário ou secundário. O hiperparatireoidismo primário resulta em hipercalcemia e é causado por produção de hormônio da paratireoide em excesso por hiperplasia difusa da paratireoide ou adenomas da paratireoide que funcionam de forma autônoma (simples ou múltiplos). O hiperparatireoidismo secundário é uma resposta à hipocalcemia sustentada, que é tipicamente causada por insuficiência renal crônica ou má absorção gastrintestinal. Os pacientes com hiperparatireoidismo secundário de longa duração podem desenvolver função da paratireoide relativamente autônoma ou hiperparatireoidismo terciário. O diagnóstico desses distúrbios é feito por achados clínicos e laboratoriais, incluindo-se medida direta dos níveis de cálcio e de hormônio da paratireoide no soro.

Embora as mudanças radiográficas possam ocorrer em muitos locais, elas são mais bem detectadas e monitoradas nas mãos. Exames esqueléticos de todo o corpo, em geral, são desnecessários. Sinais radiológicos de hiperparatireoidismo incluem reabsorção óssea, tumores marrons, esclerose óssea e condrocalcinose. A reabsorção óssea ocorre em todas as superfícies, incluindo-se localizações subperiosteal, intracortical (ao longo dos sistemas haversianos), endosteal, trabecular, subcondral e subligamentosa. A reabsorção de osso subperiosteal é praticamente diagnóstica de hiperparatireoidismo. Vista melhor e com mais frequência ao longo do aspecto radial das falanges das mãos, especialmente as falanges médias dos dedos indicador e médio, a reabsorção óssea subperiosteal também pode ser evidente nos tufos falângicos (Fig. 15.9). A reabsorção óssea em outras superfícies é não específica. A reabsorção óssea subcondral pode levar à doença articular (Fig. 15.10).

Os tumores marrons são áreas focais de reabsorção óssea onde o osso foi substituído por tecido fibroso e osteoclastos (Fig. 15.11). Os tumores marrons podem ter a aparência de lesões ósseas focalmente destrutivas, agressivas como metástases, mas a presença associada de outras mudanças radiográficas de doença óssea hiperparatireóidea deve esclarecer a situação. Os tumores marrons podem ser simples ou múltiplos, em número, e centrais, excêntricos ou corticais, em localização (Figs. 15.12 e 15.13). Eles se curam por ossificação (Fig. 15.14). A esclerose muito difundida de osso no hiperparatireoi-

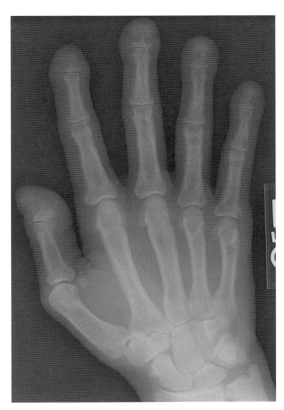

Figura 15.9 Hiperparatireoidismo secundário. A reabsorção de osso subperiosteal é evidente por toda a mão e mais avançada no aspecto radial.

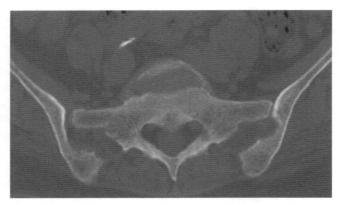

Figura 15.10 Hiperparatireoidismo com reabsorção óssea da articulação sacroilíaca. TC axial mostra reabsorção de osso subcondral e alargamento das articulações sacroilíacas.

dismo ocorre por um mecanismo incerto e pode ser proeminente no esqueleto axial, especialmente no crânio e na coluna. A esclerose muito difundida é comum no hiperparatireoidismo secundário. Quando a coluna está envolvida, as bandas horizontais de esclerose nos corpos vertebrais adjacentes às placas terminais vertebrais podem resultar em uma aparência de camisa de jogador de rugby (Fig. 15.15). A condrocalcinose, ou calcificação da cartilagem, está associada com a combinação de hiperparatireoidismo primário e doença de deposição de cristais de di-hidrato de pirofosfato de cálcio (DPFC) (ver Cap. 13). Essa combinação é encontrada em 18 a 40% dos casos de hiperparatireoidismo primário.

Às vezes, a distinção entre hiperparatireoidismo primário e secundário pode ser sugerida. A seguinte combinação de achados é altamente sugestiva de hiperparatireoidismo primário: reabsorção óssea subperiosteal, reabsorção óssea em outros locais, esclerose óssea e condrocalcinose. No hiperparatireoidismo secundário, há uma frequência aumentada de calcificação vascular e de tecido mole, comumente mais esclerose óssea muito difundida e uma frequência diminuída de condrocalcinose. O hiperparatireoidismo secundário é comum; o hiperparatireoidismo primário é incomum.

Raquitismo, osteomalacia e osteodistrofia renal

Raquitismo e osteomalacia são manifestações da infância e da idade adulta, respectivamente, de uma doença sistêmica na qual a calcificação de osteoide é deficiente. O trajeto comum final em ambas as condições é a falta de cálcio ou fósforo disponível (ou ambos) para mineralização de osteoide. No raquitismo, o efeito predominante é sobre as placas de crescimento; na osteomalacia, o efeito predominante é sobre a remodelagem do osso maduro. Quando ocorre raquitismo ou osteomalacia em conjunto com insuficiência renal crônica, a condição é chamada de *osteodistrofia renal*.

A deficiência dietética de vitamina D, geralmente acompanhada de exposição inadequada à luz solar, de modo que a síntese fotoquímica de vitamina D não ocorre na pele, resulta em absorção reduzida de cálcio gastrointestinal, hipocalcemia e hiperparatireoidismo secundário para mobilizar o cálcio a partir do esqueleto. O raquitismo induzido por deficiência de vitamina D pura e a osteomalacia são relativamente raros nos Estados Unidos, exceto entre imigrantes, adeptos de dietas radicais, as pessoas idosas institucionalizadas e pacientes em nutrição parenteral total. Outras causas incluem falha de conversão enzimática de 25-hidroxivitamina D para seu metabólito fisiologicamente mais ativo 1,25-di-hidroxivitamina D, insensibilidade do órgão terminal a 1,25-di-hidroxivitamina D, defeitos de reabsorção tubular renal genéticos e adquiridos e má absorção gastrintestinal de cálcio ou de fósforo na dieta. Nos Estados Unidos, a má absorção gastrintestinal por uma variedade de etiologias é a causa mais comum de raquitismo e de osteomalacia. O raquitismo e a osteomalacia podem ocorrer em associação com displasia fibrosa poliostótica e neurofibromatose e podem também ser causados por

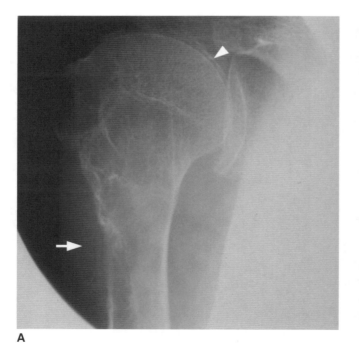

A

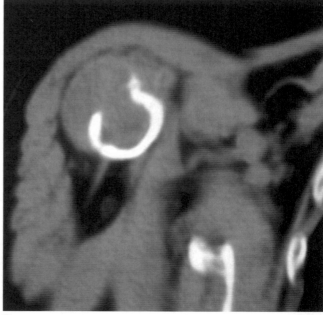

B

Figura 15.11 Tumor marrom no hiperparatireoidismo. **A:** A radiografia AP mostra osteoporose e lesão destrutiva (*seta*) no úmero proximal. A condrocalcinose está presente (*ponta de seta*). **B:** A TC mostra massa que destrói o córtex.

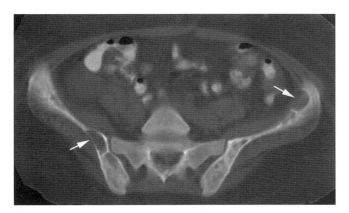

Figura 15.12 Hiperparatireoidismo secundário com tumores marrons (*setas*) e reabsorção óssea na TC.

uso crônico de medicações anticonvulsivantes ou antiácidos que contenham alumínio.

No raquitismo, há um aumento da placa de crescimento por causa do crescimento continuado da cartilagem na ausência de mineralização e de ossificação normais (Fig. 15.16). Os achados radiográficos são mais aparentes nas regiões mais ativas de crescimento, e a cartilagem não calcificada pode se tornar muito volumosa. Locais frequentes de anormalidades radiográficas incluem as junções costocondrais das costelas, a parte distal do fêmur, as duas extremidades da tíbia, a parte proximal do úmero, a parte distal do rádio e a ulna. A mineralização irregular e desorganizada da zona de calcificação provisória cria uma aparência desgastada. O estresse mecânico sobre a placa de crescimento espessada pode levar a deformidades de dilatação, em forma de taça e de arqueamento. A textura do osso (padrão trabecular) parece áspera e há aparecimento retardado de centros de ossificação. O osso raquítico é menos resistente à inclinação e a cargas de cisalhamento, e fraturas por estresse e deformidades de arqueamento são comuns. Zonas de luminosidade transversas no lado côncavo de ossos longos, chamadas *pseudofraturas de Milkman* ou *zonas de Looser*, são coleções focais de osteoide não mineralizado; elas provavelmente não representam lesões por insuficiência. Após o início do tratamento bem-sucedido do raquitismo, o osteoide não calcificado se calcifica, de modo que a zona de calcificação provisória aparece como uma faixa ampla que estreita a placa de crescimento até sua espessura normal (Fig. 15.17). A ossificação do osteoide subperiosteal não mineralizado é aparente como um novo osso periosteal.

Na osteomalacia, os achados radiológicos são mais sutis do que no raquitismo, porque o esqueleto adulto é metabolicamente menos ativo. A osteopenia é a aparência predominante e pode ser indistinguível da osteoporose, a menos que zonas de Looser ou deformidades de arqueamento estejam presentes (Fig. 15.18). Ocasionalmente, a textura óssea pode ser reconhecida como sutilmente áspera. Como na osteoporose, o risco de fraturas por quedas aumenta gradativamente com a deterioração da força óssea.

Na osteodistrofia renal, as anormalidades esqueléticas incluem os achados de raquitismo ou osteomalacia, hiperparatireoidismo secundário, osteoporose e calcificações vasculares e de tecidos moles (Fig. 15.19). Em crianças, a epífise femoral capital deslocada é comum. A extensão das anormalidades depende da gravidade e da duração da doença. Mudanças avançadas têm se tornado incomuns na medida em que o manejo da insuficiência renal tem melhorado. Condições articulares relacionadas com a insuficiência renal crônica incluem amiloidose, calcinose periarticular (calcinose tumoral relacionada com a hemodiálise) e sinovite por cristais de hidroxiapatita. Essas condições são detalhadas no Capítulo 13.

Calcinose tumoral idiopática

A calcinose tumoral idiopática é um distúrbio incomum caracterizado por acúmulos de cristais de hidroxiapatita de cálcio nos tecidos moles periarticulares com reação granulomatosa. Um erro inato no metabolismo do fósforo é considerado a causa dessas lesões não neoplásicas; aproximadamente um terço dos casos relatados é familiar. As massas tendem a crescer lentamente durante muitos anos até um tamanho grande; os sintomas podem ser causados por seu volume físico. Muitas são descobertas na primeira ou segunda década de vida. Esses acúmulos são compreendidos de glóbulos

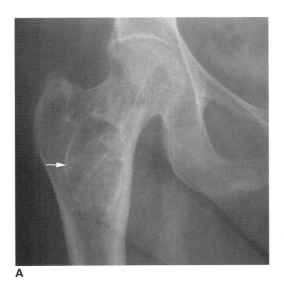
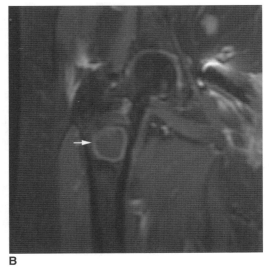

Figura 15.13 Tumor marrom do fêmur proximal. **A:** A radiografia AP mostra uma lesão lítica (*seta*) na região intertrocantérica do fêmur proximal. **B:** A RM axial ponderada em T1 com supressão de gordura após uma injeção de gadolínio mostra realce da borda (*seta*) da lesão cística.

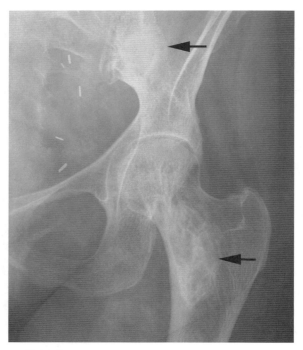

Figura 15.14 Tumores marrons em consolidação que envolve a pelve e o fêmur proximal (*setas*).

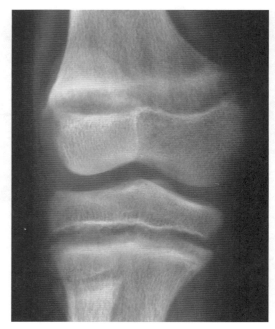

Figura 15.16 Osteodistrofia renal com placas de crescimento espessas e ossificação irregular na interface com a metáfise.

múltiplos de calcificação separados por faixas radioluzentes. Os níveis de líquido geralmente estão presentes, mas podem não ser evidentes, exceto na TC (Fig. 15.20). Essas lesões são encontradas com frequência na localização normal das bolsas. O tratamento é cirúrgico, mas as recorrências locais não são incomuns.

Doença óssea endócrina

Hipercortisolismo

O hipercortisolismo, ou síndrome de Cushing, é uma manifestação clínica de quantidades excessivas de glicocorticoides. A *doença de Cushing* refere-se ao hipercortisolismo espontâneo, endógeno causado por uma hipófise que funciona de maneira autônoma ou por lesão adrenal ou por tumores que produzem hormônio adre-

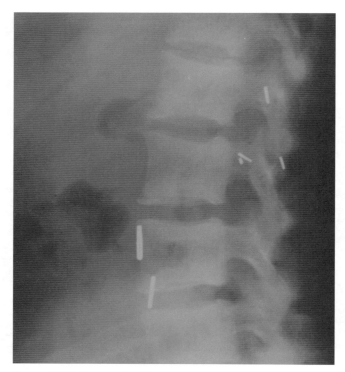

Figura 15.15 Hiperparatireoidismo secundário. Osteosclerose com maior densidade nas placas terminais (coluna com aspecto de camisa de jogador de rugby).

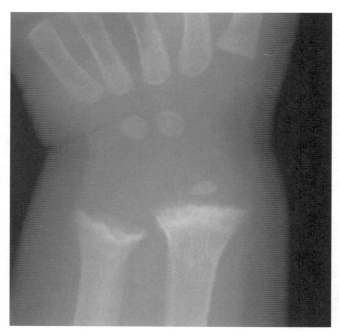

Figura 15.17 Aspecto radiográfico de raquitismo tratado.

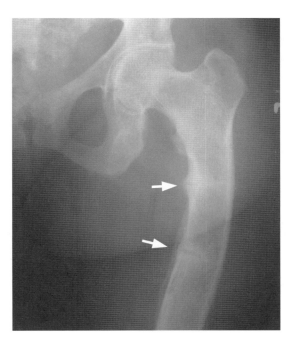

Figura 15.18 Osteomalacia com deformidade em arqueamento e zonas de Looser (*setas*).

nocorticotrópico não endócrino. Mais comumente, o hipercortisolismo resulta de tratamento com altas doses de corticosteroides do tipo cortisol sintéticos, como a prednisona. O hipercortisolismo tem três efeitos principais sobre o sistema musculoesquelético: osteoporose, osteonecrose e perda muscular. A combinação de osteoporose do esqueleto axial e osteonecrose multifocal do esqueleto apendicular é típica do hipercortisolismo. Contudo, a osteoporose e a osteonecrose podem ter outras causas.

Se houve hipercortisolismo por período suficiente, quase sempre há a desmineralização do osso. Os glicocorticoides inibem a absorção de cálcio pelo intestino e aumentam a perda de cálcio renal, levando ao hiperparatireoidismo secundário. Os glicocorticoides também exercem um efeito estimulante direto nos osteoclastos. Ao mesmo tempo, os glicocorticoides inibem a atividade osteoblástica, suprimindo a síntese de colágeno necessária para a formação de matriz óssea. O resultado final é perda de osso generalizada continuada, que é proeminente na coluna, na pelve, nas costelas e na abóbada craniana. Além de osteopenia, pode haver afinamento do córtex, perda de estrutura trabecular, tunelagem intracortical, depressões da placa terminal central vertebral e fraturas por insuficiência. As fraturas por insuficiência caracteristicamente consolidam-se com formação de calo exuberante. As placas terminais vertebrais podem ter uma aparência esclerótica que resulta de uma combinação de microfraturas compressivas por insuficiência e subsequente consolidação (Fig. 15.21). A osteoporose do hipercortisolismo é praticamente indistinguível da osteoporose involutiva. A osteoporose pode persistir por muito tempo após o metabolismo de cortisol ter sido restaurado ou o tratamento com corticosteroide sintético ter terminado.

Regiões focais de osteonecrose podem resultar do hipercortisolismo, principalmente quando o hipercortisolismo resulta de corticosteroides exógenos. Os locais clássicos de envolvimento têm sido relatados como as cabeças do fêmur e do úmero, mas infartos radiograficamente ocultos da medula nas diáfises dos ossos longos também são comuns. As manifestações de osteonecrose associada ao corticosteroide podem ser retardadas, possivelmente aparecendo meses ou

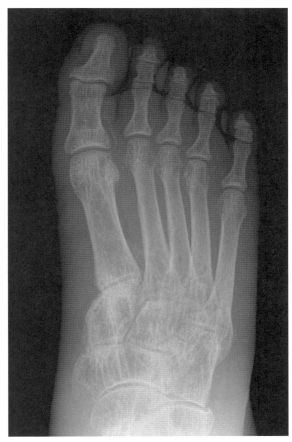

Figura 15.19 Osteodistrofia renal. A radiografia AP do pé mostra um padrão ósseo trabecular grosseiro, afilamento cortical, osteopenia e calcificação vascular.

anos após o tratamento ter se iniciado ou terminado (ver Cap. 16). Os mecanismos pelos quais o tratamento com corticosteroide resulta em osteonecrose focal são desconhecidos. A artropatia secundária grave pode ocorrer como consequência de osteonecrose e de colapso mecânico do osso subcondral; a perda resultante do suporte ósseo da cartilagem articular leva ao desgaste excessivo e à osteoartropatia. Esse é um problema particularmente comum na cabeça femoral.

A perda muscular é frequente no hipercortisolismo, mas pode variar em gravidade, desde leve e praticamente imperceptível até profunda e evidente. Nos casos pronunciados, ela pode simular distrofia muscular.

O hipercortisolismo durante a imaturidade esquelética suprime o crescimento, resultando em uma criança baixa com osteoporose, obesidade de tronco e idade óssea retardada. O crescimento recomeça quando o hipercortisolismo é corrigido, porém pode ocorrer retardo de crescimento permanente. A osteonecrose de uma epífise em crescimento pode levar ao desenvolvimento anormal nas extremidades dos ossos e eventualmente resulta no desenvolvimento precoce de osteoartropatia degenerativa.

Acromegalia e gigantismo

A acromegalia clínica é causada pelo excesso de hormônios do crescimento em adultos. A causa subjacente, na maioria dos casos, é um adenoma hipofisário que produz hormônio de crescimento de forma autônoma; contudo, tumores que secretam hormônio

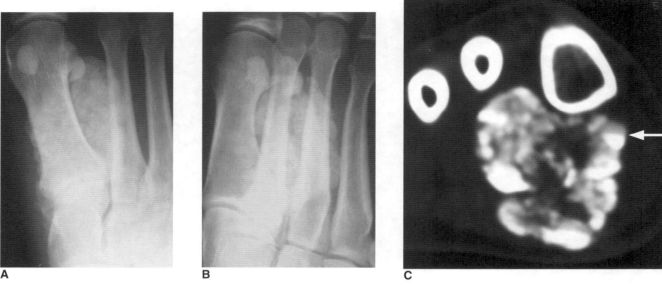

Figura 15.20 Calcinose tumoral idiopática. **A, B:** As radiografias AP e oblíqua do pé mostram calcificações multilobulares amorfas. **C:** A TC axial mostra calcificações amorfas, algumas com nível de sedimentação (*seta*).

de crescimento extra-hipofisário, bem como tumores centrais e periféricos que secretam hormônio liberador de hormônio do crescimento, também podem causar acromegalia. A acromegalia tem uma incidência igual em homens e mulheres e apresenta uma idade média de diagnóstico entre 40 e 45 anos, respectivamente. Em pacientes mais jovens, o início tende a ser rápido e, muitas vezes, se correlaciona com um tumor agressivo; em pacientes mais velhos, o início pode ser lento e insidioso, com mudanças sutis que ocorrem durante um período de 5 a 10 anos. As características clínicas da acromegalia são distintas e incluem face acromegálica, aumento das mãos e dos pés, prognatismo e pele oleosa. Síndrome do túnel do carpo, doença articular degenerativa, hipertensão, fenômeno de Raynaud e diabetes melito são comumente condições associadas. Muitos pacientes apresentam-se com os sinais e sintomas de uma massa hipofisária ou hipotalâmica, em vez de excesso de hormônio do crescimento. O diagnóstico definitivo é feito por medidas séricas diretas dos níveis hormonais.

O hormônio do crescimento ativa locais de remodelagem óssea e pode aumentar a formação de osso mais do que a reabsorção óssea. Como consequência, a massa óssea pode, na verdade, ser elevada, com córtex espessado e aumento do volume do osso trabecular. A formação de osso periosteal nas inserções dos tendões e dos ligamentos e a hipertrofia periarticular nas inserções das cápsulas articulares contribuem para o aumento na massa esquelética.

O hormônio do crescimento aumenta a atividade condrocítica e leva à hipertrofia da cartilagem articular hialina. Essa cartilagem espessada não tem características biomecânicas normais de cartilagem articular e é vulnerável à formação de fissura, ulceração, desnudação e degeneração da superfície articular. A mecânica articular desordenada e um processo reparador vigoroso levam a crescimentos osteofíticos difundidos, formação de cisto subcondral e eventualmente à artropatia acromegálica. Superficialmente, a aparência da artropatia acromegálica é similar à da osteoartrite, mas os espaços articulares tendem a ser alargados, em vez de estreitados (Fig. 15.22). Quando o processo está tão avançado que a cartilagem se desintegrou completamente, os espaços articulares são estreitados. A distribuição de envolvimento, em geral, inclui as articulações grandes e a coluna lombossacra, até locais normalmente poupados pela osteoartrite, como o tornozelo e a articulação glenoumeral. Calcinose, hipertrofia cutânea e sinovite não específica podem estar associadas.

As características radiológicas da acromegalia incluem espessamento de tecido mole; sela aumentada com mudanças destrutivas; ossos faciais proeminentes e protuberância occipital; seios aumentados, excessivamente pneumatizados; aumento do corpo vertebral e da altura do disco intervertebral; erosão vertebral posterior; cifose torácica exagerada; alterações nas mãos e nos pés e proliferação óssea na entese. Pode ocorrer osteoporose posteriormente no curso clínico.

Figura 15.21 Hipercortisolismo. Coluna osteoporótica com fraturas por insuficiência avançada de todos os corpos vertebrais.

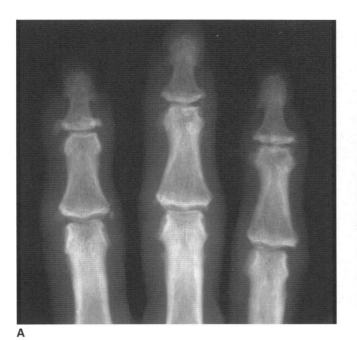 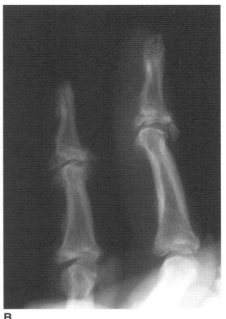

Figura 15.22 Acromegalia com osso proliferativo maduro nos tufos falângicos e nas inserções das cápsulas articulares. Os tecidos moles são espessos, e os espaços articulares são amplos. **A:** Radiografia PA. **B:** Radiografia lateral.

A condição rara de excesso de hormônio do crescimento durante o desenvolvimento esquelético causa gigantismo. O hormônio do crescimento estimula o crescimento ósseo e leva a aumento proporcional. O aspecto mais surpreendente é altura extrema com proporções do corpo normais, mas, como os locais de formação de osso e de cartilagem que são estimulados na acromegalia (quando as placas de crescimento são fechadas) também são estimulados quando as placas de crescimento estão abertas, as características da acromegalia podem estar presentes. Como na acromegalia, a causa mais comum do gigantismo é um adenoma hipofisário que funciona de forma autônoma. A menos que tratados, os pacientes com gigantismo desenvolvem progressivamente mais características surpreendentes de acromegalia, porque o excesso de hormônio do crescimento continua após o fechamento das placas de crescimento.

Distúrbios da tireoide

A deficiência de hormônio da tireoide no neonato resulta em retardo mental e anormalidades de desenvolvimento. A maturação óssea quase cessa e o desenvolvimento dentário é retardado. Programas de rastreamento em massa no nascimento para níveis de T4 e/ou hormônio estimulante da tireoide tornaram o hipotireoidismo congênito não tratado raro. As radiografias de joelho, em vez de radiografias da mão, são mais úteis para a idade óssea. No hipotireoidismo adulto, as manifestações esqueléticas são leves e, tipicamente, não existem aspectos radiográficos evidentes.

O hipertireoidismo causa catabolismo de proteína e perda de tecido conjuntivo. A maturação esquelética acelerada ocorre em crianças. Em adultos, renovação e remodelagem ósseas aumentadas levam a mudanças na massa óssea e a uma osteoporose generalizada, rapidamente progressiva. Hipercalcemia, hipercalciúria e níveis elevados de fosfatase alcalina sérica também podem ser vistos. O restabelecimento de um estado eutireóideo é acompanhado por recuperação parcial do conteúdo mineral ósseo. A miopatia é um aspecto clínico comum do hipertireoidismo, e os sintomas podem simular os de artrite. Perda muscular, especialmente nos grupos musculares proximais, é comum.

Distúrbios gonadais

Os distúrbios gonadais podem afetar o esqueleto por meio de níveis deficientes ou excessivos de esteroides sexuais. Também existem síndromes que incluem distúrbios gonadais e dismorfismos musculoesqueléticos, não necessariamente relacionados. A síndrome de Albright, por exemplo, ocorre predominantemente em mulheres e consiste em puberdade precoce, displasia fibrosa de osso e manchas do tipo café com leite, mas acredita-se que a displasia fibrosa não tenha uma base endócrina. A manifestação esquelética de hipergonadismo em uma criança é crescimento e maturação precoces. Os centros de ossificação epifisários aparecem precocemente, os ossos longos crescem rápido, e as placas de crescimento fecham precocemente. Embora haja um surto de crescimento precoce inicial, o fechamento precoce das placas de crescimento tem o resultado derradeiro de estatura baixa, com uma criança alta tornando-se um adulto baixo (Tab. 15.4). A morfologia do esqueleto é normal.

Tabela 15.4 Alguns distúrbios endócrinos que causam estatura anormal em crianças

Estatura alta
   Gigantismo
   Hipergonadismo (criança alta, adulto baixo)
   Hipertireoidismo
   Estados hiperinsulinêmicos

Estatura baixa
   Hipopituitarismo
   Hipotireoidismo
   Diabetes melito
   Hipercortisolismo
   Deficiência de somatomedina

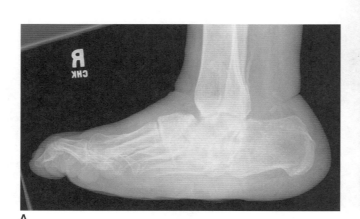
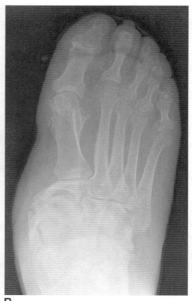

Figura 15.23 Artropatia neuropática diabética com deformidade em mata-borrão. **A:** Radiografia lateral. **B:** Radiografia AP.

O hipogonadismo na criança pré-puberal resulta em adolescência retardada e em retardo na maturação esquelética. O fechamento tardio das epífises tem o efeito de prolongar o crescimento longitudinal e resulta em ossos tubulares extraordinariamente longos e delgados das extremidades. Pode haver osteoporose generalizada e uma falta de desenvolvimento muscular normal. No adulto, o hipogonadismo pode estar associado a osteoporose e suas complicações.

Diabetes melito

A deficiência de insulina na infância resulta em crescimento diminuído, muitas vezes com osteoporose generalizada e estatura baixa. O diabetes melito dependente de insulina nos adultos pode ser acompanhado por osteoporose generalizada, mas apenas em caso de não obesidade. A calcificação das artérias interdigitais do pé é comum nos diabéticos e incomum em outras condições. Manifestações esqueléticas adicionais relacionam-se a complicações. A doença do pé diabético, a condição de ulceração crônica e infecção, é o resultado de neuropatia periférica e insuficiência vascular. A perda sensorial leva a trauma não reconhecido, muitas vezes menor, porém crônico e repetitivo. Defeitos motores resultam em deformidades do pé que levam a pontos de pressão e áreas de sustentação de peso incomuns. O desarranjo gradual da arquitetura do pé normal avança em um ciclo vicioso (Figs. 15.23 e 15.24). Déficits autônomos e doença vascular contribuem para defesas do hospedeiro prejudicadas contra infecções. Úlceras tróficas com infecção secundária e celulite são comuns. As lesões de tecido mole iniciais ocorrem tipicamente nas primeira

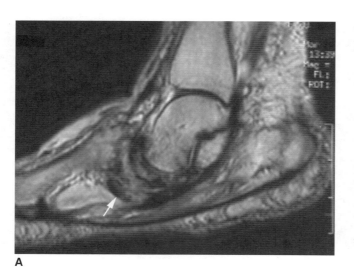
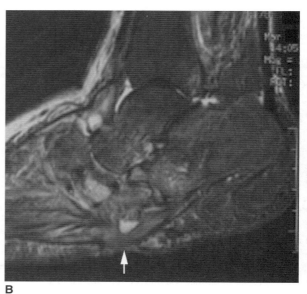

Figura 15.24 Artropatia neuropática diabética. **A:** A RM ponderada em T1 sagital mostra subluxação dorsal do mediopé com fragmentação de ossos tarsais (seta). **B:** A RM ponderada em T2 sagital mostra edema nos ossos envolvidos na articulação neuropática, bem como nos tecidos moles adjacentes. Uma ulceração plantar está presente com alterações inflamatórias adjacentes (seta).

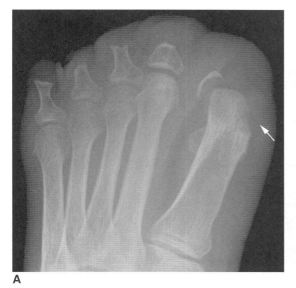
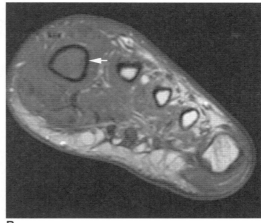
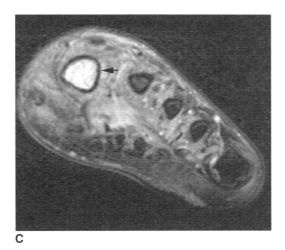

Figura 15.25 Osteomielite diabética. A: A radiografia mostra osteólise e edema de tecidos moles no primeiro metatarsal em um paciente com amputações prévias dos dedos. B: A RM coronal ponderada em T1 mostra baixo sinal que substitui a gordura subcutânea normal e o sinal da medula (*seta*). C: A RM coronal ponderada em T1 pós-gadolínio com supressão de gordura mostra realce no primeiro metatarsal (*seta*) e nos tecidos moles circundantes.

e quinta articulações metatarsofalângicas e no calcâneo. Nas radiografias, podem-se encontrar defeitos no contorno dos tecidos moles, perda de definição de planos de tecido e inchaço. A contaminação de ossos e articulações pode levar à artrite séptica e à osteomielite (Fig. 15.25). Os achados típicos de osteomielite podem estar ausentes no pé diabético, porque o suprimento sanguíneo muitas vezes é inadequado para formação óssea reativa e osteoporose, portanto, grande confiança pode ser colocada na RM para diagnóstico. Fístulas arteriovenosas periféricas podem causar osteopenia focal acentuada ou lise do osso. Em uma pequena proporção de casos, desenvolve-se osteoartropatia neuropática franca (articulação de Charcot) (ver Cap. 13). O diabetes é a causa mais comum de osteoartropatia neuropática. Certas condições de tecidos moles ocorrem frequentemente em diabéticos, incluindo-se ombro congelado, tendinite calcificada ou bursite, contratura de Dupuytren, tenossinovite do flexor (dedo em gatilho) e síndrome do túnel do carpo. Pode ocorrer infarto do músculo esquelético como resultado de insuficiência vascular, particularmente nos membros inferiores. O infarto muscular agudo pode se apresentar como dor, sensibilidade ou edema, similar à infecção. Na RM, a condição é evidente como aumento difuso e sinal alto nas imagens ponderadas em T2 nas regiões de envolvimento (Fig. 15.26); esses achados não são específicos.

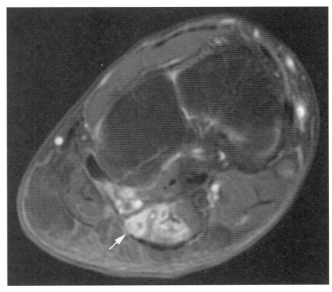

Figura 15.26 Mionecrose diabética. A RM coronal ponderada em T2 com supressão de gordura mostra alto sinal nas regiões de mionecrose (*seta*).

Doença de Paget

A doença de Paget (osteíte deformante) é uma doença óssea vista em indivíduos de meia-idade e idosos. Ela é caracterizada por remodelagem excessiva e anormal do osso. Geralmente assintomática, a doença de Paget tem uma prevalência de 3% na população adulta com mais de quarenta anos de idade. Em muitos casos, o envolvimento é poliostótico. Embora qualquer osso possa ser envolvido, a preponderância de casos envolve a pelve, a coluna, o crânio, o fêmur ou a tíbia.

A evidência atual sugere que o desenvolvimento da doença de Paget seja um traço autossômico dominante com heterogeneidade genética e uma relação ainda não determinada com infecção paramyxoviral. A doença tem fases ativas e silenciosas (inativas). A fase ativa começa com um foco de atividade osteoclástica excessiva que resulta em uma área localizada de osteólise, onde o osso é substituído por tecido fibrovascular não ossificado. A demarcação entre osso não envolvido normal e a área de osteólise é tipicamente muito aguda. Subsequentemente, as áreas de osteólise são preenchidas com o osso pagetoide, mesmo quando a atividade osteoclástica continua. O osso pagetoide consiste em camadas de osso trançado desorganizado separadas por cavidades de reabsorção e tecido fibrovascular não ossificado. O osso é formado de modo endosteal e periosteal. A combinação de atividades osteoclásticas e osteoblásticas resulta em remodelagem rápida e renovação do osso. Eventualmente, por razões desconhecidas, a atividade osteoclástica acalma-se e, depois que as áreas estiverem preenchidas com osso, a taxa de renovação óssea diminui. Com a diminuição na renovação, o osso entra na fase silenciosa da doença de Paget. Áreas focais de osso pagetoide podem ser substituídas por ilhas de osso lamelar, mas não ocorrem sistemas haversianos e remodelagem ao longo das linhas de estresse. A justaposição endosteal e periosteal lenta do osso pode continuar a espessar o córtex e dilatar o osso, às vezes obscurecendo o espaço da medula nas radiografias. A justaposição dos ossos lamelar e trançado produz uma aparência de mosaico na microscopia, que é diagnóstica da doença de Paget.

A progressão da doença pode ser vista radiograficamente em um osso longo (Fig. 15.27). A doença começa tipicamente em uma

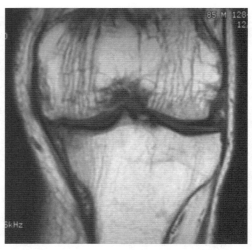

Figura 15.28 Doença de Paget no joelho. A RM coronal ponderada em T1 mostra alargamento e espessamento das trabéculas.

epífise e avança lentamente na taxa de alguns milímetros por ano até envolver todo o osso. A borda avançada de osteólise é radioluzente, com uma transição pronunciada entre osso não envolvido normal e osteólise. Atrás da osteólise em avanço, encontra-se o osso pagetoide. O osso pagetoide tem uma aparência trabecular grosseira com densidade cortical diminuída. Na fase silenciosa, o osso pode se tornar extremamente denso, e o tamanho total pode ser aumentado. Como a remodelagem ao longo das linhas de estresse não ocorre, fraturas por insuficiência e deformidade não são incomuns. Na RM, pode-se observar espessamento do córtex e das trabéculas (Fig. 15.28); contudo, o espaço da medula permanece normal.

Nos corpos vertebrais, a periferia (córtex) é envolvida primeiro, ampliando o corpo em uma aparência de porta-retrato (Fig. 15.29). A progressão endosteal continuada resulta em um corpo esclerótico, denso. Caracteristicamente, a doença de Paget envolve toda a vértebra, incluindo os elementos posteriores (Fig. 15.30).

No crânio, a região comum de envolvimento é a abóbada craniana. A fase osteolítica é chamada de *osteoporose circunscrita* e aparece como uma região geográfica, bem demarcada, de reabsorção

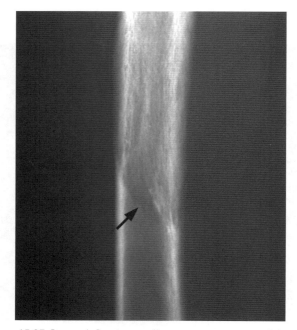

Figura 15.27 Doença de Paget em um fêmur que mostra a zona radioluzente de osteólise (*seta*) avançando distalmente dentro do osso normal.

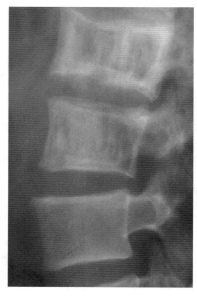

Figura 15.29 Doença de Paget com aparência de vértebra em porta-retrato.

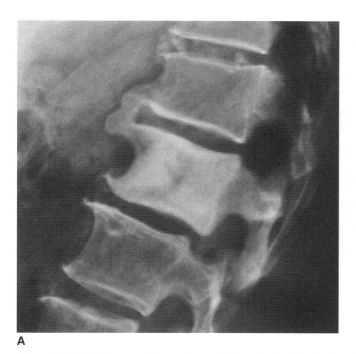
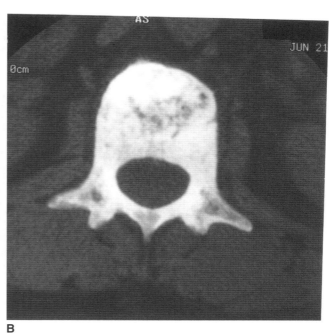

Figura 15.30 Vértebra em marfim por doença de Paget. **A:** A radiografia lateral mostra esclerose do corpo vertebral L1, obliterando o córtex normal e o padrão ósseo trabecular. O processo estende-se, a partir do corpo vertebral, aos pedículos. **B:** A TC axial mostra densidade aumentada da vértebra L1 com um padrão desordenado de deposição óssea.

óssea que pode ser confundida com uma metástase. Radiodensidades focais ocorrem à medida que o osso pagetoide é formado. Na fase silenciosa, há uma aparência de algodão radiodensa com uma abóbada espessada (tipicamente com 2 a 3 cm de espessura, mas muitas vezes mais espessa). A invaginação basilar do crânio pode seguir-se, porque, apesar de sua espessura, o osso pagetoide é fraco. A cintilografia óssea com radionuclídeo pode ser usada para identificar todos os locais de envolvimento (Fig. 15.31). O monitoramento clínico é realizado medindo-se os níveis de fosfatase alcalina sérica e os níveis de hidroxiprolina urinária, ambos aumentados por atividade osteoclástica. Embora as radiografias simples possam estabelecer o diagnóstico inicial, elas mudam muito lentamente e são muito insensíveis para monitoramento clínico, a menos que haja suspeita de uma complicação. A doença de Paget pode ser tratada com agentes que interrompem o processo osteolítico: bifosfonatos, que inibem a desmineralização a partir do cristal de hidroxiapatita, e a calcitonina, que inibe a reabsorção óssea.

As complicações incluem fraturas por insuficiência e degeneração sarcomatosa. A menos que haja trauma, as fraturas por insuficiência são tipicamente luminosidades horizontais incompletas no córtex lateral (Fig. 15.32). Uma fratura completa na ausência

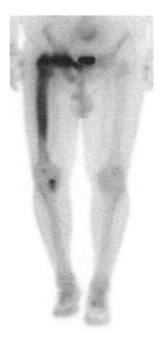

Figura 15.31 Doença de Paget no fêmur. A cintilografia óssea com radioisótopo mostra atividade intensa nas regiões envolvidas pela doença de Paget.

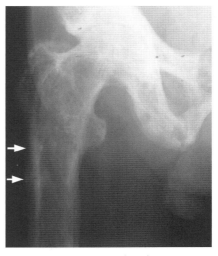

Figura 15.32 Fraturas por insuficiência (*setas*) na doença de Paget.

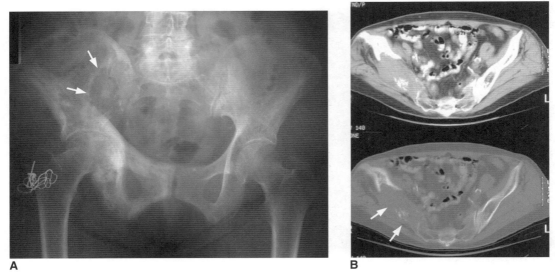

Figura 15.33 Sarcoma relacionado à doença de Paget que surge na pelve. **A:** A radiografia mostra achados típicos da doença de Paget na hemipelve e quadril direitos, com uma região medial de destruição (*setas*). **B:** A TC mostra massa destrutiva (*setas*) e mudanças pagetoides típicas na porção remanescente do ílio.

de trauma deve levantar suspeita de um sarcoma subjacente. Raramente ocorre degeneração sarcomatosa do osso pagetoide, mas ela é mais provável em pacientes com doença extensa. A osteólise é um aspecto radiográfico dominante (Fig. 15.33).

O diagnóstico diferencial mais importante para a doença de Paget é a doença metastática, que pode ter uma semelhança superficial com a de Paget, mas não tem a aparência característica do osso pagetoide ou a organização específica de fases ativa e silenciosa nos ossos longos. Às vezes, é difícil fazer a distinção. Embora a distribuição no esqueleto da doença de Paget seja similar à distribuição da doença metastática, o envolvimento das costelas é raro na doença de Paget e é comum em metástases. A descoberta de uma metástase dentro do osso pagetoide é um evento raro.

Condições nutricionais

Escorbuto

A deficiência de vitamina C na dieta prejudica a capacidade do tecido conjuntivo de produzir e manter colágeno. Em uma criança em crescimento, a formação óssea e a proliferação de cartilagem cessam, mas a mineralização e a ossificação da cartilagem preexistente prosseguem. Veem-se a osteoporose generalizada e uma textura óssea de vidro fosco com afilamento cortical (Fig. 15.34). Há ampliação e densidade aumentada da zona da calcificação provisória. Hemorragias subperiosteais importantes podem ocorrer, elevando o periósteo. O escorbuto nutricional é muito raro nos Estados Unidos.

Toxicidade química

O envenenamento crônico por chumbo em crianças resulta em linhas transversas densas por meio da metáfise de crescimento (Fig. 15.35). O chumbo interfere na reabsorção da esponjosa primária durante o crescimento. Um novo osso é depositado no topo da esponjosa primária, mas, como a reabsorção normal da esponjosa primária não ocorre durante o período de exposição, uma linha densa torna-se evidente nas radiografias; o chumbo está presente apenas em quantidades minúsculas. As linhas de chumbo são uma manifestação tardia de envenenamento crônico por chumbo e são mais bem visualizadas no joelho ou na parte distal do rádio, onde o crescimento é mais rápido. A toxicidade por chumbo foi relatada posteriormente à retenção de fragmentos de chumbo após feridas por arma de fogo. A exposição crônica a outros metais pesados durante o crescimento, incluindo-se fósforo e bismuto, pode resultar em linhas transversas similares àquelas vistas no envenenamento crônico por chumbo.

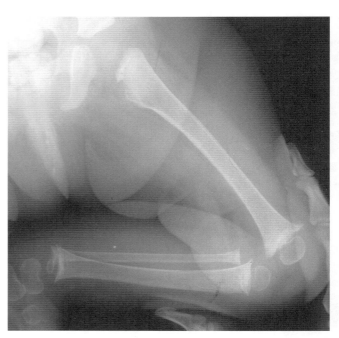

Figura 15.34 Escorbuto manifestado por osteopenia e afilamento cortical mostrado na radiografia do membro inferior.

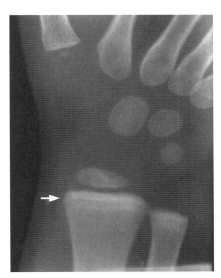

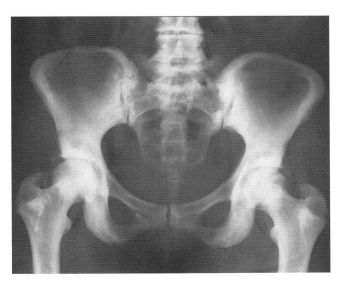

Figura 15.35 Envenenamento por chumbo com linhas metafisárias transversas densas características (seta).

Figura 15.36 Fluorose esquelética.

A fluorose ocorre após ingestão crônica de água com níveis endêmicos excessivos de fluoreto (4 ppm ou mais), exposição industrial excessiva ou uso excessivo de medicação que contenha fluoreto. Os achados radiográficos incluem osteosclerose e hiperostose com envolvimento do esqueleto axial, periostite e entesopatia no esqueleto apendicular e anormalidades dentárias (Fig. 15.36).

A toxicidade por alumínio pode ocorrer no cenário de diálise para insuficiência renal crônica. A apresentação clínica é encefalopatia, miopatia e dor óssea. As radiografias podem mostrar alterações raquíticas ou osteomalácicas, mas eventualmente é impossível distinguir estas de uma osteodistrofia renal coexistente.

Efeitos de drogas

Drogas com efeitos teratogênicos sobre o sistema musculoesquelético incluem a talidomida, os anticonvulsivantes, a vitamina A e os retinoides sintéticos, o álcool e os antagonistas do ácido fólico. Muitas drogas podem ter efeitos não teratogênicos sobre o sistema musculoesquelético. A prostaglandina E, usada em bebês com doença cardíaca congênita cianótica dependente do ducto, é associada com hiperostose cortical. O metotrexato no cenário de quimioterapia pode causar osteoporose e mudanças do tipo do escorbuto no osso. Outros agentes quimioterapêuticos podem ser associados com miosite inflamatória. A fenitoína e outros anticonvulsivantes são associados com alterações raquíticas e osteomalácicas no osso.

Altas doses de vitamina D, às vezes usada no tratamento de insuficiência renal, são associadas com calcificação metastática, osteoporose e osteosclerose. As calcificações muitas vezes são periarticulares e podem ter uma morfologia lobular com níveis líquido--líquido. Como achados similares são causados por osteodistrofia renal, geralmente não se suspeita da hipervitaminose D até a condição clínica melhorar sem melhora radiográfica correspondente. A hipervitaminose A, tipicamente causada por suplementação de vitamina em excesso em bebês e crianças pequenas, causa edema de tecido mole e hiperostose cortical. Os retinoides são comumente usados para tratar doenças de pele. Em pacientes nos quais são cronicamente administradas altas doses, pode ocorrer a proliferação óssea nas articulações e enteses. Estas podem causar complicações ortopédicas e ser associadas com dor musculoesquelética.

Os bifosfonatos são usados para tratar osteoporose e outras condições associadas à perda óssea, como mieloma múltiplo e doença metastática lítica. Esses agentes interferem na ação do osteoclasto e na renovação óssea e são associados com medidas de densidade mineral óssea aumentadas e frequência de fratura osteoporótica diminuída. Em alguns pacientes, as fraturas por insuficiência foram relatadas na diáfise femoral precedidas por uma reação óssea cortical triangular característica (Fig. 15.37).

A fibrose sistêmica nefrogênica (FSN), também conhecida como dermopatia fibrosante nefrogênica, ocorre em pacientes com insuficiência renal que são expostos a agentes de contraste baseados em gadolínio durante o curso da RM. As mudanças cutâneas da FSN incluem induração, espessamento, endurecimento e nódulos e placas fibróticos que podem levar a contraturas (Fig. 15.38). Os nódulos contêm proliferações de fibroblastos dérmicos e células dendríticas, feixes de colágeno espessados, fibras elásticas e depósitos de mucina; o gadolínio foi recuperado nessas amostras de tecido. A fibrose pode envolver outros órgãos. Os pacientes com FSN têm mortalidade aumentada e podem ter debilidade grave.

Condições variadas

Sarcoidose

A sarcoidose é uma doença multissistêmica de etiologia desconhecida caracterizada pela presença de granulomas não caseosos. Embora o local predominante de envolvimento seja o sistema pulmonar, a sarcoidose pode envolver as articulações em aproximadamente 10% dos casos. A sarcoidose muitas vezes causa artralgias poliarticulares migratórias transitórias sem achados radiográficos. Uma artrite granulomatosa crônica que leva à inflamação granulomatosa não caseosa crônica da sinóvia desenvolve-se em apenas alguns pacientes. Granulomas dentro do osso ou a ele adjacentes podem resultar em erosões corticais em sacabocados ou lesões líticas centrais com aspectos não agressivos dentro da cavidade medular. Os dedos das mãos e dos pés são os locais típicos de envolvimento (Fig. 15.39). A aparência característica causada pela presença de lesões granulomatosas múltiplas foi descrita como semelhante à renda.

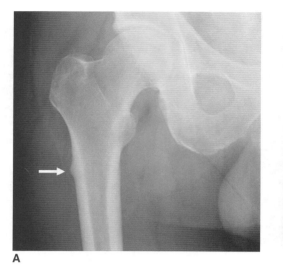
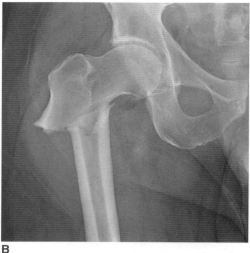

Figura 15.37 Fratura por insuficiência relacionada com o bifosfonato. **A:** A radiografia mostra formação de osso periosteal empilhado ao longo do córtex femoral subtrocantérico lateral (*seta*), correspondendo a uma fratura por insuficiência incompleta. **B:** A radiografia subsequente mostra uma fratura completa catastrófica.

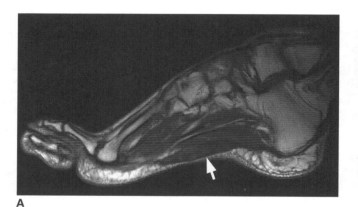
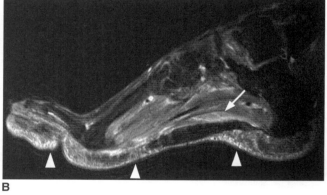

Figura 15.38 Fibrose sistêmica nefrogênica. A RM sagital em T1 (**A**) e a RM sagital em T2 (**B**) mostram a contratura equina do pé. Estão presentes nódulos fibróticos (*seta curta*) na pele plantar, com edema na pele (*pontas de seta*) e compartimentos musculares (*seta longa*).

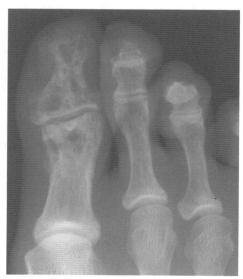

Figura 15.39 Sarcoidose no hálux com aparência semelhante à renda.

Hiperostose cortical infantil

A hiperostose cortical infantil (doença de Caffey) é uma condição inflamatória autolimitada de bebês na qual se vê periostite de coloração vermelha brilhante, difundida em múltiplos locais, especialmente na mandíbula, nas costelas, nas clavículas, nas ulnas e nas tíbias (Fig. 15.40). A justaposição de osso novo periosteal maduro, espesso, pode ser evidente como granularidade sensível, palpável no exame clínico. O início é geralmente em torno dos dois meses de vida, mas ele acontece sempre antes dos cinco meses de vida. Irritabilidade e sinais inflamatórios locais podem estar presentes. Os ossos afetados remodelam-se adquirindo uma aparência normal durante um período de meses a anos. A causa da hiperostose cortical infantil é considerada infecciosa ou pós-infecciosa, embora isso não tenha sido mostrado de forma conclusiva. Há uma tendência familiar em alguns casos. O diagnóstico diferencial inclui trauma acidental e intencional e osteomielite multifocal. A ausência de fraturas ajuda a excluir o trauma e a ausência de efusões articulares e de destruição óssea ajuda a excluir a osteomielite.

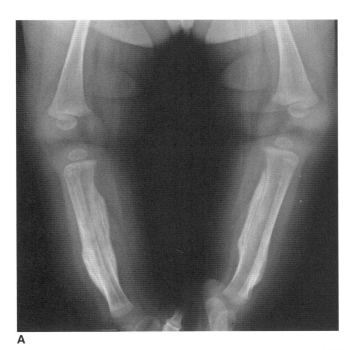
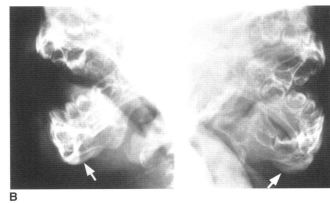

Figura 15.40 Hiperostose cortical infantil em um menino de 5 meses de idade. **A:** Novo osso periosteal espesso está presente ao longo de ambas as tíbias. **B:** Novo osso periosteal espesso está presente ao longo da mandíbula (*setas*).

Osteoartropatia hipertrófica

A osteoartropatia hipertrófica é uma combinação de periostite generalizada e de baqueteamento digital. Em cerca de 5% dos casos, a condição é hereditária e chamada de *osteoartropatia hipertrófica primária* ou *paquidermoperiostose*. Em 95% dos casos, a osteoartropatia hipertrófica é secundária a outras doenças, muitas vezes pulmonares. O carcinoma broncogênico é a causa mais comum da osteoartropatia hipertrófica secundária e, em aproximadamente 5% dos casos, há carcinoma broncogênico. A periostite, marca dessa condição, é encontrada em múltiplos locais, geralmente iniciando na diáfise dos ossos longos e se estendendo para a metáfise (Fig. 15.41). A perfusão vascular aumentada dos ossos afetados e o crescimento excessivo dos tecidos conjuntivos vasculares que circundam os ossos, as articulações e os tendões parecem preceder a periostite. A apresentação clínica é dor e edema nos membros afetados. A patogênese da osteoartropatia hipertrófica secundária é desconhecida; as possibilidades descritas na literatura incluem um fator humoral, um mecanismo neurogênico e hipervascularidade.

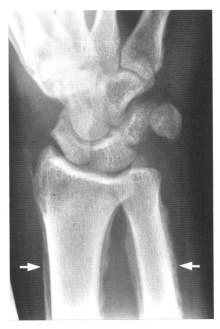

Figura 15.41 Osteoartropatia hipertrófica secundária (*setas*) em um paciente com câncer de pulmão.

296 Parte IV • Tópicos variados

Referências bibliográficas e leituras sugeridas

Chew FS. Radiologic manifestations in the musculoskeletal system of miscellaneous endocrine disorders. *Radiol Clin North Am*. 1991;29:135–147.

Cummings SR, Melton LJ. Osteoporosis. I: Epidemiology and outcomes of osteoporotic fractures. *Lancet*. 2002;359(9319):1761–1767.

Curtiss PH, Clark WS, Herndon CH. Vertebral fractures resulting from prolonged cortisone and corticotropin therapy. *JAMA*. 1954;156:467–469.

Duque G, Troen BR. Understanding the mechanisms of senile osteoporosis: New facts for a major geriatric syndrome. *J Am Geriatrics Soc*. 2008;56(5):935–941.

eMedicine. http://emedicine.medscape.com.

Greenblatt RB, Nieburgs HW. Some endocrinologic aspects of retarded growth and dwarfism. *Med Clin North Am*. 1947;31:712–730.

Hudson TM. *Radiologic-Pathologic Correlation of Musculoskeletal Lesions*. Baltimore, MD: Williams & Wilkins; 1987:491–504.

Lawson JP. Drug-induced metabolic bone disorders. *Semin Musculoskeletal Radiol*. 2002;6(4):285–297.

Mankin HJ, Mankin CJ. Metabolic bone disease: A review and update. *Instr Course Lect*. 2008;57:575–593.

Naganathan V, Jones G, Nash P, et al. Vertebral fracture risk with long-term corticosteroid therapy: Prevalence and relation to age, bone density, and corticosteroid use. *Arch Intern Med*. 2000;160:2917–2922.

Olsen KM, Chew FS. Tumoral calcinosis: Pearls, polemics, and alternative possibilities. *Radiographics*. 2006; 26(3):871–885.

Resnick D. Disorders due to medications and other chemical agents. In: Resnick D, ed. *Diagnosis of Bone and Joint Disorders*. 4th Ed. Philadelphia, PA: WB Saunders; 2002:3423–3455.

Scheinfeld NS, Cowper S. Nephrogenic fibrosing dermopathy. emedicine. medscape.com/article/1097889-overview.

Siris ES, Miller PD, Barrett-Connor E, et al. Identification and fracture outcomes of undiagnosed low bone mineral density in postmenopausal women: Results from the National Osteoporosis Risk Assessment. *JAMA*. 2001;286:2815–2822.

States LJ. Imaging of metabolic bone disease and marrow disorders in children. *Radiol Clin North Am*. 2001;39(4):749–772.

Swislocki ALM, Barnett CA, Darnell P, et al. Hyperthyroidism: An underappreciated cause of diffuse bone disease. *Clin Nucl Med*. 1998;23:241–243.

Tan PL, Teh J. MRI of the diabetic foot: Differentiation of infection from neuropathic change. *Br J Radiol*. 2007; 80(959):939–948. Epub 2006 May 10.

Theodorou DJ, Theodorou SJ. Dual-energy x-ray absorptiometry in clinical practice: Application and interpretation of scans beyond the numbers. *Clin Imaging*. 2002;26(1):43–49.

16 Infecção e doença da medula óssea

Osteomielite aguda	Infestação parasitária	Outros locais
Osteomielite crônica	Hanseníase	Osteocondroses
Infecções da coluna vertebral	Infecção por HIV e AIDS	Doenças hematológicas
Infecções variadas	Doenças da medula e de acúmulo	Anemia de células falciformes
Tuberculose	Mucopolissacaridose	Talassemia
Infecções fúngicas	Doença de Gaucher	Hemofilia
Celulite	Osteonecrose (necrose avascular e asséptica)	
Fasciíte necrotizante	Cabeça do fêmur	
Piomiosite	Osteonecrose espontânea do joelho	
Gangrena gasosa		

Este capítulo descreve a radiologia das infecções musculoesqueléticas, a osteonecrose e outros distúrbios do espaço medular e algumas outras condições esqueléticas não abordadas em outro segmento deste livro.

Osteomielite aguda

A osteomielite aguda é uma infecção piogênica do osso que tipicamente ocorre na criança que se apresenta com uma doença febril sistêmica aguda. A infecção geralmente é levada para o osso pela artéria nutriente a partir de um local de infecção remoto pre-existente. As ramificações da artéria nutriente se estendem para a metáfise, onde se dobram e entram nas grandes veias sinusoidais. A lentidão do fluxo sanguíneo nessas veias sinusoidais permite que as colônias bacterianas cresçam e se alastrem para a medula adjacente, onde os pequenos abscessos se formam. A trombose proveniente do trauma mecânico menor pode ser um fator associado. A partir do foco inicial da metáfise, o processo inflamatório supurativo agudo pode se estender por toda a cavidade medular. O edema e a coleta de pus aumentam a pressão dentro do espaço fechado da cavidade medular, levando à diminuição do fluxo sanguíneo, à trombose e à necrose. Os osteoclastos separam o osso morto do osso vivo. As enzimas elaboradas pelas células inflamatórias dissolvem o osso necrótico. Sob pressão, o pus sofre exsudação por meio do córtex no espaço subperiosteal através dos canais de Havers e de Volkmann. O periósteo se torna elevado pelo pus, eliminando o suprimento sanguíneo periosteal e levando à osteonecrose cortical. A infecção pode penetrar o periósteo e se estender para dentro dos tecidos moles (Figs. 16.1 a 16.3). Onde há investimento capsular do córtex metafisário, a articulação pode se tornar infeccionada. O osso periosteal reativo forma uma concha ao redor da infecção, chamada de *invólucro* (Fig. 16.4). O osso central, desvitalizado é chamado de *sequestro*. Os defeitos no invólucro, chamados de *cloaca*, podem permitir a drenagem de pus ou a extrusão dos sequestros através das fístulas. A hiperemia causa osteoporose no membro. Como as artérias metafisárias não penetram a placa de crescimento, a epífise é inicialmente poupada, mas a infecção pode se estender contiguamente para den-

tro da epífise, danificando no processo a placa de crescimento. Uma lesão óssea solitária, que atravessa a placa epifisária a partir do lado metafisário, é geralmente a osteomielite. O organismo causador comum é o *Staphylococcus aureus*.

A osteomielite multifocal é uma rara exceção nos neonatos. Como os vasos nutrientes penetram a epífise nos neonatos, o envolvimento precoce da epífise e da placa de crescimento é comum, com extensão para a articulação. A efusão pode ser a única pista radiográfica inicial para a presença de infecção. A reação óssea subsequente é exuberante, com a reação periosteal muitas vezes envolvendo todo o osso. A formação de fístula é rara. Os organismos que comumente causam osteomielite multifocal nos neonatos são o estreptococo β-hemolítico e a *Escherichia coli*. Quando a infecção é monostótica, o *S. aureus* também pode ser um organismo causador.

Os adultos em risco de osteomielite hematogênica incluem pacientes que estão debilitados ou imunocomprometidos, pacientes idosos com infecções do trato geniturinário, pacientes com insuficiência vascular periférica (especialmente diabetes) e usuários de drogas intravenosas. Os patógenos também podem ser implantados diretamente no osso durante o trauma ou a cirurgia. A osteomielite não ocorre em adultos saudáveis. Uma história de trauma antecedente é comum, e os ossos das mãos e dos pés são comumente envolvidos (Figs. 16.5 e 16.6). Os pés são particularmente vulneráveis à infecção como uma complicação da doença vascular periférica. Nos adultos, a localização inicial da infecção é epifisária e subcondral, porque a artéria nutriente forma uma alça dentro das veias sinusoidais nas extremidades dos ossos. O organismo comum é o *Staphylococcus*, a menos que o paciente esteja imunocomprometido. A disseminação contígua da infecção pode envolver a diáfise, os tecidos moles adjacentes e as articulações. A formação de fístula é frequente. A reação periosteal pode ser mínima, sobretudo nos pés. Como o periósteo é firmemente aplicado, a penetração de pus nos tecidos moles é comum, mas as coleções subperiosteais não o são. Não ocorrem múltiplos focos de infecção.

As mudanças radiográficas ocorrem relativamente tarde na osteomielite aguda. O edema do tecido mole com obliteração dos planos de gordura pode ser observado três dias após o início, momento

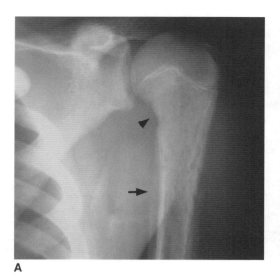
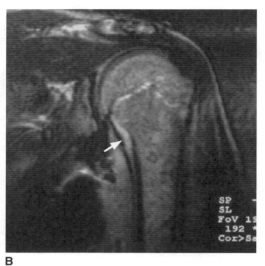

Figura 16.1 Osteomielite aguda na metáfise umeral. **A:** A radiografia demonstra destruição (*ponta de seta*) e reação periosteal (*seta*). **B:** A RM ponderada em T2 coronal demonstra edema da medula e pus subperiosteal (*seta*).
Fonte: Chew FS, Schulze ES, Mattia AR. Osteomyelitis. *AJR.* 1994;162:942, com permissão.

no qual o pus já penetrou o córtex. A reação periosteal e a osteólise podem não ser evidentes nas radiografias dentro de até 5 a 7 dias nas crianças e de 10 a 14 dias nos adultos. Se o local suspeito contiver medula gordurosa, os exames de TC revelam infiltração de líquido e pus na medula cedo no curso da osteomielite, antes que a destruição óssea seja detectável. A TC estende a capacidade radiográfica de definir sequestros, abscessos do tecido mole, tratos sinusoidais, gás intramedular e dos tecidos moles, destruição óssea e osso reativo.

A RM é altamente sensível e específica na distinção entre osteomielite e infecção do tecido mole adjacente, mesmo na presença de cirurgia prévia, fratura ou osteomielite crônica. O edema prematuro à medula é evidente bem antes que outros estudos de imagem se tornem anormais, e as coleções subperiosteais ou de tecido mole de pus podem ser identificadas cedo. O achado-chave da RM é sinal anormal dentro da medula, baixo sinal nas imagens ponderadas em T1 e alto sinal nas imagens ponderadas em T2. A intensificação geralmente é observada após a injeção de gadolínio nas imagens ponderadas em T1. Os abscessos têm alto sinal nas imagens ponderadas em T2 com intensificação da margem após a injeção de gadolínio nas imagens ponderadas em T1.

O exame ósseo por radionuclídeo é tipicamente positivo dentro de 24 horas a partir do início, e um exame ósseo normal nesse momento elimina a osteomielite como uma possibilidade diagnóstica. Focos de osteomielite aguda aparecem como áreas de atividade intensa por causa da hiperemia e da atividade osteoblástica reativa. A hiperemia reativa e a atividade osteoblástica são mais extensas do que a área infectada real. Áreas desvitalizadas, avasculares de osso podem aparecer como áreas focais de atividade diminuída ou ausente, mas o osso circundante sempre tem captação acentuada do traçador. A cirurgia prévia, o trauma e uma outra doença óssea podem complicar a interpretação de exames ósseos positivos.

Exames nucleares com leucócitos marcados ou com gálio são ferramentas de imagem para resolução de problemas adicionais na suspeita de osteomielite. Esses dois radiofarmacêuticos se situam em locais de agregados de leucócitos, como coleções de pus, mas ambos podem requerer um atraso na imagem de 24 a 72 horas após a injeção. O exame de gálio pode ser particularmente útil no prolongamento do curso do tratamento para confirmar a cura e a óbvia preocupação com uma possível osteomielite crônica.

O tratamento das osteomielites bacterianas com antibióticos sistêmicos é efetivo quando iniciado cedo. Se houver formação de pus e necrose óssea, o pus pode ser drenado e o osso com necrose, removido. A osteomielite aguda pode ser complicada pela osteomielite crônica.

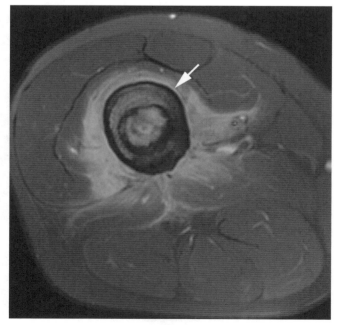

Figura 16.2 Osteomielite no fêmur. A RM com supressão de gordura ponderada em T1 axial após gadolínio demonstra realce medular em tecidos moles circundantes, com uma camada de reação periosteal (invólucro) (*seta*).

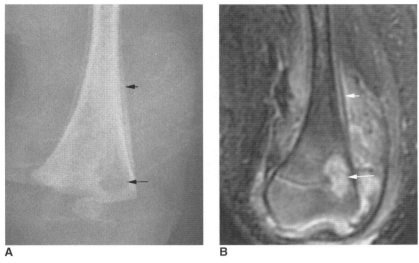

Figura 16.3 Osteomielite em uma criança. **A:** A radiografia do fêmur demonstra uma lesão lítica na metáfise distal (*seta longa*). O osso reativo periosteal circunda o fêmur (*seta curta*). **B:** A RM ponderada em T2 coronal demonstra alto sinal dentro da lesão (*seta longa*), osso reativo periosteal (*seta curta*) e edema do tecido mole circundante extenso. A extensão da infecção para o tecido mole está presente.

Osteomielite crônica

A osteomielite crônica pode ocorrer muitos anos após a osteomielite aguda, mesmo se a infecção aguda foi tratada adequadamente. Os antibióticos sistêmicos são ineficazes contra organismos sequestrados no osso com necrose. As culturas sanguíneas são quase sempre negativas, e as culturas da lesão também são muitas vezes negativas. Uma rara complicação de osteomielite duradoura, crônica e de drenagem é o desenvolvimento de malignidade – a maioria carcinoma escamoso – com o trato sinusoidal. Na osteomielite crônica, focos de bactérias persistem dentro das cavidades ósseas que são preenchidas com tecido de granulação. O osso denso circunda o local, e o córtex pode ficar engrossado como resultado da deposição de longo prazo do osso medular reativo e do osso periosteal (Fig. 16.7). Os tratos sinusoidais serpiginosos podem se estender à superfície da pele. Abscessos, tratos sinusoidais e sequestros podem ser obscurecidos pelo osso reativo denso, de modo que a TC ou a RM podem ser requeridas. O exame ósseo por radionuclídeo demonstra áreas de captação aumentada. Os exames com gálio e leucócitos marcados também devem ser positivos.

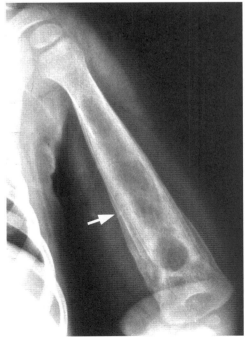

Figura 16.4 Osteomielite com camadas de reação periosteal (*seta*).

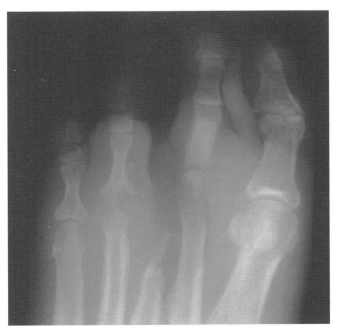

Figura 16.5 Osteomielite e artrite séptica com envolvimento da segunda e da quarta articulações MTF em um adulto diabético. O terceiro dedo do pé e a articulação MTF foram previamente amputados.

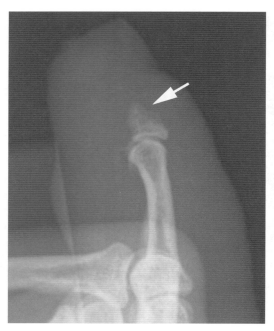

Figura 16.6 Osteomielite diabética no dedo da mão (*seta*).

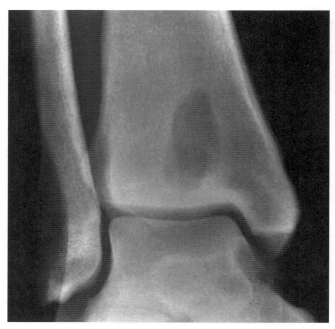

Figura 16.8 Abscesso de Brodie na tíbia distal.

Um abscesso de Brodie positivo é um abscesso ósseo local, subagudo que é uma causa extremamente comum de uma lesão óssea solitária. Os sintomas de dor recorrente e sensibilidade local com edema e eritema podem estar presentes de meses a anos. A maioria dos casos ocorre em adolescentes e adultos jovens, mas a variação de idade registrada é de 6 a 61 anos. Os homens são afetados com mais frequência do que as mulheres (razão de 2:1). A localização típica é a metáfise ou a diáfise do fêmur ou da tíbia. Um abscesso de Brodie pode começar de novo, desenvolver-se no mesmo local que o episódio precedente de osteomielite aguda, ou seguir-se um episódio agudo de osteomielite em outro local. O *S. aureus* parece ser o organismo ofensivo.

Radiograficamente, um abscesso de Brodie aparece como uma área luminosa bem definida no osso esponjoso com margens geográficas suaves, redondas, em uma crosta esclerótica espessa que pode se fundir imperceptivelmente com o osso circundante (Figs. 16.8 e 16.9). A lesão pode parecer lobulada com traços luminosos, serpiginosos estendendo-se junto ao osso. A TC é valiosa para a definição da esclerose reativa e pode permitir a identificação dos tratos no osso. A patologia correspondente é uma cavidade avascular, tipicamente de 1 a 4 cm de tamanho, alinhada com tecido de granulação e preenchida com líquido, mas sem pus evidente. O engrossamento dos trabéculas adjacentes à lesão pela formação de osso endosteal reativo pode formar a crosta esclerótica ao redor da cavidade.

Embora os abscessos de Brodie tenham uma aparência característica, eles podem ser confundidos com outras lesões ósseas focais, incluindo tumores. O aspecto radiológico chave de um abscesso de Brodie é a formação de osso reativo extenso que possui uma interface afiada com a lesão, mas se funde gradualmente com o osso normal circundante.

Infecções da coluna vertebral

A osteomielite vertebral piogênica ocorre em adultos idosos com infecções do trato geniturinário, em pacientes que estão imunocomprometidos e em usuários de drogas intravenosas. Os organismos das infecções do trato geniturinário ascendem à coluna vertebral através do plexo vertebral de Batson, um leito venoso, sem valvas, que permite o fluxo sanguíneo retrógrado. O local inicial de infecção é o osso subcortical do corpo vertebral adjacente ao disco intervertebral. A infecção tipicamente se estende através da placa terminal, envolvendo o disco e o corpo vertebral adjacente. Níveis múltiplos de envolvimento não são incomuns, e os níveis podem ser contíguos ou não contíguos. A extensão lateral causa um abscesso paraespinal; a extensão posterior pode resultar em abscesso epidural, compressão do cordão e meningite.

O achado radiográfico é o estreitamento do espaço do disco com destruição das placas vertebrais frontais. À medida que o processo evolui, o aumento na produção de osso reativo e a esclerose ocorrem nos corpos vertebrais afetados nos dois lados do espaço do disco envolvido, muitas vezes fazendo-o parecer alargado (Figs. 16.10 a

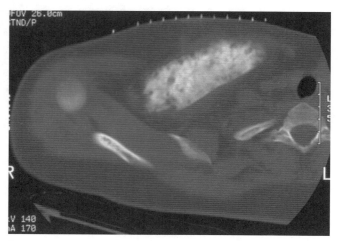

Figura 16.7 Exame de TC em uma osteomielite esclerosante crônica da clavícula.

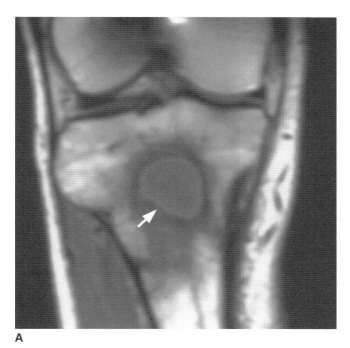 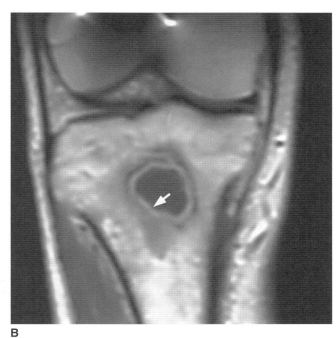

Figura 16.9 Abscesso de Brodie na tíbia proximal. **A:** A RM ponderada em T1 coronal demonstra lesão central (*seta*) com esclerose circundante. **B:** A RM ponderada em T1 coronal com intensificação de gadolínio demonstra realce periférico da lesão (*seta*), mas não do centro.

16.12). A anquilose óssea é o resultado final desse processo. O edema no tecido mole paravertebral pode indicar extensão para dentro dos tecidos moles. A TC e a RM podem delinear a extensão anatômica do envolvimento.

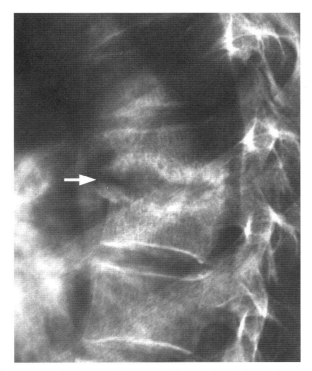

Figura 16.10 Discite vertebral e osteomielite com destruição das placas terminais inferior e superior adjacentes (*seta*).

A apresentação clínica é febre, dor nas costas e rigidez. O diagnóstico muitas vezes é demorado; os achados radiográficos podem não ser aparentes até 2 a 8 semanas após o início. Em 60% dos casos, os organismos recuperados são *S. aureus*; em 30% dos casos, os organismos são espécies de *Enterobacteriaceae*. Em 40% dos casos, uma fonte remota de infecção é conhecida (geralmente o trato geniturinário, a pele ou o trato respiratório).

Infecções variadas

Tuberculose

A tuberculose está se tornando mais comum na América do Norte, mas geralmente é associada a pacientes imunocomprometidos ou populações de imigrantes. A doença musculoesquelética é o resultado da disseminação hematogênica, tipicamente proveniente dos pulmões. Talvez metade de todos esses casos de tuberculose musculoesquelética afete a coluna. O corpo de L1 é o local mais comumente afetado, mas o envolvimento de níveis contíguos múltiplos é frequente, e o envolvimento da região cervical e torácica, de elementos posteriores e das articulações SI ocorre com frequência. A infecção geralmente começa no aspecto anterior do corpo vertebral em uma placa terminal. A infecção pode se disseminar através da extensão para dentro do espaço do disco, com o espaço subligamentoso, ou para dentro dos tecidos moles paraespinais (Fig. 16.13). Os abscessos do psoas paravertebral podem esconder-se dentro da virilha ou da coxa.

A tuberculose pode se disseminar sobre as articulações, resultando em uma infecção sinovial granulomatosa que requer biópsia sinovial ou aspiração articular para o diagnóstico. Na situação normal, o processo é monoarticular, e há osteomielite adjacente à articulação envolvida. A aparência radiográfica clássica é osteoporose justa-articular, erosões perifericamente localizadas e estreitamento

302   Parte IV • Tópicos variados

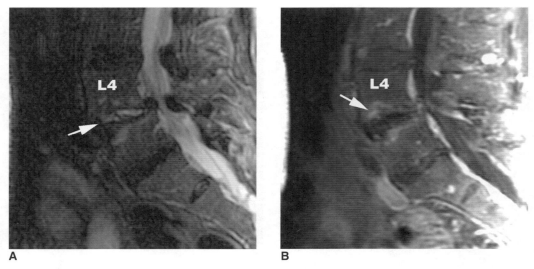

Figura 16.11 Discite vertebral lombar. **A:** A RM com recuperação de inversão no plano sagital demonstra líquido do espaço discal L4-5 (*seta*) e edema das placas terminais de corpo vertebral adjacente. **B:** A RM com supressão de gordura ponderada em T1 no plano sagital após gadolínio demonstra realce (*seta*) ao redor do espaço discal L4-5.

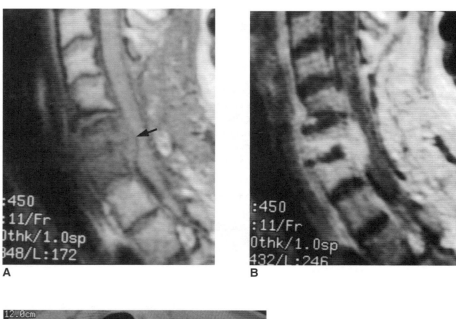

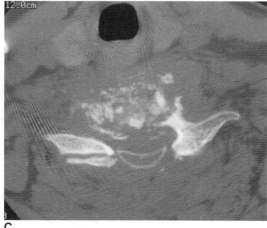

Figura 16.12 Discite vertebral, osteomielite e abscesso epidural. **A:** A RM ponderada em T1 no plano sagital demonstra infecção do nível C6-7 com massa epidural (*seta*). **B:** A RM com gadolínio ponderada em T1 no plano sagital demonstra realce de uma massa inflamatória intensificada com um baixo sinal central. **C:** O exame de TC axial em C6 demonstra destruição do corpo vertebral.

Capítulo 16 • Infecção e doença da medula óssea 303

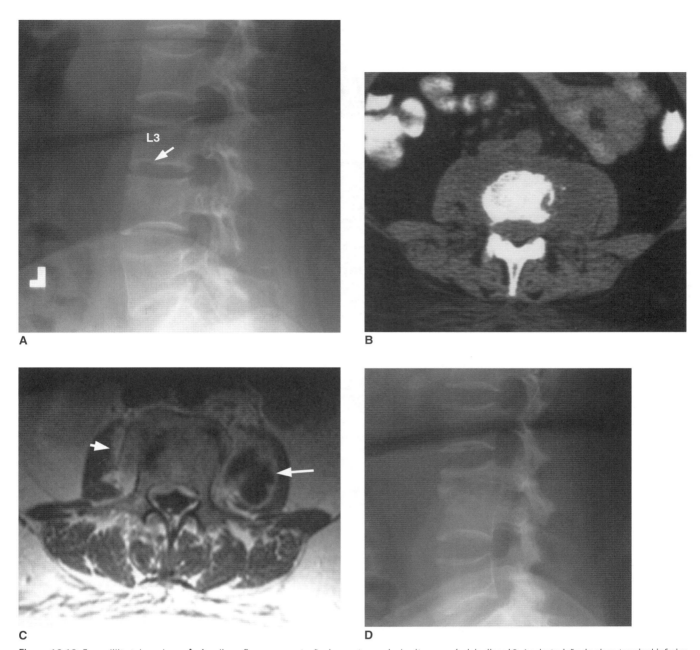

Figura 16.13 Espondilite tuberculosa. **A:** A radiografia na apresentação demonstra perda da altura no nível do disco L3-4 e destruição da placa terminal inferior precoce em L3 (*seta*). **B:** A TC demonstra destruição óssea e inflamação paraespinal. **C:** A RM ponderada em T2 axial demonstra massa inflamatória paraespinal (*seta curta*) com abscesso no músculo psoas esquerdo (*seta longa*). **D:** A radiografia após 1 mês demonstra destruição adicional de L3.

gradual do espaço articular. Contudo, podem ocorrer a doença multifocal, a esclerose e os grandes abscessos do tecido mole.

A osteomielite tuberculosa pode resultar da disseminação contígua de uma articulação adjacente ou da disseminação hematogênica. As extremidades dos ossos longos são tipicamente envolvidas, e pode haver locais múltiplos de envolvimento dentro do mesmo osso ou dispersados por todo o esqueleto. Nas radiografias, osteólise, erosões e osteoporose são as características dominantes (Fig. 16.14). A extensão do tecido mole com abscessos escondidos pode estar presente, mas a formação de osso reativo é esparsa ou ausente. Na RM, a região de envolvimento tem baixo sinal nas imagens ponderadas em T1 e alto sinal nas imagens ponderadas em T2, com intensificação após a injeção de gadolínio. O envolvimento do osso periosteal reativo e subperiosteal tende a estar ausente, diferentemente da osteomielite piogênica aguda.

Infecções fúngicas

As infecções fúngicas são causadas por organismos patogênicos dimorfes. A fase micelial do organismo produz esporos infecciosos

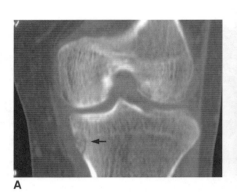 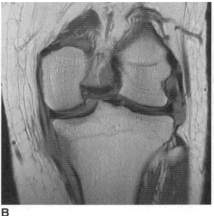 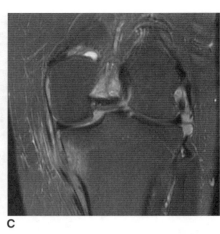

Figura 16.14 Osteomielite tuberculosa. **A:** A TC reformatada no plano coronal do joelho demonstra hipodensidade focal com centro esclerótico (*seta*) na metáfise tibial medial com edema de tecidos moles sobreposto. Não há formação óssea reativa. **B:** A RM ponderada em T1 coronal demonstra lesão óssea focal com sequestro, penetração cortical e edema de tecidos moles. **C:** A RM ponderada em T2 coronal demonstra alto sinal dentro da lesão e dos tecidos moles adjacentes. Há derrame articular.

que podem ser inalados e convertidos em patógenos iguais a um germe no hospedeiro. Toda a amplitude de infecções fúngicas que ocorre nos pulmões também pode envolver o sistema musculoesquelético, especialmente a coccidioidomicose, a histoplasmose e a blastomicose. As infecções são muitas vezes de grau baixo e crônicas, mas podem se tornar virulentas quando as defesas do hospedeiro são comprometidas. As infecções oportunistas, tal como a candidíase, podem ocorrer em indivíduos imunocomprometidos. As características radiológicas da osteomielite fúngica incluem osteólise com margens discretas ou permeadas, esclerose circundante, que é menos florida do que nas infecções bacterianas, e quantidades variáveis de reação periosteal (Fig. 16.15). A esclerose óssea extensa e a formação de sequestros são incomuns. A artrite séptica fúngica possui uma aparência não específica com edema do tecido mole, perda de espaço articular difuso e erosões centrais e marginais do osso. A progressão da doença é mais lenta, e a reação do osso hospedeiro é mais branda do que as infecções piogênicas.

Celulite

A celulite é a inflamação purulenta difusa de tecidos moles subcutâneos frouxos. O processo pode disseminar-se junto aos planos anatômicos. A apresentação clínica inicial de celulite – em particular nas crianças – é praticamente idêntica àquela da osteomielite precoce, mas a extensão direta da celulite através do córtex do osso adjacente para dentro do espaço da medula, de modo a causar osteomielite, ocorre apenas ocasionalmente. Nas radiografias, a celulite é evidente como edema do tecido mole e obliteração dos planos teciduais normais, as mesmas características radiográficas iniciais da osteomielite. Se um organismo formador de ar está envolvido, o gás do tecido mole pode estar presente. O exame ósseo de três fases pode fazer a distinção entre celulite e osteomielite. Nas imagens com fluxo pós-injeção imediatas (angiograma por radionuclídeo) e nas imagens do fluxo sanguíneo (obtidas cinco minutos após a injeção, refletindo a distribuição de radionuclídeo no espaço extravascular), a celulite e a osteomielite demonstram captação de tecido mole difusamente aumentada. Contudo, nas imagens atrasadas (obtidas duas horas após a injeção), a celulite não mostra anormalidade focal, e a osteomielite demonstra captação acentuada do traçador no osso no local da infecção. A RM e a TC são altamente precisas na delineação das infecções do tecido mole. Na RM, a celulite é evidente como edema reticular subcutâneo e intensificação após a injeção de gadolínio (Fig. 16.16). O edema e a intensificação da fáscia subjacente, do músculo e do osso são indicativos de fasciíte, miosite e osteomielite, respectivamente. Se presentes, os abscessos do tecido mole mostram intensificação da borda após a injeção de gadolínio. O gás do tecido mole é mais difícil de identificar na RM do que na TC.

O edema subcutâneo não infeccioso – como pode ocorrer após uma picada de aranha ou de cobra ou após uma reação alérgica a uma ferroada de abelha – resulta em edema no tecido mole. A aparência radiológica é similar à celulite infecciosa, com a exceção de que não ocorrem formação de gás e formação de abscesso. Não ocorre osteomielite do osso subjacente.

Figura 16.15 Osteomielite por cândida no úmero. A TC demonstra destruição óssea focal e mínimas alterações reativas.

Capítulo 16 • Infecção e doença da medula óssea 305

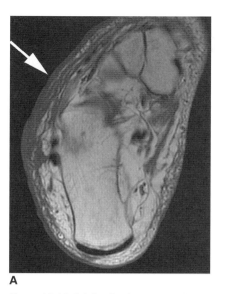 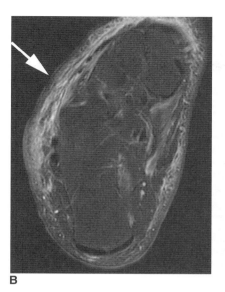 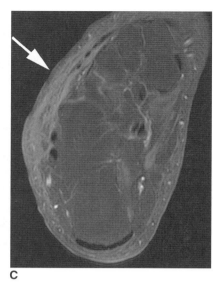

A   B   C

Figura 16.16 Celulite do pé em um diabético mostrada por meio da RM axial. **A:** As imagens ponderadas em T1 demonstram baixo sinal nos tecidos subcutâneos laterais (*seta*). **B:** A imagem com recuperação de inversão demonstra edema (*seta*). **C:** Após a injeção de contraste com base de gadolínio, a imagem com supressão de gordura ponderada em T1 demonstra realce (*seta*).

Fasciíte necrotizante

A fasciíte necrotizante é uma infecção do tecido mole profunda, incomum causada pelos estreptococos do grupo A. Conhecida na literatura geral como a doença causada por "bactérias comedoras de carne", a fasciíte necrotizante possui uma taxa de mortalidade de aproximadamente 25%. Embora ocorra com mais frequência em diabéticos, usuários de drogas intravenosas, pacientes com imunossupressão e pacientes em risco de outras infecções, ela também pode ocorrer em pacientes jovens e previamente saudáveis, inclusive em atletas. A parede abdominal, os membros e o períneo são os locais de envolvimento mais comuns, e a fasciíte necrotizante pode ocorrer com a síndrome do choque tóxico por estreptococos. A implantação direta das bactérias através de uma rachadura na pele e a disseminação hematogênica podem ocorrer. Os pacientes se apresentam com dor local grave, mudanças cutâneas e toxicidade sistêmica. As radiografias da fasciíte necrotizante nos membros podem demonstrar edema subcutâneo extenso e gás (Fig. 16.17). O gás pode fazer uma trilha junto aos planos fasciais. Na TC, o gás nos tecidos moles é mais facilmente identificado do que nas radiografias (Fig. 16.18). O engrossamento difuso da pele, o edema dos tecidos subcutâneos, o engrossamento da fáscia e as coleções de líquido são outros aspec-

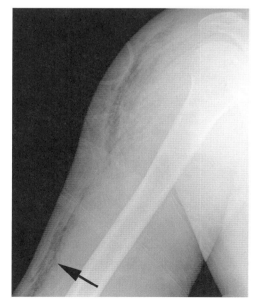

Figura 16.17 Fasciíte necrotizante da parte superior do braço direito em um paciente com leucemia promielocítica aguda, mostrando gás (*seta*) nos tecidos subcutâneos e músculos.

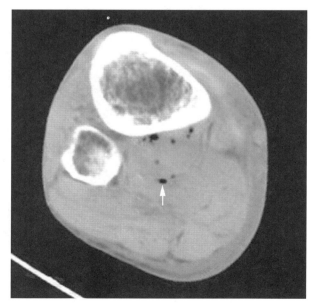

Figura 16.18 Fasciíte necrotizante no compartimento posterior profundo da perna. O corte da TC axial demonstra edema muscular e bolhas de gás (*seta*).

tos da TC. Na RM, os planos fasciais envolvidos têm baixo sinal nas imagens ponderadas em T1 e alto sinal nas imagens ponderadas em T2. A intensificação da fáscia após a injeção de gadolínio é indicativa de inflamação, ao passo que a falta de intensificação é indicativa de necrose tecidual.

Piomiosite

A piomiosite é causada pelo *S. aureus* em aproximadamente 90% dos casos; a maioria dos casos restantes é causada pelo *Streptococcus*. Como o músculo saudável é resistente às infecções hematogênicas, a piomiosite geralmente é encontrada na presença de condições de predisposição, como trauma local, deficiência nutricional, imunocomprometimento ou infecções simultâneas em outro local. A piomiosite é relativamente incomum fora dos trópicos. A imagem por ultrassonografia, TC ou RM demonstra inflamação extensa e formação de abscesso (Fig. 16.19). Pode ocorrer a extensão direta para o osso. O diagnóstico definitivo é feito por meio da aspiração e da cultura.

Gangrena gasosa

A contaminação por clostrídios de feridas traumáticas pode produzir dano tecidual extenso e formação de gás em tecidos desvitalizados (gangrena gasosa). O agente causador, *Clostridium perfringens*, é amplamente distribuído na natureza. Diferentemente das infecções estreptocócicas do grupo A, as infecções por clostrídios preservam a fáscia, porém causam necrose do músculo. A miosite clostridial é uma infecção aguda, de progresso rápido, invasiva do músculo, que muitas vezes resulta em mionecrose e toxicidade sistêmica. As exotoxinas elaboradas pelas bactérias promovem a rápida disseminação da infecção por meio da destruição do tecido saudável e da interferência nas respostas normais de hospedeiro. A mionecrose clostridial possui a aparência radiográfica clássica de coleções lineares iguais a uma pena extensas de gás, que são amplamente dispersadas por todos os músculos afetados (Fig. 16.20). A terapia para a mionecrose clostridial inclui cirurgia, antibióticos e oxigênio hiperbárico, com taxas de mortalidade registradas de 5 até aproximadamente 30%.

Infestação parasitária

A cisticercose – infestação por meio da forma larvar da tênia do porco – pode causar calcificações densas, disseminadas nos tecidos musculares. A calcificação é um achado tardio observado anos após a infestação. A morte larvar evoca uma reação de corpo estranho que causa necrose de tecido localizada com caseação. As calcificações podem ter até 3 cm de tamanho e tendem a ser orientadas com as fibras musculares (Fig. 16.21). A infestação parasitária com outros vermes é incomum nos Estados Unidos, exceto entre imigrantes de regiões tropicais endêmicas do planeta.

Hanseníase

A hanseníase é uma infecção granulomatosa crônica de pele, nervos periféricos, membranas da mucosa e outros órgãos. Ela se torna evidente após uma incubação prolongada. Ocasionada pela *Mycobacterium leprae*, a doença é praticamente desconhecida nos Estados Unidos, exceto entre imigrantes da África, da América do Sul e de partes da Ásia. As anormalidades radiográficas mais comuns na lepra estão relacionadas com o envolvimento dos nervos periféricos. A osteoartropatia neuropática atrófica pode resultar da denervação e da lesão menor repetitiva. Nas radiografias, os achados podem incluir atrofia, reabsorção e estreitamento das extremidades dos ossos, particularmente dos dedos das mãos e dos pés. O envolvimento geralmente é assimétrico. A periostite leprosa, a osteíte e a osteomielite ocorrem, mas elas não estão presentes com frequência. Há uma propensão para o desenvolvimento de carcinoma de célula escamosa nos locais de ulcerações cutâneas. Há aumento no risco de desenvolvimento de linfoma e leucemia.

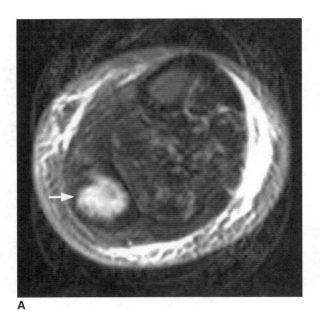
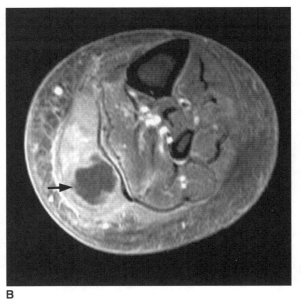

Figura 16.19 Piomiosite com abscesso no músculo sóleo da perna de um paciente imunossuprimido. **A:** A RM ponderada em T2 axial demonstra alto sinal heterogêneo em uma lesão (*seta*) no sóleo, com edema subcutâneo extenso e obliteração da gordura normal entre os fascículos musculares. **B:** A RM com supressão de gordura ponderada em T1 axial após gadolínio demonstra realce do compartimento posterior superficial e da borda do abscesso (*seta*).

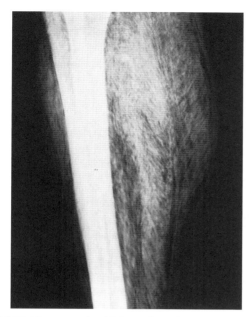

Figura 16.20 Mionecrose clostridial com dissecção esparsa de gás junto às fibras musculares, resultando em uma aparência igual à de uma pena.

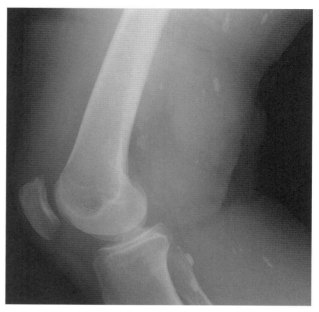

Figura 16.21 Cisticercose com larvas calcificadas na musculatura posterior.

Infecção por HIV e AIDS

A infecção por HIV devasta a imunidade mediada pela célula, levando à AIDS e à morte, a uma taxa variável. As manifestações musculoesqueléticas são menos comuns do que as manifestações no sistema nervoso central, no trato gastrintestinal e nos pulmões. Estas incluem infecções, neoplasias e condições reumatológicas. A osteomielite pode ser causada pelos organismos comuns e oportunistas, incluindo-se *S. aureus, Salmonella,* tuberculose, fungo e *Rochalimaea henselae* (as espécies de riquetsioses que causam angiomatose bacilar). A miosite bacteriana e a artrite séptica também podem ser causadas pelos organismos comuns e oportunistas. O linfoma de não Hodgkin possui uma incidência 60 vezes maior entre os pacientes de AIDS do que na população geral. O envolvimento primário e secundário da medula é comum. O sarcoma de Kaposi também pode sofrer metástase para o osso. A anemia é comum em pacientes com HIV e leva à reconversão de medula gordurosa (amarela) à medula hematopoiética (vermelha). A poliomiosite e a artrite inflamatória têm sido registradas em pacientes com AIDS.

Doenças da medula e de acúmulo

A medula óssea é um dos maiores órgãos do corpo. Confinada ao espaço intramedular do corpo, ela consiste em uma rede de osso trabecular com células gordurosas, células mieloides, células do retináculo e estruturas de suporte. No nascimento, as cavidades da medula dos ossos tubulares, ossos planos e vértebras têm uma predominância de células hematopoiéticas. Com o avanço da idade, a medula hematopoiética regride e é substituída pela medula gordurosa, começando distalmente nos membros e avançando para abranger incompletamente a pelve, a coluna e o crânio. O processo pode inverter-se (reconversão da medula) quando há um aumento na demanda por hematopoiese, como pode ocorrer na anemia ou na substituição de medula hematopoiética normal por um processo patológico.

Os achados radiográficos de distúrbios na medula são indiretos e não específicos. Quando ocorre a expansão crônica do espaço medular no esqueleto em crescimento, as mudanças ósseas adaptativas podem acontecer durante o desenvolvimento do osso. O alargamento verdadeiro do espaço medular altera os contornos ósseos normais; essas mudanças não ocorrem agudamente, tampouco em adultos. O melhor método para a imagem direta da medula óssea é a RM. Como a medula é um conglomerado de diferentes tecidos, a aparência na RM pode variar, com a composição da medula com os parâmetros técnicos particulares. Em geral, a medula gordurosa possui características de sinal predominantes de gordura, e a medula hematopoiética possui características de sinal mais similares ao músculo. Exames nucleares com coloide de enxofre com tecnécio-99m (99mTc) e metileno difosfonato 99m-Tc podem fornecer avaliações fisiológicas dos elementos de medula reticuloendotelial e do osso circundante, respectivamente.

Mucopolissacaridose

As mucopolissacaridoses são um espectro de doenças hereditárias resultantes de várias deficiências enzimáticas no metabolismo dos mucopolissacarídeos. As doenças individuais são diferenciadas por características clínicas, hereditariedade e defeito bioquímico específico, mas todas resultam em depósitos de metabólitos anormais no sistema nervoso central, no espaço medular e em outros locais. O nanismo é comum a todas e tem características radiográficas similares, coletivamente referidas como *disostose multiplex* (disostose múltipla). Essas características incluem macroencefalia com fechamento prematuro da sutura sagital, seios paranasais e mastoides hipoplásicos, uma sela em forma de J, costelas em forma de remos de canoagem e cifose toracolombar focal e uma vértebra em "vela náutica" hipoplásica distinta na região lombar superior, com uma formação de bico inferior (Fig. 16.22). As regiões diafisárias e metafisárias dos ossos longos são expandidas, há ossificação epifisária retardada e afilamento cortical, as asas ilíacas são alargadas com porções supra-acetabulares estreitas, e os metacarpos são curtos e amplos com extremidades estreitadas.

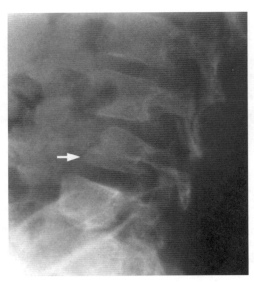

Figura 16.22 Síndrome de Hunter (MPS II). A radiografia da região lombar lateral da coluna aos 11 anos de idade demonstra vértebra em "vela náutica" hipoplásica com formação de bico inferior (*seta*).

Doença de Gaucher

O protótipo para as doenças por armazenagem de lipídio é a doença de Gaucher (lipidose glicocerebrosídica). Nessa condição autossômica recessiva, a deficiência de glicocerebrosidase resulta no acúmulo progressivo de histiócitos carregado com lipídios de glicocerebrosidase na medula óssea e em outros organismos e tecidos. São observadas mudanças secundárias no osso. O achado radiográfico clássico é a deformidade em frasco de Erlenmeyer, que é a submodelagem das metáfises em razão do agrupamento do espaço medular (Fig. 16.23). O afilamento cortical por meio da erosão endosteal e a osteopenia são anormalidades radiográficas adicionais que podem ser evidentes. A osteonecrose da cabeça femoral é uma associação comum, sendo esse evento geralmente bilateral. Após uma prolongada terapia de reposição de enzima com glicocerebrosidase marcada por macrófago (glicosilceramidase), a composição da medula, a massa óssea e a morfologia óssea revertem em direção à normalidade.

Osteonecrose (necrose avascular e asséptica)

A maioria dos ossos tem um suprimento sanguíneo duplo. O periósteo tem uma rica rede de vasos que suprem a porção periosteal do córtex. O suprimento sanguíneo endosteal penetra através de uma ou mais artérias nutrientes e supre a medula, o osso trabecular e a porção endosteal do córtex. As porções de osso que são revestidas com cartilagem articular ou encravadas dentro de cápsulas articulares não possuem periósteo e, portanto, têm apenas um suprimento sanguíneo endosteal, o que as torna mais vulneráveis ao infarto isquêmico.

Cabeça do fêmur

A cabeça do fêmur é o local clínico mais importante da osteonecrose. Os homens são afetados com mais frequência do que as mulheres (razão de 4:1), e a idade média normal dos pacientes é 30 a 70 anos. A apresentação típica é início abrupto de dor no quadril sem trauma. Em 50% dos casos, o envolvimento bilateral está presente; a doença bilateral geralmente é assimétrica.

A osteonecrose começa com a interrupção do suprimento sanguíneo para a cabeça do fêmur. O evento preciso que inicia a perda de circulação pode ser desconhecido, embora uma grande quantidade de condições clínicas pareça estar associada a isso (Tab. 16.1). Um possível acontecimento é o aumento da pressão intraóssea dentro da cabeça femoral; quando essa pressão excede a pressão de perfusão, o fluxo sanguíneo cessa. A necrose isquêmica da medula e do osso segue com o início da dor, mas as radiografias são normais. As medidas de pressão intramedular do fêmur proximal são elevadas. A distribuição típica do infarto é uma região em forma de cunha sob a superfície de sustentação de peso da cabeça femoral. A própria cartilagem articular permanece acessível porque sua nutrição é derivada do líquido sinovial. Após o infarto, a área avascular se torna revascularizada a partir da periferia, e ocorre a lenta e progressiva substituição do osso desvitalizado. Quando o reparo se inicia, os filmes simples podem demonstrar aumento na densidade óssea ao redor da periferia do infarto. Essa densidade periférica aumentada pode, de forma lenta, avançar centralmente à medida que o

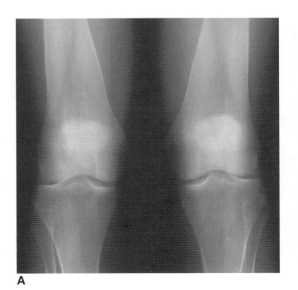
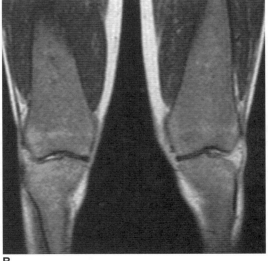

Figura 16.23 Doença de Gaucher. **A:** A radiografia AP dos dois joelhos demonstra deformidades em frasco de Erlenmeyer dos fêmures e das tíbias. **B:** A RM ponderada em T1 coronal demonstra reposição uniforme da medula gordurosa.

Tabela 16.1 Condições clínicas associadas a osteonecrose da cabeça do fêmur nos adultos	
Unilateral	Bilateral
Condições comumente associadas	
Idiopática	Alcoolismo
Trauma	Corticosteroides
Cirurgia	Idiopática
Condições não comumente associadas	
Gota	Arteriosclerose
Hemofilia	Doença de Caisson
Infecção	Doença de Cushing
	Doença de Gaucher
	Hemoglobinopatia
	Lúpus eritematoso sistêmico
	Pancreatite
	Feocromocitoma
	Artrite reumatoide

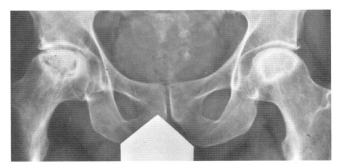

Figura 16.24 Osteonecrose da cabeça direita do fêmur com colapso da superfície articular. A cabeça esquerda do fêmur também está com osteonecrose.

reparo prossegue. Algumas vezes, o osso morto não é absorvido por completo e uma zona esclerótica permanece indefinida (Fig. 16.24). Como esse processo de reparo envolve a reabsorção e a reposição do osso, a força mecânica pode diminuir de modo transitório e podem resultar em fraturas por insuficiência subcondral. As fraturas por insuficiência do osso subcondral podem ser reconhecidas por meio de uma zona luminosa crescêntica que separa o fragmento. Esse colapso segmentar tardio da cabeça femoral pode levar rapidamente à deformidade e à osteoartrite secundária do quadril.

A osteonecrose inicial é mais bem demonstrada pela RM. A região de osteonecrose é evidente como uma perda do sinal de medula clara normal na RM ponderada em T1 (Fig. 16.25). Caracteristicamente, a região de envolvimento é o quadrante de sustentação de peso superior da cabeça do fêmur. Se um edema medular estiver presente na cabeça femoral e, algumas vezes, no colo femoral, então a osteonecrose é aguda ou subaguda. A efusão do quadril está comumente presente. À medida que a osteonecrose começa a se remodelar, o edema e a revascularização resultam no sinal de "linha dupla". Na RM ponderada em T2, a região de osteonecrose é circunscrita por uma zona periférica de alto sinal e uma zona externa adjacente de baixo sinal. A RM também pode representar a osteonecrose tardia e o colapso subcondral da cabeça femoral. A cintilografia por radionuclídeo inicialmente pode demonstrar perda de acúmulo de radionuclídeo no estágio avascular com aumentos variáveis subsequentes no acúmulo no estágio reparador. O exame nuclear é menos sensível do que a RM e confere detalhes anatômicos insatisfatórios. A bilateralidade assimétrica comum da osteonecrose da cabeça femoral pode complicar a interpretação da cintilografia. O teste mais sensível para a osteonecrose precoce da cabeça femoral é a medida de pressão intramedular.

A osteonecrose pode ser tratada pela descompressão da cabeça do fêmur, geralmente perfurando-se um orifício no córtex lateral através do pescoço para a cabeça. Algumas vezes, faz-se uma inser-

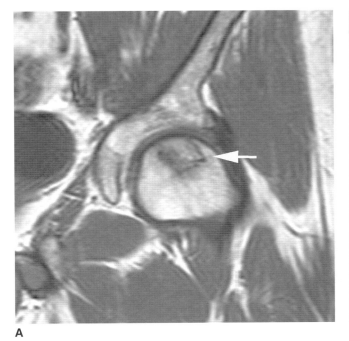

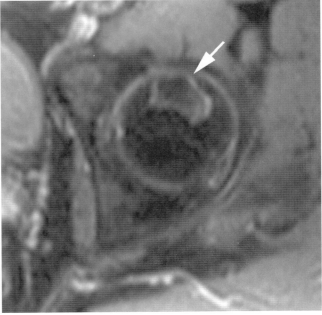

Figura 16.25 Osteonecrose da cabeça do fêmur. **A:** A RM ponderada em T1 coronal demonstra baixo sinal serpiginoso (*seta*) circundando a região de osteonecrose. **B:** A RM com supressão de gordura ponderada em T2 axial demonstra colapso subcondral (*seta*).

ção de tântalo ou um enxerto de osso vascularizado para estimular o crescimento ósseo. A hemiartroplastia e a substituição total de articulação são opções para a doença em estágio terminal.

Osteonecrose espontânea do joelho

A osteonecrose espontânea do joelho é tipicamente encontrada nas mulheres adultas com mais de 50 anos de idade que se apresentam com dor persistente no joelho e sensibilidade. O côndilo femoral medial ou mesmo o platô tibial podem ser afetados. Existe alguma controvérsia se a lesão realmente representa uma fratura por insuficiência. Em qualquer situação, a condição parece ser autolimitada, com resolução dentro de alguns meses, mas o colapso subcondral pode levar à osteoartrite secundária. As radiografias podem ser normais, mas, se ocorrer colapso subcondral, então poderão ser observados a esclerose, a luminosidade subcondral, o achatamento do côndilo e a resultante doença articular degenerativa secundária. Na RM, a região afetada inicialmente demonstra uma área geográfica de anormalidade de sinal, com sinal diminuído nas imagens ponderadas em T1 e sinal aumentado nas imagens ponderadas em T2 (Fig. 16.26). À medida que a área se torna revascularizada e se remodela, a região de osteonecrose fica mais bem definida pelo sinal baixo em volta da periferia. Se a lesão evoluir para colapso subcondral, o côndilo pode se tornar achatado e perder a cartilagem articular sobreposta.

Outros locais

A osteonecrose tem sido descrita em vários locais no esqueleto. A fisiopatologia é a mesma independentemente do local e segue os estágios descritos anteriormente: isquemia, revascularização, reparo, deformidade e osteoartrite. Os exemplos incluem osteonecrose da cabeça do úmero (Fig. 16.27), osteonecrose do semilunar (doença de Kienböck) (Figs. 16.28 e 16.29). Na RM, os infartos medulares geralmente são múltiplos e têm aparência diagnóstica. Eles possuem uma borda de sinal baixo irregular, serpiginosa, precisamente defi-

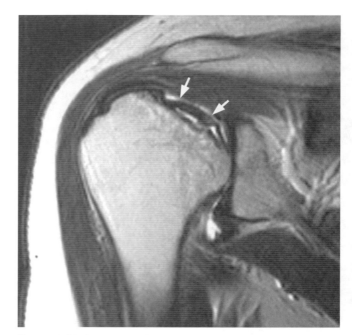

Figura 16.27 Osteonecrose da cabeça do úmero. A RM ponderada em T1 coronal demonstra colapso subcondral (setas) da cabeça do úmero.

nida nas imagens ponderadas em T1 e densidade de próton (DP) (Fig. 16.30). Se houver uma zona circundante de sinal alto na RM ponderada em T2, então os infartos são agudos ou subagudos. Essa zona de sinal alto nas imagens ponderadas em T2 corresponde à margem de revascularização e remodelagem. As radiografias contemporâneas muitas vezes são normais, mas a medula enfartada pode, por fim, se calcificar (Fig. 16.31). A calcificação distrófica nos infartos pode se assemelhar à matriz mineralizada de um tumor de cartilagem endosteal.

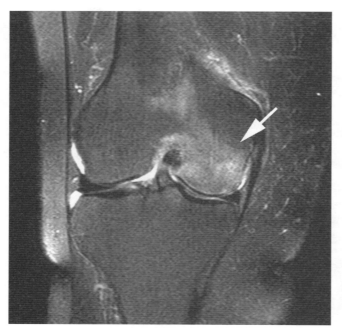

Figura 16.26 Osteonecrose espontânea do joelho. A RM com recuperação de inversão coronal demonstra alto sinal (seta) no côndilo femoral medial.

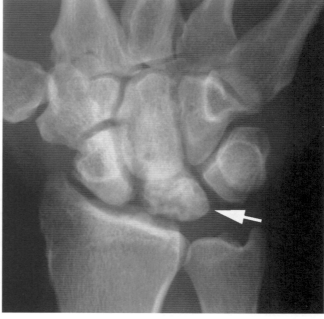

Figura 16.28 Osteonecrose do semilunar (doença de Kienböck) (seta).

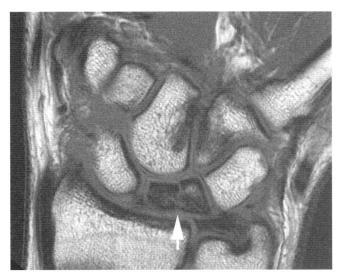

Figura 16.29 Osteonecrose do semilunar (doença de Kienböck). A RM ponderada em T1 coronal demonstra esclerose e deformidade do semilunar (*seta*).

Osteocondroses

As osteocondroses são um grupo de condições heterogêneas no qual existe osteonecrose de uma epífise ou apófise em crescimento. Estas são descritas no capítulo 14.

Doenças hematológicas

Anemia de células falciformes

A doença da célula falciforme é causada por um defeito estrutural hereditário na hemoglobina que leva à disfunção das hemácias. As características radiológicas da doença da célula falciforme no osso são resultado da hiperplasia da medula óssea, da oclusão vascular e da osteomielite. A hiperplasia da medula óssea expande o espaço medular. A oclusão vascular resulta em osteonecrose. Qualquer porção de qualquer osso pode estar envolvida; locais frequentes incluem o espaço medular dos ossos longos, epífises crescentes e as mãos. Pequenos infartos múltiplos sustentados durante anos podem resultar em ossos escleróticos (Fig. 16.32). O novo osso periosteal aposto ao córtex necrótico pode resultar em uma camada dupla de córtex que esteve ligada aos "trilhos de trem". O envolvimento das epífises em crescimento leva a distúrbios no crescimento; se a cabeça do fêmur estiver

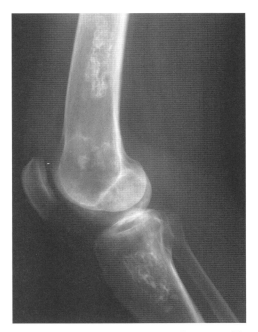

Figura 16.31 Infartos medulares calcificados no fêmur e na tíbia.

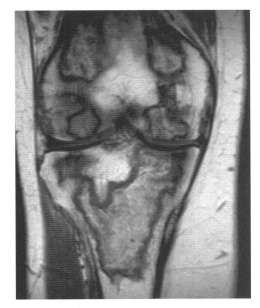

Figura 16.30 Infartos ósseos medulares. A RM ponderada em T1 coronal demonstra infartos no fêmur e na tíbia.

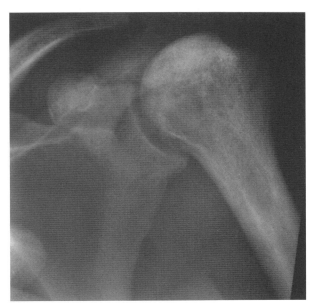

Figura 16.32 Doença da célula falciforme com esclerose difusa do úmero proveniente de múltiplos infartos.

envolvida, os eventos fisiopatológicos e as sequelas são indistinguíveis daqueles da doença de Legg-Calvé-Perthes. Um distúrbio de crescimento no corpo vertebral leva ao desenvolvimento de vértebras em forma de H (Fig. 16.33). Os infartos localizados de osso com reparo ou a calcificação distrófica resultam em áreas focais de esclerose óssea espalhada sobre o esqueleto. A hemossiderose pode acompanhar as transfusões sanguíneas repetidas (Fig. 16.34).

Os pacientes com doença da célula falciforme têm uma alta incidência de osteomielite. Diferente da osteomielite hematogênica em outras situações, a infecção na doença da célula falciforme é mais frequente na diáfise dos ossos longos, em que a tensão de oxigênio é a mais baixa. Em aproximadamente 50% dos casos, as espécies de *Salmonella* ou floras combinadas são os organismos causadores (sua presença é extraordinariamente incomum em qualquer outra circunstância); os casos restantes são, em geral, causados pelas espécies de *Staphylococcus*. A cronicidade e a recorrência são comuns. A osteomielite pode ser de difícil diferenciação do infarto nas bases clínicas e radiológicas; qualquer um pode ser uma complicação do outro. Os sinais radiográficos de osteomielite são superimpostos em quaisquer mudanças ósseas preexistentes que sejam provenientes da doença da célula falciforme.

Talassemia

A talassemia compreende um grupo de distúrbios causados por anormalidades hereditárias da produção de globina que leva à hematopoiese ineficaz e à anemia. O defeito se encontra na síntese de uma das cadeias de globina. Existem vários tipos de talassemia que são distinguidos na base da cadeia de globina específica afetada e no defeito molecular particular presente. Os achados radiológicos da talassemia no osso resultam da hiperplasia medular e da expansão do espaço medular, que levam a distúrbios no crescimento, deformidades de modelagem do volume do espaço medular (Fig. 16.35)

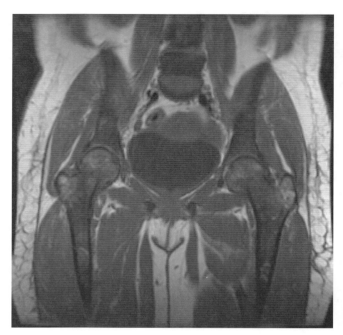

Figura 16.34 Hemossiderose da anemia falciforme. A RM ponderada em T1 coronal da pelve demonstra reposição medular.

e fechamento prematuro da placa de crescimento. Infartos ósseos localizados e fraturas por insuficiência ocorrem eventualmente. A hemocromatose secundária pode acompanhar as transfusões sanguíneas repetidas. O transplante de medula óssea pode ser curativo e deve levar à regressão das anormalidades esqueléticas.

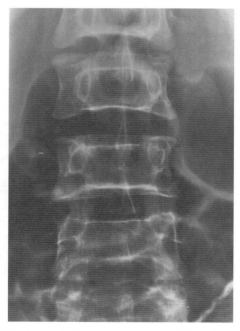

Figura 16.33 Anemia falciforme com corpos vertebrais em forma de H provenientes de infartos durante o desenvolvimento.

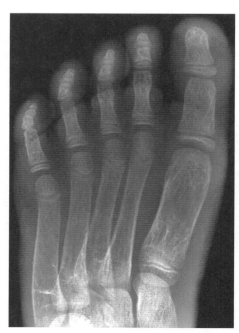

Figura 16.35 Talassemia com manifestação no pé. Os espaços medulares estão repletos de elementos hematopoiéticos, levando os ossos a terem córtices finos, com erosão e sem estrutura medular demasiada.

Hemofilia

A hemofilia clássica é uma diátese sanguínea causada por uma deficiência hereditária ligada ao sexo do fator de coagulação VIII. A hemofilia B (doença de Natal) é uma deficiência hereditária do fator IX, e a hemofilia C é uma deficiência hereditária do fator XI. As características clínicas são similares, e as manifestações radiológicas são indistinguíveis. Aproximadamente 90% dos pacientes hemofílicos têm hemartrose espontânea ou traumática das grandes articulações, muitas vezes em episódios repetidos. As hemartroses são monoarticulares em 70% dos casos. O joelho é mais comumente afetado, seguido, em frequência, pelo cotovelo ou tornozelo (Fig. 16.36). Diferentes articulações podem se envolver em sequência, levando ao envolvimento poliarticular. Durante um sangramento agudo, podem ser observadas efusão articular e osteoporose. A hemorragia crônica ou repetida leva à hipertrofia sinovial e à inflamação crônica. À medida que a sinóvia anormal se estende sobre a superfície articular, a cartilagem é dissolvida, o que leva a mudanças degenerativas. A formação de cisto subcondral é comum, e o crescimento excessivo das epífises resulta da hiperemia crônica; quanto menor for a idade do início do evento, mais graves serão as mudanças. A doença articular degenerativa secundária segue a destruição da cartilagem articular. O sangramento intraósseo e a subsequente reação inflamatória que limpa a hemorragia podem criar defeitos radioluzentes no osso, chamados de *pseudotumores*. O sangramento repetido em um pseudotumor pode levá-lo à recorrência ou ao alargamento, simulando malignidade (Fig. 16.37). Quando tal pseudotumor é grande o suficiente para conter várias unidades de sangue, a hemorragia mortal é possível. Muitos hemofílicos foram infectados pelo HIV durante transfusões com produtos sanguíneos contaminados.

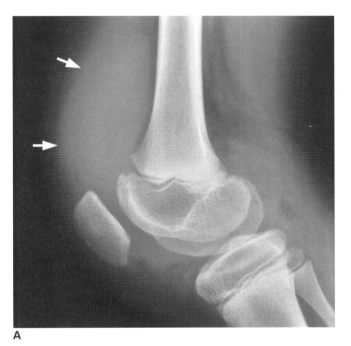
A

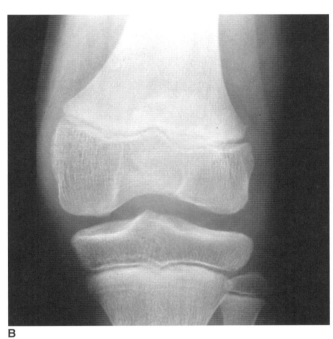
B

Figura 16.36 Joelho hemofílico. **A:** A radiografia lateral demonstra hipertrofia sinovial e efusão (*setas*) com crescimento excessivo epifisário. **B:** A radiografia AP demonstra achatamento dos côndilos e mudanças degenerativas.

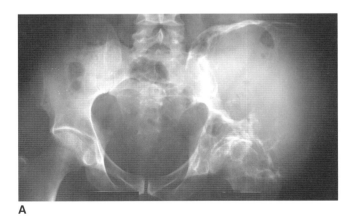
A

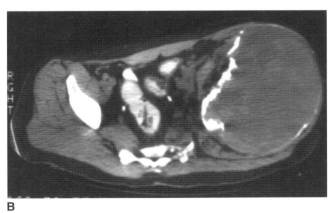
B

Figura 16.37 Hemofilia com pseudotumor na pelve. **A:** A radiografia AP da pelve demonstra uma lesão grande, expansiva e radioluzente que envolve a asa ilíaca esquerda. **B:** O exame de TC demonstra atenuação heterogênica dentro da massa sem calcificação.

Referências bibliográficas e leituras sugeridas

Berquist TH, ed. *MRI of the Musculoskeletal System.* 5th Ed. Philadelphia, PA: Lippincott Williams & Wilkins; 2005.

eMedicine. http://emedicine.medscape.com.

Fontes RA Jr, Ogilvie CM, Miclau T. Necrotizing soft-tissue infections. *J Am Acad Orthop Surg.* 2000;8:151–158

Griffin LY. *Essentials of Musculoskeletal Care.* 3rd Ed. Rosemont, IL: American Academy of Orthopedics; 2005.

Heitmann C, Patzakis MJ, Tetsworth KD, Levin LS. Musculoskeletal sepsis: Principles of treatment. *Instr Course Lect.* 2003;52:733–743.

Hirsch R, Miller SM, Kazi S, et al. Human immunodeficiency virus-associated atypical mycobacterial skeletal infections. *Semin Arthritis Rheum.* 1996;25:347–356.

Lew DP, Waldvogel FA. Osteomyelitis. *N Engl J Med.* 1997;336:999–1007.

Morton KA, Clark PB, Christensen CR, et al. *Diagnostic Imaging: Nuclear Medicine.* Salt Lake City: Amirsys; 2007

Resnick DL, Kransdorf MJ. *Bone and Joint Imaging.* 3rd Ed. Philadelphia, PA: WB Saunders; 2004

Steinbach LS, Tehranzadeh J, Fleckenstein JL, et al. Human immunodeficiency virus infection: Musculoskeletal manifestations. *Radiology.* 1993;186:833–838.

Tehranzadeh J, Wong E, Wang F, et al. Imaging of osteomyelitis in the mature skeleton. *Radiol Clin North Am.* 2001;39:223–250.

Trueta J. *Studies in the Development and Decay of the Human Frame.* Philadelphia, PA: WB Saunders; 1968.

Wheelees CR III, ed. *Wheeless' Textbook of Orthopaedics.* http://www.wheelessonline.com.

Wong CH, Chang HC, Pasupathy S, Khin LW, Tan JL, Low CO. Necrotizing fasciitis: Clinical presentation, microbiology, and determinants of mortality. *J Bone Joint Surg Am.* 2003;85:1454–1460.

17 Imagem pós-cirúrgica

Técnicas de imagem	Substituição de joelho	Ressecção de tumor
Osteotomia	Substituição de ombro	Transplante
Artrodese	Substituição de cotovelo	Cirurgias em tecidos moles
Artroplastia	Substituição de punho	Fusão da coluna vertebral
Substituição articular	Substituição de tornozelo	Cirurgia de escoliose
Materiais e técnicas	Substituição de pequenas articulações	
Substituição de quadril		

Técnicas de imagem

Visualizar imagens de pacientes ortopédicos pós-cirúrgicos pode ser monótono se a pessoa não conhecer a cirurgia que foi realizada. Este capítulo descreve a imagem do sistema musculoesquelético após uma variedade de operações ortopédicas. A imagem após o tratamento de fratura é descrita no Capítulo 6.

As técnicas de imagem diagnóstica comuns para o sistema musculoesquelético podem ser aplicadas a pacientes pós-cirúrgicos. Muitas operações são conduzidas pelo uso de fluoroscopia intraoperatória ou de radiografias. As radiografias comuns costumam ser obtidas imediatamente após a cirurgia, para documentar os resultados pós-operatórios. Nas consultas de acompanhamento, as radiografias são feitas para monitorar a cura e examinar complicações. Caso tenha sido implantado um material metálico extenso, pode ser necessário solicitar radiografias obliquamente posicionadas e incomuns – ou até mesmo radiografias posicionadas sob fluoroscopia – para projetar o material metálico para longe do osso, permitindo que ele seja visualizado. Técnicas mais especializadas são, em geral, reservadas para a resolução de problemas. A TC pode ser usada para avaliar o progresso de cura quando as radiografias são ambíguas, especialmente na presença de anatomia complexa e material metálico. Artefatos sequenciais na TC resultam da alta atenuação do raio X pelo metal (Fig. 17.1). As melhoras nos *scanners* de TC e nos materiais metálicos ortopédicos, e a reconstrução de algoritmos reduziram o impacto desses artefatos. Na RM, artefatos extensos podem ser causados por implantes metálicos (Fig. 17.2). Implantes grandes podem afetar o campo magnético circundante e fazer com que o computador distorça a anatomia ao redor dos implantes. Mesmo quando não há material metálico restante, os artefatos podem estar presentes a partir de partículas metálicas microscópicas introduzidas por instrumentos. Esses artefatos tendem a ser minimizados nas imagens ponderadas em T1, porém se tornam mais extensos ("fluorescentes") nas imagens ponderadas em T2 ou de recuperação de inversão (Fig. 17.3). Contudo, cirurgia prévia e implantes ortopédicos não são contraindicações para RM, que pode fornecer informações úteis em muitas situações. A artrografia deve ser considerada quando há uma questão de infecção articular ou outras anormalidades articulares pós-cirúrgicas. Visualizações ou exames de estresse sob fluoroscopia podem documentar movimento em locais onde nenhum movimento era planejado. Cintilografia óssea com radionuclídeo é inútil no perí-

odo pós-operatório imediato por causa da captação do traçador no local cirúrgico. Contudo, o acúmulo de traçador retorna ao normal após cerca de 6 meses e, após esse período, a cintilografia óssea pode ser útil (Fig. 17.4). Imagem com leucócitos marcados ou gálio-67 pode ser indicada quando há um problema de infecção.

Osteotomia

Uma osteotomia é qualquer operação que envolva um corte cirúrgico através do osso. As osteotomias são comumente realizadas para modificar o alinhamento, o comprimento ou o formato de um osso. Por exemplo, uma consolidação viciosa de fratura com deformidade angular pode ser revisada por uma osteotomia que realinha os fragmentos. As osteotomias podem ser descritas por seu local e pela direção de mudança no fragmento distal. Uma osteotomia em valgo de um osso longo realinha o fragmento distal em valgo em relação ao seu alinhamento original. Uma osteotomia de deslocamento lateral reposiciona o fragmento distal lateralmente. Mudanças no alinhamento rotacional também podem ser feitas, e são chamadas de *osteotomias rotacionais*. O encurtamento é realizado pela remoção de um osso. O alongamento pode ser realizado pelo deslocamento de fragmentos sobrepostos pela inserção de um enxerto ósseo ou por distração do osso usando um fixador externo. A fixação e a consolidação das osteotomias são semelhantes às das fraturas, e podem ser aplicados aparelhos metálicos usados para tratar fraturas (ver Cap. 6). Complicações de consolidação são raras.

As osteotomias também são usadas para alterar o alinhamento e a biomecânica das articulações. Uma osteotomia tibial alta em valgo é um tratamento comum para osteoartrite de compartimento medial grave com deformidade em varo (Fig. 17.5). Ao realinhar a diáfise tibial, é possível corrigir a deformidade em varo e restaurar e o eixo mecânico do joelho. Isso tem o efeito de reduzir o estresse por sustentação de peso no compartimento medial afetado e de redistribuir um pouco dele ao compartimento lateral. As osteotomias femorais distais em varo podem corrigir deformidades em valgo no joelho a partir da osteoartrite do compartimento lateral. Semelhantemente, osteotomias angulares ou rotacionais do fêmur proximal alteram a principal porção de sustentação de peso da cabeça femoral no tratamento de displasia do quadril, osteoartrite precoce ou condições similares. Uma osteotomia do inominado pode ser usada para aprofundar o acetábulo.

315

316 Parte IV • Tópicos variados

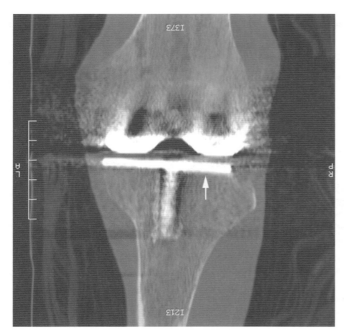

Figura 17.1 Reconstrução coronal de exame de TC por meio de STJ mostra artefato grave pela presença de metal, ainda que a interface metal-osso (*seta*) do componente tibial seja claramente visível.

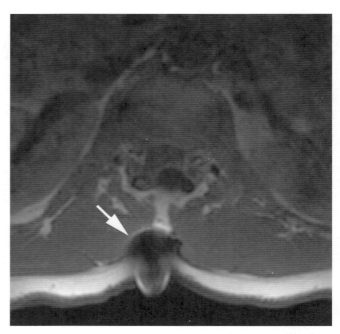

Figura 17.3 RM com artefato por instrumentais cirúrgicos de metal. A RM ponderada em T1 axial da coluna mostra áreas muito escuras (*seta*) sobrepondo a pele e o canal vertebral posterolateral esquerdo nesse paciente com laminectomia. Não havia grampos metálicos reais ou outros implantes presentes.

Um joanete é uma protrusão sintomática na face medial da cabeça do primeiro metatarsal, que é o resultado de uma deformidade em valgo do hálux e uma deformidade em varo do primeiro metatarsal (também chamado *hallux valgus primus varus*). Tensão ao longo dos flexores e dos extensores do hálux age como corda de arco para aumentar as deformidades angulares. A condição pode ser dolorosa e muitas vezes é acompanhada pela dificuldade de ajustar os calçados. A correção cirúrgica envolve não apenas a remoção da proeminência óssea, mas também – e mais importante – o realinhamento do hálux com seus flexores e extensores. De modo geral, o primeiro metatarsal é encurtado, e a cabeça é deslocada lateralmente (Fig. 17.6).

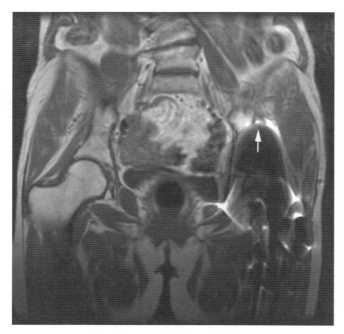

Figura 17.2 RM ponderada em T2 coronal da pelve com artefato de metal maior no lado esquerdo em razão da presença de uma substituição total de quadril. O artefato (*seta*) estende-se bem acima da localização real da substituição.

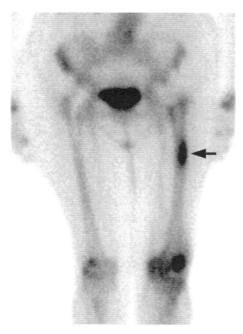

Figura 17.4 Vista anterior da cintilografia óssea com radionuclídeo em paciente com substituições totais bilaterais do quadril. Uma fratura por estresse estava presente no córtex femoral lateral no lado esquerdo (*seta*).

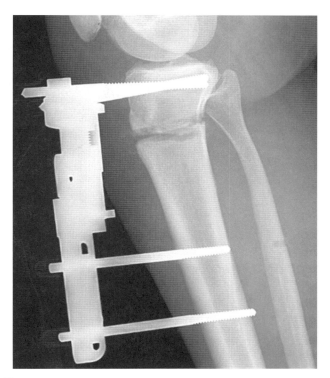

Figura 17.5 Osteotomia tibial alta em valgo com fixador externo.

Artrodese

Artrodese é a fusão cirúrgica de uma articulação. Uma artrodese intra-articular é realizada por ressecção da articulação e fixação das extremidades dos ossos articulantes juntos. Pode-se usar fixação interna ou externa, bem como enxerto ósseo. Uma artrodese consolidada e remodelada tem um córtex contínuo e uma estrutura trabecular através do local. Mudanças adaptativas podem ocorrer nas articulações adjacentes em resposta à perda de movimento. A dor articular na artrite pode ser eliminada por sinovectomia e artrodese. Locais onde a artrodese é comumente realizada incluem os dedos, para tratamento de artrite; o punho, para tratamento de artrite ou instabilidade pós-traumática; e a articulação subtalar, para tratamento de artrite pós-traumática. Uma das artrodeses mais comuns que envolve o pé é a artrodese tripla, na qual as articulações subtalares, calcaneocuboides e talonaviculares sofrem artrodese (Fig. 17.7). No cenário de artrite, às vezes pode ser difícil distinguir uma artrodese de uma anquilose óssea (fusão articular causada por uma doença). Uma artrodese extra-articular é realizada estabelecendo-se uma ponte óssea através de uma articulação que evita o movimento sem realmente ressecar a própria articulação. Algumas fusões na coluna envolvem uma artrodese extra-articular. Uma epifisiodese, uma fusão cirúrgica de uma placa de crescimento aberta, pode ser realizada para correção de discrepância de crescimento.

Artroplastia

Artroplastia é um reparo cirúrgico de uma articulação. A artroplastia por ressecção envolve a excisão de uma ou ambas superfícies articulares, permitindo que as extremidades do osso se articulem umas com as outras. Como a articulação não é fixada, desenvolve-se uma pseudartrose, preservando o movimento. Os locais onde a artroplastia por ressecção costuma ser realizada incluem os dedos dos pés e o quadril. Muitas deformidades dos dedos resultam de contraturas de tecidos moles. A redução do comprimento do osso por meio de artroplastia de ressecção elimina o efeito de contraturas (Fig. 17.8). A artroplastia de ressecção pode ser realizada com ressecção de um osso pequeno em uma articulação dolorosa, como o trapézio, a partir da primeira articulação carpometacarpal (CMC) (Fig. 17.9). No quadril, uma artroplastia de ressecção é chamada de *procedimento de Girdlestone*. A artroplastia de substituição envolve a troca de uma ou mais superfícies articulares com uma prótese (assunto discutido no tópico "Substituição articular").

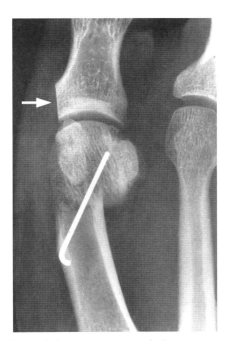

Figura 17.6 Reparo de joanete com osteotomia de encurtamento e de deslocamento do primeiro metatarsal, fixada por fio-K. Observe também osteotomia da falange proximal do hálux (*seta*).

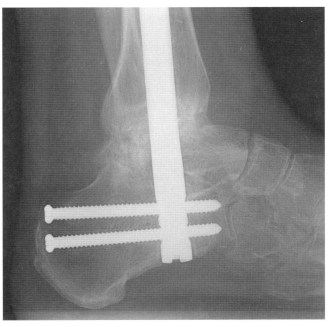

Figura 17.7 Artrodese do tornozelo com fixação por haste IM bloqueada.

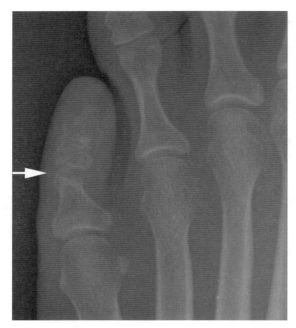

Figura 17.8 Artroplastia de ressecção da articulação IF (*seta*) do quinto dedo do pé.

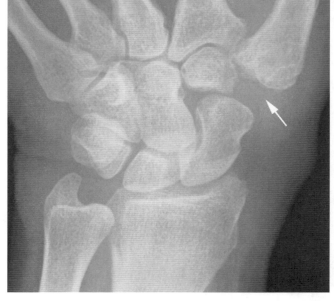

Figura 17.9 Artroplastia de ressecção da primeira articulação CMC (*seta*).

Substituição articular

Substituições articulares protéticas são as operações ortopédicas eletivas mais comuns realizadas nos Estados Unidos. Uma artroplastia de substituição articular total substitui ambos os lados da articulação com componentes protéticos. Uma hemiartroplastia substitui um lado da articulação com uma prótese.

Materiais e técnicas

Metal, polietileno e cimento são comumente usados na fabricação de material para substituições articulares. Componentes de metal – em geral titânio ou uma liga de cobalto e crômio – são usados para força e rigidez. A força de fadiga desses metais sob carregamento cíclico é tanta que é raro haver falha *in vivo*. Polietileno de peso molecular ultra-alto é usado para superfícies articulares côncavas, como o acetábulo, o platô tibial e a fossa glenoide. Esse material é mais denso e mais rígido que o polietileno usado em utensílios de cozinha comuns e foi desenvolvido para ter alta resistência ao uso abrasivo. Um reforço de metal muitas vezes é usado para fornecer suporte mecânico. O polietileno é radioluzente – como outros plásticos –, mas a presença de um reforço de metal, especialmente no acetábulo, pode obscurecer o polietileno nas radiografias. Muitos componentes de polietileno têm marcadores de metal embutidos que indicam sua posição nas radiografias. O cimento ósseo (polimetil metacrilato ou metil metacrilato) é um plástico acrílico de polimerização rápida usado como um adesivo para fixar componentes metálicos ou de polietileno ao osso. O cimento torna-se radiopaco durante a fabricação, em decorrência da adição de sulfato de bário. A cerâmica tem se tornado mais popular para uso como superfícies articulares. Para as articulações pequenas das mãos e dos pés, próteses de borracha de silicone podem ser usadas. Recentemente, componentes de carbono pirolítico foram introduzidos para uso na mão.

Componentes de metal implantados muitas vezes são fixados no osso com cimento. Bolhas no cimento, que podem agir como aumentos de tensão, são removidas antes do uso por centrifugação ou câmara de vácuo, e o cimento é injetado dentro do espaço medular sob alta pressão. Um tampão de polietileno na base da cavidade preparada cria um espaço fechado e evita o fluxo de cimento para baixo no canal medular. As próteses de metal implantadas sem cimento podem ter um ajuste de pressão mecânica que fornece estabilidade imediata e uma superfície especialmente texturizada (camada porosa) que permite crescimento para dentro do osso ou do tecido fibroso, fornecendo fixação de longo prazo. Um alto grau de precisão é assegurado na cirurgia por meio do uso de gabaritos, guias de corte e modelos que permitem que o cirurgião atinja um ajuste geométrico perfeito entre o osso e o componente protético. Parafusos seguram temporariamente alguns componentes sem cimento até ocorrer o crescimento do osso para dentro. Cristais de hidroxiapatita aplicados às superfícies de componentes de metal sem cimento durante a fabricação podem melhorar a fixação biológica no osso. A camada cristalina da prótese é diretamente incorporada na estrutura molecular do osso hospedeiro.

Como materiais diferentes se deformam em diferentes graus sob carga mecânica (sua rigidez é diferente), forças de cisalhamento desenvolvem-se nas interfaces, principalmente entre o osso e o metal ou o osso e o cimento. Uma camada de tecido fibroso que cresce dentro dessas interfaces ajuda a dissipar as forças redistribuindo-as sobre uma área de superfície maior. Essa camada é similar ao ligamento periodontal que reveste os dentes no osso esponjoso mais mole das mandíbulas. A camada fibrosa pode ser visível nas radiografias como uma luminosidade fina (menos de 2 mm de espessura) entre o osso e o cimento ou o osso e o metal. Uma área adicional de estresse aumentado é a interface entre o cimento e o metal; movimento microscópico pode ocorrer nessa interface, mas nenhum hiato deve ser visto.

Substituição de quadril

Existem vários tipos gerais de substituições de quadril. Uma artroplastia em forma de cálice reveste a superfície articular da cabeça do fêmur com um cálice de metal (Fig. 17.10). Hemiartroplastias do

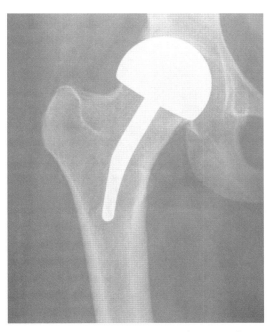

Figura 17.10 Hemiartroplastia de recapeamento (*resurfacing*) do quadril.

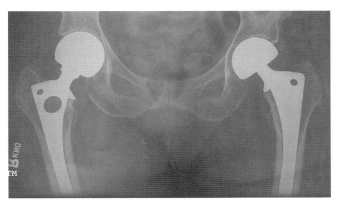

Figura 17.11 Endopróteses femorais bilaterais, unipolar no lado direito e bipolar no lado esquerdo.

quadril substituem a cabeça e o colo do fêmur (Fig. 17.11). Próteses femorais simples formam um componente de metal único com um tronco que é ajustado dentro do canal medular e uma cabeça que se articula com o acetábulo nativo. Próteses femorais bipolares possuem um componente femoral de metal que abrange um tronco e uma cabeça e um componente acetabular que abrange uma concavidade de metal com um revestimento de polietileno. A concavidade de metal articula-se com o acetábulo nativo e a cabeça do componente femoral articula-se com o revestimento de polietileno. Embora o componente acetabular não seja fixado, a maior parte do movimento ocorre entre a cabeça e o revestimento, preservando a cartilagem acetabular nativa. Hemiartroplastias são usadas para a doença do fêmur proximal, na qual o acetábulo é relativamente normal. Por exemplo, uma fratura do colo do fêmur complicada por osteonecrose pode ser tratada com uma prótese femoral bipolar. Uma prótese bipolar pode ser convertida em uma substituição total de quadril (STQ) com componentes intercambiáveis. Uma STQ tem componentes femorais e acetabulares que substituem as superfícies articulares nativas (Fig. 17.12). As próteses implantadas mais recentemente possuem um componente acetabular de metal com

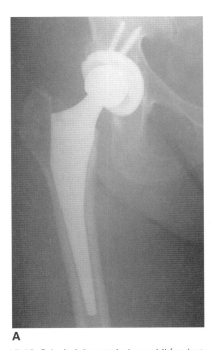
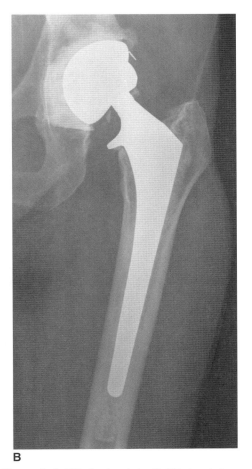

A **B**

Figura 17.12 Substituições totais de quadril (pacientes diferentes). **A:** STQ não cimentada. **B:** STQ cimentada.

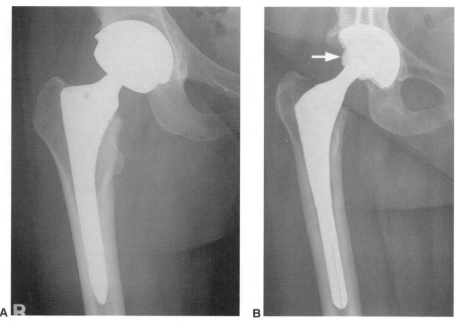

Figura 17.13 Substituições totais de quadril (pacientes diferentes). **A:** STQ não cimentada com superfície de sustentação metal-sobre-metal. **B:** STQ não cimentada com cabeça de cerâmica (*seta*).

um revestimento de polietileno que forma a superfície articular, de modo que a superfície de sustentação é metal-sobre-polietileno. Alguns implantes mais novos possuem superfícies de sustentação de metal-sobre-metal, cerâmica-sobre-polietileno ou cerâmica-sobre-cerâmica (Fig. 17.13). Os componentes podem ser fixados ao osso com ou sem cimento. Algumas abordagens cirúrgicas requerem uma osteotomia do trocânter maior para exposição; geralmente, ele é reinserido com fios ou cabos. Se houver pseudartrose, resulta em um distúrbio de marcha cambaleante. Se uma liberação de tecido mole glúteo for usada para exposição cirúrgica, a musculatura glú-

tea pode ser reinserida no trocanter maior com suturas, parafusos com arruelas ou escoras de tecido mole. Enxerto ósseo e material metálico específico podem ser inseridos para reforçar um fêmur proximal ou acetábulo deficiente.

A complicação precoce mais comum da STQ é a luxação. De modo geral, a cabeça do fêmur roda externamente para fora do acetábulo (Fig. 17.14). Se houver perda de fixação do componente acetabular, ele pode se deslocar do leito acetabular (Fig. 17.15).

Formação de osso heterotópico após STQ é comum; isso pode ocasionalmente interferir no movimento (Fig. 17.16).

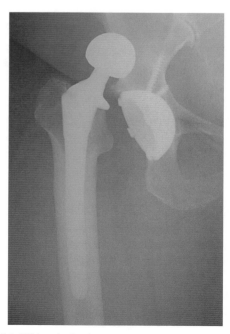

Figura 17.14 STQ luxada. A cabeça moveu-se lateral e superiormente.

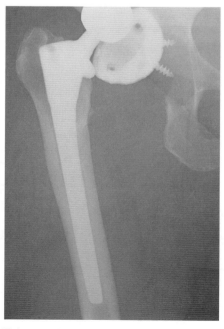

Figura 17.15 Luxação do componente acetabular a partir do leito acetabular, com luxação da cabeça do fêmur a partir do componente acetabular.

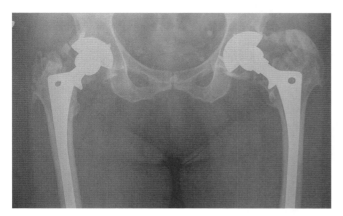

Figura 17.16 Ossificação heterotópica em STQs bilaterais.

minaram o revestimento acetabular de polietileno de seus projetos, substituindo-o por revestimentos de metal ou de cerâmica. Suas próteses, portanto, possuem superfícies de sustentação de cerâmica-sobre-cerâmica ou de metal-sobre-metal.

Os achados radiográficos que sugerem afrouxamento de componentes protéticos incluem ampliação da zona luminosa nas interfaces cimento-osso ou metal-osso para mais de 2 mm, migração de componentes de suas posições originais, desenvolvimento de um hiato luminoso entre o metal e o cimento, fratura de cimento, osso reativo periosteal e osteólise. Qualquer hiato entre o metal e o cimento é anormal (Fig. 17.18). Um hiato de mais de 2 mm entre o osso e o metal ou o osso e o cimento é anormal. Contudo, um componente pode não ser clinicamente frouxo ou sintomático até o hiato circundar o componente por completo. Com a radiografia, apenas a interface que é tangente ao feixe de raio X pode ser avaliada com segurança. A fragmentação de cimento parece ser o resultado de falha mecânica, e não um processo biológico.

Osteólise na substituição articular total costuma ser causada por reação granulomatosa de corpo estranho. A fricção mecânica de metal sobre polietileno desgasta partículas microscópicas de polietileno, que incitam uma reação de corpo estranho granulomatoso osteolítico. A migração de fragmentos de polietileno e sua reação acompanhante ao longo de interfaces de cimento-osso ou metal-osso – muitas vezes na forma de uma membrana fina – pode causar afrouxamento total. Também pode ocorrer osteólise localizada maciça; essas lesões são preenchidas com a mesma reação de corpo estranho de polietileno que causou afrouxamento de componente. A osteólise de polietileno, em geral, progride lentamente durante muitos anos. Os fragmentos podem passar através dos linfáticos para os linfonodos regionais. Como os revestimentos de polietileno radioluzentes de substituições articulares totais são responsáveis pelo espaço articular nas radiografias, o afinamento ou a insuficiência total do polietileno é evidente nas radiografias como estreitamento do espaço articular (Fig. 17.17). Algumas próteses mais novas eli-

Substituição de joelho

A substituição total de joelho (STJ) mais comum tem um componente femoral bicondilar, um componente tibial e um componente patelar (Fig. 17.19). Os componentes tibial e patelar possuem superfícies articulares de polietileno. Alguns projetos incorporam sustentações meniscais que se movem com flexão e extensão, tentando duplicar mais rigorosamente a cinemática normal do joelho (Fig. 17.20). STJ livres dependem dos músculos e dos ligamentos do joelho para estabilidade. Uma STJ semilivre ou intercondilar estabilizada tem uma coluna que se estende verticalmente desde o componente tibial para dentro de um sulco no componente bicondilar (Fig. 17.21). Esse mecanismo constrange parcialmente o movimento permissível da prótese. Se os suportes de tecido mole do joelho forem fracos ou tiverem sido sacrificados, uma prótese totalmente constrangida (dobradiça rotatória) pode ser usada (Fig. 17.22). Como o joelho normal roda à medida que flexiona, a STJ em

Figura 17.17 STQ com osteólise (*seta branca*) ao redor do componente acetabular e do tronco femoral lateral proximal. A cabeça está assimetricamente posicionada (*seta preta*) dentro do componente acetabular, indicando falha do polietileno.

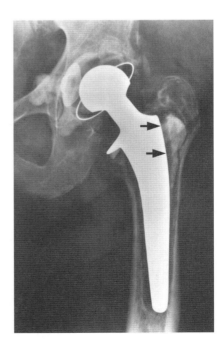

Figura 17.18 Perda do cimento em uma substituição total de quadril com falha da união cimento-metal do componente femoral (*setas*).

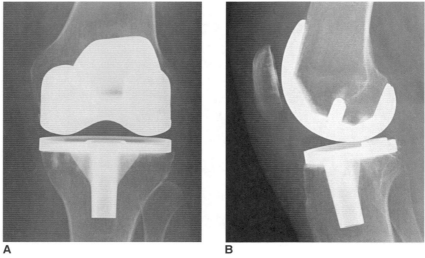

Figura 17.19 STJ bicondilar. **A:** Radiografia lateral. **B:** Radiografia AP.

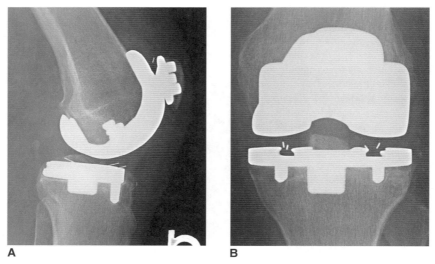

Figura 17.20 STJ bicondilar com sustentações meniscais. **A:** Radiografia lateral. **B:** Radiografia AP.

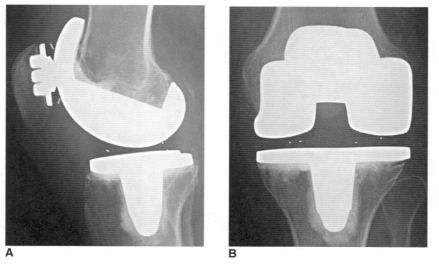

Figura 17.21 STJ estabilizada intercondilar. **A:** Radiografia lateral. **B:** Radiografia AP.

Capítulo 17 • Imagem pós-cirúrgica   323

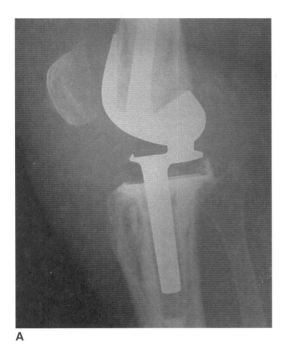

A

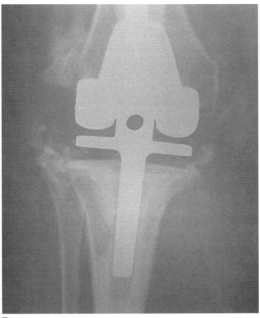

B

Figura 17.22 STJ em dobradiça rotatória. **A:** Radiografia lateral. **B:** Radiografia AP.

dobradiça rotatória possui uma segunda articulação que abrange uma coluna de metal que se insere em uma concavidade de polietileno, permitindo rotação. O material ósseo da tíbia às vezes é deficiente por causa da osteotomia tibial alta prévia; enxerto ósseo pode ser usado para suplementá-lo. O cimento é tipicamente usado como um adesivo de superfície para fixar os componentes ao osso. O alinhamento ideal da superfície articular tibial é paralelo ao solo; isso é mais bem demonstrado nas radiografias em pé.

Uma STJ unicondilar é usada quando se verifica a presença de uma doença séria e sintomática no compartimento medial ou lateral, mas preservação relativa dos outros componentes. Ambos os lados da articulação do compartimento envolvido são substituídos (Fig. 17.23). Os componentes são tipicamente cimentados no local. A superfície de sustentação é polietileno. A estabilidade dessas próteses depende da estabilidade inerente do joelho hospedeiro; a cirurgia pode ser realizada com preservação de LCA e LCP. O custo

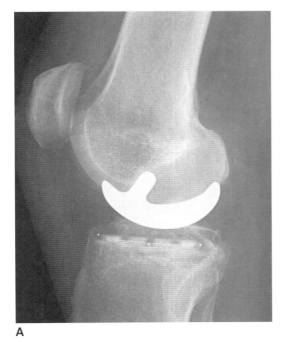

A

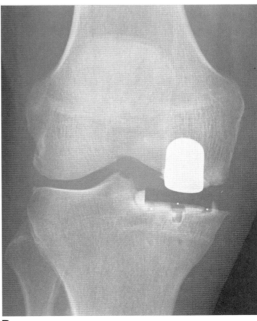

B

Figura 17.23 STJ unicompartimental com componente tibial de polietileno cimentado. **A:** Radiografia lateral. **B:** Radiografia AP.

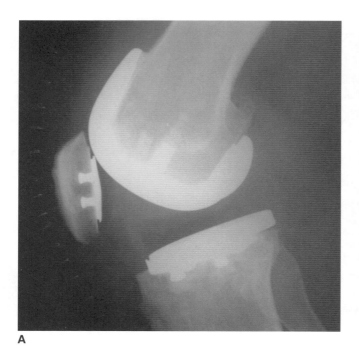
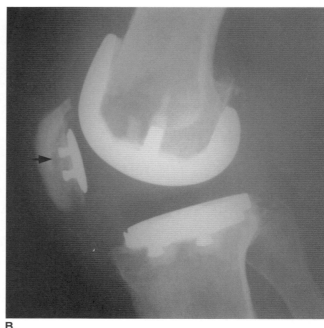

Figura 17.24 STJ com afrouxamento do componente patelar. **A:** Radiografia pós-operatória. **B:** Radiografia de acompanhamento mostrando, vários meses depois da cirurgia, reabsorção do osso na interface cimento-osso do componente patelar (*seta*).

é mais baixo que uma STJ bicondilar, e a reabilitação é tipicamente mais fácil. Os resultados de longo prazo são menos previsíveis, porque a doença interveniente dos compartimentos remanescentes muitas vezes leva à revisão para uma STJ bicondilar.

Muitas complicações de substituições de joelho envolvem o componente patelar (Fig. 17.24). O trauma principal aos membros com articulações protéticas pode resultar em fraturas e luxações. Quando as fraturas ocorrem, em geral, começam em uma interface osso-metal que atua como aumento de tensão (Fig. 17.25).

Pode-se detectar o desgaste do polietileno e a fragmentação ampla da superfície de sustentação de polietileno da tíbia (Fig. 17.26). Nas radiografias, o desgaste do polietileno pode ser constatado pela perda de espaço articular nas visualizações de sustentação de peso. Algumas inserções de polietileno possuem fios de metal

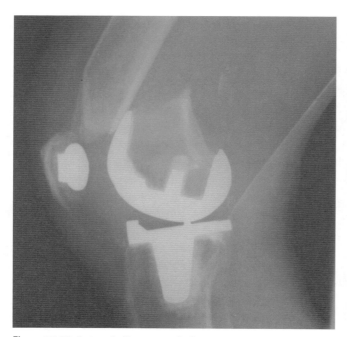

Figura 17.25 Fratura do fêmur por meio de um aumento de tensão na borda superior do componente femoral.

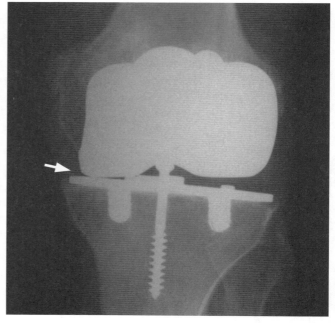

Figura 17.26 STJ com adelgaçamento do polietileno no componente medial (*seta*).

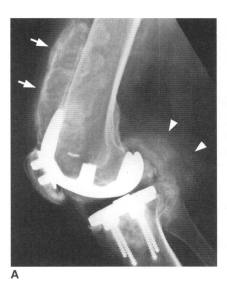 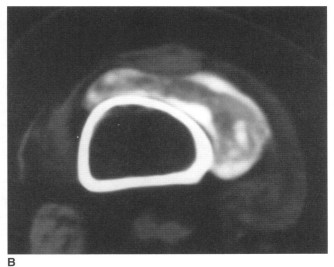

Figura 17.27 STJ com sinovite do metal. **A:** Radiografia lateral mostra radiodensidade aumentada no recesso suprapatelar (*setas*) e cápsula posterior (*pontas de seta*) por deposição de metal na sinóvia. **B:** TC axial mostra deposição metálica dentro da sinóvia do recesso suprapatelar.
Fonte: De Chew FS, Ramsdell MG, Keel SB. Metallosis after total knee replacement. AJR. 1998;170:1556, com permissão.

encaixados dentro delas, e o deslocamento desses fios significa deslocamento do polietileno. A perda de polietileno a partir do componente patelar é difícil de reconhecer sem radiografias patelares axiais (nascer do sol).

Partículas de metal também são encontradas ao redor de implantes articulares e podem ser carregadas para linfonodos regionais. A descoloração sinovial é comum ao redor das próteses (vista na artroplastia de revisão, não na imagem), e a deposição de partículas de metal tem sido associada com sinovite (Fig. 17.27). Outros efeitos biológicos de metalose são suspeitos, mas não comprovados. Pode ocorrer osteólise ao redor das STJs, similar à situação no quadril. Infecção é uma complicação incomum que muitas vezes requer artrocentese para o diagnóstico. Edema de tecido mole com uma nova efusão é um sinal radiográfico típico, mas não específico de infecção. Se os organismos não passarem por cultura a partir do líquido articular na artrocentese, uma biópsia sinovial aberta pode ser necessária. A infecção de uma prótese tipicamente leva à sua remoção.

Substituição de ombro

A substituição de ombro pode ser usada para tratar dor artrítica incapacitante (Fig. 17.28). Uma substituição de ombro típica tem um componente umeral de metal com uma cabeça e um tronco intramedular (IM), bem como um componente glenoide de polietileno. Substituições simples da cabeça do úmero podem ser usadas após a ressecção da cabeça umeral nativa por problemas como tumores, osteonecrose ou fraturas-luxações graves. Próteses de ombro convencionais são irrestritas, dependendo da estabilidade fornecida pelos tecidos moles nativos. Quando os tecidos moles são deficientes, a substituição reversa de ombro pode melhorar a função, colocando a concavidade protética sobre o úmero e a bola articulante na glenoide (Fig. 17.29), o que permite que o deltoide assuma a função do manguito rotador.

Substituição de cotovelo

A substituição de cotovelo às vezes é realizada em pacientes com artrite avançada, tipicamente artrite reumatoide (Fig. 17.30).

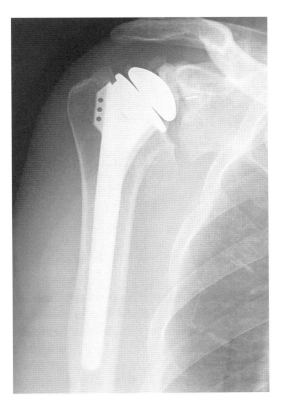

Figura 17.28 Substituição total de ombro com componente glenoide de polietileno cimentado.

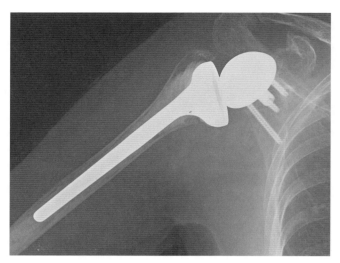

Figura 17.29 Substituição total de ombro tipo reversa.

As próteses totais de cotovelo são unidas e substituem a articulação em dobradiça entre o úmero distal e a ulna. A articulação radiulnar proximal é sacrificada. As substituições da cabeça radial podem ser usadas quando há doença da cabeça radial isolada, como fraturas gravemente fragmentadas.

Substituição de punho

As artroplastias do punho são, em geral, reservadas para pacientes com deformidades por artrite inflamatória. As próteses totais de punho com componentes de metal e superfícies articulares de polietileno estão disponíveis; a colocação desses aparelhos requer ressecção da fileira carpal proximal, e os resultados não são consistentemente bons (Fig. 17.31). Um tipo alternativo de artroplastia é a ressecção da articulação com implante de um tampão de silicone com duas extremidades dentro do hiato resultante (Fig. 17.32). No punho, os implantes de borracha de silicone também podem ser usados para substituir o escafoide e o semilunar. A artroplastia de ressecção também pode ser realizada no punho, no qual o escafoide, o semilunar e o piramidal são ressecados, deixando a fileira carpal distal articular-se com o rádio distal. Em geral, a artrodese do punho tem sido favorecida em detrimento da artroplastia de substituição, porque a artrodese tem menos complicações. Foram desenvolvidas próteses para a doença da articulação radiulnar distal isolada.

Substituição de tornozelo

As artroplastias do tornozelo são, em geral, reservadas para pacientes com dor grave por artrite degenerativa, muitas vezes pós-traumática. Múltiplos tipos de próteses totais de tornozelo com componentes de metal e superfícies articulares de polietileno estão disponíveis, alguns dos quais substituem a superfície articular tibiotalar e o encaixe do tornozelo (Fig. 17.33) e outros que substituem apenas a superfície articular tibiotalar.

Substituição de pequenas articulações

Nas pequenas articulações que não sustentam peso, um diminuto implante pode ser inserido (mas não fixado) nas extremidades do osso após a remoção do córtex articular (Fig. 17.34). Esses implantes geralmente são feitos de borracha de silicone radiopaca (Silastic, substâncias de silicone poliméricas). Esses implantes mantêm o comprimento apropriado do dedo enquanto ainda permitem movimento limitado, pelo fato de serem flexíveis, e podem ter um movimento tipo êmbulo para dentro e para fora do osso. Locais onde os implantes de silicone são comumente introduzidos incluem as articulações radiulnares proximal e distal, o carpo, as articulações metacarpofalângicas (MCF) e interfalângicas (IF) da mão e a articulação metatarsofalângica (MTF) do hálux. Possíveis complicações incluem fragmentação mecânica do implante, migração da prótese ou de seus fragmentos e sinovite associada ao silicone. Próteses de carbono pirolítico para articulações pequenas estão se tornando mais populares (Fig. 17.35).

A substituição da articulação MTF pode ser realizada para osteoartrite no hálux. Implantes silásticos são tipicamente usados.

As próteses para substituição da articulação temporomandibular podem substituir a superfície articular do côndilo mandibular ou de toda a articulação (Fig. 17.36). Essas são tipicamente usadas para sintomas graves de osteoartrite.

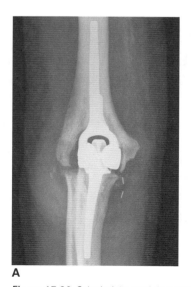
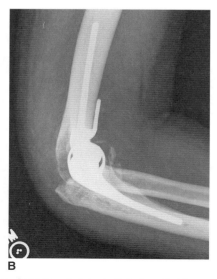

Figura 17.30 Substituição total de cotovelo. **A:** Radiografia lateral. **B:** Radiografia AP.

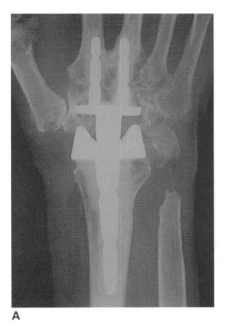 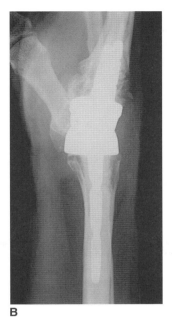

Figura 17.31 Substituição total de punho. **A:** Radiografia PA. **B:** Radiografia lateral.

Ressecção de tumor

As lesões ósseas podem ser ressecadas em fragmentos ou em bloco. Procedimentos incisionais envolvem um corte através da própria lesão e, tipicamente, sua remoção em pedaços. A curetagem é um procedimento para retirar os conteúdos de uma lesão usando um instrumento chamado *cureta*. Às vezes, tratamentos físicos ou químicos, como crioterapia, são aplicados ao leito cirúrgico em um esforço de erradicar o tecido lesional residual. A reconstrução após a curetagem costuma incluir o tamponamento com lascas de osso (Fig. 17.37) ou cimento de metil metacrilato (Fig. 17.38).

Uma alternativa para o tamponamento de defeitos ósseos com lascas de osso ou cimento de metil metacrilato é o uso de um substituto de enxerto ósseo de sulfato de cálcio, um material reabsorvível que age como um andaime para a formação de um novo osso. À medida que um novo osso se forma, o sulfato de cálcio é reabsorvido pelo corpo. Durante um período de 2 ou 3 meses, o material radiopaco desaparece e é substituído por uma borda fraca de formação de novo osso que continua crescendo e se remodela quando o substituto de enxerto ósseo desaparece (Fig. 17.39). Os grânulos de sulfato de cálcio também podem ser impregnados com antibióticos para uso em um defeito ósseo infectado. Ressecções excisionais costumam remover a lesão em bloco. A excisão marginal consiste em um corte ao redor da margem ampla da lesão e pode deixar resíduos microscópicos. Uma excisão ampla remove um manguito de tecido normal em continuidade com a lesão e tem a finalidade de fornecer margens

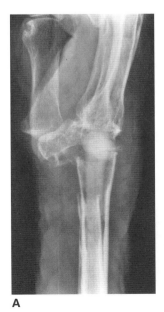 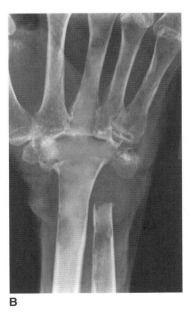

Figura 17.32 Substituição de punho com Silastic®. **A:** Radiografia lateral. **B:** Radiografia AP.

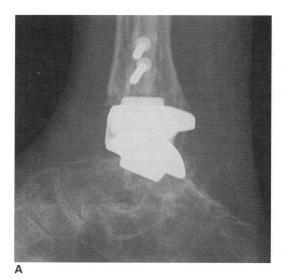
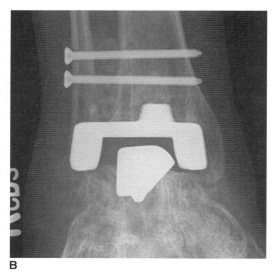

Figura 17.33 Substituição total de tornozelo. **A:** Radiografia lateral. **B:** Radiografia AP.

livres de tumor. As ressecções segmentares removem parte de um membro, porém mantêm a porção distal. As amputações sacrificam a porção distal de uma extremidade inteira e são denominadas pelo nível no qual o membro é cortado. Por exemplo, uma amputação abaixo do joelho é uma amputação da perna no nível da tíbia proximal. Uma amputação pode ser incisional ou excisional, dependendo do nível da amputação em relação ao local do tumor. A craterização é um procedimento no qual a cavidade medular é exposta de forma ampla, tipicamente para drenagem de um abscesso ósseo.

Após o tratamento do tumor, as modalidades de imagem para acompanhamento são escolhidas com base no tipo de ressecção realizada, na natureza da complicação que está sendo monitorada e nas variáveis individuais do paciente, como tipo de tumor ou determinadas contraindicações de imagem (p. ex., incapacidade de realizar RM em razão da presença de marca-passo). Radiografias, TC e RM são úteis para acompanhar locais de ressecção de tumor ósseo por recorrência de tumor. TC e radiografias também podem avaliar uma fratura periprotética e falha de material metálico. Para ressecção de tumor de tecido mole, a RM tende a ser mais útil que a TC para monitorar a recorrência de tumor decorrente da caracterização melhorada de tecido mole. O ultrassom com Doppler pode ser usado para avaliar a recorrência de tumor de tecido mole local quando a RM não é uma opção, visto que o tumor recorrente tende a ter vascularidade mais alta que os tecidos moles antecedentes. Não existem orientações gerais amplamente aceitas para o momento exato de acompanhamento de doença recorrente e metastática por conta da variabilidade no tipo, da localização e do grau do tumor.

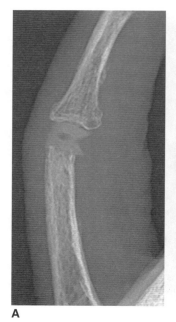
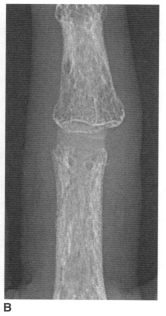

Figura 17.34 Artroplastia com Silastic® na articulação IFP (artrite reumatoide).

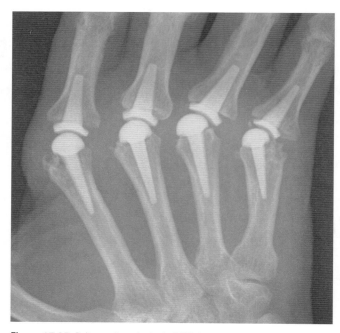

Figura 17.35 Próteses de articulação MCF de carbono pirolítico.

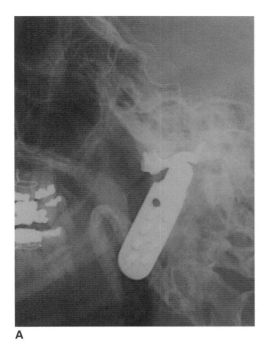 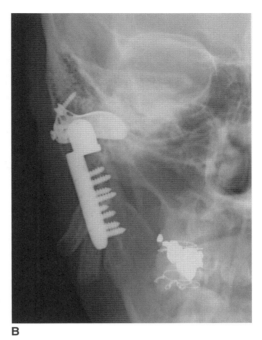

Figura 17.36 Substituição total da articulação temporomandibular. **A:** Radiografia lateral. **B:** Radiografia AP.

Transplante

O tecido que é transplantado dentro do mesmo indivíduo é chamado de *autoenxerto*, o tecido transplantado de um humano para outro é *aloenxerto* (homoenxerto) e o tecido transplantado de uma espécie para outra é *xenoenxerto* (heteroenxerto). O osso para autoenxertos é comumente obtido da crista ilíaca, da metáfise radial distal, das costelas ou da fíbula, dependendo do local da cirurgia e do tipo de enxerto ósseo requerido. O osso de aloenxerto geralmente é obtido a partir de um banco de ossos. O osso do banco de ossos pode ser obtido de doadores vivos ou de cadáveres. Os doadores vivos geralmente doam as cabeças do fêmur cortadas de forma incidental para a cirurgia de substituição de quadril. O osso de cadáver é coletado de doadores sob condições assépticas por equipes cirúrgicas móveis mantidos por bancos de ossos regionais. O tecido deve ser coletado até 24 horas após a morte, antes que a contaminação de pele bacteriana torne-se inaceitavelmente alta. A seleção cuidadosa do doador e as culturas microbianas do tecido coletado reduzem o risco de transmissão de doenças infecciosas. Dependendo do uso planejado do tecido, o osso coletado pode incluir inserções de ligamento e de tendão e cartilagem articular. O tecido é esterilizado por irradiação ou tratamento com gás. Lavagens repetidas durante o processamento para remover a medula e a armazenagem em estado congelado ou liofilizado tornam o tecido ósseo hipoalergênico. A imunossupressão

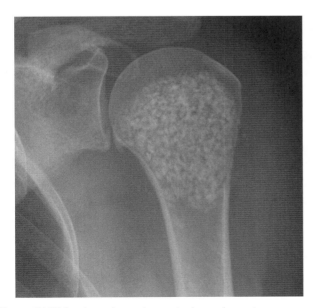 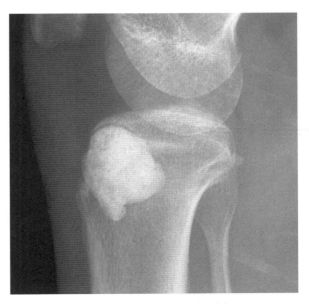

Figura 17.37 Local com lascas de enxerto ósseo pós-curetagem para encondroma.

Figura 17.38 Cimento de metil metacrilato no local de curetagem.

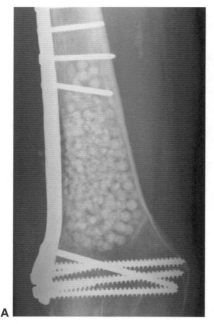 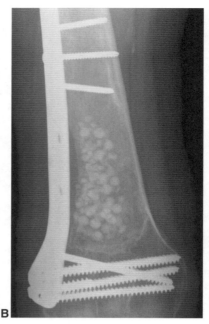

Figura 17.39 A, B: Substituto de enxerto ósseo com incorporação progressiva. **A:** Radiografia pós-operatória imediata. **B:** Radiografia dois meses após a cirurgia.

de receptores não é necessária. Quando osso de aloenxerto de banco de ossos é necessário, um enxerto apropriado pode ser escolhido a partir de um catálogo radiográfico de tecido disponível.

O enxerto ósseo pode estimular a osteogênese, preencher defeitos, fornecer estabilidade mecânica e formar um andaime para substituição progressiva. Os usos comuns incluem fusão da coluna, tamponamento de cisto, substituição de osso longo, substituição osteoarticular e tratamento de fratura e pseudartrose de fratura. As células formadoras de osso podem ser transplantadas com o próprio enxerto (caso se trate de autoenxerto) ou recrutadas a partir de células mesenquimais locais. O tecido ósseo pode ser implantado como pó, pasta fluida (osso triturado), lascas ou fragmentos, segmentos ou blocos intercalados, ou estruturas intactas inteiras, incluindo uma superfície articular (Fig. 17.40). Quando aloenxertos grandes são usados, o efeito biológico é similar a um transplante de órgão em vez de um transplante de tecido. A remodelagem direta de aloenxertos grandes que inicia na junção enxerto-hospedeiro pode, por fim, abranger todo o implante após meses ou anos. A falha do enxerto é reconhecida quando há reabsorção progressiva do enxerto ou falha em unir-se ao osso hospedeiro. A alternativa para um aloenxerto maciço muitas vezes é uma substituição modular articular total (Fig. 17.41).

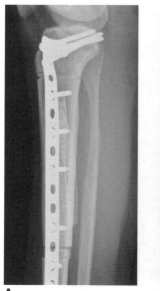 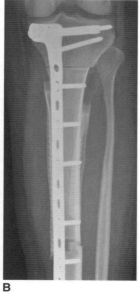

Figura 17.40 Aloenxerto tibial intercalado maciço para reconstrução de tumor. Drenos cirúrgicos ainda estão no local. **A:** Radiografia lateral. **B:** Radiografia AP.

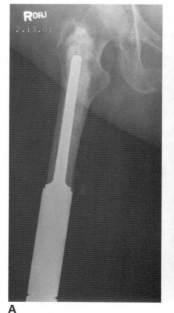 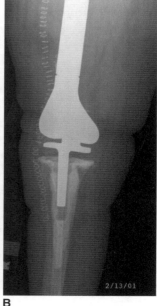

Figura 17.41 Substituição modular articular total para reconstrução de tumor. **A:** Radiografia do quadril. **B:** Radiografia do joelho.

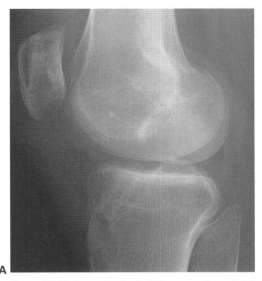 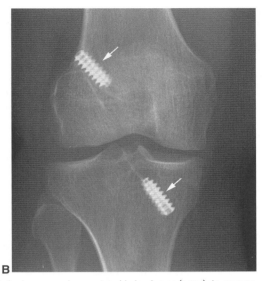

Figura 17.42 Reconstrução do LCA com parafusos de interferência segurando as extremidades ósseas (*setas*) do enxerto (pacientes diferentes). **A:** Radiografia lateral mostra parafusos bioabsorvíveis. **B:** Radiografia AP mostra parafusos de metal.

Tecidos moles, como os tendões, também podem ser coletados, armazenados em bancos e usados como implantes, principalmente para reconstrução de ligamento. Tendões de autoenxerto ou de aloenxertos são avasculares quando implantados, mas passam por um processo biológico complexo chamado *ligamentação*, no qual há necrose de enxerto, revascularização, regeneração celular, deposição de colágeno e, por fim, remodelagem e maturação do enxerto. Esse processo leva um a três anos e é análogo à substituição progressiva na remodelagem óssea. A injeção intra-articular de condrócitos vivos por cultura de células em pacientes com doença articular é uma nova técnica de transplante promissora.

Rupturas do ligamento cruzado são tipicamente reconstruídas com material de enxerto. Um autoenxerto comum para LCA é o terço central do tendão infrapatelar, com as inserções ósseas em cada extremidade. Esse enxerto passa por um túnel que é perfurado através do fêmur e da tíbia com parafusos de interferência. Os parafusos de interferência comprimem as porções ósseas do enxerto contra as paredes do túnel (Fig. 17.42). Outros enxertos usados para reparo de LCA incluem tendões posteriores da coxa de autoenxerto ou aloenxerto (semitendinoso e grácil) e materiais sintéticos, como politetrafluoroetileno (Gore-Tex). Os enxertos de tendões dos posteriores da coxa geralmente são fixados ao osso por parafusos com arruelas. As radiografias podem avaliar a posição do material metálico ou as porções ósseas de um enxerto. A RM pode ser usada para visualizar o próprio enxerto (Fig. 17.43) e é útil quando há suspeita de falha do enxerto (Fig. 17.44).

O reimplante de um membro ou apêndice traumaticamente amputado é possível por transporte rápido das vítimas para um centro médico e por técnicas microcirúrgicas. Nos casos em que estruturas cruciais como o polegar ou múltiplos dedos da mão dominante tenham sido perdidos, uma mão funcional pode ser reconstruída por reimplante de outros dedos, como os dedos dos pés. Alongar o osso com fixadores externos pode ser combinado com implante em um procedimento de múltiplos estágios.

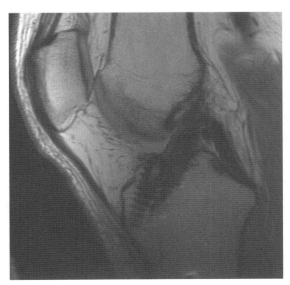

Figura 17.43 RM sagital com densidade de prótons evidenciando enxerto de LCA intacto.

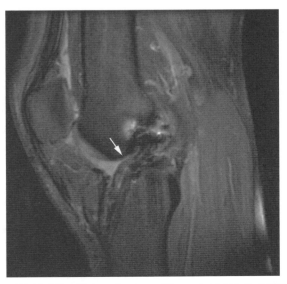

Figura 17.44 RM sagital ponderada em T2 com supressão de gordura de enxerto de LCA (*seta*) sofrendo impacto.

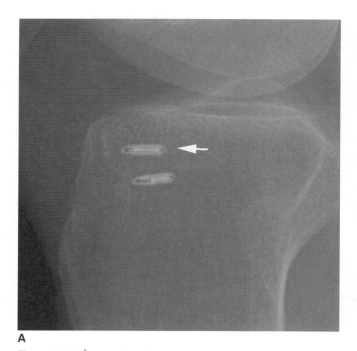 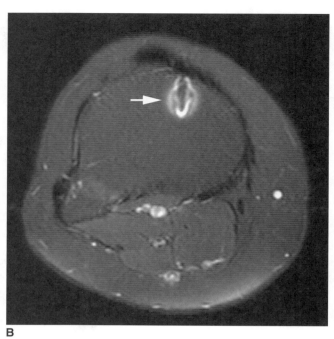

Figura 17.45 Âncoras de tecido mole usadas para fixação da transferência de tendão patelar (*setas*). **A:** Radiografia lateral. **B:** RM com supressão de gordura ponderada em T2 axial.

Cirurgias em tecidos moles

Uma liberação de tecido mole é realizada dividindo-se cirurgicamente uma estrutura de tecido mole. O retináculo flexor, por exemplo, é cortado em uma liberação do túnel do carpo. A transferência de tendão pode ser realizada mobilizando-se a inserção óssea de um tendão (por osteotomia) e reinserindo-a em um local diferente ou liberando o tendão e reinserindo-o em uma outra estrutura de tecido mole. A transferência da inserção do tendão infrapatelar pode ser realizada para tratar problemas relacionados ao ajuste patelar anormal. As transferências de tendão ao redor do quadril podem melhorar a função em condições neuromusculares espásticas, como paralisia cerebral. Estruturas de tecido mole sem segmentos ósseos integrais podem ser inseridas ao osso com suturas (às vezes, metálicas), grampos de osso, parafusos com arruelas ou âncoras de tecido mole (Fig. 17.45). As operações que envolvem apenas os tecidos moles podem não ser evidentes nas radiografias pós-cirúrgicas. Por exemplo, reconstruções de ombro – geralmente operações de tecido mole realizadas para corrigir instabilidade ou reparar o manguito rotador –, em geral, reparam a cápsula do ombro (capsuloplastia) ou um manguito rotador rompido. Nos casos em que fixação metálica é usada, as radiografias podem ser úteis para documentar a posição do material metálico (Fig. 17.46). Artrografia, TC e RM muitas vezes preservam sua utilidade na aquisição de imagem do ombro reconstruído (Fig. 17.47).

Fusão da coluna vertebral

A fusão cirúrgica da coluna é realizada em várias circunstâncias. A estabilidade a longo prazo da fusão espinal depende da fusão óssea, não da instrumentação. Instrumentação e suportes externos (órteses) fornecem estabilidade pós-operatória imediata. A fusão anterior envolve remoção das articulações de discos intervertebrais e, às vezes, de outras estruturas, com inserção de enxerto ósseo (Fig. 17.48). As fusões anteriores são realizadas na região cervical após a remoção de discos herniados a partir de uma abordagem anterior.

As fusões posteriores podem incluir colocação de fios ou instrumentação e colocação de enxertos ósseos *onlay*, após a preparação das superfícies hospedeiras por decorticação, ressecção de articulações facetárias e assim por diante. Fusão posterolateral ou intertransversa é usada na região lombar, onde os processos transversos e outros elementos posteriores são incorporados na fusão posterior. Muitas fusões da coluna torácica e lombar usam uma abordagem anterior e posterior combinada. Parafusos com pedículos inseridos

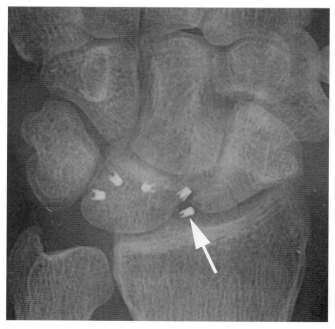

Figura 17.46 Reparo de tecidos moles circunjacente ao semilunar com âncora solta em tecidos moles (*seta*).

Capítulo 17 • Imagem pós-cirúrgica 333

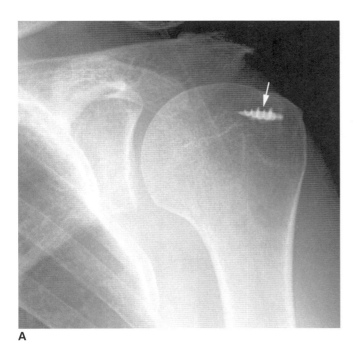
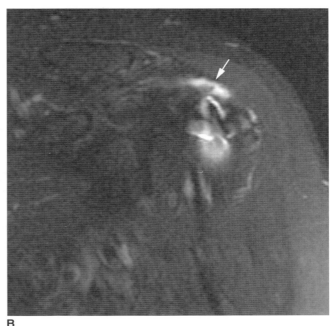

Figura 17.47 Lesão de manguito rotador recorrente após cirurgia. **A:** Radiografia AP mostra uma âncora de tecidos moles (*seta*) na cabeça do úmero de operação prévia. **B:** RM coronal oblíqua ponderada em T2 com supressão de gordura tem o artefato metálico da âncora, mas existe uma ruptura com retração do supraespinal (*seta*).

posteriormente são presos às hastes. A remoção do material do disco a partir dos níveis envolvidos é seguida por inserção do material de enxerto ósseo. Blocos de osso de aloenxerto podem ser usados; alternativamente, podem ser inseridas gaiolas de fusão preenchidas com enxerto de osso triturado (Fig. 17.49). Radiografias de acompanhamento das fusões espinais devem documentar a consolidação e a incorporação de material de enxerto, a manutenção do alinhamento pós-cirúrgico e a integridade dos fios e da instrumentação.

Pseudartrose, a complicação mais comum, tem mais probabilidade de ocorrer se houver movimento excessivo no local da fusão. Pode-se suspeitar de pseudartrose quando há dor localizada, movimento ou perda de correção ou de fixação. Se as radiografias comuns não forem reveladoras, TC com imagens coronais, sagitais ou reconstruídas tridimensionais podem ser úteis para demonstrar a presença ou a falta de pontes ósseas nos locais de artrodese. As visões laterais em flexão e extensão podem revelar movimento anormal.

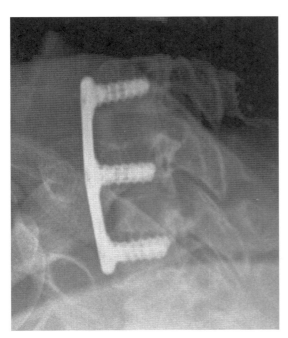

Figura 17.48 Radiografia pós-operatória de uma artrodese anterior de C5-7 com fixação interna e enxerto ósseo.

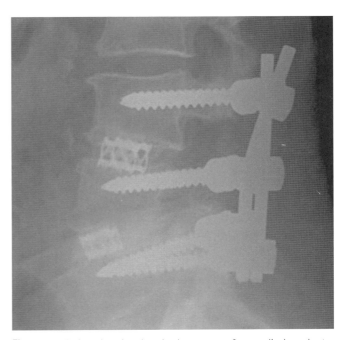

Figura 17.49 Artrodese da coluna lombar com parafusos pediculares, hastes e gaiolas de fusão anteriores.

Cirurgia de escoliose

A escoliose pode ser tratada por observação, colocação de órtese externa ou cirurgia. A cirurgia, em geral, não é indicada até que a curvatura tenha um ângulo de Cobb de 45° ou mais. A fusão espinal pode ser realizada usando abordagens anteriores e posteriores. A instrumentação é tipicamente combinada com enxerto ósseo para artrodese das vértebras envolvidas. A incorporação de enxerto ósseo fornece estabilidade a longo prazo, de modo que falhas tardias de material metálico, em geral, não são importantes. Na abordagem anterior, os discos intervertebrais são removidos, a curvatura é corrigida em três dimensões e os níveis envolvidos são unidos e fixados. Enxertos ósseos e gaiolas de fusão podem ser usados nos espaços dos discos. Os parafusos do corpo vertebral são conectados a uma ou mais hastes sobre múltiplos níveis (Fig. 17.50). Na abordagem posterior, hastes moldadas são conectadas sobre múltiplos níveis às vértebras envolvidas usando alguma combinação de ganchos, parafusos com pedículos ou fios para atingir uma correção tridimensional (Fig. 17.51). Abordagens anterior e posterior combinadas podem ser requeridas para curvaturas graves. Hastes de telescopagem para tratamento de crianças com potencial de crescimento remanescente significativo também estão disponíveis.

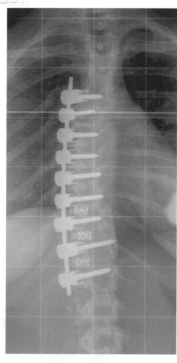

Figura 17.50 Artrodese anterior da coluna para escoliose torácica. Enxerto ósseo e gaiolas de fusão intercorporal foram colocadas após remoção dos discos intervertebrais. Os parafusos de corpo vertebral são conectados por uma haste.

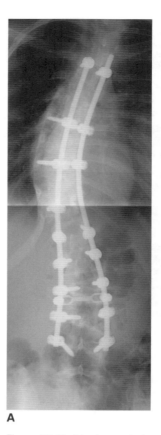 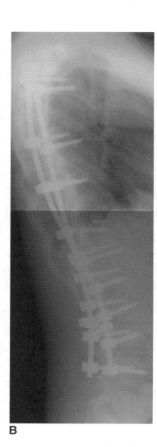

A **B**

Figura 17.51 Artrodese espinal anterior e posterior para escoliose idiopática com parafusos pediculares e hastes. **A:** Radiografia AP. **B:** Radiografia lateral.

Referências bibliográficas e leituras sugeridas

Adams JC, Stossel CA. *Standard Orthopedic Operations: A Guide for the Junior Surgeon.* 4th Ed. Philadelphia, PA: Churchill Livingstone; 1992.

Berquist TH. *Imaging of Orthopaedic Fixation Devices and Prostheses.* Philadelphia, PA: Lippincott Williams & Wilkins; 2008.

Chew FS, Roberts CC. Total knee replacement: Imaging of complications. *Contemp Diagn Radiol.* 2006; 29(21):1–6.

Chew FS, Roberts CC. Total knee replacement: Radiographic evaluation. *Contemp Diagn Radiol.* 2006; 29(20):1–6.

eMedicine. http://emedicine.medscape.com.

Griffin LY. *Essentials of Musculoskeletal Care.* 3rd Ed. Rosemont, IL: American Academy of Orthopedics; 2005.

Hoppenfeld S, Zeide MS. Orthopaedic dictionary. Philadelphia: JB Lippincott Co; 1994.

Learmonth ID, Young C, Rorabeck C. The operation of the century: Total hip replacement. *Lancet.* 2007;370(9597):1508–1519.

Mohaideen A, Nagarkatti D, Banta JV, et al. Not all rods are Harrington—an overview of spinal instrumentation in scoliosis treatment. *Pediatr Radiol.* 2000;30:110–118.

Roberts CC, Chew FS. Radiographic imaging of hip replacement hardware. *Semin Roentgenol.* 2005; 40(3):320–332.

Roberts CC, Ekelund AL, Renfree KJ, Liu PT, Chew FS. Radiologic assessment of reverse shoulder arthroplasty. *Radiographics.* 2007;27(1):223–235.

Shellock FG, Crues JV. MR procedures: Biologic effects, safety, and patient care. Radiology, 232:635–652, 2004.

Taljanovic MS, Hunter TB, Miller MD, Sheppard JE. Gallery of medical devices: Part 1: Orthopedic devices for the extremities and pelvis. *Radiographics.* 2005;25(3):859–870.

Taljanovic MS, Hunter TB, O'Brien MJ, Schwartz SA. Gallery of medical devices: Part 2: Devices of the head, neck, spine, chest, and abdomen. *Radiographics.* 2005;25(4):1119–1132

Tomford WW. *Musculoskeletal Tissue Banking.* New York, NY: Raven Press; 1993.

Van Rijswijk CSP. Follow-Up Imaging of Soft Tissue Tumors. In: De Schepper AM, Vanhoenacker F, Gielen J, Parizel PM, eds. *Imaging of Soft Tissue Tumors.* 3rd Ed. Berlin-Heidelberg-New York: Springer; 2006:485–494.

Weinstein SL, Dolan LA, Cheng JCY, Danielsson A, Morcuende JA. Adolescent idiopathic scoliosis. *Lancet.* 2008;371(9623):1527–1537.

Weissman BNW, Sledge CB. *Orthopedic Radiology.* 2nd Ed. Philadelphia, PA: WB Saunders; 2002.

Wheelees CR III, ed. *Wheeless' Textbook of Orthopaedics.* http://www.wheelessonline.com.

Índice remissivo

Números das páginas em *itálico* indicam figuras; aqueles seguidos pela letra "t" indicam tabelas.

A

Abdução na fratura no tornozelo, 75
Abscesso.
  espinal, 300
  osteomielite, 297-299
  piomiosite, 306, *306*
  tuberculose, 301
Abscesso de Brodie
  fratura radiológica, 300
  sintomas, 299, 300
  tíbia distal, 300, *300*
  tíbia proximal, 300, *301*
Absorciometria de raios X de dupla energia
  (DEXA)
  artefatos, 279, *279*
  coluna lombar, *278*
  interpretação clínica, 277-279
  osteopenia, *278, 279*
Abuso infantil, 103-105, 103t, *104, 105*
Aceleração na lesão espinal, 43, 44
Acetábulo
  artropatia por hidroxiapatita, *237*
  fratura do acetábulo, 59, *58, 59*
  lábio do acetábulo, 61, 62, *61*
  osteoartrite, *230*
  quadril, 61, *60, 61*
Acidente com veículo motor
  causado pelo cinto de segurança, 52
  trauma espinal cervical e, 46, 47, 51
  trauma torácico do, 53
Ácido úrico, 236
Acondroplasia, 254, *255, 256*
Acromegalia, 286, *287*
Acrômio, 208, 211
Adamantinoma, 153, *154*
Adenoma hipofisário, 286, 287
Adução na lesão do tornozelo, 72, 75
Alinhamento
  doença articular, 201
  na fratura, 14
Amiloidose, 238
Anel pélvico
  fraturas estáveis, 55, 56, *55*
  lesões instáveis, 56-58, *56-58*
Angulação do osso
  em adultos, 3, 14
  em crianças, 87
Anomalias digitais, 260, *260*
Anquilose
  artrite psoriática, 199
  osteoartrite, 225
Antebraço
  fratura no, em crianças, 92, 93, *93, 94*
  trauma no, 25-27, *26-28*
Anticorpos, doença articular, 204
  antinucleares, 204

Antígeno de leucócito
  artrite psoriática e, 218, 219
  doença articular, 205
Ânulo fibroso, 201, 245
Aparência de albatroz na osteoartrite, 227
Aparência de roído de traça na lesão óssea, 128,
  129, *129*
Aparência em copo, *219*
Apófises do anel vertebral, 96
Articulação. *Ver também* Doença articular
  de Charcot, 232
  metástases para, 182
  protética. *Ver* Substituição articular
  trauma na
    glenoumeral, 31, 32, *31-34*
    sacroilíaca, 54
Articulação atlantoaxial
  artrite reumatoide, 211
  osteoartrite, 226
Articulação atlantoccipital, 44, 45
Articulação carpometacarpal
  artrite, 204
  osteoartrite, 226
Articulação facetária
  cervical, 50
  espondilite anquilosante, 217
Articulação glenoumeral
  artrite reumatoide da, 208
  lesão, 32, 96
Articulação interfalângica
  artrite psoriática, 219
  artrite reumatoide, 201, 207
  distal
    artrite reumatoide, 201
    osteoartrite, 225
  juvenil, 220-222
  proximal
    artrite reumatoide, 198, 207
    edema e, 198
    luxação da, 17
    osteoartrite da, 225
Articulação intertársica, 232
Articulação metacarpofalângica
  artrite reumatoide, 201
  do polegar, 17
  lúpus e, 212
  osteoartrite, 225
Articulação metatarsofalângica
  artrite reumatoide, 207
  gota, 236
  osteoartropatia neuropática, 232
Articulação radiocarpal, 233
Articulação sacroilíaca, 211
  trauma na, 54
Articulação sinovial, 196-201
  alinhamento, 201, *201*

  cartilagem, 198, 199, *198, 199*
  osso, 199-201, *200*
  osteoartrite, 226
Articulações de Charcot, 232
Articulações neuropáticas, 232
Articulações tarsometatársicas, 232
Artrite, 207-224
  anticorpos, 204
  antígeno, 205
  doença de Crohn, 219, 220
  doença de Lyme, 224
  doença do tecido conjuntivo
    dermatomiosite e polimiosite, 215, 216
    esclerodermia, 212, *214*
    lúpus eritematoso sistêmico, 211, 212
    síndromes de sobreposição, 216
  gonocócica, 223
  gotosa, 236
  idiopática juvenil, 220-222
  inflamatória, 207-224
  monoarticular, 203, 204t
  mutilante, 219, *220*
  não gonocócica, 222
  poliarticular, 203, 205t
  psoriática, 218, 219
    coluna, 218, 219
    da mão e do punho, *197, 205*
    espinal, 201, 202
    mão e punho, 208, *208-210*
    pé, *220*
  reativa, 218
  reumatoide
    articulações periféricas, 208-210, *208-210*
    aspectos patológicos-radiológicos, 207-208
    deformidade do dedo na, 201, *201*
    espinal, *209, 210*, 210, 211
    manifestações extra-articulares, 211
    mão e punho, 208, *208-210*
  séptica, 222, 223
  sinovite granulomatosa, 224
Artrodese, 317
Artrogripose múltipla congênita, 257, *257*
Artropatia pirofosfato, 203, *234, 235*
Artroplastia, 317, *318*
Asa ilíaca, 192
Autoenxerto, 115

B

Babygram, 103
Bebê. *Ver* Criança
Biomecanismos do trauma
  em crianças, 87-88
  osso, 2-5
  tecido mole, 6-8, *8*, 8t
Bolsa do retrocalcâneo, 210, 213

336 Índice remissivo

Bordas salientes, 200, 237, 238
Borrelia burgdorferi, 224
Bursite calcificada, 235, 236

C

Cabeça, fratura da, 27, *27, 28*
Caixa torácica, 54-55, *54*
Calcâneo, 81-83, *82, 83*, 242
Calcificação
  cartilagem, 133. *Ver também* Condrocalcinose
  dermatomiosite da, *215*
  doença articular, 198, 199, 203
  doença por deposição de hidroxiapatita, 234
  entese, 203
  esclerodermia, 213
  hidroxiapatita de cálcio, 213
Calcinose
  periarticular, 234
  tumoral idiopática, 285
Câncer de mama, metástases, 181-186
Câncer de próstata, metástases, 182, *184*, 190
Câncer na tireoide, metástases, *185*
Cápsula articular, entese, 203
Carga
  fratura
    em adultos, 3-5, *3-6*
    em crianças, 87
  lesão na coluna cervical e, 43
  lesão no tornozelo e, 75
Carga axial
  fratura no calcanhar e, 81
  lesão espinal e
    cervical, 43, 45, 47, 48
    toracolombar, 53
Carga compressiva
  do osso, 2-4, 5
  em crianças, 87
Carga direta, 3
Carga indireta, 3, 4
Carga rotacional, 4, 5, *5, 6*
Carga tênsil do osso, 4
Carpo
  biomecânica do punho e, 18, 20, *20*
  fratura do, 21, *21*
  instabilidade do, 24, 25, *25*
Cartilagem
  artrite reumatoide, 207
  carga e, 8
  condrossarcoma, 144-147, *145, 146*
  fratura intra-articular, 16
  hialina, 198
  mineralização da matriz, *134*
  osteoartrite, 225
  tumor benigno da
    condroblastoma, 164, *164*
    condroma periosteal, 164, *164*
    encondroma, 160, 161, *161, 162*
    fibroma condromixoide, 164, *165*
    osteocondroma, 162, *163*
    osteocondromatose, 162, 163, *163*
Celulite, 304, *305*
Chlamydia, 218
Cifose juvenil, *274,* 274, 275
Cifose senil, 246
Cisticercose, *306,* 307
Cisto
  aneurismático, 172,173, *174*
  bursite, 176

cisto epidermoide de inclusão, 176
cisto ósseo simples, 173, 175, *175*
cistos sinoviais, 176
  de Baker, 240, 241
  gânglio, 176
  gânglio intraósseo, 175
  mixoma, 176
  subcondral, 200, *200*
Classificação AO-Weber, 72, 75t
Clavícula, fratura da, 37
Coalizão carpal, 260, *260*
Coalizão tarsal, 260, 261, *261*
Colágeno
  entese, 203
  fibrilas, 198
Colapso avançado do escafossemilunar, 233
Coluna
  articulações do disco intervertebral, 201
  artrite reumatoide, 210, 211
  doença de Crohn, 219, 220
  fixação, 117, 118, *118*
    complicações, 123, *123*
  fusão, 332, 333, *333*
  infecções, 300, 301, *301, 302*
  metástases para, 182, *185*
  osteoartrite, 226
  trauma na
    caixa torácica, 54, 55, *54*
    cervical inferior, 47, 47-51, *48-52*
    cervical superior, , 43-47, *44-47*
    em crianças, 96, 97, *97*
    princípios gerais do, 42, 43, 42t, *43*, 43t
    toracolombar, 53, *52, 53*
Coluna cervical
  artrite reumatoide, 211, 212
  hiperostose esquelética idiopática difusa, *246*
  inferior, 47-51, *47-52*
  lesão na, 43-47, *44, 45, 46, 47*
Coluna cervical superior
  deposição de hidroxiapatita, 234
  osteogênese imperfeita, *251*
  osteopetrose, 252
  trauma na
    clavícula, 37, 40, *40, 41*
    cotovelo, 27-29, *28, 29, 30*
    mão, 17, 18, *18, 19*
    ombro, 29-37, *30-40,* 36t, 37t
    punho e, 18, 20-25, *20-25,* 22t
    rádio distal e antebraço, 25-27, *26-28*
    úmero, 29-31, *30, 31*
Coluna lombar
  espondilite anquilosante, *216*
  fratura de explosão da, *53*
  metástases para, 182
  trauma na, *42*
Compartimento patelofemoral, 225
Complexo de Buford, 35, *37*
Complexo de fibrocartilagem triangular
  biomecânica do punho, 20
  fratura do antebraço e, 25
Compressão
  axial, *45*
    na lesão do tornozelo, 72, 75
  fratura pélvica, 55, 56, *56,* 57, *57*
  lesão no tornozelo e, 72, 75
  parafuso, 109, *109, 110,* 110, 111
Condições de desenvolvimento e congênitas
  condições da coluna

cifose juvenil, *274,* 274, 275
  escoliose congênita, 274, *274*
  escoliose idiopática, 272, 273, *273*
condições do quadril
  displasia de desenvolvimento do quadril
    (DDQ). *Ver* Displasia(s), de desenvolvim-
    ento do quadril (DDQ)
  doença de Legg-Calvé-Perthes, 264-266, *267*
  doença do quadril pediátrico, 264, 264t
  epifisiólise proximal do fêmur, 267, *267,*
    268
  discrepância do comprimento do membro e
    de rotação, 262-264, *263*
  displasias esqueléticas esclerosantes. *Ver*
    Displasia(s) esqueléticas esclerosantes
  distúrbios do tecido conjuntivo hereditários,
    250, 251, *251*
  fechamento fisário prematuro, 266, 267, *268,*
    269
  maturação esquelética, 250
  osteocondroses. *Ver* Osteocondroses
  várias condições localizadas
    anomalias digitais, 260, *260*
    anomalias musculares, 262, *262*
    coalizão do tarso, 260, 261, *261*
    coalizões do carpo, 260, *260*
    deficiência femoral focal proximal, 259, *259*
    displasia cleidocraniana, 258, *258*
    displasia epifisária múltipla, 258, *258*
    ossículos acessórios, 262, *262, 263*
    sinostose radiulnar, 258, 259, *259*
    tíbia vara, *259,* 259, 260
Condroblastoma, 164, *164*
Condrocalcinose, 199, *199,* 233
Condroma periosteal, 164, *164*
Condromatose sinovial, 240
Condrometaplasia sinovial, 240
Condrossarcoma
  desdiferenciado, 147
  exostótico, *146,* 146, 147
  manifestação clínica, 144, 145
  medular, 145, 146, *145, 146*
  variantes, 147
Consolidação
  em crianças, 91, 91t, *92*
  fratura, 106, 106t, *107*
    falha, 118-120, *119, 120*
    por estresse, 13, *14*
  raquitismo, 284
Contusão óssea, 68-70, *67-72*
Cordoma, 152, 153, *154*
Corpo frouxo osteocondral, 227
Corpo livre osteocondral, 227
Cotovelo
  artrite reumatoide do, 208
  trauma, adulto, 27-29, *28-30*
Criança. *Ver também* Condições de desenvolvi-
    mento e congênitas
  artrite
    juvenil, 220-222, 221t, *222*
    séptica, 222, 223
  coluna
    espondilolistese, *97,* 97-98
    espondilose, *97,* 97, 98
    trauma agudo, 96, 97, *97*
  espancada, 103-105, 103t, *104, 105*
  fratura
    biomecânica, 87, *88*

Índice remissivo **337**

cotovelo, 93-96, *94*, *95*
criança pequena, 99, *100*
do tipo Salter II, 100, *100*
por estresse, *102*
tíbia, 99-101, *100*, *101*
tornozelo, 99, 100, *100*, *101*
triplanar, 101, *101*
lesão na mão e antebraço, 92, 93, *93*, *94*
lesão na pelve e no fêmur, 98, *98*
lesão na placa de crescimento, 87-89, *88-90*, 91
lesão no joelho, 98, 99, *99*
lesão no ombro e no úmero, 96, *96*
lesão no tecido mole, 92
lesão relacionada a esportes, 101, 102, *102*
tumor na
metastático, 181t
neuroblastoma no, *187*
Critérios NEXUS, 42t

D

Dedo(s)
beisebol, 17
em salsicha, 197, *197*, 219
fratura oblíqua do, 5
luxação do, 17
menores, 243
trauma no, 17, *18*
Defeito osteocondral, 77, 79
Defeitos corticais fibrosos, 164, 165, *165*, *166*
Deficiência de vitamina
C, 292
D, 282
Deficiência femoral focal proximal, 259, *259*
Deformação, biomecânica, 6
Deformidade angular
adamantinoma, 153
em crianças, 93, *94*
fratura em galho verde, 87
Deformidade do pé congênitas
metatarso aducto, 271
pé torto equinovaro, 271, *272*
tálus vertical congênito, 272, *273*
Deformidade do pescoço de cisne, 201
Deformidade em botoeira, 201, *201*
Deformidade em martelo, 17, *18*
Deposição de cristais de pirofosfato, 233
Dermatomiosite, 215, 216
Diabetes melito, 232
Diálise
amiloidose, 238
doença de deposição de hidroxiapatita, 234, *236*
Disco intervertebral
anatomia do, 201
degeneração, 243-245
doença articular, 201-203, *201-203*
metástases para, 182
Displasia(s)
cleidocraniana, 258, *258*
de desenvolvimento do quadril (DDQ)
bebê, *266*
cabeça do fêmur e acetábulo, 264
diagnóstico radiológico, *266*
movimento fetal restrito, 264
RM, 266
ultrassonografia, 264, *265*

epifisária múltipla, 258, *258*
esqueléticas esclerosantes
melorreose, 253, *254*
osteopatia estriada, 253, *253*
osteopetrose, 251, 252, *252*
osteopoiquilose, 252, 253, *253*
fibrosa, 166, 167, *167*
osteoartrite, 229
Disseminação vascular do tumor, 182
Distração, 47
Distrofia muscular, 256, *257*
Distrofia simpática reflexa pós-traumática, 121, *122*
Distúrbio adrenal, 285-287
Distúrbio do neurônio motor superior, 232
Distúrbio metabólico, erosões ósseas, 199
Distúrbio neurológico no trauma espinal, 42t
Distúrbios da tireoide, 287
Distúrbios do tecido conjuntivo hereditários
osteogênese imperfeita, 250, *251*
síndrome de Marfan, 251, *251*
Distúrbios gonadais, 287, 287t
Doença articular
achados laboratoriais, 204, 205
associada ao cristal, 233t
disco intervertebral, 201-203, *201-203*
distribuição da doença, 203, 204
entese, 203
não inflamatória
degeneração do disco intervertebral, 243, 245
doença de Baastrup, 247, *247*
doença de deposição metabólica, 237, 238
doenças associadas ao cristal, 233-237
condições degenerativas do pé, 242, 243, *244*
hiperostose esquelética idiopática difusa, 245, 246
condições articulares variadas, 238-242
osteoartrite, 225-232
princípios gerais, 196, 196t
sinovial, 196-201
alinhamento, 201, *201*
cartilagem, 198, 199, *198*, *199*
osso, 199-201, *200*
tecidos moles, 196-198, *197*
Doença autoimune. *Ver também* Artrite, reumatoide
esclerose sistêmica progressiva, 212
lúpus eritematoso sistêmico, *214*
Doença da célula falciforme
corpos vertebrais em forma de H, 311, 312, *312*
hemossiderose, 312, *312*
pequenos infartos múltiplos, 311, *311*
vs. osteomielite hematogênica, 312
Doença da medula
doença de Gaucher, 307, 308, *308*
mucopolissacarídeos, 307, *308*
osteonecrose. *Ver* Osteonecrose
Doença de Baastrup, 247, *247*
Doença de Blount. *Ver* Tíbia, vara
Doença de Caffey. *Ver* Hiperostose, cortical infantil
Doença de Charcot-Marie-Tooth, 258, *258*
Doença de Crohn, 219, 220

Doença de deposição
articulação e, 196
cristal de pirofosfato, 233
hidroxiapatita, 234-236
metabólica
artropatia amiloide, 238
gota tofácea, 237
retículo-histiocitose multicêntrica, 237, 238
pirofosfato de cálcio, 233, 234
Doença de Gaucher, 307, 308, *308*
Doença de Kienböck, 310, *310*, *311*
Doença de Köhler, 270, *271*
Doença de Legg-Calvé-Perthes, 264-266, *267*
Doença de Lyme, 224
Doença de Ollier, 161
Doença de Osgood-Schlatter, 269
Doença de Paget
aparência da vértebra, 290, *290*
fêmur, 290, 291, *291*
fraturas por insuficiência, *219*, 292
joelho, 290, *290*
sarcoma, 292, *292*
vértebra de marfim, 291, *291*
Doença de Panner, 269, *270*
Doença de Scheuermann, 274, 274, 275
Doença de Sinding-Larsen-Johansson, 269, 270
Doença de Voorhoeve, 253, *253*
Doença degenerativa da articulação sinovial, 196-198
Doença do tecido conjuntivo
dermatomiosite e polimiosite, 215, 216
esclerodermia, 212, *214*
lúpus eritematoso sistêmico, 211, 212
síndromes de sobreposição, 216
Doença hematológica, metástase, 188, 189
Doença intestinal inflamatória, 219, *220*
Doença óssea endócrina
acromegalia e gigantismo, 286, 287, *287*
diabetes melito
artropatia neuropática diabética, 288, *288*
mionecrose diabética, 289, *289*
osteomielite diabética, 289, *289*
distúrbios da tireoide, 287
distúrbios gonadais, 287, 287t
doença de Paget
aparência da vértebra, 290, *290*
fêmur, 290, 291, *291*
fraturas por insuficiência, *291*, *292*
joelho, 290, *290*
sarcoma, 292, *292*
vértebra de marfim, 291, *291*
hipercortisolismo, 285, 286
Doença por deposição de cristais de pirofosfato de cálcio, 233, 234
Doença por deposição de hidroxiapatita de cálcio, 233-236
Doença sexualmente transmissível, 224
Doença venérea, artrite, 218
Ductilidade, 2

E

Edema, doença articular, 197, *197*
Efeitos viscosos, 6
Efusão
artrite juvenil, *223*
quadril, *223*

338 Índice remissivo

Elastofibroma, 170, *170*
Embolia gordurosa, 120
Encaixe do tornozelo, 71, 72, 75, *75-78*, 75t
Encondroma, 160, 161, *161*, *162*
Enostose, 160
Entese, 203, 246
Entorse
    classificação, 7, 8t
    por hiperflexão, 47, *47*, 48, *49*
    tendão infrapatelar, 66, *66*
    tornozelo, 72, 75, *76*
Enxertos ósseos, 117, *117*
Epifisiólise proximal do fêmur (EPF), *267*, 266-268
Erosão, osso, 208, *209*
    doença articular, 199
    osteoartrite, 225
Esclerodermia, 212-215
Esclerose, 200
    sistêmica progressiva, 212
Escoliose
    cirurgia, 333, 334, *334*
    congênita, 274, *274*
    idiopática, 272, 273, *273*
Escorbuto, 292, *292*
Espaço de Poirier, 20, *20*, 22
Espondilite
    anquilosante, *202*, 216-218
    doença de Crohn, 220
Espondiloartropatia
    artrite psoriática, 218, 219
    artrite reativa, 218
    diagnóstico diferencial, 220
    enteropática, 219, 220
    espondilite anquilosante, 216-218, *216-218*
Espondilólise, *97*, 97, 98
Espondilolistese
    em crianças, *97*, 97, 98
    traumática, 45, *45*
Esporões do calcâneo, 242
Eversão, fratura do tornozelo e, 75

F

Falange. *Ver também* Articulação interfalângica
    artrite reumatoide da, 208
    dedo em salsicha, 197, *197*, 208
Fasciíte necrotizante, 304, 305, *305*
Fator reumatoide, 204
Fechamento fisário prematuro, 268, *268*, *269*
Fêmur
    diáfise distal, 65, *65*
    fratura por estresse, 11, 12, *12*
    linfoma, *149*
    metástases para, 183
Fêmur proximal, 63-65, *64*, *65*
    fraturas
        intertrocantérica, 63, 64, *65*
        intracapsular, 63, *64*
        subtrocantérica, 64-65
    trauma no
        em adultos, 63-65, *64*, *65*
Feridas por armas de fogo, 10, 11
Fibra
    colágeno, enteses, 203
    de Sharpey, 245
Fibrila
    colágeno, 198
    osteoartrite, 225

Fibroma
    condromixoide, 164, *165*
    desmoplásico, 167, 168, *168*
    não ossificante, 164, 165, *165*, *166*
Fibromatose agressiva, 168
Fibrose, artrite reumatoide e, 207
Fibrose sistêmica nefrogênica (FSN), 294, *294*
Fios de cerclagem, 112
Fios de Kirschner (fios-K), 111, 112, *111*, *112*
Fixação de parafuso da fratura, 109-111, *109-111*
Fixação interna, complicações, 119, 120, *119*, *120*
Fixadores anelares, 115, 116, *116*
Fixadores de pino, 115, *116*
Fluorose, 293, *293*
    esquelética, 293, *293*
Forame sublabial, 35, *37*
Força
    abuso infantil e, 103
    no osso, 2, *3*
Fratura
    biomecânica
        crianças, 87, *88*
        em adultos, 2-5
    carga e, 3-5, *3-6*
    complicações, 118-123, 118t, *119-123*
    consolidação, 106, 106t, *107*
        em crianças, 91, 91t, *92*
    costela, 53
    de Chance, 52, *53*
    de galho verde, 87, *94*
    descrição da, 14-16, *15*
    do enforcado, *45*, 46
    espinal, cervical, 43-47, *44-47*
    exposta
        classificação, 9, 10, *10*
        em crianças, 91, *91*
        mecanismo da, 9
        redução, *108*, 108, 109
    femoral, 54, 58
    fixação
        coluna, 117, 118, *118*
        externa, 115, 116, *116*
        interna, 108-115, *108-115*
    imagem, 123, 124, *124*
    membro inferior
        de Jones, 84, *85*
        de Lisfranc, 83, *84*, 232
        de Maisonneuve, 75, *77*
        de pilão, 75, *78*
        de Tillaux, 75, *77*
        de Wagstaffe-LeFort, 75
        femoral, 63, *64*, 65
        patelar, 65, *67*
        tibial, 70
    membro superior
        cotovelo e, 27-29, *28*, *29*, *30*
        de Colles, 25, *26*
        de Galeazzi, 27, *27*
        do coveiro, 51, *51*
        mão, 17, 18, *18*, *19*
        punho, 18, 20-25, *20-25*, 22t
        rádio distal e antebraço, 25-27, *26-28*
    placa de crescimento, 87-89, *88-90*, 91
    tornozelo, 72, 75, 75t, *76*, *77*
    tratamento fechado, 106-108, *107*, *108*
Fratura cominuída, *74*
Fratura completa dos ramos púbicos, 56, *58*

Fratura da parte interarticular, 45, *45*
Fratura da pelve
    em crianças, 98, *98*
    em adultos, 54-57, *55*, *56*, *57*, *58*
Fratura de Bennett do polegar, 18, *19*
Fratura de *Chauffeur* (lateral simples), 25
Fratura de Chopart, 83, *84*
Fratura de cisalhamento vertical, pélvica, 56, 57, *58*
Fratura de Colles, 25, *26*
Fratura de Essex-Lopresti, 27, *27*
Fratura de Malgaigne, 56
Fratura de Monteggia, 27, *28*
Fratura de Rolando, do polegar, 18, *19*
Fratura de Shepherd, 81
Fratura de Smith, 25
Fratura do esterno, 54
Fratura do osso hamato, 21, *21*
Fratura do rádio proximal, 27, *28*
Fratura do tipo "gota de lágrima", 46, 47, *47*, 48, *48*
Fratura escafoide, 20, 20, 21, *21*, 110
Fratura intercondilar, do cotovelo, 28
Fratura intertrocantérica, 63, 64, *65*
Fratura intra-articular, metacárpica, 18, *19*
Fratura intracapsular, 63, *64*
Fratura na parte dianteira do pé, 83-86, *84*, *85*
Fratura osteocondral, 77, 79, *80*, 81
Fratura patelar, 65, *67*
Fratura patológica, 11
    cisto ósseo, 175
    malignidade que causa, *190*, 190, 191
Fratura pélvica estável, 55, 56, *55*
Fratura pélvica instável, 56-58, *56-58*
Fratura por avulsão
    do joelho, 65,66
    em crianças, 98, 99, *99*
    espinal, em crianças, 97
    lesão relacionada aos esportes, em crianças, 102
    mão e antebraço, 92, 93, *93*
    metástases, *190*
    parte dianteira do pé, 83, *84*
    patela, 65,66
    tibial, 99-101
Fratura por carga vertical, tornozelo e, 75
Fratura por estresse
    em crianças, 102, *102*
    pélvica, 55
Fratura por explosão, vertebral, 53, *53*
Fratura por insuficiência relacionada ao bifosfonato, *293*, 294
Fratura por tensão, vertebral, 54, *53*
Fratura por tração
    consolidação e, 108
    definição, 4, *4*
Fratura subtrocantérica, 64, 65
Fratura-luxação
    de Lisfranc, 83, *84*, 232
        divergente, 83, *84*
        osteoartropatia neuropática, 232
    do tornozelo, *76*
    espinal torácica, 51, *51*, *52*
Fraturas de Barton, 25
Fraturas do acetábulo, 59, *58*, *59*
Fraturas por fadiga, 11, 12
Fraturas por insuficiência, 12, 13, *14*

G

Gangrena gasosa, *306*, 306, 307
Geodos, 200
Gessos para fraturas, 106-108, *108*
Gigantismo, 286, 287
Gota, *200*, 236, 237
    tofácea, *200*, 237
Granuloma de corpo estranho, 179

H

Haemophilus infuenzae, 222
Hanseníase, 307
Haste intramedular, 114, 115, *114, 115*
Hastes de Ender, 115, *115*
Hemangiomatose sinovial, 240
Hemodiálise, *237*, 238
Hemofilia, 312, 313, *313*
Hipercortisolismo, 285, 286
Hiperemia sinovial, 207
Hiperextensão
    carga em valgo, 69
    carga em varo, 69, *70*
Hiperostose
    anquilosante, 245
    cortical infantil, 295, *295*
    esquelética, 202
        idiopática difusa (HEID), 202, 245, 246
Hiperparatireoidismo
    reabsorção óssea da articulação sacroilíaca,
        281, *281*
    secundária, 281, *281*
    tumor de Brown, 282, *282, 283*
Hipertireoidismo, 287
Hipertrofia na artrite reumatoide, 207
Hiperuricemia, 236
Hipogonadismo, 287
Histiocitoma fibroso maligno (HFM), 152, *153*
Histiocitose da célula de Langerhans, 170, 171,
        171, 172

I

Ilha óssea. 160, *161*
Imagem por ressonância magnética
    entorses e torções, 8, 9, *9*
    fratura por estresse, 5, 6, *7*
    ruptura do manguito rotador e, 30, 33, 34
    ruptura labial e, *38*
    tumor metastático e, 185, *186, 188, 189, 191*
    tumor neuroectodérmico primitivo, 151, *152*
Imunoglobulina, 204
Infecção
    celulite, 304, *305*
    coluna, 300, 301, *301, 302*
    fasciíte necrotizante, 304, 305, *305*
    fratura, 120, *121*
    fúngica, 224
    gangrena gasosa, *306*, 306, 307
    hanseníase, 307
    infecções fúngicas, 303, 304, *304*
    infestação parasítica, *306*, 307
    osteomielite aguda
        adultos, 297
        cintilografia óssea por radionuclídeo,
            298
        criança, *299*
        fêmur, *298*

invólucro, 297, *299*
    metáfise do úmero, *298*
osteomielite crônica
    abscesso de Brodie, 299, 300, *301*
    corte tomográfico, clavícula, *299*, 300
    tratamento, 298, 299
piomiosite, *305*, 306
por HIV, 307
por *Streptococcus*
    artrite, 222
    osteomielite, 297
    piomiosite, 306
    sinovite granulomatosa, 224
tuberculose
    espondilite, 301, *303*
    osteomielite, 301, 303, *304*
Infestação parasítica, *306*, 307
Infiltrado, de leucemia, 189
Inflamação, induzida por cristal, 233
Infração de Freiberg, 270, *271*
Instabilidade do segmento intercalado
    carpal, 24, 25
    dorsal, 24, *25*
    volar, 25, *25*

J

Joanete, 242
    do hálux, 242, 243
Joelho
    artropatia por pirofosfato, 233, 234, 235
    doença articular, 201
    lesões no complexo, *68*, 68-70, *69, 70*
    mecanismo extensor, 65-67, *66, 67*
    osteoartrite, 225
    rupturas do menisco, 70, *71-74*
    trauma no
        em crianças, 98, 99, *99*

L

Lei de Wolff, 11
Lesão ALPSA, 35, 36
Lesão BHAGL, 39
Lesão causada pelo cinto de segurança, espinal, 52
Lesão de Bankart, 32, *33*, 35
Lesão de Hill-Sachs, 32, *32, 34*
Lesão de Perthes, 35
Lesão de rotação
    do tornozelo, 72
    espinal, 43, *43*
Lesão de Stener, 18, *19*
Lesão do joelho varo, *69*
Lesão do manguito rotador, 32, 33, *34*, 34, 35, *35*
Lesão em cisalhamento
    espinal, 42, *43*
    pélvica, 52
Lesão espinal por desaceleração, 43
Lesão GLAD, 37, *40*
Lesão HAGL, 37, *38*, 39
Lesão na junção craniocervical, 44, *44*
Lesão no joelho valgo, *68*
Lesão óssea permeada, 128, 129, *130*
Lesão perissemilunar, *22*, 22-24, 22t, *23, 24*
Lesão POLPSA, 35, *38*
Lesão por avulsão, dedo e, 17, *18*
Lesão por avulsão da margem periosteal labro-
        ligamentar anterior (ALPSA), 35, 36

Lesão por avulsão da margem periosteal labro-
        ligamentar posterior (POLPSA), 36, *38*
Lesão por estresse, 11-13, *12-14*
Lesão por extensão, espinal, 42, *43*
Lesão por flexão, espinal, 42, *43*
Lesão por frio, 14
Lesão por hiperflexão, espinal
    causada pelo cinto de segurança, 52
    cervical, 44, 46
Lesão por queimadura, 14
Lesão por tensão, pélvica, 55
Lesão relacionada ao esporte, 101, 102, *102*
Lesões osteocondrais, 37, *40*, 80
Lesões vasculares ósseas, *176*, 176, 177
Leucemia, 189, 190
Ligamento(s)
    carpais, 201
    colateral, 17, 18, *18, 19*, 29, *29*
    do tornozelo, 71, 72, *75, 77*
    doença articular, 201
    espinal
        cervical, 50
        torácica, 52
        toracolombar, 53
    glenoumeral inferior anterior flutuante, 37, *39*
    lesão no dedo, 17
    lesão no polegar e, 17, 18, *19*
    ulnar colateral, 17, 18, *18, 19*, 29, *29*
Linfoma, metástase, 190
Linfoma de Hodgkin, 190
Linfoma de não Hodgkin, 148, 190
Linfoma intramuscular, 149, *149*
Lipoma intraósseo, 168, *168*
Linfoma primário, 148, 149, *149*
Lipoma, 170, *170*
Lúpus eritematoso sistêmico, 211, 212
Luxação
    coluna cervical, 59-61, *60, 61*
    cotovelo, 28, *29*
        em crianças, 93-94
    descrição de, 14-16, *15*
    do dedo, 17
    ombro, *31*, 32, *32*
    quadril
        em adultos, 61, *60, 61*

M

Mão
    artrite juvenil, *221*, 222
    artrite reumatoide, 208, *208-210*
    artropatia por lúpus, *214*
    dedo de salsicha, 197, *197*, 219
    fratura
        em adultos, 17, 18, *18, 19*
        em crianças, 92, 93, *93, 94*
Matriz vítrea
    mineralização, 133, *135*
Maturação esquelética, 250
Mecanismo extensor do joelho, 65-67, *66, 67*
Mediopé, 83, *83, 84*
Medula óssea
    doença. *Ver* Doença da medula
    metástase e, *192*
Membro inferior. *Ver também parte específica*
    trauma no, 63-86
        diáfise e fêmur distal, 65, *65*
        fêmur proximal, 63-65, *64, 65*

340   Índice remissivo

joelho, 65-70, *66-74*
pé, 77, 79, *80-85, 80-86*
tíbia, 70, *74*
tornozelo e, 71, 72, 75-77, *75-79*, 75t
Menisco
condrocalcinose, 199
ruptura do, 70, *71-74*
Metacárpico, gota tofácea do, 237
Metástases
blásticas, *183, 184*, 190
esqueléticas, 182
líticas, 182, *183, 190*
pulmonares, *186*
Metatarso aduto, 271
Micobactérias atípicas, 224
Mieloma
múltiplo, *147*, 147, 148
solitário, 148, *148*
Mineralização, tumor, 132, 133, 133t. *Ver também*
Calcificação
Mineralização de matriz, 132-133, 133t
Mionecrose por clostrídia, *306*, 306, 307
Miosite ossificante pós-traumática, *122*, 123,
178, *178*
Mucopolissacaridose, 307, *308*
Músculo
anomalias, 262, *262*
lesão no joelho e, *68*, 68-70, *69, 70*

N

Nanismo congênito, 254, *255, 256*
Necrose asséptica. *Ver* Osteonecrose
Necrose avascular. *Ver* Osteonecrose
Neurofibromatose
adulta, *256*
pseudoartrite, 255, *256*
subtipos, 254, 255
Neuroma de Morton, 178
Neurônio motor inferior, 232
Nodo de Bouchard, 198
Nodo de Heberden, 198
Nódulo, sinovite vilonodular pigmentada, 238-240
Núcleo pulposo, 201

O

Olécrano
fratura do, 28, *28*
fixação da banda de tensão, 111, *112*
Ombro
artropatia por pirofosfato, 233
deposição de hidroxiapatita e, 235
substituição, *325*, 326
trauma no
em adultos, 29-37, *30-40*, 36t, 37t
em crianças, 96, *96*
Ossificação, 200
Osso
biomecânica
carga e fratura, 3-5
força e deformação, 2, 3
cisto
aneurismal, 172, 173, *174*
cisto de inclusão epidermoide, 176
cisto ósseo simples, 173, 175, *175*
gânglio intraósseo, 175
contusão, 5, *67*, 68, *68, 69*, 70, *70, 71, 72*

doença articular, 199-201, *200*
em crianças, 87
fratura. *Ver* Fratura
infecção do. *Ver* Infecção
lesões do
caracterização do tecido, 132-134, *133-135*,
133t
diagnóstico, princípio cardinal, 126, 126t
estadiamento, 135, 136, 135t
fatores do paciente, 126, 127
incidência, 126
localização longitudinal, 127, 128t
localização transversa, 127, 128t
metástases, 138, *138*
precursores, 128t
predominância do gênero, 127t
taxa de crescimento, 127-130, *129-132*, 132,
132t
tipos, 127t
tratamento, 136, *136-138*, 138
lesões vasculares, 176, 177, *176, 177*
metástases para, 181-193. *Ver também* Tumor
metastático
triângulo de Codman, 130, *131*
tumor do. *Ver tumores específicos*
Osso capitato, 18, 20, *20*
Osso periosteal
concha cortical expandida, 129, 130, *131*
doença da célula falciforme, 311
Osso proliferativo, tumor e, 129
Osso semilunar
luxação do, *24*
trauma no, 18, 20, *20*
Osso trabecular, osteoporose do, 199
Osteíte deformante. *Ver* Doença de Paget
Osteoartrite, 225-232
erosiva, 226
inflamatória, 226
primária, 225-227
secundária, 227-229
subcondral, 227
impacto femoroacetabular, 229, *231*, 232
impacto subacromial, *231*, 232
neuropática, 232
secundária, 227-229
Osteoartropatia
hipertrófica, 295, *295*
neuropática, 232
Osteoblastoma, 159, 160, *160*
Osteocondrite dissecante, 79, 269, *270*
Osteocondroma
induzido por radiação, 193
osteossarcomas parosteais, 142
pedunculado, 162, *163*
Osteocondromatose, 162, 163, *163*
Osteocondroses, 311
doença de Köhler, 270, *271*
doença de Osgood-Schlatter, 269
doença de Panner, 269, *270*
doença de Sinding-Larsen-Johansson, 269, 270
infração de Freiberg, 270, *271*
osteocondrite dissecante, 269, *270*
Osteodistrofia renal, 284, *285*. *Ver também* Osteomalacia; Raquitismo
Osteófitos, 225
vertebral, 202t
Osteogênese imperfeita, 250, *251*
Osteólise pós-traumática, 242, *242*

Osteoma osteoide, 158, 159, *159*
Osteomalacia
achados radiológicos, 284, *284*
deficiência de vitamina D induzida, 282, 283
etiologias, 283
Osteomielite, 232
abscesso, 297-299
aguda
adulto, 297
cintilografia óssea por radionuclídeo, 298
criança, *299*
fêmur, *298*
invólucro, 297, *299*
metáfise do úmero, *298*
corte tomográfico, clavícula, *299*, 300
crônica
aspecto radiológico, 300
sintomas, 299, 300
tíbia distal, 300, *300*
tíbia proximal, 301, *301*
diabética, 289, *289*
infecção por *streptococcus*, 297
por cândida, *304*
tratamento, 298, 299
tuberculose, 301, 303, *304*
Osteonecrose
cabeça do fêmur
condições clínicas, 308, 309t
direito, 308, *309*
RM, 309, *309*
tratamento, 309
cabeça do úmero, 310, *310*
fratura, 120, *120*
infartos da medula calcificados, *311*
infartos ósseos medulares, *311*
joelho, 310, *310*
lúpus e, 212
osteocondroses, 311
semilunar, 310, *310, 311*
Osteopenia, 185
Osteoporose, 199, *200*
aguda, 280, *280*
artrite, 207, *209-212*
densitometria mineral óssea (DMO)
absorciometria de raios X de dupla energia
(DEXA), 277, 278, *278*, 279
critérios da OMS, 278t
doença espinal degenerativa, 279, 280t
escores de T, 278
medida radiográfica, 277
dermatomiosite, 215
involucional, 276, *277*
migratória, 280
regional, 280
secundária, 280, 280t
transitória, 280, *281*
Osteossarcoma, 127t, *131, 133*, 133t
célula pequena, 151, *152*
classificação, 140t
induzido por radiação, 142, *143*
intracortical, 144
intramedular
apresentação clínica, 140
metástase salteada, *142*
ossificação, 142, *143*, 144
tratamento, 142
intraósseo bem diferenciado, 144
metastático, *138*

multifocal, 144
parosteal, 142, 143, *144*
periosteal, 143, *144*
superfície de alto grau, 144
telangiectásico, 142, *143*
triângulo de Codman, 130, *131*
Osteotomia(s)
reparo do joanete, 316, 317
valga tibial alta, 315, 317

P

Pannus, 200
Parafuso Acutrak, 110, *110*
Parafuso bioabsorvível, 110, *110*
Parafuso transcortical, *109, 110,* 110, 111
Parafusos interfragmentários, 110
Parafusos no quadril, telescopagem, 111, *111*
Paralisia cerebral, 256, *257*
Pé
artrite psoriática, *220*
artrite reumatoide, 210
calcâneo, 81-83, *82, 83*
chato, 242
diabético, 232
doença articular inflamatória, 203
mediopé, 83, *83, 84*
parte dianteira do pé, 83-86, *84, 85*
tálus, 77, 79, *80, 81, 81*
vertical congênito, 272, *273*
Pelve
espondilite anquilosante, 217
fêmur e, 98, *98*
fraturas, *58*
lesões estáveis, 55
lesões instáveis, 56
Periostite, 200
artrite idiopática juvenil, *221*
artrite psoriática, 219
hiperostose cortical infantil, 295
Pescoço
radial, 27, *28*
trauma espinal e, 47
Piomiosite, *305,* 306
Placa de apoio, 113, *113*
Placa de crescimento
em criança espancada, 103, 104, *104*
fratura, 87-89, *88-90,* 91
Placas corticais, 112, *113, 114*
Plasmacitoma, *148*
Platô, fratura tibial do, 70, *74*
Plexo venoso, 182
Polegar
do caçador, 17, *18*
trauma no, 17, 18, *18, 18, 19, 19*
Poliartrite
lúpus, 211
Polimiosite, 215, 216
Precipitação de cristais, 233
Predominância do gênero na incidência tumoral, 127t
Processo odontoide, 45, 46, *46*
Proliferação osteocondromatosa parosteal bizarra, (POPB), 179, *179*
Proteoglicano, 198
Protrusão acetabular, *237*
Pseudartrose, 199
da fratura, 46

Pseudoacetábulo, *230*
Pseudofraturas de Milkman, 284
Punho
artrite reumatoide, *197,* 205
artropatia por pirofosfato, 233
biomecânica do, 18, 20-25, *20-25,* 22t
ligamentos, 20, *20*
trauma no, 18-20, 20-25, *20-25,* 22t

Q

Quadríceps, entese, *246*
Quadril
artrite reumatoide do, 217
artropatia por hidroxiapatita, *237*
osteoartrite, 226
trauma no
adulto, 61, *60, 61*

R

Rabdomiossarcoma, metástases, *181*
Rádio, fratura do
distal, 25-27, *26-28*
proximal, 27, *28*
Radioterapia, *192,* 192, 193, *193*
Raquitismo
achados radiográficos, 284
como curar o raquitismo, 284
deficiência de vitamina D induzida por, 282, 283
etiologias, 283
Rastreamento para metástases, 187-188
Reação periosteal ao raio de sol, *131*
Relaxamento contra estresse, 6
Ressecção do tumor
amputação abaixo do joelho, 329, 330
curetagem, 328, 329, *329*
radiografias, 330
substituto do enxerto ósseo, 329, *329*
Retículo-histiocitose multicêntrica, 237, 238
Rigidez, 2
RTQ cimentada, 319, *319*
RTQ não cimentada, 319, 320, *319, 320*
Ruptura(s)
do menisco, 70, *71-74*
quadríceps, 66, *66*
tendão infrapatelar, 66, *66*

S

Sacroileíte, 218, *218*
Sarcoidose, 294, *294*
Sarcoma
célula pequena
osteossarcoma da célula pequena, 151, *152*
sarcoma de Ewing, 150, 151, *150, 151*
tumor neuroectodérmico primitivo, 151, *152*
de Ewing, 150, 151, *150, 151*
induzido por radiação, 193
osteossarcoma, 127t, *131, 133,* 133t
metastático, *138*
triângulo de Codman, 130, *131*
tecido mole, 153-156
distribuição anatômica, 155t
estadiamento, 156, *156*

lipossarcoma, 154, *155*
membros inferiores e superiores e cíngulos dos membros, 155t
sinovial, 154, *155*
Sindesmófitos, 202
Sindesmose, tornozelo, 72, *75*
Síndrome da dor regional complexa, 280
Síndrome da imunodeficiência adquirida (AIDS), 307
Síndrome de Cushing. *Ver* Hipercortisolismo
Síndrome de Down, *257, 257,* 258
Síndrome de Hunter, 307, *308*
Síndrome de Maffuci, 161
Síndrome de Marfan, 251, *251*
Síndrome de Reiter, *202,* 204
Síndrome do chicote, 51
Síndrome do osso acromial, 262, *262, 263*
Síndromes de sobreposição, 216
Sinostose radiulnar, 258, 259, *259*
Sinovite
granulomatosa, 224
vilonodular pigmentada, 238-240
viral, 224
Siringomielia, 232
SLAC, punho, 233
SLAP, ruptura, *31,* 35
Subluxação
carpal, 25
definição, 15
lúpus, 212
Subluxação escafoide, *22,* 25
Substância fundamental, 198
Substituição articular. *Ver também* Substituição total do quadril (STQ)
cotovelo, 326, *326*
joelho (STJ), 321-325, *322-325*
materiais, 318
ombro, *325,* 326
punho, 326, 327, *326, 327*
quadril
endopróteses femorais bilaterais, 319, *319*
hemiartroplastia de *resurfacing,* 318, *319*
ossificação heterotópica, 321, *321*
STQ luxada, 320, *320*
substituição total do quadril (STQ), 319, 320, *319, 320*
técnicas, 318
tornozelo, 327, *327*
Substituição do cotovelo, 326, *326*
Substituição total do quadril (STQ)
afilamento de polietileno, *324,* 324, 325
bicondilar, 321, *322*
cimentada, 319, *319*
cimentada livre, falha na união metal-cimento, 321, *321*
componente patelar, 324, *324*
dobra de rotação, 323, *323*
fratura do fêmur, 324, *324*
intercondilar estabilizada, *322*
luxação, 320, *320*
não cimentada, 319, 320, *319, 320*
ossificação heterotópica, 321, *321*
osteólise, 321, *321*
sinovite do metal, 325, *325*
unicompartimental, *323,* 323
Sulco sublabial, 35, *36*

342   Índice remissivo

T

Talassemia, 312, *312*
Talipe equinovaro, 271, *272*
Tálus, 77, 79, *80*, 81, *81*
    vertical, 272, *273*
Tecido mole cístico, 176
    articulações sinoviais, 196-198, *197*
    cicatrização e reparo, 116, 117
    dermatomiosite, 215, *215*
    lesão
        biomecânica, 6-8, *8*, 8t
        em criança, 92
        imagem, 8, 9, *8*, *9*
    lesões vasculares, 177, *177*
    metástases, 191, 192
    operações
        lesão do manguito rotador recorrente, 332, *333*
        reparo do tecido mole perissemilunar, 332, *332*
        transferência do tendão patelar, 332, *332*
    paraespinal, 43
    sarcoma, 137, 153, 154, 156, 155t, *155*, *156*
    tumor do, estadiamento, 135t
Tecido mole paraespinal, 43
Telescopagem de parafusos do quadril, 111, *111*
Tendão
    doença de deposição de hidroxiapatita, 235
    entese, 203
    lesão no dedo e, 17, *18*
Tendão do supraespinal, *235*
Tendão infrapatelar, 66, *66*
    entese, 246
    ruptura do, 66, *66*
Tensão na banda de fixação, 111, 112, *112*
Tíbia
    diáfise, 70
    platô, 70, *74*
    vara, *259*, 259-260
Tomografia computadorizada
    fratura da tíbia e, 70
    fratura do acetábulo e, 59, *59*
    fratura do tornozelo, *77*
    fraturas, 5, *7*
    lesão no tecido mole, 8, *8*
    luxação esternoclavicular e, *41*
    osteoblastoma, *160*
    plasmacitoma, *148*
    tumor neuroectodérmico primitivo, 151, *152*
Torção, classificação, 7, 8t
Torção, efeitos da, 3, *4*
Tornozelo
    dermatomiosite do, *215*
    encaixe, 71, 72, *72*, 75-78, 75t
    entorse, 72, *75*, *76*
    fratura do
        em crianças, 99-101, *100*, *101*
    lesões no tendão, 75-77, *79*
    substituição, 327, *327*
Toxicidade da vitamina A, 268
Toxicidade do alumínio, 293
Toxicidade química, *292*, 292, 293
Tração de pele, 108
Tração dinâmica, 108
Tração esquelética, 108
Translocação ulnar, *209*, *210*
Transplantação, 330, 331, *330*, *331*

Trauma
    biomecânica, osso, 2-5
    em crianças, 87-105. *Ver também* Criança
    esqueleto axial
        acetábulo, 57-61, *58*, *59*, *60*, *61*
        anel pélvico, 55-58, *55*, *56*, *57*, *58*
        caixa torácica, 54, 55, *54*
        coluna cervical inferior, *47*, 47-51, *48*, *49*, *50*, *51*, *52*
        coluna cervical superior, 43-47, *44*, *45*, *46*, *47*
        princípios gerais do, 42, 43, 42t, *43*, 43t
        toracolombar, 53, *52*, *53*
    feridas por armas de fogo, 10, 11
    fratura. *Ver* Fratura
    laudo radiológico de, 16
    lesão por estresse, 11-13, *12-14*
    no membro inferior, 63-86
        diáfise e fêmur distal, 65, *65*
        fêmur proximal, 63-65, *64*, *65*
        pé, 77, 79, *80*, *81*, 81-86, *82*, *83*, *84*, *85*
        tíbia, 70, *74*
        tornozelo e, 71, 72, *75*, 75-77, 75t, *76*, *77*, *78*, *79*
    no membro superior, 17-41
        clavícula, 37, 40, *40-41*
        cotovelo, 27-29, *28*, *29*, *30*
        mão, 17, 18, *18*, *19*
        ombro, 29-37, *30-40*, 36t, 37t
        punho e, 18-25, *20-25*, 22t
        rádio distal e antebraço, 25-27, *26-28*
        úmero, 29-31, *30*, *31*
    térmico, 14
    torácico, 53
        espinal, *51*, 51, 52, *52*
        toracolombar espinal, 53, *52*, *53*
Traumatismo torácico fechado, 53
Tuberculose
    espondilite, 301, *303*
    osteomielite, 301, 303, *304*
    sinovite, 224
Tumor benigno
    cartilagem
        condroblastoma, 164, *164*
        condroma periosteal, 164, *164*
        encondroma, 160, 161, *161*, *162*
        fibroma condromixoide, 164, *165*
        osteocondroma, *162*, *163*
        osteocondromatose, 162, 163, *163*
    células gigantes
        bainha do tendão, 238
        osso, 171, 172, *173*
    do osso
        células gigantes, 171, 172, *173*
        cístico, 172-176, *174*, *175*
    fibroso
        defeitos corticais fibrosos, 164, 165, *165*, *166*
        displasia fibrosa, 166, 167, *167*
        fibroma desmoplásico, 167, 168, *168*
        fibromas não ossificantes, 164, 165, *165*, *166*
        fibromatose agressiva, 168
    formado no osso, 158t
        ilha óssea, 160, *161*
        osteoblastoma, 159, 160, *160*
        osteoma osteoide, 158, 159, *159*

    gorduroso
        elastofibroma, 170, *170*
        lipoma, 170, *170*
        lipoma intraósseo, 168, *168*
        tumor mixofibroso lipoesclerosante, 169, *169*
    histiocitose da célula de Langerhans, 170, 171, *171*, *172*
    lesões neurogênicas
        neuroma de Morton, 178
        tumores da bainha nervosa periféricos, 177, *178*
    lesões pós-traumáticas
        granuloma de corpo estranho, 179
        miosite ossificante, 178, *178*
        proliferação osteocondromatosa parosteal bizarra (POPB), 179, *179*
    lesões vasculares
        lesões vasculares do tecido mole, 177, *177*
        lesões vasculares ósseas, *176*, 176, 177
    tecidos moles, 176
Tumor gigantocelular
    bainha do tendão, 236
    do osso, *129*, *132*, 138
Tumor maligno. *Ver também condições específicas*
    adamantinoma, 153, *154*
    caracterização do tecido de, 132-134, *133-135*, 133t
    célula medular primária
        linfoma primário, 148, 149, *149*
        mieloma múltiplo, *147*, 147, 148
        mieloma solitário, 148, *148*
    condrossarcoma. *Ver* Condrossarcoma
    cordoma, 152, 153, *154*
    do osso
        crescimento do, 127-130, *129-132*, 132, 132t
        fatores parentais, 126, 127, 127t-128t
        incidência de, 126
        localização do, 127, 128t
        metastático, 138, *138*
        princípio cardinal no diagnóstico do, 126, 126t
    estadiamento de, 135, 136, 135t
    histiocitoma fibroso maligno (HFM), 152, *153*
    osteossarcoma. *Ver* Osteossarcoma
    pulmão, metástases, *186*
    radiação-induzida, 193
    sarcoma. *Ver* Sarcoma
    tecido mole
        estadiamento, 135t
        sarcoma, *137*
    tratamento do, 136, *136-138*, 138
Tumor metastático
    aparência radiológica do, 182-187, 182t
    biópsia com agulha percutânea, 192
    disseminação do tumor, 182
    fratura patológica, 190, 191
    hematológico primário e ,188-190
    incidência de, 181, 181t
    metástases para o tecido mole, *191*, 191, 192
    mudanças na radioterapia, *192*, 192, 193, *193*
    rastreamento para, 187, 188, *188*
    tratamento, 192
Tumor mixofibroso esclerosante, 169, *169*
Tumor neuroectodérmico primitivo (PNET), 151, *152*
Tumores da bainha nervosa periférica, 177, *178*
Tumores primários ocultos, 181

U

Ulceração no pé diabético, 288
Ulna
  artrite reumatoide e, 208
  fratura da, 25
Ultrassonografia, lesão do tecido mole, 9, *9*
Úmero
  artrite reumatoide do, 208
  em crianças, 96, *96*
  fratura, em adultos, 29-31, *30, 31*

Úmero proximal
  trauma no
    em adultos, *29, 30*

V

Vértebra. *Ver também* Coluna
  doença articular, 201-203
  fratura por tensão da, 52, *53*
  metástase, 183, 188
  osteófitos, 202t

X

Xenoenxerto, 330

Z

Zonas livres, 284, *284*